新编常用临床药物手册

第2版

主　编　卢晓阳　饶跃峰

副主编　马葵芬　郑飞跃　胡云珍　姜赛平

编　者　（以姓氏笔画为序）

马葵芬　王临润　王融溶　石佳娜　卢晓阳　叶子奇

羊红玉　李菌　李琳　李璐　李鑫　吴秀华

吴佳莹　陈娜　郑飞跃　单文雅　胡云珍　柳琳

饶跃峰　姜赛平　洪昀　徐强　郭剑浩　蒋志杰

蔡先惠　缪静

人民卫生出版社

·北　京·

图书在版编目（CIP）数据

新编常用临床药物手册 / 卢晓阳，饶跃峰主编．
2版 . -- 北京 ：人民卫生出版社，2025. 1（2025.7重印）.
ISBN 978-7-117-37275-6

Ⅰ. R97-62

中国国家版本馆 CIP 数据核字第 2025PJ0218 号

| 人卫智网 | www.ipmph.com | 医学教育、学术、考试、健康，购书智慧智能综合服务平台 |
| 人卫官网 | www.pmph.com | 人卫官方资讯发布平台 |

新编常用临床药物手册

Xinbian Changyong Linchuang Yaowu Shouce

第 2 版

主　　编：卢晓阳　　饶跃峰
出版发行：人民卫生出版社（中继线 010-59780011）
地　　址：北京市朝阳区潘家园南里 19 号
邮　　编：100021
E - mail：pmph @ pmph.com
购书热线：010-59787592　　010-59787584　　010-65264830
印　　刷：三河市尚艺印装有限公司
经　　销：新华书店
开　　本：710×1000　1/16　　印张：30
字　　数：539 千字
版　　次：2017 年 5 月第 1 版　　2025 年 1 月第 2 版
印　　次：2025 年 7 月第 2 次印刷
标准书号：ISBN 978-7-117-37275-6
定　　价：89.00 元

打击盗版举报电话：010-59787491　E-mail：WQ @ pmph.com
质量问题联系电话：010-59787234　E-mail：zhiliang @ pmph.com
数字融合服务电话：4001118166　　E-mail：zengzhi @ pmph.com

合理用药是提高药物治疗水平、降低医疗费用和使人民群众获得优质医疗服务的必要条件,也是反映医疗水平的重要环节和推进医改进程的重要内容。开展合理用药可以为患者获得安全、有效、经济的药物治疗提供保障,同时也可以减轻家庭和社会的经济负担,使有限的医疗资源得到优化配置,产生良好的经济效益和社会效益。

当今国内外新药的开发和上市日新月异,医疗领域的国际交流与合作日趋频繁。在这样的时代背景下,第1版《新编常用临床药物手册》于2017年出版,现已成为众多医务人员的日常用书。本书特色鲜明,既符合时代的需求,也是医药学科发展和进步的体现。

本书汇集20余位一线医院药师进行再版编写。他们长期工作在临床药学实践和教学的第一线,不仅专业理论扎实、实践经验丰富,还具有较强的编写经验,这些都为本书编写质量的可靠性、药物信息的准确性以及临床指导的适用性提供了有力保证。本书在第1版的基础上,广泛调研国内外经典药物治疗相关著作,征询各方医药专家意见,集思广益,将临床常用的700余种药物按药物中文通用名首字母拼音顺序进行逐一介绍,结合临床用药的特点,采用统一且科学的编排方式,将这些重要信息汇编成册,内容简明精练、实用易读,可作为广大医务人员用药知识日常学习和查询的口袋用书。

随着医药卫生体制改革的全面深化及医药学的迅速发展,药学服务在临床合理用药中扮演着至关重要的角色。希望本书的再版能够有助于提升医疗机构药事管理水平,促进合理用药,从而实现医疗服务质量的持续改善,更好地为广大人民群众健康服务。

中国药学会医院药学专业委员会主任委员

2024 年 12 月

前　言

第 1 版《新编常用临床药物手册》自 2017 年 5 月出版以来，反响良好，达到了预期编写目的。随着国内外新药的开发和上市应用，有必要对《新编常用临床药物手册》进行修订。

本书的修订工作始于 2023 年年初，为保证书籍内容的一贯性和连续性，编者保留了大部分第 1 版的原班人马，修订工作主要在以下几方面：一是删除了撤市或临床鲜少使用的药物 6 个，增加了近几年上市的有代表性新药 156 个，共收载临床各种常用药物 784 个；二是对原有的药物做了更新和补充，增加了美国 FDA 收录情况、不良反应及药物安全警示信息相关内容；三是虽然美国 FDA 在 2015 年取消了分级，制定了新的妊娠期及哺乳期用药规则，但是原分类方法简明易懂，仍有一定的参考价值，因此保留药物的美国 FDA 原妊娠期用药安全性五级分类，和 Hale 博士哺乳期用药安全性分级，并新增 *Drugs in Pregnancy and Lactation*（12th Edition）中总体妊娠期风险建议。

本书内容简明扼要，排版新颖易读，将临床常用药物按中文通用名首字母拼音顺序进行逐一介绍，其中包括每种药物的中英文通用名称、国际音标、记忆法、药物类别、一句话药理、常用适应证、相关联药物、常规用法用量、药物不良反应、禁忌证、妊娠期及哺乳期用药安全性分级、药物管理属性等内容。编者参阅大量文献和典籍，并根据多年实践经验和国际交流学习心得，将临床药物治疗相关内容汇于一册，以便为广大医务工作者提供方便、准确、快捷的药物信息，促进临床药物的合理使用。同时，本书也可作为了解医药专业、学习药学专业外语的参考书。

本书的出版得到多方专家及同道的指点和帮助,在此致以最诚挚的感谢。

我们在编写过程中数易其稿,但限于编者水平,书中难免有欠妥或谬误之处,恳请广大同人和读者批评指正,以便再版时修订完善。不胜感激!

编者

2024 年 8 月 杭州

本手册正文按药物中文通用名首字母拼音顺序排序，便于读者检索查阅，收录的药物信息主要包括了药物的中文通用名称、国际非专利药名（international nonproprietary names for pharmaceutical substances, INN）、国际音标、记忆法、药物类别、一句话药理、常用适应证、相关联药物、常规用法用量、药物不良反应（adverse drug reaction, ADR）、禁忌证、妊娠期及哺乳期用药安全性分级、是否属于基本药物、是否属于非处方药（over-the-counter drug, OTC）、是否属于特殊管理类药品、美国FDA是否收录等重要信息，每个收录药物专论均以如下版式编排。

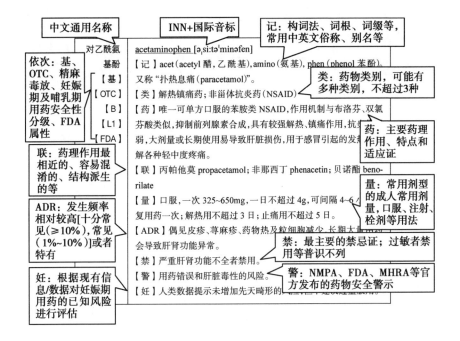

中文通用名称

INN+国际音标

记：构词法、词根、词缀等，常用中英文俗称、别名等

对乙酰氨基酚

acetaminophen [ə,si:tə'minəfen]

依次：基、OTC、精麻毒放、妊娠期及哺乳期用药安全性分级、FDA属性

【基】
【OTC】
【B】
【L1】
【FDA】

【记】acet（acetyl 醋、乙酰基），amino（氨基），phen（phenol 苯酚）。又称"扑热息痛（paracetamol）"。

类：药物类别，可能有多种类别，不超过3种

【类】解热镇痛药；非甾体抗炎药（NSAID）

【药】唯一可单方口服的苯胺类 NSAID，作用机制与布洛芬、双氯芬酸类似，抑制前列腺素合成，具有较强解热、镇痛作用，抗炎弱，大剂量或长期使用易导致肝脏损伤，用于感冒引起的发热及缓解各种轻中度疼痛

药：主要药理作用、特点和适应证

联：药理作用最相近的、容易混淆的、结构派生的等

【联】丙帕他莫 propacetamol；非那西丁 phenacetin；贝诺酯 benorilate

ADR：发生频率相对较高[十分常见（≥10%），常见（1%~10%）]或者特有

【量】口服，一次 325~650mg，一日不超过 4g，可间隔 4~6 小时重复用药一次；解热用不超过 3 日；止痛用不超过 5 日。

量：常用剂型的成人常用剂量，口服、注射、栓剂等用法

【ADR】偶见皮疹、荨麻疹、药物热及粒细胞减少，长期大剂量使用会导致肝肾功能异常。

禁：最主要的禁忌证；过敏者禁用等普识不列

【禁】严重肝肾功能不全者禁用。

妊：根据现有信息/数据对妊娠期用药的已知风险进行评估

【警】用药错误和肝脏毒性的风险。

警：NMPA、FDA、MHRA等官方发布的药物安全警示

【妊】人类数据提示未增加先天畸形的

注：

1. 本手册中药物均使用通用名称，但很多药物的国内外生产企业众多，书中提供的信息，尤其是涉及用法、剂量、疗程等内容，如与批准的药品说明书不同时，以药品说明书为准。

2. 本手册以收录临床常用的单方西药为主，未收录复方药物及中成药。

3. 本手册中部分药物无美国 FDA 原妊娠期药物分级情况，其用药风险主要依据药品说明书、国内外指南、妊娠期用药研究及 *Drugs in Pregnancy and Lactation*（12th Edition）中总体妊娠期用药风险，给予该药的风险建议。

目 录

10

11

A

A 型肉毒毒素
【毒】
【C】
【L3】
【FDA】

botulinum toxin type A [ˌbɔːtjuˈlainəm ˈtɔksin taip ei]

【记】源自厌氧细菌肉毒梭菌(*Clostridium botulinum*)繁殖过程中分泌的毒素。

【类】解痉药;神经肌肉阻断药

【药】由生长在培养基的肉毒梭菌经发酵制备的一种毒素,能通过抑制突触前运动神经释放乙酰胆碱使得肌肉无力,用于眼睑痉挛、面肌痉挛及局灶性肌张力障碍,暂时性改善中重度皱眉纹及斜视等。

【联】肉毒抗毒素 botulinum antitoxin;破伤风抗毒素 tetanus antitoxin

【量】肌内注射,一个注射点 1.25~5.0U,从最低有效剂量开始。治疗斜视,单根肌肉肌内单次最大注射剂量不超过 25U。每 2 个月的累计总剂量不应超过 200U。

【ADR】十分常见眼睑下垂;常见畏光、头痛、恶心和皮肤紧缩感等;罕见眼睑水肿。

【禁】重症肌无力或兰伯特 - 伊顿肌无力综合征患者禁用。注射部位存在感染者禁用。

【警】药物作用可能会从注射区域扩散,引起全身肌肉无力、吞咽困难、尿失禁等症状。

【妊】有限的人类数据提示妊娠期使用未增加胎儿缺陷的风险。

阿苯达唑
【基】
【OTC】
【C】
【L2】
【FDA】

albendazole [ælˈbendəˌzəul]

【记】al(音"阿"),-bendazole(苯达唑,噻苯达唑类衍生物)。

【类】抗感染药;抗寄生虫药

【药】高效低毒的广谱抗寄生虫药,在体内迅速代谢为砜结构,阻断虫体对多种营养和葡萄糖摄取,抑制寄生虫胞浆微管系统聚合,导致虫体糖原耗竭,用于蛔虫病、蛲虫病等寄生虫病。

【联】甲苯达唑 mebendazole;奥苯达唑 oxibendazole

【量】口服,一次 400mg,一日 1~2 次。治疗单纯蛔虫病、蛲虫病时,一次即为 1 个疗程。

【ADR】常见头痛、恶心、呕吐、乏力和腹痛等;罕见瘙痒、荨麻疹、转氨酶升高。

【禁】2 岁以下小儿及妊娠期妇女禁用,蛋白尿等各种急性疾病患者、严重肝肾功能不全患者、活动性溃疡患者禁用。

【妊】人类数据提示妊娠早期避免使用。

阿比特龙
【X】
【FDA】

abiraterone [æbiˈrætəˌrəun]

【记】abira(音"阿比"),-terone(特龙或睾酮,甾体酮类衍生物,雄激素类药)。

【类】抗肿瘤药;抗雄激素类药

【药】具有甾体结构的一种高选择性 17α- 羟化酶 /C17,20- 裂解酶(CYP17)抑制剂,可作用于睾丸、肾上腺和前列腺肿瘤组织多个部位,阻止内源性雄激素生物合成,常与泼尼松合用,治疗转移性去势抵抗性前列腺癌。

【联】睾酮 testosterone;比卡鲁胺 bicalutamide

【量】口服,一次 1 000mg,一日 1 次,空腹服用。

【ADR】常见疲乏、外周水肿、潮热、高血压、低钾血症和尿路感染等;罕见爆发性肝炎、过敏性肺泡炎。

【禁】妊娠期或有妊娠可能的妇女禁用,严重肝损伤患者禁用。

【警】不得与氯化镭[$^{223}RaCl_2$]同时使用,可能增加骨折、死亡风险。

【妊】女性不适用;动物数据提示有风险。

阿布昔替尼
【FDA】

abrocitinib [əˈbrɔsiˌtinib]

【记】abro(音"阿布"),-citinib(昔替尼,Janus 激酶抑制剂)。

【类】皮肤科用药;JAK 抑制剂

【药】第二代选择性 Janus 激酶(Janus kinase,JAK)抑制剂,可逆性、选择性抑制 JAK1,阻止信号转导及转录激活因子(signal transduction and activator of transcription,STAT)的磷酸化和激活,影响细胞造血功能和免疫细胞功能,用于难治性、中重度特应性皮炎。

【联】托法替布 tofacitinib；乌帕替尼 upadacitinib；巴瑞替尼 bar-icitinib

【量】口服，一次 100~200mg，一日 1 次，尽量在每日同一时间服用。

【ADR】十分常见恶心；常见头痛、痤疮、单纯疱疹和血磷酸激酶升高等；少见肺炎、血小板减少症等。

【禁】活动性严重系统性感染者（包括结核病患者、重度肝损伤患者）、妊娠期和哺乳期妇女禁用。

【警】有导致严重感染、死亡、恶性肿瘤、主要心血管不良事件和血栓形成的风险。

【妊】人类数据有限；动物数据提示有发育毒性。

阿达木单抗
【B】
【L3】
【FDA】

adalimumab [ˌædəˈlimjuːmæb]

【记】ada（音"阿达"），-li（免疫系统），-mu（完全人源化），-mab（单抗，单克隆抗体）。

【类】免疫抑制药；肿瘤坏死因子 α 抑制药

【药】重组全人源化肿瘤坏死因子 α（tumor necrosis factor-α，TNF-α）单克隆抗体，能与 TNF 特异性结合，阻断 TNF 与 p55 和 p75 细胞表面 TNF 受体相互作用从而消除其生物效应，用于类风湿关节炎、强直性脊柱炎、银屑病以及克罗恩病。

【联】英夫利西单抗 infliximab；依那西普 etanercept

【量】皮下注射，一次 40mg，每 2 周 1 次，可与糖皮质激素类药、甲氨蝶呤及非甾体抗炎药联用。

【ADR】十分常见呼吸道感染、白细胞减少、血脂升高、头痛、腹痛、恶心和呕吐等；常见全身性感染、良性肿瘤、白细胞增多、血小板减少、过敏、感觉异常、高血压等。

【禁】中重度心力衰竭、活动性结核或者其他严重感染的患者禁用。

【警】有可能增加严重感染和恶性肿瘤的风险，导致住院或死亡。已经报道的有活动性结核病、潜伏性结核感染重新激活和淋巴瘤等。

【妊】人类数据提示妊娠期使用可能增加胎儿感染的风险。

A

阿达帕林
【OTC】
【C】
【L3】
【FDA】

adapalene [ˌædəˈpəliːn]

【记】ada(音"阿达",表 adamantyl 金刚烷基),-palene(音"帕林",naphthalene 萘,萘类衍生物)。

【类】皮肤科用药;祛痤疮药

【药】维 A 酸类似物,具有抑制角质形成细胞过度增生并促进其分化作用,作用于维 A 酸核受体,选择性作用更高,还具有抗炎作用,用于粉刺、丘疹、脓疱等寻常痤疮,不得用于皮肤破损处及严重性痤疮。

【联】阿维 A acitretin;过氧化苯甲酰 benzoly peroxide

【量】涂患处,一日 1 次,睡前清洗患处后使用,避免接触眼部和唇部,4~8 周起效。

【ADR】常见皮肤灼热、红斑,皮肤干燥、刺痛;少见瘙痒、脱屑及接触性皮炎等。

【禁】对本品成分过敏者禁用。

【妊】人类数据有限;动物数据提示低风险。

阿德福韦
【C】
【L4】
【FDA】

adefovir [ˌædəˈfəviə]

【记】ade(音"阿德",表 adenine 腺嘌呤),-fovir(福韦,膦酸类衍生物,抗病毒药)。

【类】抗肝炎病毒药;核苷类逆转录酶抑制剂(nucleotide reverse transcriptase inhibitor,NRTI)

【药】核苷类似物,作用机制及适应证与拉米夫定类似,在体内后转化成有活性的二磷酸盐,抑制病毒 DNA 聚合酶而起抗病毒作用,用于乙型肝炎病毒(hepatitis B virus,HBV)复制活跃或血清转氨酶[丙氨酸转氨酶(alanine aminotransferase,ALT)或天冬氨酸转氨酶(aspartate aminotransferase,AST)]持续升高的慢性乙型肝炎。

【联】拉米夫定 lamivudine;替诺福韦 tenofovir

【量】口服,一次 10mg,一日 1 次,饭前或饭后口服均可。

【ADR】十分常见肌酐升高;常见虚弱、腹痛、头痛、恶心和胃胀气等。

【禁】对本品过敏者禁用。

【警】可能会导致肝炎的急性加重,出现肾毒性、人类免疫缺陷病毒(human immunodeficiency virus,HIV)耐药、乳酸性酸中毒/伴脂肪变性的严重肝肿大等问题。对停止阿德福韦酯治疗的患者,必须严密监测肝肾功能数月。

【妊】人类数据有限;动物数据未见致畸性。

阿伐曲泊帕 【FDA】	avatrombopag [əˈvætrɔmbəˌpæg]
	【记】ava(音"阿伐"),-trombopag(曲泊帕,血小板生成素受体激动剂)。
	【类】止血药；血小板生成素受体激动剂
	【药】首个可口服的小分子血小板生成素(thrombopoietin, TPO)受体激动剂,可刺激骨髓祖细胞中巨核细胞的增殖和分化,增加血小板的生成,用于择期行诊断性操作或手术的慢性肝病相关血小板减少症。
	【联】艾曲泊帕 eltrombopag；海曲泊帕 hetrombopag
	【量】口服,一次 40mg 或 60mg,一日 1 次,与食物同服,连续口服 5 日。
	【ADR】常见低钠血症、发热、腹痛、恶心、头痛以及疲劳等,严重时可引起血栓形成。
	【妊】人类数据不足；动物数据提示有发育毒性。

阿伐斯汀 【B】 【FDA】	acrivastine [ˌækriˈvæsˌtiːn]
	【记】acriv(音"阿伐",acrylic 丙烯酸的),-astine(斯汀,H_1 受体拮抗剂)。
	【类】抗组胺药；H_1 受体拮抗剂
	【药】第二代抗组胺药,竞争性拮抗组胺 H_1 受体,抑制组胺引起的过敏反应,镇静等中枢副作用少,作用与咪唑斯汀类似,半衰期较短(2~3 小时),用于变应性鼻炎、荨麻疹、湿疹、皮肤瘙痒等过敏性病症。
	【联】咪唑斯汀 mizolastine；依美斯汀 emedastine
	【量】口服,一次 8mg,一日 2 次,一日最多不超过 3 次。
	【ADR】少见嗜睡、乏力等中枢抑制症状；偶见皮疹、恶心及腹泻等。
	【禁】对阿伐斯汀或曲普利啶过敏者禁用。
	【妊】人类数据不足；动物数据提示有发育毒性。

阿法骨化醇 【基】	alfacalcidol [ælfəˈkælˌsaidɔl]
	【记】alfa(音"阿法",α 位羟基修饰),calci-(钙相关的维生素 D 类似物,钙代谢调节药,calcium 钙),-ol(醇或酚)。

A

【类】抗骨质疏松药；钙代谢调节药；维生素类药

【药】骨化三醇类似物，经肝脏羟化转变为有活性的维生素 D_3 的活性代谢物，促进肠道对钙、磷酸盐的吸收，促进骨矿化及降低甲状旁腺激素水平，用于防治骨质疏松症、佝偻病、甲状旁腺功能异常等引起的钙缺乏相关疾病。

【联】骨化三醇 calcitriol；他卡西醇 tacalcitol(外用治疗银屑病)

【量】口服，一次 0.5~1μg，一日 1 次，剂量可按 0.25~0.5μg/d 逐步增加，可达 1~3μg/d。

【ADR】长期大剂量或与钙剂合用可能引起高钙血症和高钙尿症；偶见恶心、嗳气、便秘和头痛等。

【禁】高钙血症、高磷血症(伴有甲状旁腺功能减退者除外)、高镁血症及维生素 D 中毒症状患者禁用。

【妊】人类数据不足；动物数据提示有发育毒性。

阿法替尼
【FDA】

afatinib [əˈfætəˌnib]

【记】afa(音"阿法")，-tinib(替尼，酪氨酸激酶抑制剂)。

【类】抗肿瘤药；表皮生长因子受体型酪氨酸激酶抑制剂(epidermal growth factor receptor tyrosine kinase inhibitor, EGFR-TKI)

【药】第二代 EGFR-TKI，用于具有 EGFR 敏感突变的局部晚期或转移性非小细胞肺癌(non-small cell lung carcinoma, NSCLC)的治疗，既往未接受过 EGFR-TKI 的治疗，或含铂化疗期间或化疗后疾病进展的局部晚期 NSCLC。

【联】吉非替尼 gefitinib；奥希替尼 osimertinib

【量】口服，一次 40mg，一日 1 次，在进食后至少 3 小时或进食前至少 1 小时服用。

【ADR】十分常见甲沟炎、腹泻、痤疮样皮炎；常见膀胱炎、脱水、消化不良和发热等。

【禁】禁用于已知对阿法替尼或任何辅料过敏的患者。

【警】有导致中毒性表皮坏死松解症(toxic epidermal necrolysis, TEN)和多形性红斑的风险。

【妊】人类数据缺乏；动物数据提示有风险。

阿芬太尼	alfentanil [ælˈfentəˌnil]
【麻】	【记】al（音"阿"），-fentanil（芬太尼，芬太尼衍生物阿片类镇痛药）。又称"四唑芬太尼"。
【C/D】	
【L2】	【类】麻醉性镇痛药
【FDA】	【药】静脉速效麻醉性镇痛药，芬太尼的四氮唑衍生物，亲脂性强，起效快，给药后 1 分钟即达最大镇痛作用，作用维持时间短，镇痛强度约为芬太尼的 1/4，用于小手术麻醉时快速镇痛、全身麻醉诱导和维持。

【联】瑞芬太尼 remifentanil；舒芬太尼 sufentanil

【量】静脉滴注，按手术长短而决定剂量，少则 7~15μg/kg，多则 80~150μg/kg，至手术结束前 10 分钟停止给药。

【ADR】十分常见恶心、呕吐、高血压、胸壁强直及心律失常等；常见眩晕、视物模糊、昏昏欲睡等。

【禁】对阿片类药物过敏及明显不能耐受吗啡类药物患者禁用。

【警】使用时有成瘾、滥用和误用风险，可能导致过量使用和死亡。

【妊】人类数据提示临近分娩时使用可引起胎儿呼吸抑制；动物数据未见致畸性。

阿格列汀	alogliptin [ˌæləɡˈliptin]
【B】	【记】alo（音"阿"），-gliptin（格列汀，4 型二肽基肽酶抑制剂）。
【FDA】	【类】口服降糖药；4 型二肽基肽酶（dipeptidyl peptidase-4，DPP-4）抑制剂
	【药】高选择性 DPP-4 抑制剂，通过抑制 DPP-4 活性，升高内源性胰高血糖素样肽 -1（glucagon-like peptide-1，GLP-1）浓度和活性，从而调节血糖，作为饮食控制和运动的辅助治疗，用于改善 2 型糖尿病的血糖控制，常与二甲双胍联合使用。

【联】西格列汀 sitagliptin；沙格列汀 saxagliptin

【量】口服，一次 25mg，一日 1 次，可与食物同时或分开服用。

【ADR】可见鼻咽炎、头痛、上呼吸道感染、胰腺炎、低血糖等。

【禁】对本品有严重过敏反应史的患者（包括发生过敏反应、血管性水肿或严重皮肤不良反应的患者）禁用。

【妊】人类数据有限；动物数据未见致畸性。

A

阿加曲班
【B】
【L4】
【FDA】

argatroban [ˌɑ:gəˈtrəubæn]

【记】arga(音"阿加",表 arginine 精氨酸),-troban(曲班,血栓素 A_2 受体拮抗剂,抗凝血药)。

【类】抗凝血药

【药】人工合成的选择性直接凝血酶抑制剂,能抑制由凝血酶引起的纤维蛋白生成、血小板聚集、血管收缩等 3 种作用,用于防治血栓闭塞性脉管炎,改善四肢溃疡、静息痛及冷感等症状。

【联】达曲班 daltroban;达比加群 dabigatran;阿哌沙班 apixaban

【量】缓慢静脉滴注,每次维持 2~3 小时,一次 10mg,一日 2 次,可依年龄症状酌情增减药量,疗程不超过 4 周。

【ADR】可见出血、血尿、头痛、皮疹及转氨酶升高等;偶见血管痛、瘙痒及腹痛等。

【禁】出血性患者、脑栓塞或有可能患脑栓塞的患者、伴有高度意识障碍的严重梗死患者禁用。

【警】本品在缺血性脑梗死急性期的临床试验时,发生过出血性脑梗死。

【妊】人类数据提示可能增加出血风险;动物数据未见致畸性。

阿卡波糖
【基】
【B】
【L3】
【FDA】

acarbose [əˈkɑ:ˌbəus]

【记】a(表游动放线菌属 *Actinoplanes*),carb-(表 carbo- 含碳的),-ose(糖,葡萄糖衍生物),一种源自游动放线菌属的假性四糖。

【类】口服降糖药;α- 葡萄糖苷酶抑制剂

【药】口服葡萄糖苷酶抑制剂,在胃肠道内竞争性抑制 α- 葡萄糖苷酶降解多糖为葡萄糖,减少机体对葡萄糖的吸收利用,配合饮食控制,用于 2 型糖尿病及降低糖耐量低减者的餐后血糖。

【联】伏格列波糖 voglibose;米格列醇 miglitol

【量】口服,餐前即刻整片吞服或与前几口食物一起咀嚼服用,一次 50~100mg,一日 3 次。

【ADR】十分常见胃肠胀气;常见腹泻、胃肠道功能紊乱和腹痛等;偶见消化不良、转氨酶升高。

【禁】有明显慢性胃肠道功能紊乱、患有肠胀气且可能恶化的、严重肾功能损害(肌酐清除率小于 25ml/min)、严重肝病及糖尿病酮症酸中毒等的患者禁用。

【妊】有限的人类数据和动物数据均提示未见致畸性。

阿来替尼
【FDA】

alectinib [,ælek'tinib]

【记】alec（音"阿来"）,-tinib（替尼,酪氨酸激酶抑制剂）。

【类】抗肿瘤药;间变性淋巴瘤激酶(anaplastic lymphoma kinase, ALK)抑制剂

【药】第二代 ALK 抑制剂,高选择性的强效 ALK 和 RET 酪氨酸激酶抑制剂,可阻断下游信号通路 STAT3 和 PI3K/AKT 的激活,诱导肿瘤细胞死亡,用于 ALK 阳性的局部晚期或转移性 NSCLC 的治疗。

【联】克唑替尼 crizotinib;恩沙替尼 ensartinib

【量】口服,一次 600mg,一日 2 次,随餐服用。建议接受治疗直到疾病进展或出现不可耐受的毒性反应。

【ADR】十分常见便秘、水肿、肌痛、恶心、胆红素升高、贫血和皮疹;常见口腔炎、味觉障碍等。

【禁】禁止用于已知对阿来替尼或本品任何辅料过敏的患者。

【警】在用药初始 3 个月内,每 2 周需监测 1 次肝功能,包括 ALT、AST、总胆红素,随后每月监测 1 次,防止肝损伤。

【妊】动物数据提示具有发育毒性。

阿立哌唑
【基】
【C】
【L3】
【FDA】

aripiprazole [,ɛəri'pi,prəzəul]

【记】ari（音"阿立"）,-piprazole（哌唑,苯基哌嗪类衍生物抗精神病药）。

【类】非典型抗精神病药

【药】新型的非典型抗精神病药,是多巴胺(dopamine,DA)、5-羟色胺(5-hydroxytryptamine,5-HT)部分激动剂,部分激动 D_2 和 $5\text{-}HT_{1A}$ 受体、拮抗 $5\text{-}HT_{2A}$ 受体,同时具有 α 受体拮抗作用,用于治疗精神分裂症、双相情感障碍等。

【联】达哌唑 dapiprazole;氯氮平 clozapine;帕利哌酮 paliperidone

【量】口服,一次 5~30mg,一日 1 次,不受进食影响,一日极量 30mg。

【ADR】十分常见头痛、激动、焦虑、消化不良及失眠等;常见肌痛、震颤、咽炎及意外损伤等。

【禁】对本品过敏的患者禁用。

【警】增加痴呆相关精神病老年患者的死亡率。

【妊】人类数据提示妊娠早期使用可增加流产风险。

A

阿仑膦酸	alendronate [əˈlendrəuˌneit]

【基】

【C】

【L3】

【FDA】

【记】alen(音"阿仑"),-dronate(膦酸盐,钙代谢调节药)。

【类】抗骨质疏松药;双膦酸盐类药

【药】双膦酸盐衍生物,对骨吸收部位特别是破骨细胞作用的部位有高亲嗜性,能抑制破骨细胞活性,增加骨密度,用于治疗绝经后妇女的骨质疏松症以预防髋部和脊柱骨折,也可用于治疗男性骨质疏松。

【联】唑来膦酸 zoledronic acid;伊班膦酸 ibandronate

【量】口服,一次 10mg,一日 1 次;或一次 70mg,一周 1 次。早餐前 30 分钟用至少 200ml 白开水送服,不要咀嚼或吮吸药片。

【ADR】常见腹痛、腹泻、食管溃疡、吞咽困难、骨骼肌肉痛、消化不良等;罕见无症状性血钙降低、短暂白细胞升高等。

【禁】低钙血症、食管动力障碍、严重肾功能不全者禁用。

【妊】人类数据提示妊娠期使用有风险。

阿罗洛尔	arotinolol [aːˈrɔtiˌnɔlol]

【记】arotin(音"阿罗",arotinoids 芳维甲酸类衍生物),-olol(洛尔,普萘洛尔衍生物,β 受体拮抗剂)。

【类】抗肾上腺素药;α、β 受体拮抗剂

【药】非选择性肾上腺受体拮抗剂,可拮抗 α 受体及 β 受体。但拮抗 α 受体的作用较弱,故体位性低血压作用弱;拮抗 β 受体的作用比普萘洛尔强,用于高血压、心绞痛、心动过速及原发性震颤,也可用于青光眼。

【联】普萘洛尔 propranolol;阿替洛尔 atenolol

【量】口服,一次 10mg,一日 2 次,一日极量 30mg;滴眼,一次 1 滴,一日 2 次。

【ADR】常见心动过缓;偶见肌痛、眼花、乏力、低血压和 AST/ALT 升高等。

【禁】严重心动过缓、传导阻滞、充血性心力衰竭、支气管哮喘及糖尿病酮症酸中毒者及哺乳期妇女禁用。

【妊】不得用于妊娠期妇女或有妊娠可能的妇女。

阿洛西林
【FDA】

azlocillin [ˌæzloˈsilin]

【记】azlo（音"阿洛"，表 azabicyclo 奎宁环），-cillin（西林，青霉素类衍生物，抗生素），苯咪唑青霉素。

【类】青霉素类抗生素；抗铜绿假单胞菌青霉素类药

【药】氨苄西林的酰基衍生物，抗菌作用与哌拉西林、美洛西林相似，体内分布良好，抗铜绿假单胞菌活性较强，用于治疗铜绿假单胞菌等革兰氏阴性菌引起的各种感染，治疗严重感染时常与氨基糖苷类联合使用。

【联】哌拉西林 piperacillin；氨苄西林 ampicillin

【量】静脉滴注，一日 6~10g，病情严重可增至 10~16g，一般分 2~4 次滴注。

【ADR】以过敏反应较为多见；少见腹泻、恶心、腹痛等胃肠道反应；偶见白细胞减少、出血时间延长等。

【禁】有青霉素类药物过敏史者或青霉素皮肤试验阳性反应者禁用。

【妊】暂无数据。（参考：青霉素人类数据提示不增加出生缺陷的风险。）

阿米卡星
【基】
【D】
【L2】
【FDA】

amikacin [əmaiˈkeisin]

【记】ami（音"阿米"，amino 氨基），-kacin（卡星，卡那霉素衍生物）。又称"丁胺卡那霉素"。

【类】氨基糖苷类抗生素

【药】作用于细菌核糖体的 30S 亚单位，抑制细菌合成蛋白质；抗菌谱广，尤其适用于对庆大霉素、卡那霉素耐药革兰氏阴性（G⁻）杆菌引起的感染，与半合成青霉素类或头孢菌素类合用可获协同抗菌作用。

【联】卡那霉素 kanamycin；依替米星 etimicin；布替卡星 butikacin

【量】肌内注射或静脉滴注，一次 200~600mg，一日 2 次，成人一日极量 1.5g，疗程不超过 10 日。

【ADR】偶见二次感染、恶心、呕吐、皮疹、贫血和头痛等，可导致耳毒性、肾毒性和神经肌肉阻断。

【禁】对阿米卡星或其他氨基糖苷类药物过敏者禁用。

【警】非肠道给予本品，有潜在的神经毒性、耳毒性及肾毒性，肾功能损害、高龄、脱水及高剂量或延长疗程的患者前述风险增加。

【妊】人类数据提示不增加出生缺陷风险，但可能存在耳、肾毒性。

A

阿米洛利
【B/D】
【L3】
【FDA】

amiloride [ə'milə‚raid]

【记】ami(音"阿米",表 amino 氨基),loride(音"洛利",表 chloride 氯化物)。又称"氨氯吡咪"。

【类】保钾利尿药

【药】氨苯蝶啶的衍生物,作用与氨苯蝶啶类似,抑制肾脏远端小管和集合管的 Na^+ 重吸收,利尿作用弱、保钾效果强,不经肝脏代谢,常作复方使用,用于水肿性疾病及难治性低钾血症的辅助治疗。

【联】氨苯蝶啶 triamterene;螺内酯 spironolactone

【量】口服,一次 2.5~5mg,一日 1~2 次,与餐同服。必要时可增加剂量,一日不宜超过 20mg。

【ADR】较常见高钾血症;可见头痛、厌食、腹泻和呕吐等;偶见低钠血症、高钙血症等。

【禁】严重肾功能减退、高钾血症患者禁用。

【警】未与排钾利尿药联用时,容易引起高钾血症。肾功能损害患者、糖尿病患者和老年患者的发病率更高,应监测血钾水平。

【妊】人类数据提示低风险;动物数据未观察到致畸性。

阿米替林
【基】
【C】
【L2】
【FDA】

amitriptyline [‚æmi'tripti‚li:n]

【记】ami(音"阿米",表 amino 氨基),-triptyline(替林,三环类衍生物,抗抑郁药)。

【类】三环类抗抑郁药(tricyclic antidepressant,TCA)

【药】最常用的 TCA 之一,能抑制 5- 羟色胺(5-HT)和去甲肾上腺素(noradrenaline,NA)再摄取,其镇静作用在三环类抗抑郁药中最强,有抗胆碱作用,用于焦虑性或激动性抑郁症,也用于神经病理性疼痛、小儿遗尿症和多动症等。

【联】马普替林 maprotiline;氯米帕明 clomipramine

【量】口服,一日 50~250mg,分 3 次服用,一日极量 300mg。

【ADR】可见多汗、口干、视物模糊、排尿困难和眩晕等;偶见癫痫发作、骨髓抑制及中毒性肝损伤等。

【禁】严重心脏病、青光眼、尿潴留、癫痫史、甲状腺功能亢进、重症肌无力等患者及使用单胺氧化酶抑制剂(monoamine oxidase inhibitor,MAOI)者禁用。

【警】重度抑郁症和其他精神疾病人群使用时,会增加自杀风险。

【妊】人类数据提示妊娠期使用有风险;动物数据观察到多种畸形。

阿莫罗芬
【OTC】

amorolfine ['æməuˌrɔlfain]

【记】a(音"阿"),morolfine(同 morpholine 吗啉,吗啉类衍生物)。

【类】外用抗真菌药

【药】吗啉类新型结构的外用广谱抗真菌药,能抑制真菌细胞膜麦角固醇生物合成,发挥抑菌及杀菌作用,抗菌谱广,全身吸收少,对指(趾)甲感染效果好,用于足癣、体癣等皮肤及黏膜浅表真菌感染。

【联】吗啉 morpholine(一种有氨刺激气味的无色有机溶剂);特比萘芬 terbinafine

【量】外用,涂抹于感染皮肤区域,一日 1 次,每晚使用,通常 2~6 周为 1 个疗程。

【ADR】罕见甲变色、掉甲、皮肤烧灼感、红斑和瘙痒等;十分罕见接触性皮炎。

【禁】妊娠期妇女及准备妊娠的妇女禁用。

【妊】人类数据缺乏;动物数据提示有胚胎毒性,未见致畸性。

阿莫西林
【基】
【B】
【L1】
【FDA】

amoxicillin [əˌmɔksiˈsilin]

【记】amo(表 amino 氨基),-cillin(西林,青霉素类衍生物,抗生素)。又称"对羟基氨苄西林"。

【类】青霉素类抗生素

【药】半合成广谱青霉素类抗生素,抗菌谱及抗菌活性与氨苄西林相似,耐酸性更强,口服吸收快且完全,杀菌作用较强,用于敏感菌所致呼吸道、尿路、胆道等轻中度感染及伤寒治疗。

【联】氨苄西林 ampicillin;阿洛西林 azlocillin;甲氧西林 methicillin

【量】口服,一次 500~1 000mg,一日 3~4 次;肌内注射或静脉滴注,一次 500~1 000mg,一日 3~4 次。

【ADR】常见恶心、腹泻和皮疹;偶见瘙痒和荨麻疹等。

【禁】青霉素过敏及青霉素皮肤试验阳性者禁用。

【妊】人类数据提示低风险,少量研究提示增加唇裂和哮喘风险。

A

阿那曲唑
【D】
【L5】
【FDA】

anastrozole [ə'næstrəˌzəul]

【记】anas(音"阿那"),-trozole(曲唑,三氮唑类衍生物,抗肿瘤药)。

【类】抗肿瘤药;芳香化酶抑制剂

【药】第三代强效芳香化酶抑制剂,作用与来曲唑相似,通过降低雌激素水平抑制肿瘤生长,选择性高,无孕激素、性激素样作用,不影响肾上腺皮质激素分泌,用于绝经后妇女晚期乳腺癌、卵巢癌及早期乳腺癌的辅助治疗。

【联】来曲唑 letrozole;磺胺曲唑 sulfatrozole

【量】口服,一次 1mg,一日 1 次,早期乳腺癌推荐 5 年为 1 个疗程。

【ADR】十分常见潮热、乏力、关节痛和头痛等;常见脱发、腹泻、嗜睡和厌食等。

【禁】绝经前妇女、妊娠期或哺乳期妇女、严重肾功能损害及中重度肝病患者禁用。

【妊】人类数据缺乏;动物数据提示致畸性,基于作用机制可能导致胎儿伤害。

阿帕他胺
【FDA】

apalutamide [ə'pæluˌtəmaid]

【记】apa(音"阿帕"),-lutamide(鲁胺或他胺,氟他胺类抗雄激素类药)。

【类】抗肿瘤药;抗雄激素类药

【药】第二代强效雄激素受体(androgen receptor, AR)拮抗剂,直接与 AR 的配体结合域结合,抑制 AR 核移位及 DNA 结合,阻止 AR 介导的基因转录,对 AR 亲和性是比卡鲁胺的 7~10 倍,中枢副作用较少,用于高危转移风险的非转移性去势抵抗性前列腺癌(nmCRPC)。

【联】比卡鲁胺 bicalutamide;瑞维鲁胺 rezvilutamide;达罗他胺 darolutamide

【量】口服,一次 240mg,一日 1 次,整片吞下,可以单独服用或与食物同服。

【ADR】十分常见疲劳、关节痛、皮疹、跌倒和潮热等;常见甲状腺功能减退、瘙痒和心力衰竭等。

【禁】妊娠期或计划妊娠的妇女禁用。

【妊】人类数据缺乏;动物数据提示有致畸性,可能导致胎儿伤害。

阿帕替尼 | apatinib [ˌæpəˈtinib]

【记】apa（音"阿帕"），-tinib（替尼，酪氨酸激酶抑制剂）。

【类】抗肿瘤药；血管内皮生长因子受体（vascular endothelial growth factor receptor，VEGFR）酪氨酸激酶抑制剂

【药】我国自主研发的首个在晚期胃癌被证实安全有效的小分子血管内皮生长因子受体 -2（VEGFR-2）酪氨酸激酶抑制剂，用于晚期胃腺癌或胃 - 食管结合部腺癌、晚期肝细胞癌等。

【联】呋喹替尼 fruquintinib；培唑帕尼 pazopanib

【量】口服，一次 750~850mg，一日 1 次，餐后半小时服用，直至疾病进展或出现不可耐受的毒性反应。

【ADR】十分常见高血压、蛋白尿、白细胞减少、血小板减少、手足综合征、乏力、血胆红素升高等；常见血尿、胃肠出血、腹痛、肝损伤等。

【禁】有活动性出血、溃疡、肠穿孔、肠梗阻、大手术后 30 日内、药物不可控制的高血压、Ⅲ~ Ⅳ级心功能不全（NYHA 标准）、重度肝肾功能不全（4 级）者禁用。

【警】可能会导致动脉血管壁结构异常。

【妊】人类数据缺乏；动物数据提示致畸性，可能导致胎儿伤害。

阿哌沙班
【B】
【L4】
【FDA】
| apixaban [æˈpiksəˌbæn]

【记】api（音"阿哌"），-xaban（沙班，Ⅹa 因子抑制剂，抗凝血药）。

【类】抗凝血药；抗血栓形成药

【药】抑制游离及与血栓结合的Ⅹa 因子，并抑制凝血酶原酶活性，间接抑制凝血酶诱导的血小板聚集，通过对Ⅹa 因子的抑制，抑制凝血酶的产生，并抑制血栓形成，用于髋关节或膝关节择期置换术的成年患者，预防静脉血栓栓塞症（venous thromboembolism，VTE）。

【联】利伐沙班 rivaroxaban；艾多沙班 edoxaban

【量】口服，一次 2.5mg，一日 2 次，不受进餐影响，首次服药时间应在手术后 12~24 小时之间。

【ADR】常见贫血、出血、恶心、淤青等；偶见血小板减少、低血压及便血等。

【禁】有明显活动性出血，伴有凝血异常和临床相关出血风险的肝病患者禁用。

A

【警】过早停用可能会增加发生血栓事件的风险。用药期间且正在接受椎管内麻醉或接受脊柱穿刺的患者可能会出现硬膜外或脊髓血肿,可能导致永久性瘫痪。

【妊】人类数据提示可能增加出血、流产风险;动物数据未见致畸性。

阿扑吗啡
【C】
【L3】
【FDA】

apomorphine [æpəuˈmɔːfin]

【记】apo(音"阿扑"),morphine(吗啡)。由吗啡分子中去除一个水分子而得,又称"去水吗啡"。

【类】催吐药;多巴胺受体激动剂;抗帕金森病药

【药】其结构与多巴胺相近,具有强效激动多巴胺受体作用,既可刺激又可抑制中枢神经系统,可直接兴奋催吐化学敏感区,用于抢救意外中毒及不能洗胃患者的催吐,也可用于男性勃起功能障碍及帕金森病。

【联】去甲吗啡 normorphine;丁丙诺啡 buprenorphine

【量】皮下注射,一次 2~5mg,一次极量 5mg,不得重复使用。

【ADR】可见呕吐、嗜睡、运动障碍、头晕和体位性低血压等,用量过大可引起持续性呕吐。

【禁】心力衰竭或心衰先兆、张口反射抑制、昏迷或有严重呼吸抑制、药物导致的麻痹状态等患者禁用。

【妊】有限的人类数据提示分娩期使用未增加新生儿的不良影响;动物数据提示可增加畸形率。

阿普唑仑
【基】
【精二】
【D】
【L3】
【FDA】

alprazolam [ælˈpreizəuˌlæm]

【记】alpr(音"阿普"),-azolam(唑仑,苯二氮䓬类衍生物)。

【类】抗焦虑药;镇静催眠药;苯二氮䓬(benzodiazepine,BZ)类药

【药】中长效的 BZ 类药,作用机制与地西泮类似,作用较强、起效快,代谢产物无镇静催眠活性,后遗效应小,用于焦虑、紧张、惊恐及激动等症状控制,也可用于镇静催眠,对药源性顽固性呃逆有治疗作用。

【联】地西泮 diazepam;艾司唑仑 estazolam;咪达唑仑 midazolam

【量】口服,一次 0.4~0.8mg,一日 1~3 次,一日极量 10mg。

【ADR】常见嗜睡、头晕和乏力等;大剂量偶见共济失调、震颤、尿潴留和黄疸。

【禁】青光眼、睡眠呼吸暂停综合征、严重呼吸功能不全、严重肝功能不全患者，妊娠期及哺乳期妇女等禁用。

【警】可能导致药物依赖性和戒断症状依赖风险。

【妊】人类数据提示妊娠早、晚期使用致畸风险增加。

阿奇霉素　azithromycin [əˌziθrəuˈmaisin]
【基】
【B】
【L2】
【FDA】

【记】azi(音"阿奇"，同 azo- 氮，含氮的)，-thromycin(红霉素，红霉素类衍生物，大环内酯类抗生素)。

【类】大环内酯类抗生素

【药】半合成的十五元大环内酯，抗菌谱较红霉素广，且细胞渗透性强，半衰期长(59~70 小时)，连续给药 3 日，可维持有效浓度 8~10日，用于敏感菌所致的呼吸道、皮肤软组织感染及衣原体感染等。

【联】红霉素 erythromycin；克拉霉素 clarithromycin；罗红霉素roxithromycin

【量】口服，一次 250~500mg，一日 1 次，可与食物同时服用；静脉滴注，一次 500mg，一日 1 次。

【ADR】常见腹泻、腹痛、恶心、阴道炎和头晕等；少见疲劳、皮疹和瘙痒等。

【禁】对红霉素等其他大环内酯类或酮内酯类抗生素过敏者禁用，使用阿奇霉素后有胆汁淤积性黄疸综合征/肝功能不全病史的患者禁用。

【警】进行造血干细胞移植后，长期使用会增加癌症复发风险。

【妊】人类数据提示未观察到致畸性，妊娠早期使用增加自然流产风险。

阿齐沙坦　azilsartan [əzilˈsaːtæn]
【FDA】

【记】azil(音"阿齐")，-sartan(沙坦，血管紧张素 Ⅱ 受体拮抗剂，抗高血压药)。

【类】抗高血压药；血管紧张素 Ⅱ 受体拮抗剂(angiotensin Ⅱ receptor blocker，ARB)

【药】通过选择性拮抗血管紧张素 Ⅱ 与血管平滑肌和肾上腺等许多组织中的 AT_1 受体结合，从而拮抗血管紧张素 Ⅱ 的收缩血管和促醛固酮分泌作用，发挥降压作用，用于高血压。

【联】奥美沙坦 olmesartan；美阿沙坦 azilsartan medoxomil；阿利沙坦 allisartan

【量】口服，一次 20mg，一日 1 次，一日极量 40mg。

【ADR】可见眩晕、头痛、血钾升高、血中尿酸水平升高和腹泻等，严重时可引起血管神经性水肿、横纹肌溶解综合征等。

【禁】妊娠期妇女或有可能妊娠的妇女禁用，正在服用富马酸阿利吉仑的糖尿病患者禁用(其他降压疗法不能很好控制血压的患者除外)。

【警】可能导致横纹肌溶解风险。

【妊】暂无数据。(参考：厄贝沙坦,原美国 FDA 等级 D 级,人类数据提示妊娠中晚期使用可导致胎儿损害风险。)

阿曲库铵
【C】
【L3】
【FDA】

atracurium [ˌætrəˈkjuriəm]

【记】atra(音"阿曲"),-curium(库铵,神经肌肉阻断药)。

【类】神经肌肉阻断药；非去极化型肌松药

【药】筒箭毒碱的季铵盐衍生物,属非去极化型肌松药,作用与筒箭毒碱类似,神经阻滞和组胺释放作用较小,亦不产生心动过缓等副作用,起效快、作用持续时间短,用于气管内插管术及各类手术所需的肌肉松弛。

【联】筒箭毒碱 tubocurarine；维库溴铵 vecuronium bromide；罗库溴铵 rocuronium bromide

【量】静脉滴注,成人插管的推荐剂量为 0.15mg/kg,维持肌肉松弛 0.03~0.06mg/kg,需要时追加剂量。

【ADR】常见心动过缓、低血压；偶见皮肤潮红、支气管痉挛、皮疹及瘙痒等。

【禁】缺乏通气支持、神经肌肉疾病患者禁用。

【警】可能导致肌无力,肌无力会致呼吸骤停和死亡。用药期间应明确剂量。

【妊】有限人类数据未见不良事件；动物数据提示有致畸性。

阿瑞匹坦
【B】
【L3】
【FDA】

aprepitant [əˈprepəˌtənt]

【记】apre(音"阿瑞"),-pitant [匹坦,神经激肽 1(NK$_1$)受体拮抗剂]。

【类】止吐药；NK$_1$ 受体拮抗剂

【药】人 P 物质的 NK$_1$ 受体选择性高亲和力拮抗剂,可透过血脑屏障,拮抗脑内 NK₁ 受体发挥止吐作用,常与其他类止吐药物联用,用于预防高致吐化疗药引起的急性和迟发性恶心和呕吐。

【联】福沙匹坦 fosaprepitant;奈妥匹坦 netupitant

【量】口服,第 1 日化疗前口服 125mg,第 2 日早晨和第 3 日早晨每日 1 次口服 80mg。

【ADR】常见便秘、食欲缺乏、呃逆和头痛等;偶见焦虑、眩晕、面部潮红等。

【禁】不应与匹莫齐特、特非那定、阿司咪唑和西沙必利同时使用,可对细胞色素 P450 的同工酶 3A4(CYP3A4)产生剂量依赖性抑制。

【妊】人类数据不足;动物数据提示无胚胎毒性,未见致畸性。

阿司匹林	aspirin ['æspərin]
【基】	
【OTC】	【记】源于柳树皮及绣线菊属(*Spiraea*),最初为乙酰水杨酸(ace-tylsalicylic acid)商品名,后沿用为通用名。
【C/D】	【类】抗血小板药;非甾体抗炎药(nonsteroidal anti-inflammatory drug,NSAID)
【L2】	
【FDA】	【药】最早使用的 NSAID,抑制环氧合酶(cyclooxygenase,COX)阻碍前列腺素合成发挥作用,根据剂量不同,具有抗血小板聚集、解热、镇痛、抗炎、抗风湿等作用,低剂量时对血小板聚集有不可逆的抑制作用。目前主要用于防治心肌梗死、卒中及术后的血栓形成。

【联】卡巴匹林 carbaspirin;二氟尼柳 diflunisal

【量】口服,一次 75~300mg,一日 1 次(抗血小板剂量)。肠溶片应在饭前半小时服用。

【ADR】常见胃肠道不适;可见头痛、头晕、牙龈出血以及瑞氏综合征(16 岁以下患者)等。

【禁】活动性溃疡或其他原因引起的消化道出血,以及血友病或血小板减少症者禁用。

【妊】人类数据提示妊娠早、晚期使用有风险。

A

阿糖胞苷
【基】
【D】
【L5】
【FDA】

cytarabine [sai'tærə,bi:n]

【记】cyt(表 cytosine 胞嘧啶),-arabine(拉滨,阿拉伯糖呋喃类衍生物,抗肿瘤药或抗病毒药)。

【类】抗肿瘤药;抗代谢药

【药】合成的胞嘧啶阿拉伯糖苷,作用于细胞 S 增殖期的嘧啶类抗代谢药,通过抑制 DNA 聚合酶干扰 DNA 合成,发挥干扰细胞增殖作用,用于急性白血病及消化道癌,对病毒性角膜炎也有一定疗效。

【联】吉西他滨 gemcitabine;阿糖腺苷 vidarabine(抗病毒药)

【量】静脉滴注,一次 1~3mg/kg,一日 1 次,连用 10~14 日为 1 个疗程,剂量方案需个体化。

【ADR】十分常见脓毒血症、肺炎、血小板减少、口腔溃疡、肝功能异常及发热等;常见皮肤溃疡。

【禁】退行性和中毒性脑病患者、严重肝肾功能损害者、妊娠期妇女及哺乳期妇女禁用。

【警】可导致明显的毒性作用,例如白细胞减少、血小板减少和骨髓抑制。使用前需对患者的获益及毒性反应进行评估。

【妊】人类数据提示妊娠早中期使用有致畸风险;动物数据提示有致畸性。

阿替利珠
单抗
【FDA】

atezolizumab ['ei:tezəu,lizju,mæb]

【记】atezo(音"阿替"),-li-(表免疫系统),-zumab(珠单抗,人源化单克隆抗体)。

【类】抗肿瘤药;程序性死亡受体配体 1(programmed death-ligand 1,PD-L1)单抗

【药】PD-L1 的 IgG1 单克隆抗体,可直接与位于肿瘤细胞及肿瘤浸润性免疫细胞上的 PD-L1 结合,阻断其与 T 细胞 PD-1 和 B7.1 受体之间的交互作用,解除 PD-1/PD-L1 产生免疫应答抑制,用于小细胞肺癌、肝细胞癌和非小细胞肺癌(NSCLC)等。

【联】帕博利珠单抗 pembrolizumab;替雷利珠单抗 tislelizumab

【量】静脉滴注,一次 1 200mg,每 3 周 1 次,常与其他抗肿瘤药联用。

【ADR】十分常见疲乏、食欲缺乏、恶心、咳嗽、背痛和尿路感染等;常见血小板减少症、腹痛、寒战等。

【禁】对阿替利珠单抗或辅料过敏者禁用。

【警】可能会导致自身免疫性溶血性贫血（autoimmune hemolytic anemia，AIHA）。

【妊】基于作用机制可能导致显著的胚胎 - 胎儿毒性，包括胎儿死亡。

阿替洛尔	atenolol [əˈtenəˌlɔl]
【基】	【记】aten（音"阿替"，表 acetamide 乙酰胺），-olol（洛尔，普萘洛尔
【D】	衍生物）。又称"氨酰心安（tenormine）"。
【L3】	【类】抗肾上腺素药；β₁ 受体拮抗剂
【FDA】	【药】作用机制同普萘洛尔，具有较强的心脏选择性，选择性抑

【药】作用机制同普萘洛尔，具有较强的心脏选择性，选择性抑制 β_1 受体，无内源性拟交感活性，无负性肌力作用，无膜稳定作用，用于心绞痛、高血压及心律失常、甲状腺功能亢进、嗜铬细胞瘤等。

【联】比索洛尔 bisoprolol；美托洛尔 metoprolol；倍他洛尔 betaxolol

【量】口服，开始一次 6.25~12.5mg，一日 2 次，按需可渐增至 50~200mg。

【ADR】常见低血压、心动过缓；可见头晕、四肢冰冷以及肠胃不适等。

【禁】心源性休克、Ⅱ度 ~ Ⅲ度房室传导阻滞、严重窦性心动过缓患者及妊娠期妇女禁用。

【妊】人类数据提示妊娠期使用有风险。

阿替普酶	alteplase [æltəˈplæz]
【C】	【记】al（音"阿"），-teplase［普酶或替普酶，组织型纤溶酶原激活
【L3】	物（tissue-type plasminogen activator，t-PA）］。又称"t-PA"。
【FDA】	【类】溶栓药；组织型纤溶酶原激活剂

【药】通过基因重组技术生产的组织型纤溶酶原激活剂是血管内皮细胞产生的一种蛋白水解酶，能激活纤溶酶原，使血栓得以溶解，用于急性心肌梗死、急性缺血性卒中及肺栓塞的溶栓治疗。

【联】瑞替普酶 reteplase；替奈普酶 tenecteplase；尿激酶 urokinase

【量】静脉注射或静脉滴注，一次 60~100mg，在症状发生后尽早给药。

A

【ADR】十分常见脑出血、心绞痛、低血压和心力衰竭;常见胃肠道出血、瘀斑、心源性休克。

【禁】有高危出血倾向者禁用。

【警】可能会增加左心血栓栓塞风险。在用药期间及滴注数小时内应监测超敏反应,如出现超敏反应体征,应停药治疗。

【妊】人类数据提示可增加出血风险。

阿托伐他汀
【基】
【X】
【L3】
【FDA】

atorvastatin [əˌtɔːvəˈstætin]

【记】ator(音"阿托"),-vastatin(伐他汀,洛伐他汀衍生物,调节血脂药)。

【类】调节血脂药;胆固醇合成限速酶羟甲基戊二酰辅酶 A(HMG-CoA)还原酶抑制剂

【药】HMG-CoA 还原酶抑制剂,抑制胆固醇及其前体的合成,可以显著降低低密度脂蛋白胆固醇(low density lipoprotein cholesterol,LDL-C),用于高脂血症、冠心病和脑卒中防治。

【联】辛伐他汀 simvastatin;普伐他汀 pravastatin

【量】口服,一次 10~20mg,一日 1 次,不受进食影响,一日极量 80mg。

【ADR】常见鼻咽炎、关节痛、腹泻、四肢痛和尿路感染等。

【禁】活动性肝炎患者、妊娠期和哺乳期妇女禁用。

【妊】人类数据提示可能有致畸性。

阿托品
【基】
【C】
【L3】
【FDA】

atropine [ˈætrəˌpiːn]

【记】源自颠茄(*Atropa belladonna*)、洋金花、莨菪等生药的一种生物碱,为消旋体,trop-(托品,阿托品衍生物,抗胆碱药),-ine(素,生物碱)。

【类】抗胆碱药;M 受体拮抗剂;副交感神经阻滞药

【药】M 受体拮抗剂,具有解除平滑肌痉挛、抑制腺体分泌、加快心率、兴奋呼吸中枢、散大瞳孔、升高眼压等多种作用,具有一定的剂量依赖性,用于缓解内脏绞痛、抗休克、有机磷中毒解救及麻醉前给药。

【联】托吡卡胺 tropicamide;托烷司琼 tropisetron;东莨菪碱 scopolamine

【量】皮下注射、肌内注射或静脉注射,一次 0.3~0.5mg,一日 0.5~3mg;口服,一次极量 1mg;静脉注射或皮下注射,一次极量 2mg。

【ADR】可见口干、瞳孔放大、心动过速、面部潮红以及乏力等。

【禁】青光眼患者、前列腺肥大者、高热者禁用。

【妊】人类数据提示不增加重大畸形风险，但可影响胎儿心率。

阿托西班 | atosiban [eiˈtəusəˌbæn]

【记】ato（音"阿托"），-siban（西班，缩宫素受体拮抗剂）。

【类】抗早产药；缩宫素受体拮抗剂

【药】首个合成的多肽类缩宫素受体拮抗剂，可竞争性抑制催产素和抗利尿激素作用，抵抗催产素引起的子宫收缩，降低子宫收缩的频率和张力，维持子宫安静状态，用于延迟即将来临的早产。

【联】利托君 ritodrine；缩宫素 oxytocin

【量】静脉注射及静脉滴注，单剂量注射 6.75mg，后续静脉滴注 6~18mg/h。

【ADR】十分常见恶心；常见呕吐、高血糖、低血压、头痛、头晕及心动过速。

【禁】孕龄小于 24 周或大于 33 周、产前子宫出血、子痫和重度先兆子痫、可疑宫内胎儿死亡等患者禁用。

阿维 A
【X】
【L5】
【FDA】 | acitretin [ˌæsəˈtretin]

【记】acit（表 acid 酸），-retin（维 A，视黄醇衍生物，皮肤科用药）。又称"阿维 A 酸""新银屑灵"。

【类】抗银屑病药；皮肤科用药

【药】维 A 酸的甲氧基衍生物，角质分化诱导剂，作用与维 A 酸、维胺酯类似，能促进表皮细胞增殖、分化及角化正常，脂溶性较强，易渗透进入皮肤组织，用于严重银屑病及各类皮肤角质化异常疾病。

【联】维 A 酸 tretinoin；维胺酯 viaminate；阿维 A 酯 etretinate

【量】口服，一次 25~50mg，一日 1 次，一日极量 75mg。个体差异较大，剂量需要个体化。

【ADR】常见维生素 A 过多综合征样反应，表现为皮肤瘙痒、感觉过敏、光过敏、红斑、黏膜炎、眼干燥、结膜炎等。

【禁】妊娠期妇女、哺乳期妇女及计划 2 年内妊娠者、严重肝肾功能不全者禁用，禁止与四环素、甲氨蝶呤、维生素 A 或其他维甲酸类药物合用。

【妊】人类数据提示可增加先天畸形风险。

A

阿昔洛韦 | acyclovir [ei'saiklə‚viə]

【基】
【OTC】
【B】
【L2】
【FDA】

【记】a(表否定,无),-ciclovir(昔洛韦,阿昔洛韦类抗病毒药)。又称"无环鸟苷"。

【类】抗病毒药

【药】首个鸟嘌呤核苷类抗病毒药,通过抑制病毒 DNA 聚合酶阻断其复制,对单纯疱疹病毒(herpes simplex virus,HSV)具有高选择性,抗病毒作用强,口服有效,组织分布广,用于单纯疱疹病毒所致的各种感染。

【联】泛昔洛韦 famciclovir;更昔洛韦 ganciclovir

【量】局部外用,一日 4~6 次;口服,一次 200~400mg,一日 3~5 次;静脉滴注,一次 5~10 mg/kg,一日 3 次。

【ADR】常见皮肤瘙痒、发热、头痛和蛋白尿等;少见低血压、心悸等。

【禁】对本品过敏者禁用。

【妊】人类数据提示妊娠早期使用有风险;动物数据未见致畸性。

阿昔莫司 | acipimox [ei'sipi‚mɔks]

【记】aci(acid 酸),pim(表 methylpyrazine 甲基吡嗪),-ox(表 oxide 氧化物),一种烟酸氧化衍生物。

【类】调节血脂药

【药】烟酸类调节血脂药,作用机制与烟酸类似,能抑制脂肪组织释放游离脂肪酸、降低低密度脂蛋白(low density lipoprotein,LDL)、甘油三酯及总胆固醇含量,口服易吸收,不经肝脏代谢,用于高甘油三酯血症、高胆固醇血症。

【联】烟酸 nicotinic acid;他克莫司 tacrolimus(注意区别,-rolimus 免疫抑制药)

【量】口服,一次 250mg,一日 2~3 次,进餐时或餐后服用。

【ADR】可见面部潮红或肢体瘙痒、头痛、消化不良、上腹痛以及荨麻疹等。

【禁】消化性溃疡者、严重肾功能损害(肌酐清除率小于 30ml/min)患者禁用。

阿昔替尼 【FDA】	axitinib ['æksi,tinib]
	【记】axi（音"阿昔"），-tinib（替尼，酪氨酸激酶抑制剂）。
	【类】抗肿瘤药；多靶点受体酪氨酸激酶抑制剂
	【药】多靶点的小分子抑制剂，可抑制酪氨酸激酶受体，包括血管内皮生长因子受体（VEGFR-1、VEGFR-2、VEGFR-3），用于既往接受过一种酪氨酸激酶抑制剂或细胞因子治疗失败的进展期成人肾细胞癌。
	【联】索拉非尼 sorafenib；安罗替尼 anlotinib
	【量】口服，一次 5mg，一日 2 次。可与食物同服或空腹服用，应用一杯水整片吞服。
	【ADR】十分常见腹泻、高血压、疲乏、食欲缺乏、发声困难以及手足综合征等；常见头晕、上腹痛、肌痛及贫血等。
	【禁】对阿昔替尼或任何辅料过敏者禁用。
	【警】有导致间质性肺病的潜在风险。
	【妊】暂无人类数据；动物数据提示有生殖毒性和致畸性。

阿扎胞苷 【FDA】	azacitidine [æzə'siti,di:n]
	【记】aza-（音"阿扎"，表 azabicyclo 含氮杂环的），-citidine（他滨，阿拉伯糖呋喃类衍生物，抗肿瘤药或抗病毒药）。
	【类】抗肿瘤药；抗代谢药
	【药】胞嘧啶核苷类似物，通过引起 DNA 去甲基化和对骨髓中异常造血细胞的直接细胞毒作用而产生抗肿瘤作用，可引起处于快速分裂状态的细胞死亡，用于骨髓增生异常综合征（myelodysplastic syndrome，MDS）、急性髓系白血病（acute myeloid leukemia，AML）等。
	【联】阿糖胞苷 cytarabine；吉西他滨 gemcitabine
	【量】皮下注射，一次 75mg/m²，一日 1 次，连用 7 日，每 4 周为 1 个周期，基于血液学实验室检查值进行剂量调整。
	【ADR】常见恶心、贫血、血小板减少、白细胞减少和瘀斑等。
	【禁】禁用于晚期恶性肝肿瘤患者。
	【警】可导致致死性或严重肿瘤溶解综合征。
	【妊】暂无人类数据；动物数据提示有生殖毒性和致畸性。

阿扎司琼 azasetron [æzə'se͵trɔn]

【记】aza(音"阿扎",表 azabicyclo 含氮杂环的),-setron(司琼,5-HT₃ 受体拮抗剂,止吐药)。

【类】止吐药;5- 羟色胺(5-HT)受体拮抗剂

【药】强效选择性 5-HT₃ 受体拮抗剂,通过抑制 5-HT₃ 受体而阻断呕吐反射,受体亲和力比甲氧氯普胺、昂丹司琼强,与格拉司琼基本相同,作用迅速并可持续 24 小时,用于放化疗引起的恶心和呕吐等症状。

【联】帕洛诺司琼 palonosetron;昂丹司琼 ondansetron

【量】口服,一次 10mg,一日 1 次,于化疗前 60 分钟口服;静脉滴注,一次 10~20mg,一日 1 次,于化疗前 30 分钟缓慢给药。

【ADR】常见头痛、腹泻、转氨酶升高、面色苍白、发热和湿疹等。

【禁】胃肠道梗阻者禁用。

埃克替尼 icotinib [͵aikɔ'tinib]
【基】

【记】ico(音"埃克"),-tinib(替尼,酪氨酸激酶抑制剂)。

【类】抗肿瘤药;表皮生长因子受体酪氨酸激酶抑制剂(epidermal growth factor receptor tyrosine kinase inhibitor,EGFR-TKI)

【药】我国首个自主研发的第一代 EGFR-TKI,作用机制类似吉非替尼,选择性高,对其他激酶作用弱,用于具有 EGFR 基因敏感突变的非小细胞肺癌(NSCLC)及局部晚期或转移性 NSCLC,不推荐用于 EGFR 野生型 NSCLC。

【联】吉非替尼 gefitinib;厄洛替尼 erlotinib

【量】口服,一次 125mg,一日 3 次,空腹或与食物同服,高热量食物可能明显增加药物的吸收。

【ADR】十分常见皮疹;常见腹泻、转氨酶升高、白细胞下降、口腔溃疡及恶心等。

【禁】对本品活性成分或任何一种辅料过敏者禁用。

【妊】人类数据缺乏;动物数据提示有生殖毒性和致畸性。

艾多沙班 edoxaban [ai'dɔksə͵bæn]
【FDA】

【记】edo(音"艾多"),-xaban(沙班,Ⅹa 因子抑制剂,抗凝血药)。

【类】抗凝血药;抗血栓形成药

【药】凝血因子Ⅹa的选择性抑制剂,可抑制游离的Ⅹa因子和凝血酶原酶活性,并抑制凝血酶诱导的血小板聚集,用于预防有风险因素的非瓣膜性心房颤动患者卒中和体循环栓塞、深静脉血栓(deep venous thrombosis,DVT)和肺栓塞(pulmonary embolism,PE)。

【联】利伐沙班 rivaroxaban;阿哌沙班 apixaban

【量】口服,一次 60mg,一日 1 次,可与食物同服,也可单独服用。

【ADR】常见鼻出血、血尿、消化道出血、贫血、皮疹和转氨酶升高等。

【禁】活动出血、重度高血压、任何其他抗凝血药伴随治疗者,以及妊娠期和哺乳期妇女禁用。

【警】可能会导致缺血性脑卒中,对于肌酐清除率大于 95ml/min 的非瓣膜心房颤动患者慎用。可能增加患者发生硬膜外或脊髓血肿风险。

【妊】人类数据不足;动物数据提示具有潜在生殖毒性和导致内源性出血的风险。

艾拉莫德
【FDA】

iguratimod [iːˈgwreitiˌmɔd]

【记】igurat(音"艾拉"),-imod(莫德,免疫调节药)。

【类】免疫调节药;改善病情抗风湿药(disease-modifying antirheumatic drug,DMARD)

【药】新型作用机制的 DMARD,可抑制核因子-κB(NF-κB)的活性,具有抗炎、抑制免疫球蛋白和细胞因子生成、抗骨吸收和促骨形成等多种作用,比传统 DMARD 起效快、不良反应小,用于活动性类风湿关节炎。

【联】匹多莫德 pidotimod;本维莫德 benvitimod

【量】口服,一次 25mg,一日 2 次,饭后服用,累计用药时间暂限定在 24 周内。

【ADR】十分常见转氨酶升高;常见白细胞减少、胃部不适、血小板减少、视物模糊、失眠等。

【禁】妊娠期、计划妊娠及哺乳期妇女禁用,严重肝病、有消化性溃疡或有消化性溃疡既往史的患者禁用。

【警】可能会导致粒细胞缺乏症的风险。

【妊】人类数据缺乏;动物数据提示有致畸性。

A

艾立布林
【FDA】

eribulin [ˌeriˈbjulin]

【记】eri(音"艾立"),-bulin(布林,tubulin 微管蛋白聚合抑制剂)。

【类】抗肿瘤药;有丝分裂抑制剂

【药】微管蛋白聚合抑制剂,将微管蛋白分割为无活性的聚集体,通过微管蛋白的抗有丝分裂机制导致 G2/M 细胞周期阻滞,有丝分裂轴被破坏,导致细胞凋亡,用于局部晚期或转移性乳腺癌。

【联】普那布林 plinabulin;紫杉醇 paclitaxel;多西他赛 docetaxel

【量】静脉注射,一次 1.4mg/m²,第 1、8 日给药,21 日为 1 个周期。

【ADR】十分常见中性粒细胞减少症、脱发、乏力／疲乏、周围神经病、恶心和白细胞减少症等;常见头痛、腹痛及味觉障碍等。

【禁】哺乳期妇女禁用。

【警】可能有导致重症多形性红斑(Stevens-Johnson syndrome)的风险。

【妊】人类数据缺乏;动物数据提示可导致胎儿损害。

艾塞那肽
【C】
【L3】
【FDA】

exenatide [eikˈsenəˌtaid]

【记】exena(音"艾塞那",exendin 外泌肽),-tide(肽,多肽),肠道内分泌细胞分泌的一种多肽物质。

【类】降糖药;胰高血糖素样肽 -1(glucagon-like peptide-1,GLP-1)受体激动剂

【药】首个合成的肠促胰岛素(incretin),GLP-1 类似物,具有促进 β 细胞葡萄糖依赖性胰岛素分泌、抑制胰高血糖素过量分泌并能够延缓胃排空等多种抗高血糖作用,用于单用口服降糖药血糖仍控制不佳的 2 型糖尿病患者。

【联】利拉鲁肽 liraglutide;洛塞那肽 loxenatide

【量】皮下注射,一次 5~10μg,一日 2 次,在早餐和晚餐前 60 分钟内或每日的两顿主餐前用药,不应在餐后注射。

【ADR】十分常见低血糖(合用双胍类或磺脲类)、恶心、呕吐、腹泻和食欲缺乏等;常见头痛、头晕、多汗及乏力等。

【禁】1 型糖尿病或糖尿病酮症酸中毒患者禁用。

【警】GLP-1 受体激动剂在使用期间,可能引起严重的糖尿病酮症酸中毒,必须定期监测血糖。

【妊】人类数据有限,尚不明确是否有风险。

艾司氯胺酮	esketamine [esˈketəˌmiːn]
【精一】	【记】es（音"艾司"，表 S- 对映异构体），ketamine（氯胺酮）。
【C】	【类】麻醉药；N- 甲基 -D- 天冬氨酸（N-methyl-D-aspartate，NMDA）
【FDA】	受体拮抗剂

【药】氯胺酮的 S 对映体，是 NMDA 受体的非选择性、非竞争性拮抗剂，作用较氯胺酮强且持久，副作用少，用于与镇静麻醉药（如丙泊酚）联合诱导和实施全身麻醉以及成人抑郁症的联合治疗。

【联】氯胺酮 ketamine；丙泊酚 propofol

【量】静脉注射，诱导麻醉 0.5mg/kg，维持 0.5mg/（kg·h）连续输注；经鼻腔喷雾给药，一次 56mg 或 84mg，一周 2 次。

【ADR】十分常见血压升高、心率增加；常见视物模糊、心动过速和恶心等。

【禁】有血压或颅内压升高严重风险的患者，控制不佳的或未经治疗的高血压患者，先兆子痫和子痫患者，未经治疗或者治疗不足的甲状腺功能亢进患者等禁用。

【警】可能出现深度镇静、解离或知觉改变、滥用以及自杀风险。

【妊】人类数据不足；动物数据提示未见致畸性。

艾司洛尔	esmolol [ˈesməuˌlɒl]
【基】	【记】esm（音"艾司"），-olol（洛尔，β 受体拮抗剂）。
【C】	【类】心血管药；β 受体拮抗剂
【L3】	【药】一种 β_1 选择性的（心脏选择性）肾上腺素能受体拮抗剂，抑
【FDA】	制肾上腺素对心脏起搏点的刺激以及减慢房室结传导，起效快，作

用持续时间短，无明显内在拟交感作用或者膜稳定活性，用于室上性心动过速或术中和术后心动过速和 / 或高血压等。

【联】普萘洛尔 propranolol；阿罗洛尔 arotinolol

【量】静脉滴注，治疗心动过速时：维持输注剂量不宜超过 200μg/（kg·min），治疗高血压时：可能需要更高的维持输注剂量 250~300μg/（kg·min）。

【ADR】十分常见低血压；常见头痛、恶心、嗜睡、多汗、静脉炎等。

【禁】重度窦性心动过缓、I 度以上房室传导阻滞、心源性休克、失代偿性心力衰竭、肺动脉高压、未治疗的嗜铬细胞瘤等患者禁用。

【妊】人类数据提示妊娠早、晚期使用有风险。

A

艾司唑仑 estazolam [ˌestəˈzəʊlæm]

【基】
【精二】
【X】
【L3】
【FDA】

【记】est(音"艾司"),-azolam(唑仑,BZ 类衍生物)。

【类】镇静催眠药;苯二氮䓬(BZ)类药

【药】中长效 BZ 类镇静催眠药,作用机制同地西泮,不同剂量时具有镇静催眠、抗焦虑、抗惊厥等药效,作用较地西泮、硝西泮强,代谢产物无活性,蓄积少,用于焦虑、失眠、恐惧、全面性强直 - 阵挛发作、失神发作和术前镇静等。

【联】地西泮 diazepam;咪达唑仑 midazolam;三唑仑 triazolam

【量】镇静,一次 1~2mg,一日 3 次;催眠,1~2mg,睡前服;抗癫痫、抗惊厥,一次 2~4mg,一日 3 次;抗惊厥,肌内注射,一次 2~4mg;麻醉前用药,术前 1 小时肌内注射 2mg。

【ADR】常见口干、嗜睡、头昏、乏力等,大剂量可有共济失调、震颤;偶见皮疹及肝损伤。

【禁】严重呼吸抑制、急性酒精中毒、严重慢性阻塞性肺部病变、重症肌无力、急性闭角型青光眼等患者禁用。

【警】同时和阿片类药物服用可能出现深度镇静、呼吸抑制、昏迷和死亡。

【妊】人类数据提示有致畸风险。

爱普列特 epristeride [əˈprɪstəˌraɪd]

【记】epri(音"爱普列"),-steride(雄胺,酶抑制剂)。又称"依立雄胺"。

【类】抗雄激素类药;酶抑制剂

【药】酶抑制剂,作用与非那雄胺类似,能阻断睾酮代谢为作用更强的双氢睾酮(dihydrotestosterone,DHT),选择性更高,用于良性前列腺增生(benign prostatic hyperplasia,BPH),也可用于男性脱发、女性多毛和痤疮等。

【联】非那雄胺 finasteride;度他雄胺 dutasteride

【量】口服,一次 5mg,每日早、晚各 1 次,疗程 4 个月或遵照医嘱。

【ADR】常见恶心、食欲缺乏、腹胀、腹泻、口干、失眠、全身乏力、皮疹、性欲下降、勃起功能障碍等。

【禁】儿童、妊娠期或可能妊娠的妇女禁用。

安非他酮　bupropion [ˌbjuːˈprəupiɔn]
【C】
【L3】　【记】bu（butylamino 丁胺基），propion（propiophenone 苯丙酮）。又
【FDA】　称 "丁胺苯丙酮"，又名 "amfebutamone"。

【类】抗抑郁药；5- 羟色胺去甲肾上腺素再摄取抑制剂（serotonin-noradrenalin reuptake inhibitor，SNRI）

【药】氨基酮类 SNRI，能抑制中枢神经元对 5-HT、NA 和 DA 再摄取，作用较弱，对单胺氧化酶（monoamine oxidase，MAO）无此作用，用药 4 周后可产生抗抑郁作用，用于抑郁症（强迫症或恐怖性焦虑障碍无效）及辅助戒烟。

【联】曲唑酮 trazodone；文拉法辛 venlafaxine；苯丙胺 amphetamine（又称 "安非他明"）

【量】口服，一次 75mg，一日 2 次（早、晚各 1 次），一日极量 450mg，3 日后根据情况可调整剂量和频次。

【ADR】常见激越、失眠、头痛 / 偏头痛、恶心等；偶见胸痛、脱发、吞咽困难等。

【禁】有癫痫病史者，贪食症或厌食症者，突然戒酒或者停用镇静剂者，正在使用其他含有安非他酮成分药物者禁用。不能与单胺氧化酶抑制剂合并使用，如需合用则须间隔至少 14 日。

【警】可能导致自杀想法和行为。

【妊】人类数据提示妊娠早期使用有风险。

安立生坦　ambrisentan [ˌæmbriˈsentæn]
【FDA】　【记】ambris（音 "安立"），-entan（生坦，内皮素受体拮抗剂）。
【类】抗肺动脉高压药
【药】高选择性的双重内皮素受体拮抗剂（endothelin receptor antagonist，ERA），作用机制类似波生坦，对内皮素受体 A 的选择性高，远高于内皮素受体 B，降低肺血管及全身血管阻力，增加心输出量，用于肺动脉高压治疗、改善相关运动能力和延缓临床恶化。

【联】波生坦 bosentan；马昔腾坦 macitentan

【量】口服，一次 5mg 或 10mg，一日 1 次，空腹或进餐后口服。

【ADR】常见贫血、头痛、心悸、潮红以及外周性水肿等；罕见肝损伤、低血压。

A

【禁】确实或可能已妊娠的妇女、特发性肺间质纤维化(idiopathic pulmonary fibrosis,IPF)(包括 IPF 伴有肺动脉高压以及重度肝损伤)患者禁用。

【警】妊娠期妇女禁用。

【妊】人类数据不足;动物数据提示可导致胎儿损害。

安罗替尼 anlotinib [æn'lɔtiˌnib]

【记】anlo(音"安罗"),-tinib(替尼,酪氨酸激酶抑制剂)。

【类】抗肿瘤药;多靶点受体酪氨酸激酶抑制剂

【药】一种多靶点受体酪氨酸激酶抑制剂,可抑制 VEGFR-1、VEGFR-2、VEGFR-3、c-Kit、PDGFRβ 的激酶活性,用于局部晚期或转移性 NSCLC、腺泡状软组织肉瘤、透明细胞肉瘤及其他晚期软组织肉瘤等多种实体肿瘤。

【联】阿昔替尼 axitinib;阿帕替尼 apatinib

【量】口服,一次 12mg,一日 1 次,早餐前口服。连续服药 2 周,停药 1 周,即 3 周(21 日)为 1 个疗程。

【ADR】常见高血压、疲乏、手足综合征、出血以及蛋白尿等;偶见寒战、间质性肺病等。

【禁】中央型肺腺鳞癌或具有大咯血风险的患者禁用,重度肝肾功能不全患者禁用,妊娠期及哺乳期妇女禁用。

【警】血管内皮生长因子受体酪氨酸激酶抑制剂可能导致动脉血管壁结构异常。

【妊】人类数据缺乏;动物数据提示有生殖毒性和致畸性。

安他唑啉 antazoline [æn'tæzəuˌli:n]
【C】
【FDA】
【记】ant(音"安他"),-azoline(唑啉,唑啉类抗组胺药或局部血管收缩药)。

【类】抗组胺药;抗心律失常药

【药】乙二胺类第一代抗组胺药,有抗胆碱和局麻作用,同时具有 α₁ 受体激动作用,能干扰心肌细胞膜对钠离子、钾离子的渗透,减慢心肌的传导,用于期前收缩、室性心动过速、心房颤动等心律失常及过敏性疾病。

【联】羟甲唑啉 oxymetazoline;萘甲唑啉 naphazoline

【量】口服，一次 100~200mg，一日 3~4 次，饭后服用。

【ADR】偶见恶心、呕吐、嗜睡、粒细胞减少等，长期服用可致免疫性血小板减少。

【禁】器质性心脏病及心输出量不足的患者慎用。

【妊】人类数据不足，尚不明确是否有风险；动物数据未见致畸性。

安替比林 | antipyrine [ænti'paiə,ri:n]

【记】anti（音"安替"），pyr（pyrazolin 吡唑啉），-ine（素，碱，有机碱），可意译为"抗热素"，又称"非那宗（phenazone）"。

【类】非甾体抗炎药（NSAID）

【药】非有机酸类 NSAID，解热镇痛作用与非那西丁类似，几乎无抗炎抗风湿作用。由于皮疹、消化不良、粒细胞减少等副作用较大，已不单独用，仅有复方制剂用于感冒、发热等短期对症治疗。

【联】非那西丁 phenacetin；氨基比林 aminophenazone；对乙酰氨基酚 acetaminophen

【量】口服，一次 150~300mg，一日 3 次。

【ADR】可见皮疹、红斑、粒细胞减少、胸闷、头晕等。

【禁】对本品过敏者禁用。

安吖啶 | amsacrine [,æmsə'krain]

【记】am（amino 氨基），acrine（acridine 吖啶，吖啶类衍生物）。又称"安沙克林"。

【类】其他类抗肿瘤药

【药】吖啶类衍生物，具有广谱抗肿瘤活性、免疫抑制和抗病毒作用。抗癌机制类似于蒽环类，通过破坏碱基对从而阻止核酸合成，与蒽环类和阿糖胞苷无明显交叉耐药性，用于治疗急性髓系白血病。

【联】米托蒽醌 mitoxantrone；阿糖胞苷 cytarabine；依沙吖啶 ethacridine

【量】静脉注射，一次 75~120mg/m^2，每 3~4 周 1 次，最大耐受剂量是 150mg/m^2。

【ADR】主要是骨髓抑制，具有剂量限制性；常见恶心、呕吐、黏膜炎、感染和低钾血症等。

A

【禁】细胞抑制剂或放射疗法治疗后明显的骨髓抑制者禁用,哺乳期妇女禁用。

氨苯蝶啶　triamterene [trai'æmtə,ri:n]

【基】
【C/D】
【L3】
【FDA】

【记】tri(三,三倍的),am(amino 氨基),terene(pteridine 蝶啶类衍生物)。

【类】保钾利尿药

【药】非甾体类保钾利尿药,能抑制肾脏远端小管和集合管的 Na^+-K^+ 交换,促使 Na^+、Cl^-、水排泄增多,K^+ 排泄减少,作用较迅速,利尿作用较弱,常与氢氯噻嗪类利尿药合用,用于各种高血压及全身性水肿。

【联】螺内酯 spironolactone;阿米洛利 amiloride;氢氯噻嗪 hydrochlorothiazide

【量】口服,一次 25~50mg,一日 1~2 次,一日极量 300mg。

【ADR】常见高钾血症;少见恶心、呕吐、头晕、头痛和光敏感等。

【禁】无尿、严重肝病、肾衰竭、高钾血症患者禁用,禁与保钾利尿药或补钾药物合用。

【警】可能会导致高钾血症,如果不加以纠正,可能会致命。

【妊】人类数据提示妊娠期妇女使用可能增加胎儿神经管 / 心血管缺陷、唇腭裂的风险。

氨苯砜　dapsone ['dæpsəun]

【基】
【C】
【L4】
【FDA】

【记】即二氨基二苯砜(diaminodiphenylsulfone),-dapsone(苯砜,苯砜类衍生物,抗麻风病药)。又称 "DDS"。

【类】抗麻风病药

【药】砜类抑菌剂,作用机制与磺胺类药物相似,对麻风分枝杆菌有较强的抑菌作用,口服吸收缓慢而完全,用于治疗各种类型麻风病和疱疹样皮炎等,也可作为二氢叶酸还原酶抑制剂与乙胺嘧啶联合用于抗疟疾。

【联】醋氨苯砜 acedapsone;氯法齐明 clofazimine

【量】口服,一次 50~200mg,一日 1 次,一日极量 200mg,与一种或多种其他抗麻风病药合用。

【ADR】常见背部及腿部疼痛、发热、溶血性贫血以及皮疹等;偶见皮肤瘙痒、咽痛等。

【禁】磺胺过敏、严重肝损伤和精神障碍者禁用。

【警】可能引起高铁血红蛋白血症。

【妊】人类数据提示妊娠期使用有风险。

氨苄西林	ampicillin [ˌæmpiˈsilin]
【基】	【记】am(amino 氨基),pi(音 "苄",含苯甲基),-cillin(西林,青霉
【B】	素类衍生物,抗生素)。
【L1】	【类】青霉素类抗生素
【FDA】	【药】首个半合成广谱抗生素,抗菌谱与青霉素相似,其优势是对

胃酸稳定、口服有效、毒性较低,但易产生耐药性,用于敏感菌所致
呼吸道、尿路、肠道等感染,严重感染仍需注射给药。

【联】阿莫西林 amoxicillin;甲氧西林 methicillin

【量】口服,一次 250~750mg,一日 3~4 次;肌内注射或静脉滴注,
一次 500~1 000mg,一日 3~4 次,一日极量 14g。

【ADR】常见过敏反应,多表现为皮疹;偶见粒细胞减少、过敏性
休克。

【禁】有青霉素类药物过敏史者或青霉素皮肤试验阳性患者禁用,
尿酸性肾结石、痛风急性发作、活动性消化性溃疡患者禁口服。

【警】有导致急性泛发性发疹性脓疱病的潜在风险。

【妊】有限人类数据提示低风险。

氨茶碱	aminophylline [ˌæminəuˈfiliːn]
【基】	【记】amino(氨基),-phylline(同 -fylline 茶碱,甲基黄嘌呤类衍生
【C】	物,平喘药)。
【L3】	【类】平喘药;黄嘌呤类药
【FDA】	【药】为茶碱与乙二胺的复合物,增加了茶碱的水溶性,具有松弛

支气管平滑肌、增强心肌收缩、增加肾血流量、兴奋中枢等作用,作
用较茶碱强,用于哮喘持续状态或急性支气管痉挛发作的患者。

【联】茶碱 theophylline;多索茶碱 doxofylline

【量】口服,一次 100~200mg,一日 3 次;静脉注射或静脉滴注,一
次 125~500mg,一日 2 次,一日极量 1 000mg。

【ADR】常见恶心、呕吐、易激动、失眠,大剂量可引起心律失常、惊厥。

A

【禁】急性心肌梗死伴血压降低、严重心律失常、活动性消化性溃疡、未经控制的惊厥性疾病患者禁用。

【妊】人类数据提示妊娠期使用有风险。

氨碘肽　amiotide [əˈmiəuˌtaid]

【记】am(amino 氨基),io-(iodine 碘),-tide(肽,多肽类衍生物)。

【类】眼科用药

【药】系猪全眼与甲状腺经酶水解提取精制而成的生物制剂,含有机碘和多种氨基酸,能改善眼部血液循环和新陈代谢,促进玻璃体混浊吸收,用于早期老年性白内障、玻璃体浑浊等眼病的治疗。

【联】奥曲肽 octreotide;艾塞那肽 exenatide

【量】滴眼,一次 1 滴,一日 2~4 次;肌内注射,一次 2ml,或遵医嘱,30 日为 1 个疗程。

【ADR】偶见局部刺痛感、结膜囊分泌物增多;罕见结膜、眼睑充血。

【禁】眼部有严重炎症或溃疡者禁用。与汞制剂配伍,无论是内服或眼用均应禁用。

氨基己酸　aminocaproic acid [ˌæminəuˈkæprəuik ˈæsid]

【C】

【L4】

【FDA】

【记】amino(氨基),caproic acid(己酸,又称"山羊酸"),最早发现于山羊乳中的一种天然脂肪酸。

【类】促凝血药;抗纤维蛋白溶解药

【药】抗纤维蛋白溶解药,能抑制纤溶酶原与纤维蛋白结合,防止其激活,从而抑制纤维蛋白溶解,产生止血作用,用于防治血纤维蛋白溶解亢进引起的各种出血。

【联】氨甲环酸 tranexamic acid;氨甲苯酸 aminomethylbenzoic acid

【量】静脉滴注,一次 4~6g,必要时重复;口服,一次 2g,一日 3~4 次。

【ADR】常见恶心、呕吐、腹泻、头晕、鼻塞等;偶见惊厥及心脏或肝脏损伤,大剂量时可引起肌痛、疲劳、肾衰竭等。

【禁】弥散性血管内凝血(disseminated intravascular coagulation,DIC)的高凝期患者、有血栓形成倾向或有栓塞性血管疾病史者禁用。

【妊】人类数据缺乏;动物数据提示存在损害生育力的风险。

氨基葡萄糖
【OTC】
【L3】
【FDA】

glucosamine [gluːˈkəʊsəˌmiːn]

【记】glucos（glucose 葡萄糖），-amine（胺，胺类衍生物）。又称"葡萄糖胺"。

【类】膳食补充剂；抗骨关节炎药

【药】有机体内广泛存在的多糖组分之一，是合成糖基化蛋白和脂质的重要前体，具有修复和维护软骨作用，并能刺激软骨细胞的生长，同时具有轻度抗炎作用，口服易吸收，用于防治各种骨关节炎。

【联】软骨素 chondroitin；葡萄糖酸锌 zinc gluconate

【量】口服，一次 250~500mg，一日 3 次，一般 4~12 周为 1 个疗程。

【ADR】常见恶心、便秘、腹泻、头痛和乏力等；偶见轻度嗜睡。

【禁】对本品及甲壳类过敏者禁用。

【妊】人类数据缺乏；非常有限的动物数据提示低风险。

氨甲苯酸
【基】

aminomethylbenzoic acid [æminəʊˈmeθilˌbenzəʊik ˈæsid]

【记】amino（氨基），methyl（甲基），benzoic acid（苯甲酸）。对氨甲基苯甲酸，又称"止血芳酸"，缩写为"PAMBA"。

【类】促凝血药；抗纤维蛋白溶解药

【药】各种纤溶酶（原）的天然拮抗物，能竞争性抑制纤溶酶原被纤维蛋白吸附，保护纤维蛋白不被降解从而达到止血作用，作用是氨基己酸 4~5 倍，不良反应少，用于手术及纤维蛋白溶解过程亢进所致的各种出血。

【联】氨基己酸 aminocaproic acid；氨甲环酸 tranexamic acid

【量】静脉注射或静脉滴注，一次 0.1~0.3g，一日 1~2 次，一日极量 0.6g；口服，一日 0.25~0.5g，一日 2~3 次，一日极量 2g。

【ADR】偶见头昏、头痛和瞳孔不适。

【禁】有血栓形成倾向或有栓塞性血管疾病史者禁用或慎用。

氨甲环酸
【基】
【B】
【L3】
【FDA】

tranexamic acid [ˌtrænəkˈzæmik ˈæsid]

【记】tran（trans- 反式的），examic（hexamethylene 环己烷），acid（酸）。又称"凝血酸""止血环酸"。

【类】促凝血药；抗纤维蛋白溶解药

【药】与氨甲苯酸相似的合成促凝血药，能竞争性抑制纤溶酶原在纤维蛋白上吸附，防止其激活，保护纤维蛋白不被纤溶酶降解或溶解,主要用于急性纤维蛋白溶解亢进所致的各种出血,也可用于治疗黄褐斑。

【联】氨甲苯酸 aminomethylbenzoic acid;酚磺乙胺 etamsylate

【量】口服,一次 1 000~1 500mg,一日 2~4 次;静脉滴注,一次 250~1 000mg,一日 1~2 次。

【ADR】可见恶心、呕吐、头晕、经期不适(经期血液凝固所致)等;偶见出血。

【禁】禁与激素类避孕药合用,活动性血栓病、抽搐病史者禁用。

【警】可能引起过敏反应。

【妊】人类数据提示妊娠早期使用有风险。

氨力农	amrinone ['æmri͵nəun]
【C】	【记】am(amino 氨基),-rinone(力农,氨力农衍生物,抗心力衰竭药)。
【FDA】	【类】抗心力衰竭药;磷酸二酯酶抑制剂

【药】非苷类磷酸二酯酶抑制剂,兼有正性肌力和血管扩张作用,能增强心肌收缩力,降低心脏前、后负荷,改善左心室功能,用于洋地黄、利尿药等治疗效果欠佳的顽固性充血性心力衰竭。

【联】米力农 milrinone;奥普力农 olprinone

【量】静脉注射负荷量 0.5~1.0mg/kg,5~10 分钟缓慢静脉注射,维持剂量 5~10μg/(kg·min),一日极量 10mg/kg,疗程不超过 2 周。

【ADR】常见胃肠道反应、血小板减少、室性心律失常、低血压及肝肾功能损害等;偶见过敏反应、胸痛等。

【禁】严重低血压、室性心律失常及室性心动过速、严重肾功能不全者禁用。

【妊】人类数据不足;动物数据未见致畸性。

氨磷汀	amifostine [͵æmiˈfɔstiːn]
【C】	【记】ami(amino 氨基),fos-(磷,磷类衍生物),tine(音"汀",amine 胺)。
【FDA】	【类】辅助化疗用药;细胞保护剂

【药】一种有机硫化磷酸化合物,巯基(—SH)前体药物,经代谢后产生含—SH 的活性代谢产物,可减少因放化疗产生的氧自由基等有害物质,减轻对肾脏及口腔组织的毒性,用于各种癌症的辅助治疗。

【联】解磷定 pralidoxime（有机磷解毒药）；右雷佐生 dexrazoxane

【量】静脉滴注，一次 300~1 000mg，放化疗前 30 分钟使用。

【ADR】常见头晕、恶心、呕吐、低血压和乏力等；偶见轻度嗜睡、喷嚏等。

【禁】低血压及低血钙患者慎用。

【警】可致药疹伴嗜酸性粒细胞增多和系统症状。

【妊】人类数据不足；动物数据提示可导致胎儿损害。

氨鲁米特　aminoglutethimide [æminəuˈgluteθiˌmaid]
【D】
【FDA】

【记】amino（氨基），glut（glutamic 谷氨酸的），ethimide（乙硫酰胺），是镇静催眠药格鲁米特（glutethimide）的氨基衍生物。

【类】抗肿瘤药；芳香化酶抑制剂

【药】芳香化酶抑制剂，能抑制外周组织中芳香化酶，减少雌激素生成，同时抑制其他皮质激素生物合成，用于绝经后晚期乳腺癌（需口服氢化可的松补充皮质激素），也可用于库欣综合征。

【联】他莫昔芬 tamoxifen；来曲唑 letrozole；阿那曲唑 anastrozole

【量】口服，一次 250mg，一日 2~4 次，一日极量 1 000mg，常与氢化可的松联用。

【ADR】常见嗜睡、倦怠、乏力、头晕和皮疹等；少见食欲缺乏、恶心、呕吐等。

【禁】妊娠期或哺乳期妇女及儿童禁用。

【妊】人类数据提示妊娠期使用有致畸性。

氨氯地平　amlodipine [æmˈləudiˌpi:n]
【基】
【C】
【L3】
【FDA】

【记】am（amino 氨基），lo（clo- 氯），-dipine（地平，硝苯地平类衍生物）。

【类】抗高血压药；二氢吡啶类钙通道阻滞药

【药】长效二氢吡啶类钙通道阻滞药，作用与硝苯地平类似，对血管平滑肌的选择性更强，可扩张冠状血管和全身血管从而降低血压，半衰期长（30~50 小时），用于各型高血压、冠心病及心绞痛等。

【联】硝苯地平 nifedipine；非洛地平 felodipine

【量】口服，一次 5~10mg，一日 1 次，一日极量通常为 10mg。

A

【ADR】常见头痛、水肿、疲乏、头晕和恶心等;偶见心动过缓、关节痛、口干等。

【禁】对氨氯地平及本品任何成分过敏者禁用。

【警】可能会导致急性重型肝炎、粒细胞缺乏症和横纹肌溶解等不良反应。

【妊】有限人类数据未见致畸性。

氨曲南　aztreonam [ˈeiztriəˌnæm]
【B】
【L2】
【FDA】

【记】az(音"氨",azo- 氮,含氮的),treonam(音"曲南",同 -monam 南或莫南,单环内酰胺类抗生素),又称"primbactam"。

【类】单环 β- 内酰胺类抗生素

【药】首个用于临床的单环 β- 内酰胺类抗生素,抑制细菌细胞壁合成,对大多数 β- 内酰胺酶高度稳定,抗菌谱广,口服不吸收,用于治疗敏感需氧革兰氏阴性菌所致的各种感染。

【联】舒巴坦 sulbactam;亚胺培南 imipenem

【量】肌内注射或静脉滴注,一次 1~2g,一日 2~3 次;严重感染,一日极量 8g。

【ADR】常见静脉炎、局部肿块、呕吐;偶见咳嗽、胸闷等。

【禁】对氨曲南有过敏史者禁用。

【警】有导致严重皮肤反应副作用的潜在风险。

【妊】人类数据有限;动物数据未见致畸性。

氨溴索　ambroxol [æmˈbrɔksɔl]
【基】
【OTC】

【记】am(amino- 氨基),bro-(溴,含溴的),xol(hexanol 己醇)。

【类】祛痰药;黏痰溶解剂

【药】黏痰溶解剂溴己新的活性代谢物,作用与溴己新、愈创甘油醚类似,能促进呼吸道内黏稠分泌物排出及减少黏液滞留,改善呼吸状态,用于伴有痰液不易咳出的急慢性肺部疾病,是临床广泛使用祛痰药之一。

【联】溴己新 bromhexine;愈创甘油醚 guaifenesin

【量】口服,一日 30~60mg,一日 3 次,饭后服用;静脉滴注,一次 15mg,一日 2~3 次。

【ADR】偶见红斑、口干、排尿困难、恶心、腹泻等；罕见头痛及眩晕等。

【禁】对本品过敏者禁用。

【警】可能出现过敏反应和严重的皮肤不良反应。

【妊】人类数据提示妊娠早期使用有风险。

胺碘酮 | amiodarone [ˌæmiəu'dærəun]

【基】

【记】am（amino 氨基），io-（iodine 碘），-arone（隆，酮类衍生物）。

【D】

【类】Ⅲ类抗心律失常药

【L5】

【药】原为抗心绞痛药，现属于Ⅲ类抗心律失常药，具有延长各部心肌组织的动作电位及不应期等多种机制，半衰期长（26~107 日），治疗指数高，用于心房扑动、心房颤动、室性心律失常等多种类型的心律失常。

【FDA】

【联】苯碘达隆 benziodarone；氨力农 amrinone

【量】口服，负荷量为一日 600mg，维持量为一日 100~400mg，可分次服用；静脉滴注，一次 300~600mg，一日 1 次。

【ADR】常见心动过缓、甲状腺功能异常、日光性皮炎，严重时可引起肺部炎症或纤维化。

【禁】房室传导阻滞、心动过缓、甲状腺功能障碍及对碘过敏者禁用。

【警】仅适用于具有症状的危及生命的心律失常患者，因为使用中可能引起肺毒性（过敏性肺炎或间质性 / 大叶性肺炎）、肝毒性以及加重心律失常。

【妊】人类数据提示可导致胎儿损害。

昂丹司琼 | ondansetron [ɔn'dænsəˌtrɔn]

【基】

【记】ondan（音"昂丹"），-setron（司琼，5-HT₃ 受体拮抗剂，止吐药）。

【B】

【类】止吐药；5- 羟色胺（5-HT）受体拮抗剂

【L2】

【药】高选择性 5-HT₃ 受体拮抗剂，通过抑制外周神经元和中枢神经系统内 5-HT₃ 受体而抑制呕吐反射，对多巴胺受体、M 受体几乎无作用，副作用较少，用于放化疗引起的恶心、呕吐症状及预防手术后恶心、呕吐。

【FDA】

【联】阿扎司琼 azasetron；托烷司琼 tropisetron

A

【量】口服,一次 4~8mg,一日 2~3 次;静脉滴注,放化疗前给予 8mg,单次静脉给药不应超过 16mg。

【ADR】十分常见头痛;常见温热或潮红的感觉、便秘、注射部位局部反应等;罕见 QT 间期延长。

【禁】胃肠道梗阻者禁用。

【警】在妊娠初期(前 3 个月)使用,可能会增加婴儿唇腭裂的风险。

【妊】人类数据提示妊娠早期使用有风险。

奥布替尼 | orelabrutinib [ɔrələˈbrutəˌnib]

【记】orela(音"奥"),-brutinib [布替尼,布鲁顿酪氨酸激酶(Bruton's tyrosine kinase,BTK)抑制剂]。

【类】抗肿瘤药;BTK 抑制剂

【药】我国自主研发的第三代选择性 BTK 抑制剂,可抑制 BTK 相关信号通路的激活,抑制 B 细胞的过度活化和增殖,用于套细胞淋巴瘤(mantle cell lymphoma,MCL)、慢性淋巴细胞白血病(chronic lymphocytic leukemia,CLL)等。

【联】伊布替尼 ibrutinib;泽布替尼 zanubrutinib;阿卡替尼 acalabrutinib

【量】口服,一次 150mg,一日 1 次,直至疾病进展或出现不可耐受的毒性反应。

【ADR】常见中性粒细胞减少、血小板减少、血尿、感染性肺炎以及上呼吸道感染等。

【禁】重度肝功能不全患者、已知对奥布替尼或辅料有超敏反应的患者禁用。

【妊】人类数据不足;动物数据未见致畸性。

奥氮平 | olanzapine [ɔˈlænzəˌpi:n]
【基】
【C】
【L2】
【FDA】

【记】ol(音"奥"),-apine(氮平,氮杂䓬类衍生物,抗精神病药)。

【类】非典型抗精神病药

【药】作用与氯氮平相似,对 5-HT 和 M 受体亲和力较高,与多巴胺等其他神经递质受体也有一定亲和力,不易引起粒细胞缺乏症,对精神分裂症阴性症状的作用明显,适用于治疗精神分裂症。

【联】氯氮平 clozapine;米氮平 mirtazapine

【量】口服，一次 5~20mg，一日 1 次，食物不影响吸收。

【ADR】常见嗜睡、头晕、便秘、体重增加和体位性低血压等；偶见心动过缓、腹胀、脱发等。

【禁】已知有闭角型青光眼危险的患者禁用。

【警】可能会导致阿尔茨海默病（Alzheimer disease，AD）相关精神病患者死亡率增加。

【妊】人类数据提示可能增加胎儿不良结局风险；动物数据未见致畸性，但有胚胎毒性。

奥拉帕利
【FDA】

olaparib [ˌɒləˈpærib]

【记】ola（音"奥拉"），-parib［帕利，多腺苷二磷酸核糖聚合酶（poly（ADP-ribose）polymerase，PARP）抑制剂］。

【类】抗肿瘤药；PARP 抑制剂

【药】首个获批上市的 PARP 抑制剂，其作用可能涉及 PARP 活性抑制以及 PARP-DNA 复合物形成增加，从而导致 DNA 损伤和癌细胞死亡，用于卵巢癌、输卵管癌、原发性腹膜癌等治疗。

【联】氟唑帕利 fluzoparib；尼拉帕利 niraparib；帕米帕利 pamiparib

【量】口服，一次 300mg，一日 2 次，进餐或空腹时均可服用。

【ADR】十分常见恶心、呕吐、腹泻、疲乏和贫血；常见血肌酐升高、淋巴细胞减少、过敏反应、皮炎等。

【禁】对药物活性成分或任何辅料成分过敏者禁用。治疗期间和末次给药后 1 个月内停止哺乳。

【警】因生物利用度不同，本品胶囊和片剂不得按照等毫克量替换；使用本品可能会出现超敏反应（皮疹 / 皮炎）。

【妊】人类数据缺乏；动物数据提示致畸性，基于作用机制可能导致胎儿伤害。

奥拉西坦

oxiracetam [ˈɒksiˌræsətæm]

【记】oxi（hyroxy 羟基），-racetam（西坦或拉西坦，吡拉西坦衍生物，促智药）。

【类】脑功能改善药；促智药

【药】神经递质 γ- 氨基丁酸（γ-aminobutyric acid，GABA）结构类似物，能促进脑内磷酰胆碱和磷酰乙醇胺合成，使大脑中蛋白质和

A

核酸合成增加,改善老年性痴呆及记忆障碍等,用于脑损伤及物理、化学因素引起的神经功能缺失、记忆与智能障碍的治疗。

【联】乙拉西坦 etiracetam;吡拉西坦 piracetan;茴拉西坦 anirace-tam

【量】口服,一次 800mg,一日 2~3 次;静脉滴注,一次 4g,一日 1 次,通常 2~3 周为 1 个疗程。

【ADR】偶见皮肤瘙痒、恶心、精神兴奋、睡眠紊乱等。

【禁】对本品过敏者、严重肾功能不全者、妊娠期及哺乳期妇女禁用。

奥利司他
【OTC】
【X】
【L3】
【FDA】

orlistat ['ɔ:liˌstæt]

【记】orli(音“奥利”),-stat(司他,酶抑制剂)。

【类】抗肥胖症药

【药】强效特异性胃肠道脂肪酶抑制剂,减少食物中脂肪(主要是甘油三酯)的水解和吸收,达到减重效果,全身吸收少,安全性好,是 OTC 抗肥胖症药,用于肥胖症或体重超重患者(体重指数 ≥ 24)的治疗。

【联】西司他丁 cilastatin;非布司他 febuxostat

【量】口服,一次 120mg,一日 3 次,餐中或餐后 1 小时服用。

【ADR】常见油性斑点、胃肠排气增多、大便紧急感、脂肪(油)性大便、大便次数增多和大便失禁等。

【禁】慢性吸收不良综合征患者、胆汁淤积患者、器质性肥胖患者(如甲状腺功能减退)以及妊娠期妇女禁用。

【警】会减少抗 HIV 药在胃肠道的吸收,降低药效。

【妊】人类数据提示妊娠早期使用不增加严重缺陷的风险;动物数据未见致畸性。

奥马珠单抗
【B】
【L3】
【FDA】

omalizumab [ˌɔməˈlizuˌmæb]

【记】oma(音“奥马”),-li-(免疫系统),-zumab(珠单抗,人源化单克隆抗体)。

【类】免疫抑制药;生物类平喘药

【药】哮喘领域首个生物类靶向治疗药,重组人源化 IgE 单抗,可阻断 IgE 与肥大细胞、嗜碱性粒细胞表面高亲和力的 IgE 受体(FCεRI)的结合,并能降低该受体的数量,限制过敏介质的释放,用于过敏性哮喘和慢性自发性荨麻疹。

【联】美泊利珠单抗 mepolizumab；瑞利珠单抗 reslizumab

【量】皮下注射，一次 75~600mg，每 2 周或 4 周 1 次，根据基线 IgE 和体重确定给药剂量和频率。

【ADR】十分常见发热；常见头痛、上腹痛、瘙痒及注射部位反应等；偶见头晕、嗜睡和潮红等。

【禁】对本品活性成分或其他任何辅料有过敏反应者禁用。

【警】可能会轻微升高心脏病发作和短暂性脑缺血发作的风险。罕见报道过敏反应，表现为支气管痉挛、低血压、晕厥、荨麻疹和/或喉咙或舌头的血管性水肿。

【妊】人类数据提示妊娠期妇女使用不会增加畸形和低出生体重的风险。

奥美拉唑	omeprazole [əuˈmeprəˌzəul]
【基】	【记】ome（音"奥美"），-prazole［拉唑，质子泵抑制剂（proton pump inhibitor，PPI）］。
【OTC】	【类】抗消化性溃疡药；抗酸药；质子泵抑制剂
【C】	【药】首个用于临床的 PPI，特异性、不可逆性地作用于胃壁细胞质子泵（H^+-K^+-ATP 酶），使胃壁细胞内的 H^+ 不能转运到胃腔中，强效抑制胃酸分泌，用于胃十二指肠溃疡、胃泌素瘤和反流性食管炎等。
【L2】	【联】兰索拉唑 lansoprazole；泮托拉唑 pantoprazole
【FDA】	【量】口服，一次 10~20mg，一日 1~2 次，饭前服用，疗程通常不超过 4 周；静脉滴注，一次 40mg，一日 1~2 次。

【ADR】常见头痛、腹痛、便秘、腹泻以及胃肠胀气等；偶见转氨酶升高、乏力及皮疹等。

【禁】严重肾功能不全者及婴幼儿禁用，不应与阿扎那韦、奈非那韦合用。

【警】会影响血清嗜铬粒蛋白 A（CgA）水平。在评估 CgA 水平前，应停用奥美拉唑/埃索美拉唑至少 14 日。

【妊】人类数据提示妊娠早期使用不增加先天畸形的风险；动物数据未见致畸性。

A

奥美沙坦　olmesartan [ɔl'mesaːˌtæn]

【C/D】

【L3】

【FDA】

【记】olme(音"奥美"),-sartan [沙坦,血管紧张素Ⅱ受体拮抗剂(angiotensin Ⅱ receptor blocker,ARB),抗高血压药]。

【类】抗高血压药;血管紧张素Ⅱ受体拮抗剂

【药】选择性血管紧张素Ⅱ1型受体(angiotensin Ⅱ type 1 receptor,AT1R)拮抗剂,通过选择性拮抗血管紧张素Ⅱ与血管平滑肌 AT_1 受体的结合,拮抗血管紧张素Ⅱ的收缩血管作用,用于高血压。

【联】替米沙坦 telmisartan;阿齐沙坦 azilsartan;坎地沙坦 candesartan

【量】口服,起始剂量一次 20mg,一日 1 次,进食前后均可服用,一日极量 40mg。

【ADR】常见头晕;可见乏力、血管性水肿、头痛、咳嗽和口炎性腹泻等。

【禁】不可与阿利吉仑联合用于糖尿病患者。

【警】可能会引起胎儿毒性,导致发育中的胎儿损伤和死亡。

【妊】人类数据提示可导致胎儿损害。

奥曲肽　octreotide ['ɔktriəuˌtaid]

【B】

【L3】

【FDA】

【记】octreo-(同 octo-,八、辛),-tide(肽,肽类衍生物)。

【类】抗肿瘤药;下丘脑激素类

【药】人工合成的生长抑素类似物,作用与生长抑素相似,广泛抑制生长激素、消化道内分泌激素、胃酸等病理性分泌,作用强且持久,适用于食管 - 胃静脉曲张出血、重型胰腺炎及内分泌系统肿瘤引起的症状。

【联】生长抑素 somatostatin;加贝酯 gabexate

【量】皮下注射,一次 50~100μg,一日 1~3 次,一日极量 1.5mg;持续静脉滴注,25μg/h,最多治疗 5 日。

【ADR】十分常见高血糖症、头痛、胆石症、腹泻和注射部位反应等;常见甲状腺功能障碍、食欲缺乏、心动过缓等。

【禁】对奥曲肽或任一赋形剂过敏者禁用。

【妊】有限的人类数据提示不增加先天畸形的风险,但可能导致胎儿生长受限。

奥沙拉秦	olsalazine [ɔl'sælə̩zi:n]
【C】	【记】ol(音"奥"),-salazine(沙拉秦,柳氮磺吡啶衍生物,5ASA类药)。
【L3】	【类】消化道抗炎药;5-氨基水杨酸(5-aminosalicylic acid,5-ASA)
【FDA】	类药

奥沙拉秦
【C】【L3】【FDA】

olsalazine [ɔl'sælə̩zi:n]

【记】ol(音"奥"),-salazine(沙拉秦,柳氮磺吡啶衍生物,5ASA类药)。

【类】消化道抗炎药;5-氨基水杨酸(5-aminosalicylic acid,5-ASA)类药

【药】5-ASA前体药物,口服几乎不易吸收,在结肠微生物作用下分解成两分子5-ASA,作用于结肠炎症黏膜,抑制前列腺素等炎症介质合成,发挥局部抗炎作用,用于轻中度急性或慢性炎症性肠病的治疗。

【联】柳氮磺吡啶 sulfasalazine;美沙拉秦 mesalazine

【量】口服,开始一日1g,分次服用,逐渐提高剂量至一日3g,分3~4次服用,进餐时伴服。

【ADR】常见腹泻;可见恶心、呕吐、头痛、头晕、失眠、关节痛及短暂性焦虑等。

【禁】水杨酸过敏或严重肝肾功能损害者禁用。

【妊】人类数据提示不增加先天畸形的风险,但可能增加早产和死产的风险。

奥沙利铂
【基】【D】【L5】【FDA】

oxaliplatin [ɔk'sælə̩plætin]

【记】oxali-(oxalic 草酸的),-platin(铂,铂类抗肿瘤药)。

【类】抗肿瘤药;烷化剂

【药】第三代新型铂类抗肿瘤药,细胞周期非特异性药,作用机制与顺铂类似,抑制肿瘤细胞DNA复制和转录作用较快。对某些顺铂耐药的肿瘤细胞有效,用于转移性结直肠癌的治疗,可单独或联合氟尿嘧啶使用。

【联】顺铂 cisplatin;卡铂 carboplatin;奈达铂 nedaplatin

【量】静脉滴注,一次85~130mg/m^2,每2~3周1次,直至疾病进展或出现不可耐受的毒性反应。

【ADR】常见腹泻、恶心、中性粒细胞减少、血小板减少和外周感觉神经病变等。

【禁】对铂类衍生物有过敏者、严重肾功能不全(肌酐清除率小于30ml/min)者、第1个疗程始有周围感觉神经病变伴功能障碍者禁用。

【警】给药数分钟内可能会出现过敏反应,应用肾上腺素、皮质类

固醇和抗组胺药物可缓和症状。

【妊】人类数据提示可导致胎儿损害。

奥司他韦
【基】
【L2】
【FDA】

oseltamivir [ɔsəl'tæmə‚viə]

【记】oselt(音"奥司他"),-amivir(米韦,神经氨酸酶抑制剂；-vir,抗病毒药)。

【类】抗病毒药

【药】选择性流感病毒神经氨酸酶抑制剂,口服后在体内大部分转化为活性成分,能有效抑制病毒体表面神经氨酸酶,抑制病毒从被感染的细胞中释放,减少流感病毒播散,用于甲型流感和乙型流感治疗及预防。

【联】扎那米韦 zanamivir；替诺福韦 tenofovir；玛巴洛沙韦 baloxavir marboxil

【量】口服,一次 75mg,一日 2 次,5 日为 1 个疗程,应在首次出现症状 48 小时以内使用。

【ADR】常见呕吐、腹泻、头痛、腹痛和恶心等；偶见不稳定型心绞痛、贫血等。

【禁】对本品的任何成分过敏者禁用。

【警】可能有潜在的消化道出血风险。

【妊】人类数据提示不增加先天畸形的风险。

奥希替尼
【FDA】

osimertinib [ɔsi'mə:ti‚nib]

【记】osimer(音"奥希"),-tinib(替尼,酪氨酸激酶抑制剂)。

【类】抗肿瘤药；表皮生长因子受体(epidermal growth factor receptor,EGFR)抑制剂

【药】第三代 EGFR-TKI,高选择性、不可逆地结合 EGFR 突变中的 Del19、L858R 两大经典突变体,同时能结合使用第一、二代 EGFR-TKI 后最常见的耐药突变 EGFR T790M,用于相关突变阳性的晚期非小细胞肺癌(NSCLC)。

【联】阿美替尼 almonertinib；艾维替尼 abivertinib；伏美替尼 furmonertinib

【量】口服,一次 80mg,一日 1 次,直至疾病进展或出现不可耐受的毒性反应。

【ADR】十分常见腹泻、口腔炎、白细胞减少、血小板减少、甲沟炎和皮疹等；常见间质性肺病；偶见角膜炎、QT 间期延长。

【禁】对本品或药物的非活性成分严重过敏者禁用，不得与圣·约翰草一起服用。

【妊】人类数据有限，临床前数据提示可能导致胎儿损害。

奥硝唑　ornidazole [ɔːˈnidəˌzəul]

【记】or（音"奥"），-nidazole（硝唑，硝基咪唑类衍生物；抗菌药）。

【类】合成抗菌药；硝基咪唑类抗菌药；抗寄生虫药

【药】甲硝唑的氯取代衍生物，抗厌氧菌和抗原虫感染的作用更强，起效更快，且半衰期长（11~14 小时）、体内分布广、所需疗程短，用于原虫和厌氧菌引起的多种感染性疾病及预防术后厌氧菌感染。

【联】甲硝唑 metronidazole；替硝唑 tinidazole

【量】口服，一次 500~1 000mg，一日 1~2 次；静脉滴注，一次 500~1 000mg，一日 1~2 次，3~6 日为 1 个疗程。

【ADR】常见恶心、呕吐和口中有金属味；偶见头晕、头痛、共济失调、骨髓抑制等。

【禁】多种器官硬化症者、造血功能低下者、慢性酒精中毒者、脑病变（如癫痫）者或脊髓病变者禁用。

【妊】人类数据有限，建议妊娠早期禁用，中晚期避免使用。

B

巴利昔单抗
【B】
【L3】
【FDA】

basiliximab [bə'siliksiˌmæb]

【记】basi(音"巴"),-li-(音"利",表免疫),-ximab(昔单抗,鼠/人嵌合单克隆抗体)。

【类】免疫抑制药;白介素抑制药

【药】白介素-2(interleukin-2,IL-2)受体拮抗剂,特异性与T淋巴细胞上的CD25抗原结合,拮抗IL-2与T淋巴细胞结合而发挥免疫抑制作用,常与环孢素、糖皮质激素类药合用,用于预防肾移植术后早期急性器官排斥反应。

【联】兔抗人胸腺细胞免疫球蛋白(rabbit anti-human thymocyte immunoglobulin,ATG);利妥昔单抗 rituximab

【量】静脉滴注,一次20mg,分别于移植前2小时内和移植后4日给予。

【ADR】十分常见便秘、尿路感染、外周性水肿、高血压、上呼吸道感染等;可见喷嚏、支气管痉挛等。

【禁】对本品过敏者禁用。

【妊】人类数据不足;动物数据提示未见致畸性。

巴柳氮
【L3】
【FDA】

balsalazide [bæl'sæləˌzaid]

【记】bal(音"巴",carbamoyl 氨基甲酰),-salazide(salazine 沙拉秦,柳氮磺吡啶衍生物,5-ASA 类药)。

【类】消化道抗炎药;5-氨基水杨酸(5-ASA)类药

【药】5-ASA 的偶氮化前体药物,口服后以原型药物到达结肠,在结肠细菌偶氮还原酶作用下转化为有抗炎活性的 5-ASA,发挥局部抗炎作用,全身吸收少,作用机制同 NSAID,用于轻中度活动性溃疡性结肠炎。

【联】柳氮磺吡啶 sulfasalazine;美沙拉秦 mesalazine;奥沙拉秦 olsalazine

【量】口服,一次1 500mg,一日4次,饭后及睡前服用,8周为1个疗程。

【ADR】常见腹痛、腹泻；偶见食欲缺乏、口干、咳嗽、关节痛、疲乏等。

【禁】对水杨酸类药物过敏者、支气管哮喘史者及严重肝肾功能损害者禁用。

【妊】人类数据提示不增加先天畸形的风险。

巴氯芬　baclofen [bæk'ləufən]

【C】

【L2】

【FDA】

【记】ba(音"巴"，表 β 位氨基取代)，clo-(氯，含氯的)，-fen(音"芬"，芳香酸类衍生物)。

【类】骨骼肌松弛药

【药】γ- 氨基丁酸(GABA)衍生物，通过激动 GABA$_B$ 受体干扰兴奋性氨基酸的释放，抑制突触反射，作用与氯唑沙宗类似，用于缓解多发性硬化等各种脊髓疾病及脑外伤引起的骨骼肌痉挛。

【联】氯唑沙宗 chlorzoxazone；芬布芬 fenbufen；双氯芬酸 diclofenac

【量】口服，一次 5~20mg，一日 3 次，根据病情可达一日 100~120mg。

【ADR】可见嗜睡、恶心、日间镇静等；偶见口干、呼吸抑制、头晕、失眠等；罕见视力障碍、低血压和尿频等。

【禁】对巴氯芬过敏的患者禁用。

【警】在鞘内给药期间突然停药，易导致高热、精神状态改变和痉挛反弹加剧，甚至发生横纹肌溶解、多器官衰竭和死亡。

【妊】人类数据提示口服给药可能增加畸形的风险。

巴曲酶　batroxobin ['bætrəuk,sɔbin]

【记】源自美洲毒蛇矛头蝮(*B. atrox*)毒液中提纯精制的蛋白成分。又称"东菱克栓酶"。

【类】抗凝血药；纤维蛋白溶解药

【药】强效溶血栓、改善微循环药物，具有降低血黏度、分解纤维蛋白原、抑制血栓形成及溶解血栓的作用，不促进血小板聚集，用于急性脑梗死、改善各种闭塞性血管病引起的缺血性症状及微循环障碍。

B

【联】血凝酶 hemocoagulase；瑞替普酶 reteplase（r-PA）；降纤酶 defibrase

【量】静脉滴注，一次 5~20BU，隔日 1 次，静脉滴注 1 小时以上，通常 1 周为 1 个疗程。

【ADR】可见皮下出血、嗜酸性粒细胞增加、恶心、头晕、耳鸣、胸痛以及转氨酶升高等；罕见休克。

【禁】有出血或出血倾向患者、新近手术患者、重度肝肾功能不全者禁用。

巴瑞替尼
【FDA】
【L4】

baricitinib [ˌbæriˈcitinib]

【记】bari（音"巴瑞"），-citinib（音"替尼"，JAK 抑制剂）。

【类】抗肿瘤药；免疫抑制药；JAK 抑制剂

【药】第一代非选择性 JAK 抑制剂，通过抑制 JAK1 和 JAK2 酶活性调节信号转导途径，降低信号转导及转录激活因子（STAT）的磷酸化和活化，抑制细胞内基因表达，用于中重度活动性类风湿关节炎。

【联】芦可替尼 ruxolitinib；托法替布 tofacitinib；吉瑞替尼 gilteritinib

【量】口服，一次 2mg，一日 1 次；必要时可增加至 4 mg，一日 1 次。餐时或空腹给药，可在一日中任何时候给药。

【ADR】十分常见高胆固醇血症、上呼吸道感染；常见恶心、带状疱疹、尿路感染以及血小板增多等。

【禁】对活性物质或任何辅料有过敏反应的患者以及妊娠期妇女禁用。

【警】可能增加患者严重感染和恶性肿瘤的风险，目前已经报道的包括活动性结核病（tuberculosis，TB）、结核潜伏感染重新激活和淋巴瘤等。

【妊】人类数据缺乏；动物数据提示有生殖毒性。

白消安
【基】
【D】
【L5】
【FDA】

busulfan [bjuːˈsʌlfən]

【记】bu（butanediol 丁二醇），-sulfan（舒凡，甲磺酸脂类衍生物，抗肿瘤药，sulfonate 磺酸酯），为丁二醇的甲磺酸酯。

【类】抗肿瘤药；烷化剂

【药】具有双功能团的烷化剂，属细胞周期非特异性药物，主要作

用于 G_1 及 G_0 期；对非增殖细胞也有效，主要作用为对造血功能的抑制；可引起深度骨髓抑制，用于慢性髓细胞性白血病（chronic myelogenous leukemia，CML，又称慢性粒细胞白血病）及慢性骨髓增殖性疾病。

【联】利曲舒凡 ritrosulfan；卡莫司汀 carmustine

【量】静脉滴注，一次 0.8mg/kg，一日 4 次，应通过中心静脉导管给药，且应预防性给予苯妥英；口服，一次 2~8mg，分 3 次服用。

【ADR】十分常见发热、头痛、失眠、腹痛、心动过速、水肿、骨髓抑制、口腔炎以及呕吐等。

【禁】妊娠初期 3 个月内禁用。

【警】在推荐剂量下可能导致严重或长期的骨髓抑制。

【妊】人类数据提示可导致胎儿损害。

班布特罗 | bambuterol [ˈbæmbjuːˌtərɔl]

【记】bambu（音"班布"），-terol（特罗，苯乙胺类衍生物，支气管扩张药）。

【类】支气管扩张药；长效 $β_2$ 受体激动剂（long-acting $β_2$-adrenoreceptor agonist，LABA）

【药】特布他林的前体药物，口服吸收后代谢为特布他林，选择性激活 $β_2$ 受体，扩张支气管平滑肌，改善通气功能，半衰期较长（约 17 小时），用于支气管哮喘、慢性阻塞性肺疾病（chronic obstructive pulmonary disease，COPD）和其他伴有支气管痉挛的肺部疾病。

【联】特布他林 terbutaline；沙丁胺醇 salbuterol；沙美特罗 salmeterol

【量】口服，一次 10~20mg，一日 1 次，每晚睡前服用，剂量应个体化。

【ADR】十分常见行为异常（如躁动）、震颤、头痛；常见睡眠障碍、心悸和持续肌肉痉挛等。

【禁】对特布他林及拟交感胺类药过敏者、快速性心律失常患者禁用。

【妊】有限人类数据提示妊娠早、晚期使用有风险。

胞磷胆碱
【基】

citicoline [ˌsitiˈkəulain]

【记】citi(cytidine 胞苷, 胞嘧啶核苷), -coline(choline 胆碱类衍生物)。

【类】中枢神经兴奋药

【药】人体内的一种辅酶成分, 分子中含胆碱和胞嘧啶, 参与卵磷脂的生物合成, 能透过血脑屏障进入脑组织, 有增加脑血流而促进脑物质代谢、改善脑循环的作用, 用于急性颅脑外伤及脑手术后等的意识障碍。

【联】乙酰胆碱 acetylcholine; 磷脂酰胆碱 phosphatidylcholine

【量】静脉滴注, 一次 100~200mg, 一日 1 次; 口服, 一次 100~200mg, 一日 3 次, 温开水送服。

【ADR】偶见皮疹、失眠、头痛、面部潮红、恶心、肝功能异常等, 停药后即可消失。

【禁】禁与甲氯芬酯合用。

贝伐珠单抗
【C】
【L3】
【FDA】

bevacizumab [bevəˈsizjuˌmæb]

【记】bevaci(音 "贝伐"), -zumab(珠单抗, 人源化单克隆抗体)。

【类】抗肿瘤药; 血管内皮生长因子(VEGF)抑制剂

【药】首个获准上市的单抗类 VEGF 抑制剂, 选择性与肿瘤 VEGF 结合并拮抗其生物活性, 抑制肿瘤组织生长, 用于结直肠癌、非小细胞肺癌(NSCLC)、胶质母细胞瘤、肝细胞癌、卵巢癌、宫颈癌等多种实体瘤。

【联】西利珠单抗 siplizumab; 曲妥珠单抗 trastuzumab

【量】静脉滴注, 一次 5~15mg/kg, 每 2 周 1 次, 持续治疗直至疾病进展或出现不可耐受的毒性反应。

【ADR】十分常见中性粒细胞减少症、血小板减少症、高血压和外周感觉神经病变、乏力等, 严重时可引起胃肠道穿孔、咯血及动脉血栓栓塞。

【禁】对中国仓鼠卵巢细胞产物或其他重组人类或人源化抗体过敏者禁用。

【警】有导致不可逆声带损伤 / 坏死的潜在风险。

【妊】有限的人类数据提示有致畸风险; 动物数据提示可能导致胎儿损害。

| 贝利尤单抗
【L3】
【FDA】 | belimumab [ˌbeˈlimjuˌmæb]
【记】be(音"贝",表 B 细胞刺激因子),lim-(免疫系统),-umab(尤单抗或木单抗,人源化单克隆抗体)。
【类】免疫抑制药
【药】首个用于治疗狼疮肾炎的全人源化单克隆抗体,靶向结合可溶性 B 淋巴细胞刺激因子(BLyS),抑制 B 淋巴细胞的增殖及分化,诱导自身反应性 B 淋巴细胞凋亡,从而减少血清中的自身抗体,用于抗体阳性的系统性红斑狼疮及活动性狼疮肾炎。
【联】司库奇尤单抗 secukinumab;泰它西普 telitacicept
【量】静脉输液,一次 10mg/kg,每 2~4 周给药 1 次,治疗 6 个月如疾病控制无改善,应考虑中止治疗。
【ADR】十分常见支气管炎、尿路感染、腹泻和恶心等;常见病毒性肠胃炎、白细胞减少症、抑郁及肢体疼痛等。
【禁】对贝利尤单抗活性成分或辅料存在超敏反应的患者禁用。
【警】出现严重精神病事件的风险增加。
【妊】有限的人类数据提示未见胎儿损害;动物数据提示未见致畸性。 |
| 贝美格 | bemegride [ˈbeməˌgraid]
【记】be(beta,β 位),me(methyl,甲基),gride(glutarimide,戊二酰亚胺)。
【类】中枢神经兴奋药;解毒药
【药】中枢神经兴奋作用类似戊四氮,能直接兴奋延髓呼吸中枢及血管运动中枢,作用迅速,维持时间短,对巴比妥类及其他催眠药有拮抗作用,用于巴比妥类、水合氯醛等催眠药的中毒和催醒。
【联】戊四氮 pentetrazole;尼可刹米 nikethamide
【量】静脉滴注,一次 50mg,必要时可间隔 3~5 分钟重复给药,直至病情改善或出现中毒症状。
【ADR】可引起恶心、呕吐,也可引起精神错乱、幻视等迟发毒性反应。
【禁】吗啡中毒者禁用。 |

B

贝那普利 【C/D】 【L2】 【FDA】	benazepril [ˌbenəˈzepril] 【记】ben(苯,benzyl 苯甲基),aze(氮,含氮的),-pril [普利,血管紧张素转化酶抑制剂(angiotensin converting enzyme inhibitor,ACEI)类抗高血压药]。 【类】抗高血压药;ACEI 【药】不含巯基的强效、长效羧酸类 ACEI 前体药物,在体内代谢为贝那普利拉而起作用,口服吸收迅速,起效快且持效时间长,但生物利用度低(约 28%),疗效与卡托普利、依那普利相似,用于各期高血压及充血性心力衰竭。 【联】卡托普利 captopril;依那普利 enalapril;雷米普利 ramipril 【量】口服,一次 10~20mg,一日 1 次,一日极量 40mg,1 次或均分为 2 次服用。 【ADR】常见头痛、眩晕、心悸、潮红以及咳嗽等;罕见血管性水肿、胸痛等。 【禁】有血管性水肿病史的患者以及妊娠期妇女禁用。 【妊】人类数据提示可能增加先天畸形的风险。
贝诺酯	benorilate [ˈbenəuˌrileit] 【记】benoril(音"贝诺",benzoyl 苯甲酰基),-ate(盐或酯),又名"扑炎痛"。 【类】解热镇痛药;非甾体抗炎药(NSAID) 【药】阿司匹林与对乙酰氨基酚的酯化物,在胃肠道不被水解,以原形药被吸收后迅速代谢为水杨酸和对乙酰氨基酚,生物利用度高(83%),胃肠道刺激较小,用于感冒引起的发热及缓解轻中度疼痛。 【联】对乙酰氨基酚 acetaminophen;阿司匹林 aspirin 【量】口服,一次 500~1 000mg,一日 3~4 次,疗程不超过 10 日。 【ADR】可见恶心、烧心、皮疹、嗜睡以及头晕等,长期用药可能影响肝功能及引起镇痛剂肾病。 【禁】对其他解热镇痛药过敏者、严重肝肾功能不全者禁用。
贝前列素	beraprost [ˈberæˌprɔst] 【记】bera(音"贝",benzofuran 苯并呋喃),-prost(前列,前列腺素类衍生物,抗血小板药)。

【类】抗血小板药;前列腺素类药

【药】首个可口服前列环素 PGI₂ 类似物,作用同前列环素,具有抗血小板、扩张血管、保护血管内皮细胞等药理作用,稳定不易分解,口服有效,用于周围血管闭塞性疾病、动脉硬化、间歇性跛行及糖尿病肾病等。

【联】前列地尔 alprostadil;依前列醇 epoprostenol;曲伏前列素 travoprost

【量】口服,一次 40μg,一日 3 次,餐后口服,根据症状和耐受性等调整剂量,一日极量 360μg。

【ADR】可见皮疹、头痛、恶心、心悸和面部潮红等,严重时可引起出血、间质性肺炎、心绞痛等。

【禁】出血性疾病患者及妊娠期妇女禁用。

倍氯米松　beclometasone [ˌbekləʊˈmetəˌsəʊn]
【C】
【L2】
【FDA】

【记】be(音"倍",beta,β 位),clo-(氯,含氯的),-metasone(米松,可的松衍生物,糖皮质激素类药)。

【类】糖皮质激素类药

【药】强效糖皮质激素类药,作用与倍他米松类似,亲脂性较强,易渗透,局部使用抗炎作用强,全身吸收少,常局部外用或气雾吸入;用于防治支气管哮喘、慢性阻塞性肺疾病(COPD)和局部消炎止痛等。

【联】倍他米松 betamethasone;地塞米松 dexamethasone;氟米松 flumetasone

【量】吸入,一次 50μg,一日 3~4 次,一日极量 400μg;喷鼻或外用,一日 2~4 次。

【ADR】吸入给药,十分常见咽喉炎,常见假丝酵母菌感染、咳嗽、恶心等;鼻腔给药,偶见过敏反应如皮疹、荨麻疹和眼、面、唇、咽喉水肿等。

【禁】活动期或静止期局部病毒和结核感染的患者禁用。

【警】长期持续或不恰当地使用局部皮质类固醇,可导致停药后反弹性发作,表现为皮炎伴有强烈的发红、刺痛和灼热感。

【妊】人类数据提示通常不增加先天畸形的风险,但高剂量增加先天畸形风险。

B

倍他洛尔 | betaxolol ['beteik,sələl]
【C】
【L3】
【FDA】

【记】beta(音"倍他",表 β 位取代的),-olol(洛尔,β 受体拮抗剂)。

【类】抗交感神经药;选择性 β_1 受体拮抗剂

【药】心脏选择性 β_1 受体拮抗剂,作用与美托洛尔等类似,还具有减少睫状体房水产生的作用,无内源性拟交感活性,首过效应低,半衰期较长(16~22 小时),用于轻中度高血压、开角型青光眼和眼内高压。

【联】阿替洛尔 atenolol;噻吗洛尔 timolol;比索洛尔 bisoprolol

【量】口服,一次 10~20mg,一日 1 次,剂量可增加至一次 40mg、一日 1 次,需逐渐减量停药;滴眼,一次 1~2 滴,一日 2 次。

【ADR】十分常见眼部不适;常见头痛、视物模糊、流泪增加等;少见心动过缓、异物感和呼吸困难等。

【禁】心力衰竭、房室传导阻滞、窦性心动过缓、严重哮喘及慢性阻塞性肺疾病(COPD)的患者禁用。

【妊】人类数据提示妊娠期全身使用有风险。

倍他米松 | betamethasone [betə'meθə,səun]
【C/D】
【L3】
【FDA】

【记】beta(倍他,表 β 位取代的),-methasone(米松,可的松衍生物,合成糖皮质激素类药)。

【类】糖皮质激素类药

【药】地塞米松的差向异构体,抗炎作用更强,且盐皮质激素样作用弱,引起水钠潴留的副作用较轻,用于活动性风湿病、红斑狼疮等免疫性疾病及过敏性炎症、感染综合治疗等。

【联】倍氯米松 beclometasone;卤米松 halometasone

【量】口服,一日 0.5~4mg,可分次给予;静脉注射或肌内注射,一日 2~20mg,分次给药;外用,一日 1~2 次。

【ADR】可见激动、体重增加、并发感染、痤疮以及呕吐等,长期应用可引起库欣综合征,停药后可能出现皮质激素停药综合征。

【禁】全身真菌感染、对糖皮质激素类药过敏的患者禁用。

【警】硬膜外注射皮质类固醇可能会出现疼痛且严重的神经系统问题;吸入用和鼻用剂型可导致心理和行为副作用的风险。

【妊】人类数据提示不增加重大先天畸形的风险,但腭裂风险增加。

倍他司汀 | betahistine [ˌbitɑːˈhistiːn]
【基】
【L4】

【记】beta（倍他，表 β 位取代的），-histine（司汀，组胺类衍生物）。

【类】拟组胺药；H₁ 受体激动剂

【药】组胺类衍生物，H₁ 受体激动剂，能扩张毛细血管、增加脑及内耳血流量，消除内耳性眩晕及耳鸣症状，但可能会加重支气管哮喘及胃溃疡症状；用于梅尼埃病、眩晕伴发的头晕感。

【联】组胺 histamine；咪唑斯汀 mizolastine；贝他斯汀 bepotastine

【量】口服，一次 6~12mg，一日 3 次，饭后口服，可视年龄、症状酌情增减；肌内注射，一次 10mg，一日 1~2 次；静脉滴注，一次 10~30mg，一日 1 次。

【ADR】可见口干、食欲缺乏、心悸、皮肤瘙痒等；偶见出血性膀胱炎、发热。

【禁】嗜铬细胞瘤患者禁用。

【妊】人类数据有限；动物数据未见致畸性。

苯巴比妥 | phenobarbital [ˌfinəuˈbɑːbiˌtəl]
【基】
【D】
【L4】
【FDA】

【记】pheno（phenyl 苯基），-barbital（巴比妥，巴比妥类衍生物）。

【类】镇静催眠药；巴比妥类药

【药】首个用于抗癫痫的有机化合物，属长效巴比妥类药，具有广泛中枢抑制作用，特异性较苯二氮䓬（BZ）类药低，但具有起效快、毒性小等特点，用于治疗焦虑、失眠（用于睡眠时间短或早醒患者）、癫痫及运动障碍。现临床已少用。

【联】司可巴比妥 secobarbital；异戊巴比妥 amobarbital

【量】口服，一次 15~100mg，一日 2~3 次，一日极量 500mg；肌内注射，一次 100~200mg，一日 1~2 次。

【ADR】常见嗜睡、眩晕、头痛、乏力以及精神不振等；偶见皮疹、黄疸等，突然停药可引起戒断症状。

【禁】卟啉病史、严重肝肾功能不全、呼吸功能障碍患者禁用。

【警】抗癫痫药物有引起骨折、自杀念头和行为的风险。

【妊】人类数据提示有致畸风险。

B

苯达莫司汀 【FDA】	bendamustine [ˌbendəˈmʌsˌtiːn]

【记】benda(音"苯达",表 benzimidazole 苯并咪唑),-mustine(莫司汀,氯乙胺类烷化剂,抗肿瘤药)。

【类】抗肿瘤药;烷化剂

【药】含有类嘌呤苯并咪唑环的双功能氮芥衍生物,通过亲电的碱性基团与富电子的亲核基团形成共价键,造成 DNA 链间交联,从而导致细胞死亡,单独或与其他抗肿瘤药联合用于非霍奇金淋巴瘤(non-Hodgkin lymphoma,NHL)、多发性骨髓瘤(multiple myeloma,MM)、慢性淋巴细胞白血病(chronic lymphocytic leukemia,CLL)及乳腺癌等。

【联】尼莫司汀 nimustine;雌莫司汀 estramustine

【量】静脉滴注,一次 120mg/m²,连续输注 2 日,每 21 日为 1 个周期,最长至 8 个周期,剂量、疗程方案应个体化。

【ADR】十分常见贫血、血小板减少、白细胞减少、呕吐、发热和食欲缺乏等,严重可能引起感染、肝毒性、肿瘤溶解综合征等。

【禁】对苯达莫司汀有超敏反应史的患者禁用。

【警】增加患有非黑素瘤皮肤癌(基底细胞癌和鳞状细胞癌)和进行性多灶性白质脑病(progressive multifocal leukoencephalopathy,PML)的风险。

【妊】人类数据有限;动物数据提示有致畸性。

苯丁酸氮芥 【D】 【L5】 【FDA】	chlorambucil [klɔːˈræmbjuˌsil]

【记】chlor-(氯,含氯的),ambucil(amino-butyric-acid,氨基丁酸的缩写),氮芥的苯丁酸衍生物。

【类】抗肿瘤药;烷化剂

【药】芳香族氮芥衍生物,具有双重功能的烷化剂,通过形成高活性的乙撑亚胺基团产生对 DNA 复制的破坏作用,对淋巴组织有较高选择性,用于白血病、淋巴瘤、卵巢癌、乳腺癌、多发性骨髓瘤等。

【联】氮芥 chlormethine;美法仑 melphalan;尼莫司汀 nimustine

【量】口服,一次 3~6mg,一日 1 次,待起效或骨髓抑制出现后减量,总剂量一般为 300~500mg。

【ADR】常见骨髓抑制、白细胞减少、血小板减少、呕吐和肺纤维化等;偶见黄疸、肝功能异常。

【禁】对苯丁酸氮芥耐药及过敏的患者禁用。

【警】可严重抑制骨髓功能。

【妊】有限的人类数据提示可导致胎儿损害。

苯海拉明	diphenhydramine [ˌdaifenˈhidrəˌmiːn]
【基】	【记】di-（二），phen（phenyl，苯基，苯），hydr（hydroxyl，羟基），amine
【OTC】	（胺类）。
【B】	【类】第一代抗组胺药
【L2】	【药】乙醇胺类抗组胺药，作用与异丙嗪类似，抗组胺效应较弱，
【FDA】	作用持续时间较短，口服吸收良好，但首过效应明显（50%），用于

皮肤黏膜的过敏，以及防治晕动病、帕金森病和锥体外系反应等。

【联】茶苯海明 dimenhydrinate；氯苯那敏 chlorphenamine

【量】口服，一次 25~50mg，一日 2~3 次；肌内注射，一次 20mg，一日 1~2 次。

【ADR】常见头晕、头昏、恶心、呕吐和食欲缺乏等；少见气急、胸闷、咳嗽等；偶见粒细胞减少、贫血等。

【禁】重症肌无力、闭角型青光眼、前列腺肥大患者以及新生儿、早产儿禁用。

【警】不应用于 6 岁以下儿童的咳嗽、感冒和流感样症状。

【妊】人类数据提示不增加先天畸形的风险，但增加不良反应的发生风险。

苯海索	trihexyphenidyl [traiˌheksiˈfenəˌdil]
【基】	【记】tri-（三，三倍的），hexy（hexyl 己基），phenidyl（phenyl-piperi-
【C】	dyl 苯哌啶基）。又称"benzhexol"。
【FDA】	【类】抗帕金森病药；抗胆碱药

【药】中枢 M、N 受体拮抗剂，能选择性拮抗黑质 - 纹状体通路中的胆碱能神经通过，发挥抗震颤作用，外周抗胆碱作用弱（约为阿托品的 1/10~1/3），口服易吸收，易透过血脑屏障，用于帕金森病、帕金森综合征及药物引起的锥体外系反应。

【联】阿托品 atropine；苯甲托品 benzatropine；溴隐亭 bromocriptine

【量】口服，开始一日 1~2mg，逐渐加量至一日 5~10mg，分 3~4 次服用，需长期用药，一日极量 20mg。

【ADR】常见心动过速、口干、头晕、精神紧张和视物模糊等;偶见心动过速、尿潴留和便秘等。

【禁】青光眼、尿潴留、前列腺肥大患者禁用。

【妊】人类数据提示不增加先天畸形的风险。

苯妥英钠 phenytoin sodium [ˌfeniˈtɔin ˈsəudiəm]

【基】　【记】phen-(苯),-toin(妥因,乙内酰脲类衍生物,抗癫痫药)。

【D】　【类】传统抗癫痫药;Ⅰb类抗心律失常药

【L2】　【药】钠通道调节药,为非镇静催眠性抗癫痫药,主要通过稳定膜

【FDA】电位、防止病灶异常放电的传播而发挥抗癫痫作用,是全面性强直-阵挛发作和局灶性发作的首选药物,对失神发作无效,也用于三叉神经痛及心律失常等。

【联】卡马西平 carbamazepine;苯巴比妥 phenobarbital;呋喃妥因 nitrofurantoin

【量】口服,一次 50~100mg,一日 2~3 次,一日极量 500mg。

【ADR】常见齿龈增生、眩晕、头痛以及皮疹等,严重时可引起眼球震颤、共济失调等;少见失眠、震颤等。

【禁】对乙内酰脲类药有过敏史或心源性晕厥、Ⅱ度~Ⅲ度房室阻滞、窦性心动过缓等患者禁用。

【警】可能导致心动过缓和心搏骤停。

【妊】人类数据提示有致畸风险。

苯溴马隆 benzbromarone [benzˈbrəuˌmərəun]

【基】　【记】benz(苯,benzo- 苯基),brom-(溴,溴化物的),-arone(隆,酮类衍生物)。

【类】抗痛风药;促尿酸排泄药

【药】苯并呋喃类衍生物,作用与丙磺舒类似,能抑制肾近曲小管尿酸重吸收,促进尿酸排泄,降血尿酸作用比丙磺舒强,用于原发性高尿酸血症、各种原因引起的痛风及痛风性关节炎非急性发作期。

【联】丙磺舒 probenecid;非布司他 febuxostat

【量】口服,一次 50~100mg,一日 1 次,早餐后服用,用药 1~3 周检查血清尿酸浓度。

【ADR】可见胃肠道不适感、肝功能异常、乏力、头痛,严重时可引起重度肝损伤。

【禁】中重度肾功能不全及肾结石患者、妊娠期妇女或计划妊娠的妇女、哺乳期妇女禁用。

【警】可能导致肝损伤。

【妊】有限的人类数据未发现致畸性;动物数据提示有致畸风险。

苯扎贝特 | bezafibrate [ˌbezəˈfaibreit]

【记】beza(benzal 苄叉基,苯亚甲基),-fibrate(贝特,氯贝丁酸衍生物)。又称"必降脂"。

【类】调节血脂药;纤维酸类药

【药】贝特类调节血脂药,作用机制与氯贝丁酯相似,抑制羟甲基戊二酰辅酶 A(HMG-CoA),增加肝酯酶活性,降甘油三酯作用比降胆固醇强,用于各种原因引起的高脂血症,尤适用于高脂血症合并糖尿病患者。

【联】氯贝丁酯 clofibrate;非诺贝特 fenofibrate;吉非贝齐 gemfibrozil

【量】口服,一次 200~400mg,一日 3 次,饭后或与饭同服。

【ADR】常见消化不良、厌食、饱胀感以及食欲缺乏等;少见头痛、乏力、贫血等。

【禁】胆囊疾病、肝功能不全或原发性胆汁性肝硬化、严重肾功能不全患者禁用。

【警】联合使用 HMG-CoA 还原酶抑制剂可能导致横纹肌溶解综合征。

苯唑西林 | oxacillin [ˌɔksəˈsilin]
【基】
【B】　【记】oxa(-oxazole 噁唑),-cillin(西林,青霉素类衍生物,抗生素)。
【L2】　又称"苯唑青霉素""新青霉素Ⅱ"。
【FDA】　【类】耐青霉酶类青霉素

【药】半合成青霉素,作用机制、抗菌谱与青霉素相似,抗菌作用不及青霉素,但具有耐酸、耐酶的特点,可口服给药,对产青霉素酶的葡萄球菌具有良好抗菌活性,用于产酶葡萄球菌株所致的轻中度感染。

【联】氯唑西林 cloxacillin;氟氯西林 flucloxacillin

B

【量】口服,一次 500~1 000mg,一日 3~4 次;静脉滴注,一日 4 000~8 000mg,分 2~4 次;肌内注射,一日 4 000~6 000mg,分 4 次。

【ADR】偶见恶心、呕吐、转氨酶升高及过敏性休克,大剂量可引起抽搐等中枢神经系统毒性反应。

【禁】有青霉素类药物过敏史者或青霉素皮肤试验阳性患者禁用。

【妊】人类数据提示未见致畸性。

比伐芦定 | bivalirudin [bai'væli‚ru:din]

【B】

【L3】

【FDA】

【记】bival(音"比伐"),-irudin(芦定,hirudin 水蛭素衍生物)。

【类】抗凝血药

【药】凝血酶的直接抑制剂,与游离及血栓上凝血酶的催化位点、阴离子外结合位点进行特异性、可逆性结合,起到抑制作用,作为抗凝血药用于经皮冠脉介入术(percutaneous coronary intervention,PCI),预防局部缺血性并发症。

【联】地西芦定 desirudin;来匹芦定 lepirudin

【量】PCI/ 经皮腔内冠状动脉成形术(percutaneous transluminal coronary angioplasty,PTCA) 前静脉注射 0.75/(mg·kg),后立即静脉滴注 1.75mg/(kg·h)至手术完毕(不超过 4 小时)。

【ADR】常见出血事件(颅内出血、腹膜后出血等);偶见血小板减少、头痛、低血压等。

【禁】活动性出血患者,严重的未被控制的高血压患者,亚急性细菌性心内膜炎患者,严重肾功能损害(肌酐清除率 <30ml/min) 患者以及依赖透析患者禁用。

【警】与使用肝素相比,行直接 PCI 的 ST 段抬高型心肌梗死(ST-segment elevation myocardial infarction,STEMI) 患者,使用本药治疗出现急性支架血栓形成的频率更高;本药影响国际标准化比值(international normalized ratio,INR)。

【妊】人类数据和动物数据提示未见致畸性,但有导致男性精子损失的风险。

比卡鲁胺 | bicalutamide [‚baikə'lu:tə‚maid]

【X】

【FDA】

【记】bica(音"比卡"),-lutamide(鲁胺或他胺,氟他胺类抗雄激素类药)。

【类】抗肿瘤药;抗雄激素类药

【药】非甾体抗雄激素类药,作用机制同氟他胺,抗雄激素强,口服易吸收,半衰期长(5.9 日),肝肾功能损害无须调整剂量,常需与促黄体素释放激素(luteinizing hormone releasing hormone, LHRH)类似物合用,用于晚期前列腺癌。

【联】氟他胺 flutamide;阿帕他胺 apalutamide;阿比特龙 abiraterone

【量】口服,一次 50~150mg,一日 1 次,应持续服用至少 2 年或到疾病进展为止。

【ADR】常见贫血、头晕、食欲降低、面部潮红以及性欲降低等。

【禁】妇女和儿童禁用,不可与特非那定、阿司咪唑或西沙比利联用。

【妊】女性不应使用;动物数据提示存在发育毒性,损害雄性生育力。

比沙可啶 | bisacodyl [bisəˈkəuˌdil]
【C】
【L2】
【OTC】

【记】bis-(双,两倍的),aco(acetyl 乙酰基),dyl(pyridyl 吡啶基)。

【类】接触性泻药

【药】结构和作用与酚酞相似,属接触性泻药,主要作用于大肠,通过肠黏膜直接接触刺激感觉神经末梢,引起肠反射性蠕动增加排便,不宜长期服用,用于急慢性便秘及习惯性便秘,也可用于手术前后清洁肠道。

【联】酚酞 phenolphthalein;甘油 glycerol

【量】口服,一次 5~10mg,一日 1 次,整片吞服;直肠给药,一次 10mg,一日 1 次。

【ADR】偶见腹部绞痛,停药后即消失。

【禁】急腹症患者、炎症性肠病患者、6 岁以下儿童及妊娠期妇女禁用。

【妊】本药不易吸收,引起胎儿损害的风险小。

比索洛尔 | bisoprolol [ˌbisəuˈprəuˌlɔl]
【基】
【C/D】
【L3】
【FDA】

【记】bi-(双,两倍的),isopro(isopropyl 异丙基),-olol(洛尔,β 受体拮抗剂)。

【类】抗交感神经药;选择性 β_1 受体拮抗剂

【药】心脏选择性 β_1 受体拮抗剂,作用强于阿替洛尔及美托洛尔,

B

但比普萘洛尔、倍他洛尔弱,对支气管和调节代谢的 β₂ 受体亲和力低,用于轻中度原发性高血压、冠心病、慢性稳定性心力衰竭。

【联】阿替洛尔 atenolol; 美托洛尔 metoprolol

【量】口服,一次 2.5~10mg,一日 1 次,应在早晨并可在进餐时服用。

【ADR】十分常见心动过缓; 常见头晕、肢端发冷或麻木、低血压及胃肠道反应等; 偶见房室传导阻滞、肌无力等。

【禁】急性心衰、心源性休克、房室传导阻滞、有症状的心动过缓、严重支气管哮喘、未经治疗的嗜铬细胞瘤等患者禁用。

【妊】人类数据提示妊娠期使用可能有风险; 动物数据未见致畸性。

吡格列酮
【基】
【C】
【L3】
【FDA】

pioglitazone [ˌpaiɔɡˈlitəˌzəul]

【记】pio(音"吡",pyridine 吡啶),-glitazone(格列酮,噻唑烷二酮类降糖药)。

【类】口服降糖药; 噻唑烷二酮类降糖药

【药】噻唑烷二酮类胰岛素增敏剂,为高选择性过氧化物酶体增殖物激活 γ 受体(peroxisome proliferator-activated receptor-gamma, PPARγ)激动剂,激活脂肪、骨骼肌和肝脏等胰岛素作用组织中的 PPARγ,调节胰岛素应答基因转录,控制血糖的生成、转运和利用,用于 2 型糖尿病患者。

【联】罗格列酮 rosiglitazone; 二甲双胍 metformin

【量】口服,一次 15mg 或 30mg,一日 1 次,一日极量 45mg,联合用药不超过 30mg。

【ADR】常见上呼吸道感染、头痛、肌痛、鼻窦炎和喉炎等,严重时可引起水肿、骨折、肝衰竭等。

【禁】1 型糖尿病患者、酮症酸中毒患者、心功能Ⅲ或Ⅳ级患者、严重肝肾功能不全患者、严重感染或创伤患者、妊娠期妇女或有可能妊娠的妇女禁用。

【警】可引起或加重充血性心力衰竭。

【妊】人类数据缺乏; 动物数据未见致畸性,但有胚胎毒性。

吡喹酮

【基】
【B】
【L2】
【FDA】

praziquantel [ˌpræziˈkwɔntel]

【记】prazi(音"吡",pyrazine 吡嗪),quan(音"喹",quinoline 喹啉),tel(音"酮",-one 酮类),-antel(吡喹酮类抗寄生虫药)。

【类】抗寄生虫药

【药】广谱抗寄生虫药,能使虫体肌肉发生强直性收缩而产生痉挛性麻痹,同时对虫体皮层有强效损伤作用,使其表皮糜烂溃破,对血吸虫、绦虫、囊虫、华支睾吸虫、肺吸虫和姜片虫等均有效,主要用于血吸虫病。

【联】阿苯达唑 albendazole;伊维菌素 ivermectin

【量】口服,一日 60~120mg/kg,分 2~3 次餐间服用,连续 3~4 日。

【ADR】常见头晕、头痛、恶心、腹痛和四肢酸痛等;少见心悸、胸闷等;偶见精神失常或消化道出血。

【禁】眼囊虫病患者禁用,禁止与 CYP450 强诱导剂(如利福平)联用。

【妊】人类数据缺乏;动物数据未见致畸性。

吡拉西坦

【FDA】

piracetam [piˈræsəˌtæm]

【记】pi(音"吡",pyrrole 吡咯),-racetam(西坦或拉西坦,吡拉西坦衍生物,促智药)。

【类】脑功能改善药;促智药

【药】属于 γ- 氨基丁酸的环形衍生物,能促进脑内代谢作用,可对抗由物理因素、化学因素所致的脑功能损伤。用于急慢性脑血管病、脑外伤、各种中毒性脑病等多种原因所致的记忆减退及轻、中度脑功能障碍。

【联】奥拉西坦 oxiracetam;左乙拉西坦 levetiracetam;茴拉西坦 aniracetam

【量】口服,一次 0.8~1.6g,一日 3 次,4~8 周为 1 个疗程;静脉注射或静脉滴注,一次 4~6g,一日 1~2 次。

【ADR】常见恶心、腹部不适、紧张、头晕和体重增加等;偶见轻度肝损伤。

【禁】锥体外系疾病患者(尤其是亨廷顿病患者)、严重肾功能不全患者、新生儿、妊娠期妇女和哺乳期妇女禁用。

B

吡咯替尼 | pyrotinib [ˌpɪrɔ'tinib]

【记】pyro(表 pyrrolidinyl 吡咯烷基),-tinib(替尼,酪氨酸激酶抑制剂)。

【类】抗肿瘤药;人表皮生长因子受体 2(human epidermal growth factor receptor 2, HER-2)抑制剂

【药】国内首个原研 EGFR/HER-2 靶向药物,对表皮生长因子受体 1(EGFR-1)、HER-2 均有抑制作用,联合卡培他滨,用于 HER-2 阳性的复发性或转移性乳腺癌。

【联】拉帕替尼 lapatinib;奈拉替尼 neratinib;卡培他滨 capecitabine

【量】口服,一次 400mg,一日 1 次,餐后 30 分钟内口服,每日同一时间服药。

【ADR】常见腹泻、呕吐、手足综合征、食欲缺乏、白细胞减少、血红蛋白降低以及血小板减少等。

【禁】对吡咯替尼或本品任何成分过敏者禁用。

吡罗昔康
【OTC】
【C/D】
【L2】
【FDA】

piroxicam [pi'rɔksiˌkæm]

【记】piro(音"吡罗",pyridine 吡啶),-xicam(昔康,烯醇酸类 / 伊索昔康衍生物)。

【类】解热镇痛药;非甾体抗炎药(NSAID)

【药】长效 NSAID,具有镇痛、抗炎及解热作用,对诱生型环氧合酶(COX-2)的选择性作用高于固有型环氧合酶(COX-1),胃肠道副作用较少,半衰期长(约 50 小时),用于多种关节炎及软组织风湿病变的对症治疗。

【联】美洛昔康 meloxicam;氯诺昔康 lornoxicam

【量】口服,一次 20mg,一日 1 次,饭后服用;肌内注射,一次 10~20mg,一日 1 次;外用,贴敷于患处,每 2 日 1 贴。

【ADR】常见恶心、胃痛、消化不良、头晕、水肿等;偶见肝功能异常、血小板减少、高血压等。

【禁】慢性胃病、胃十二指肠溃疡、重度心力衰竭、肝肾衰竭、服用阿司匹林或其他 NSAID 后诱发哮喘、荨麻疹或过敏反应的患者禁用。

【警】增加严重心血管血栓事件及胃肠道出血、溃疡和穿孔的风险。

【妊】人类数据提示妊娠早、晚期使用有风险。

吡诺克辛	pirenoxine [ˌpirəˈnɔkˌsiːn]
【OTC】	【记】pire（音"吡"，pyridine 吡啶），noxine（音"诺克辛"，phenoxa-zine 吩噁嗪）。
【FDA】	【类】眼科用药；白内障用药

【药】本药具有比醌化物（色氨酸的异常代谢产物）更强的与晶状体水溶性蛋白的亲和力，竞争性阻碍醌化物与晶状体蛋白结合，防止其变性，用于初期老年性白内障、轻度糖尿病性白内障或并发性白内障等。

【联】谷胱甘肽 glutathione；苄达赖氨酸 bendazac lysine

【量】滴眼，用前充分摇匀，一次 1~2 滴，一日 3~5 次。

【ADR】可引起眼睑炎、接触性皮炎、刺激感、瘙痒感等。

【禁】眼外伤及严重感染时暂不使用，或遵医嘱。

吡嗪酰胺	pyrazinamide [ˌpirəˈziːnəˌmaid]
【基】	【记】pyrazin（pyrazine 吡嗪），amide（酰胺）。又称"异烟酰胺"。
【C】	【类】抗结核药
【L3】	【药】异烟肼结构类似物，只对结合分枝杆菌有杀灭作用，对其他细菌
【FDA】	无抗菌活性，与其他抗结核药物间无交叉耐药性，单用极易产生耐药性，需与异烟肼、利福平及乙胺丁醇等抗结核药联合用于治疗结核病。

【联】异烟肼 isoniazide；利福平 rifampicin；乙胺丁醇 ethambutol

【量】口服，一日 15~30mg/kg，顿服，日极量 2g；或 50~70mg/kg，一周 2~3 次。

【ADR】可见食欲缺乏、发热、异常乏力、眼或皮肤黄染；少见畏寒、关节肿痛等。

【禁】严重肝损伤、急性痛风的患者禁用。

【妊】有限的人类数据和动物数据提示均未见致畸性。

表柔比星	epirubicin [ˌepiˈruːbiˌsin]
【D】	【记】epi-（表，在……外面的），-rubicin（柔比星，柔红霉素衍生物，抗生素）。
【L5】	
【FDA】	【类】抗肿瘤抗生素

【药】蒽环类抗肿瘤抗生素，其作用机制同柔红霉素，抗肿瘤谱广，体内代谢与多柔比星类似，代谢及排出较快，相对不易蓄积，毒副作用较轻，用于治疗乳腺癌、肺癌、白血病、淋巴瘤等多种肿瘤。

B

【联】柔红霉素 daunorubicin；多柔比星 doxorubicin；米托蒽醌 mito-xantrone

【量】静脉滴注，一次 60~120mg/m²，单独给药或 2~3 日分次给药，间隔 21 日重复使用。

【ADR】十分常见骨髓抑制、恶心、黏膜炎、脱发等；常见贫血；偶见发热、寒战等。

【禁】持续骨髓抑制、严重肝损伤、近期或既往有心脏受损病史者禁止静脉给药，尿路感染、膀胱炎症、血尿患者禁止膀胱内给药。

【警】有心脏毒性、继发性恶性肿瘤、外渗、组织坏死以及重度骨髓抑制风险。

【妊】有限的人类数据提示有致畸性。

别嘌醇　allopurinol [æləuˈpjuəriˌnɔl]

【基】　【记】allo-(别，异常的)，purin(purine 嘌呤)，-ol(醇或酚)。

【C】　【类】抗痛风药；黄嘌呤氧化酶(xanthine oxidase, XO)抑制剂

【L2】　【药】最早使用的黄嘌呤氧化酶(XO)抑制剂，通过抑制 XO 的活

【FDA】　性，阻止次黄嘌呤和黄嘌呤代谢为尿酸，减少尿酸合成及尿酸盐沉积，长期使用需注意皮疹等副作用，用于高血尿酸症、慢性痛风和防止痛风性肾病。

【联】硫唑嘌呤 azathioprine；巯嘌呤 mercaptopurine；非布司他 febuxostat

【量】口服，一次 50~200mg，一日 1~3 次，一日极量 600mg。

【ADR】可见腹泻、恶心、脱发、低热和皮疹等，服用初期可诱发痛风。

【禁】严重肝肾功能不全和明显血细胞低下者禁用。

【警】该药可导致剥脱性皮炎、中毒性表皮坏死松解症、重症多形红斑型药疹、药物超敏反应综合征(drug induced hyper-sensitivity syndrome, DIHS)，严重可导致死亡。

【妊】人类数据提示有致畸风险。

丙泊酚　propofol [ˈprəupəˌfɔl]

【基】　【记】propo(propyl 丙基)，fol(phenol 苯酚)。

【B】　【类】静脉麻醉药

【L2】　【药】烷基酸类的短效静脉麻醉药，给药后快速进入平稳麻醉，麻

【FDA】　醉恢复较硫喷妥迅速，且后遗效应少，镇痛效应较弱，常与麻醉性

镇痛药、肌松药及吸入麻醉药联合使用,用于全身麻醉的诱导和维持。

【联】环泊酚 ciprofol;依托咪酯 etomidate;硫喷妥 thiopental

【量】静脉注射或静脉滴注,诱导麻醉,每 10 秒 40mg,直至产生麻醉;维持麻醉,每小时 4~12mg/kg。

【ADR】十分常见诱导期局部疼痛;常见低血压、心动过缓、诱导期一过性呼吸暂停和复苏期恶心、呕吐等;偶见血栓形成及静脉炎。

【禁】妊娠期妇女及产科麻醉禁用,禁用于因哮喘或会厌炎接受重症监护的各种年龄段儿童的镇静。

【妊】人类数据提示有导致新生儿短暂呼吸抑制的风险。

丙谷胺 | proglumide [ˌprɔˈgluːmaid]

【记】pro(丙,propyl 丙基),-glumide(谷胺,抗溃疡药)。又称"二丙谷酰胺"。

【类】抗溃疡药;降酸药;胃泌素受体拮抗剂

【药】胃泌素结构类似物,能特异性竞争壁细胞上胃泌素受体,抑制胃泌素引起的胃酸和胃蛋白酶的分泌,尚具有利胆作用,抑酸作用较质子泵抑制剂及 H_2 受体拮抗剂弱,常需联用,用于胃十二指肠溃疡、慢性浅表性胃炎等。

【联】雷尼替丁 ranitidine;奥美拉唑 omeprazole;哌仑西平 pirenzepine

【量】口服,一次 400mg,一日 3~4 次,餐前 15 分钟服用,1~2 个月为 1 个疗程。

【ADR】偶见口干、便秘、瘙痒、失眠、腹胀、下肢酸胀等,个别报道有暂时性白细胞减少和轻度转氨酶升高。

【禁】胆囊管及胆道完全梗阻的患者禁用。

丙磺舒
【C】
【L2】
【FDA】

probenecid [prəʊˈbeniˌsid]

【记】pro(propyl 丙基),benecid(benzoic acid 苯甲酸),丙胺磺酰苯甲酸。

【类】抗痛风药;降尿酸药

【药】抑制尿酸盐在近曲肾小管的主动重吸收,增加尿酸排泄,也可抑制青霉素类抗生素的排出,提高血药浓度并能维持较长时间;

B

用于高尿酸血症伴慢性痛风性关节炎及痛风石,也可用于作为青霉素类增效剂。

【联】秋水仙碱 colchicine;苯溴马隆 benzbromarone

【量】口服,一次 0.25g;1 周后可增至一次 0.5~1g,一日 2 次。

【ADR】常见胃肠道反应、皮疹、发热、肾绞痛等,治疗初期可使痛风发作加重;偶见白细胞减少、肝坏死等。

【禁】肾功能不全者(肌酐清除率<50ml/min)、磺胺类药物过敏者、伴有肿瘤的高尿酸血症患者、使用细胞毒抗肿瘤药患者、放射治疗患者禁用。

【妊】人类数据提示未增加出生缺陷或其他不良结果的风险。

丙硫氧嘧啶
【基】
【D】
【L2】
【FDA】

propylthiouracil [ˌprəupilˌθaiəuˈjurəˌsil]

【记】propyl(丙基),thiouracil(硫氧嘧啶,抗甲状腺药),常缩写为"PTU"。

【类】抗甲状腺药

【药】硫脲类抗甲状腺药,通过抑制甲状腺内过氧化物酶,阻碍碘化物转变为甲状腺素(T_4)和三碘甲状腺原氨酸(T_3),用于甲状腺功能亢进及其术前准备、放射性碘治疗前用药等。

【联】甲硫氧嘧啶 methylthiouracil;甲巯咪唑 thiamazole;卡比马唑 carbimazole

【量】口服,一次 25~150mg,一日 3 次,一日极量 600mg;甲状腺功能正常后,应逐渐减量至维持量,通常一日 50~100mg。

【ADR】常见头痛、眩晕、关节痛、胃肠道反应及药物热等,严重时可引起粒细胞缺乏症。

【禁】严重肝损伤、白细胞严重缺乏、对硫脲类药物过敏者禁用。

【警】有严重的肝损伤和急性肝衰竭(在某些情况下是致命的)的报道。

【妊】妊娠期用于治疗甲状腺功能亢进的首选药物之一。

丙米嗪
【C】
【L2】
【FDA】

imipramine [iˈmiprəˌmi:n]

【记】imi-(imino- 亚胺基),-pramine(帕明,丙米嗪衍生物,抗抑郁药)。又称"米帕明"。

【类】三环类抗抑郁药(tricyclic antidepressant,TCA)

【药】首个 TCA,源自对抗组胺药异丙嗪的副作用研究,能选择性阻断中枢系统对去甲肾上腺素(NA)和 5- 羟色胺(5-HT)的再摄取,使突触间隙中递质浓度增高而发挥抗抑郁作用,镇静副作用较小,用于各种抑郁症。

【联】氯米帕明 clomipramine;曲米帕明 trimipramine;异丙嗪 promethazine

【量】口服,一次 25~50mg,一日 2 次,早上与中午服用,一日极量 300mg。

【ADR】初期常见失眠、多汗、口干、视物模糊等,大剂量可发生心脏传导阻滞、心律失常、焦虑等。

【禁】严重心脏病、青光眼、排尿困难、支气管哮喘、癫痫、谵妄、甲状腺功能亢进、粒细胞减少、肝损伤者禁用。

【妊】人类数据提示有致畸风险。

丙戊酸钠
【基】
【D】
【L4】
【FDA】

sodium valproate [ˈsəudiəm vælˈprəueit]

【记】sodium(钠),val-(valeric acid 戊酸),pro-(propyl 丙基),-ate(盐或酯)。

【类】抗癫痫药;抗惊厥药

【药】广谱抗癫痫药,作用机制可能是通过增加脑内 γ- 氨基丁酸(GABA)的合成或代谢来增加 GABA 的神经抑制作用,用于各型癫痫,对小发作药效优于乙琥胺,但因肝毒性大不作首选,也用于急性躁狂及情感性精神障碍。

【联】乙琥胺 ethosuximide;丙戊酰胺 valpromide

【量】口服,一次 200~600mg,一日 2~3 次;静脉滴注,一日 20~30mg/kg,持续滴注或分 4 次静脉滴注。

【ADR】十分常见震颤、恶心;常见贫血、血小板减少、嗜睡、头痛、耳聋及尿失禁等。

【禁】有严重肝炎病史或家族史、急慢性肝炎、肝性卟啉病、尿素循环障碍等患者禁用。

【警】可发生致命性肝毒性、出血性胰腺炎,以及存在胎儿致畸性。

【妊】人类数据提示有导致胎儿畸形的风险。

玻璃酸钠　　sodium hyaluronate [ˈsəudiəm haiəˈlurəˌneit]

【OTC】　【记】sodium(钠),hyaluronate(玻璃酸,玻璃酸盐)。

【L3】　【类】透明质酸类药

【FDA】　【药】为广泛存在于动物和人体内的生理活性物质,在关节腔内起润滑作用,可减少组织之间的摩擦;在眼睛表面形成一种规则、稳定、长效的水分膜,用于变形性膝关节病、肩关节周围炎,滴眼液用于干眼症。

【联】卡波姆 carbomer;羟丙甲纤维素 hypromellose

【量】关节腔注射,一次 1 支,一周 1 次;滴眼,一次 1 滴,一日 3~4 次。

【ADR】可见注射部位疼痛、眼部瘙痒、烧灼感、视物模糊等;偶见眼部疼痛。

【禁】膝关节感染或注射部位活动性皮肤病的患者禁用。

【妊】人类数据缺乏;动物数据未见致畸性。

波生坦　　bosentan [ˌbɔˈsentæn]

【基】　【记】bos(音"波",苯磺酰胺 benzenesulfonamide),-entan(生坦,

【X】　内皮素受体拮抗剂)。

【L4】　【类】抗肺动脉高压药

【FDA】　【药】首个特异性神经激素内皮素受体拮抗剂,缓解内皮素引起的血管收缩和纤维化增生,降低肺和全身血管阻力,增加心输出量且不影响心率,用于原发性肺动脉高压或硬皮病引起的肺动脉高压。

【联】安立生坦 ambrisentan;马昔腾坦 macitentan

【量】口服,一次 62.5~125mg,一日 2 次,在早、晚进食前或后服用,应对治疗过程进行严格监测。

【ADR】十分常见头痛、水肿、肝功能检查结果异常等;常见贫血、晕厥、潮红、腹泻和心悸等。

【禁】中重度肝损伤患者、合并使用环孢素 A 或格列本脲患者、妊娠期妇女或可能妊娠妇女禁用。

【警】可能导致肝毒性或肝衰竭;可能导致胎儿严重的先天性缺陷。

【妊】人类数据缺乏;动物数据提示有致畸性和胎仔致死的风险。

伯氨喹	primaquine ['praimə,kwi:n]
【基】	【记】prima（primary amine 伯胺），-quine（喹，quinoline 喹啉类衍生物），氨基喹啉类衍生物。
【C】	
【L3】	【类】抗疟药
【FDA】	【药】抗疟作用与干扰疟原虫 DNA 合成有关，对红内期作用较弱或基本无效，不能作为控制症状的药物应用，治疗指数较低，毒副作用较其他抗疟药强，用于根治间日疟和控制疟疾传播，常与氯喹或乙胺嘧啶合用。

【联】氯喹 chloroquine；奎宁 quinine；乙胺嘧啶 pyrimethamine

【量】口服，一次 15~30mg，一日 1~3 次，剂量与疗程需个体化。

【ADR】高剂量常见倦怠、头晕、恶心、呕吐、腹痛等，葡萄糖 -6- 磷酸脱氢酶缺乏者可发生急性溶血型贫血。

【禁】妊娠期妇女、葡萄糖 -6- 磷酸脱氢酶缺乏患者、系统性红斑狼疮及类风湿关节炎患者禁用。

【妊】人类数据缺乏；动物数据提示致畸性和胚胎毒性。

泊沙康唑	posaconazole [,pəuzə'kɒnə,zəul]
【C】	【记】posa（音"泊沙"），-conazole（康唑，咪康唑衍生物，抗真菌药）。
【L3】	【类】深部抗真菌药
【FDA】	【药】三唑类抗真菌药，由伊曲康唑衍生而来，通过抑制真菌细胞膜上的羊毛甾醇 14α- 脱甲基酶而产生抗真菌作用，作用更强，尤其对曲霉，用于防治侵袭性曲霉菌、假丝酵母菌感染及伊曲康唑和 / 或氟康唑难治性的口腔假丝酵母菌病。

【联】氟康唑 fluconazole；伊曲康唑 itraconazole；艾沙康唑 isavuconazole

【量】口服，一次 100~400mg，一日 1~3 次，需在进餐时或进餐后 20 分钟内服用；静脉滴注（应通过中心静脉给药），一次 300mg，一日 1~2 次。根据治疗目的采用不同用法用量。

【ADR】十分常见发热、低钾血症、恶心、腹泻及头痛等；常见贫血、腹痛等。

【禁】禁止与西罗莫司、CYP3A4 底物、主要通过 CYP3A4 代谢的 HMG-CoA 还原酶抑制剂以及麦角生物碱联合使用。

【妊】人类数据缺乏；动物数据提示有致畸性。

博来霉素	bleomycin [ˌbliəu'maisin]
【D】	【记】bleo(音"博来"),-mycin(霉素,抗生素)。又称"争光霉素"。
【L4】	【类】抗肿瘤抗生素
【FDA】	【药】源自链霉菌属的糖肽类广谱抗肿瘤抗生素,能与铁的复合物嵌入 DNA,引起 DNA 链断裂,用于头颈部、食管、皮肤、宫颈等部位的鳞状细胞癌,霍奇金病及恶性淋巴瘤,睾丸癌及恶性胸腔积液等。

【联】平阳霉素 bleomycin A5;丝裂霉素 mitomycin;放线菌素 D dactinomycin

【量】肌内注射、皮下注射或静脉注射,一次 15~30mg,一周 1~2 次,应从小剂量开始使用,总剂量在 300mg 以下。

【ADR】十分常见肺毒性,表现为呼吸困难、咳嗽、胸痛等,严重可致肺纤维化;常见口腔炎、脱发、发热、寒战及厌食等。

【禁】水痘患者、白细胞计数低于 2.5×10^9/L 者禁用。

【警】肺纤维化是与博来霉素注射液相关的最严重的毒性反应;博来霉素用于淋巴瘤患者时,约有 1% 的患者出现严重的特异质反应,包括低血压、精神错乱、发热、寒战和喘息。

【妊】人类数据缺乏;动物数据提示致畸性和胚胎毒性。

布比卡因	bupivacaine [bju:'pivəˌkein]
【基】	【记】bu(butyl 丁基),pi(piperidine 哌啶),-caine(卡因,可卡因衍生物,局部麻醉药)。又称"丁哌卡因"。
【C】	
【L2】	【类】局部麻醉药;酰胺类药
【FDA】	【药】酰胺类长效局部麻醉药,作用时间比利多卡因长 2~3 倍,弥散度与利多卡因相仿,心脏毒性较利多卡因大,对循环、呼吸系统影响小,用于局部浸润麻醉、外周神经阻滞和椎管内阻滞等。

【联】利多卡因 lidocaine;罗哌卡因 ropivacaine

【量】局部浸润,一日 175~200mg,分次给药,一日极量 400mg;蛛网膜下腔阻滞,常用量 5~15mg。

【ADR】少见头痛、恶心、呕吐、尿潴留及心率减慢等,过量或误入血管可产生严重的毒性反应。

【禁】对布比卡因或任何酰胺类局部麻醉药过敏的患者禁用。

【警】不建议将 0.75% 浓度的布比卡因注射液用于产科。

【妊】人类数据缺乏；动物数据提示有发育毒性。

布地奈德 | budesonide [bjuːˈdesəˌnaid]

【基】
【OTC】
【B】
【L1】
【FDA】

【记】bude（音"布地"，butylidene 亚丁基），-onide（奈德，缩醛类衍生物，外用糖皮质激素类药）。

【类】糖皮质激素类药

【药】糖皮质激素类药，强效吸入性糖皮质激素类药，脂溶性高，局部抗炎作用强，全身作用弱，耐受性好，用于其他药物难控制性支气管哮喘、慢性阻塞性肺疾病（COPD）、变应性鼻炎等。

【联】哈西奈德 halcinonide；曲安奈德 triamcinolone acetonide

【量】吸入剂，一次 100~800μg，一日 1~2 次；喷雾剂，一次 128μg，一日 2 次。剂量应个性化。

【ADR】常见局部刺激、鼻出血、呼吸系统感染、中耳炎和胃肠炎等。

【禁】对本品过敏者禁用。

【妊】人类数据提示不增加胎儿畸形的风险。

布桂嗪 | bucinnazine [bjuːsinˈnæˌziːn]

【麻】
【FDA】

【记】bu（butyryl 丁酰基），cinna（cinnamyl 肉桂基，苯丙烯基），azine（piperazine 哌嗪）。

【类】镇痛药

【药】根据哌替啶结构人工合成的中等强度镇痛药，镇痛作用约为吗啡的 1/3，但比解热镇痛药强，起效快，成瘾性低，用于炎症性疼痛、神经痛、月经痛、关节痛、手术后疼痛及癌痛（属第二阶梯镇痛药）等。

【联】哌替啶 pethidine；罗通定 rotundine

【量】口服，一次 30~60mg，一日 3 次；皮下注射或肌内注射，一次 50~100mg，一日 1~2 次。对于慢性中重度癌痛，首次及总量可不受常规剂量的限制。

【ADR】偶见恶心、眩晕或倦怠、黄视症、全身发麻等，连续使用可耐受和成瘾。

【禁】对本品过敏者禁用。

布林佐胺
【L3】
【FDA】

brinzolamide [brin'zəulə,maid]

【记】brin(音 "布林"),-zolamide(唑胺或佐胺,碳酸酐酶抑制剂)。

【类】治疗青光眼用药;碳酸酐酶抑制剂

【药】眼科用碳酸酐酶抑制剂,作用机制同乙酰唑胺,抑制碳酸酐酶从而阻断二氧化碳的水化生成碳酸,减少房水生成从而降低眼压,口服不易吸收且副作用较多,用于高眼压症及开角型青光眼的治疗。

【联】乙酰唑胺 acetazolamide;多佐胺 dorzolamide

【量】滴眼,一次 1~2 滴,一日 2~3 次。如同时应用不止一种治疗青光眼药物时,使用时间至少间隔 5 分钟。

【ADR】常见味觉障碍、头痛、一过性视物模糊、眼充血、眼睛刺激及口干等。

【禁】对布林佐胺或磺胺类药物过敏者、严重肾功能不全患者、高氮性酸中毒患者禁用。

【妊】人类数据缺乏;动物数据提示有生殖毒性。

布洛芬
【基】
【OTC】
【B/D】
【L1】
【FDA】

ibuprofen [ˌaibju:'prəufen]

【记】i-(iso 异,异构体),bu(butyl 丁基),-profen(洛芬,异丁芬酸类衍生物,抗炎镇痛药)。

【类】解热镇痛药;非甾体抗炎药(NSAID)

【药】丙酸类 / 异丁芬酸类衍生物,通过抑制环氧合酶减少前列腺素或其他炎症递质的合成,发挥解热、镇痛、抗炎作用,作用较对乙酰氨基酚强,儿童首选解热镇痛药之一,用于治疗关节炎、轻中度疼痛和婴幼儿退热等。

【联】酮洛芬 ketoprofen;氟比洛芬 flurbiprofen;对乙酰氨基酚 acetaminophen

【量】口服,一次 200~300mg,24 小时不超过 4 次,一日极量 2.4g。

【ADR】常见胃肠道溃疡及出血、呕吐、腹痛、头痛及耳鸣等;少见下肢水肿、皮疹及支气管哮喘等。

【禁】对阿司匹林或其他 NSAID 过敏者、活动性消化性溃疡或有消化性溃疡史者、严重肝肾功能不全者、严重心力衰竭者、妊娠期妇女及哺乳期妇女等禁用。

【妊】人类数据提示妊娠早、晚期使用有风险。

布美他尼	bumetanide [bjuːˈmetəˌnaid]
【C】	【记】bum（音"布美"，butylamino 丁氨基），-etanide（他尼，吡咯他
【L3】	尼衍生物，利尿药）。
【FDA】	【类】高效利尿药；袢利尿药

【药】磺胺类利尿药，作用与呋塞米类似，抑制肾小管髓袢升支对盐的主动吸收，利尿作用比呋塞米强，排钾作用较小，具有速效、短效、低毒等特点，用于各种顽固性水肿、高血压、急慢性肾衰竭患者的利尿。

【联】呋塞米 furosemide；吡咯他尼 piretanide；依他尼酸 etacrynic acid

【量】口服，一次 0.5~2mg，必要时重复给药；静脉注射或肌内注射，一次 0.5~1.0mg，必要时重复给药。

【ADR】常见水及电解质紊乱、体位性低血压、口渴、乏力及心律失常等；少见皮疹、头晕、腹痛等。

【禁】未经纠正的电解质紊乱、磺胺过敏、无尿、肝昏迷或严重电解质缺乏状态的患者，以及妊娠 3 个月以内的妇女禁用。

【警】是一种强效利尿药，如果过量给药，会导致严重的利尿作用，并伴有水和电解质的消耗。

【妊】有限的人类数据提示不增加胎儿畸形的风险。

布替萘芬	butenafine [bjuːˈtenəˌfiːn]
【OTC】	【记】bute（butyl 丁基），-nafine（萘芬，naphthalene 萘类衍生物，抗
【C】	真菌药）。
【L3】	【类】外用抗真菌药
【FDA】	【药】烯丙胺类抗真菌药，能选择性抑制真菌角鲨烯环氧化酶，干

扰真菌细胞壁的麦角固醇的合成，兼有抑菌、杀菌、抗炎作用，用于敏感菌所致的足癣、体癣、股癣及汗斑等浅部皮肤真菌感染。

【联】特比萘芬 terbinafine；萘替芬 naftifine；阿莫罗芬 amorolfine

【量】外用，覆盖感染部位及其周围皮肤，一日 1~2 次，2~4 周为 1 个疗程。

【ADR】常见接触性皮炎、红斑、皮肤刺激、瘙痒、烧灼感及症状加重等。

【禁】对本品过敏者禁用。

【妊】有限人类数据提示不增加胎儿畸形的风险。

布托啡诺	butorphanol [bjuːˈtɔːfəˌnɔl]

B

【精二】
【C/D】
【L2】
【FDA】

【记】but（butyl 丁基），orphan（啡烷，-orph 啡，吗啡烷类衍生物），-ol（醇或酚）。

【类】麻醉性镇痛药

【药】人工合成的阿片类麻醉性镇痛药，激动 κ 阿片受体，对 μ 受体则具激动和拮抗双重作用，镇痛作用与吗啡、哌替啶相当，镇咳作用较可待因强且持久，用于各种术后疼痛及癌性疼痛等。

【联】丁丙诺啡 buprenorphine；纳布啡 nalbuphine；地佐辛 dezocine

【量】肌内注射或静脉注射，一次 1~2mg，根据需要每 3~4 小时后可重复给药；鼻腔给药，一次 1~2mg，一日 3~4 次。

【ADR】常见瞌睡、头晕、厌食、焦虑、心悸和瘙痒等；偶见低血压、幻觉及排尿障碍等。

【禁】18 岁以下的患者禁用，不宜用于依赖那可汀的患者。

【警】存在成瘾、滥用和误用的风险；可能发生威胁生命的呼吸抑制；妊娠期间长期使用可导致新生儿阿片类药物戒断综合征；与 CYP3A4 抑制剂联用可增加不良反应；与中枢神经系统抑制剂同时使用可能导致严重的镇静、呼吸抑制等。

【妊】有限的人类数据提示不增加胎儿畸形的风险，但不建议临近分娩时使用。

茶苯海明	dimenhydrinate [ˌdaimenˈhaidrəˌneit]
【OTC】	【记】苯海拉明（diphenhydramine）与茶碱形成的复合物。又称"乘晕宁"。
【B】	
【L2】	【类】抗过敏药；第一代抗组胺药
【FDA】	【药】作用机制同苯海拉明，抗组胺效应较弱，但有较强的抗晕动作用，口服吸收快且完全，注意有嗜睡及皮疹等反应，用于防治晕动病及各种原因引起的恶心和呕吐，也可用于皮肤黏膜的过敏性疾患。

【联】苯海拉明 diphenhydramine；地芬尼多 difenidol

【量】口服，一次 50mg，一日 1~3 次，一日极量 300mg。

【ADR】常见迟钝、思睡、注意力不集中、疲乏、头晕，也可有胃肠道不适。

【禁】妊娠期妇女、新生儿、早产儿禁用。

【妊】有限的人类数据提示不增加先天畸形的风险。

茶碱	theophylline [ˌθiəˈfiliːn]
【基】	【记】theo-（theobroma 可可属植物），-phylline（同 -fylline 茶碱，甲基黄嘌呤类衍生物，平喘药）。
【C】	
【L3】	【类】平喘药；黄嘌呤类药
【FDA】	【药】黄嘌呤类药能直接松弛处于收缩痉挛的支气管平滑肌，并抑制肥大细胞和嗜碱性细胞释放组胺，具有抗炎作用，还有增强心肌收缩和轻度利尿作用，适用于支气管哮喘阻塞性肺气肿及心源性哮喘等。

【联】氨茶碱 aminophylline；多索茶碱 doxofylline；可可碱 theobromine

【量】口服，一次 100~200mg，一日 2 次；静脉注射或静脉滴注，一次 125~500mg，一日 0.5~1g，一次极量 0.5g，一日极量 1g。

【ADR】常见恶心、呕吐、易激动、失眠、心动过速、心律失常等。

【禁】严重心律失常患者、未治愈的潜在癫痫患者及急性心肌梗死伴有血压降低者禁用。

【妊】有限的人类数据提示不增加胎儿畸形的风险,但增加不良反应的风险。

长春瑞滨
【D】
【L5】
【FDA】

vinorelbine [ˌvinəuˈrelˌbiːn]

【记】vin-(长春,长春碱衍生物,抗肿瘤药,vinca 长春花),-ine(素,生物碱)。

【类】植物来源抗肿瘤药

【药】生物碱类抗肿瘤药,作用机制与长春碱和长春新碱基本相同,通过阻滞细胞有丝分裂过程中的微管形成,使细胞分裂停止于有丝分裂中期,为细胞周期特异性药物,用于非小细胞肺癌(NSCLC)和转移性乳腺癌。

【联】长春地辛 vindesine;长春新碱 vincristine

【量】静脉注射,一次 25~30mg/m^2,第 1、8 日各给药一次,21 日为 1 个周期;口服,一次 60~80mg/m^2,一周 1 次,21 日为 1 个周期。

【ADR】常见骨髓抑制、神经系统疾病、胃肠道毒性、肝功能检测短暂升高、脱发等。

【禁】既往有胃部或小肠切除的重大手术史者;中性粒细胞计数低于 1 500/mm^3 者,或目前及最近(2 周内)发生严重感染者;血小板计数低于 100 000/mm^3 者;哺乳期妇女;同时使用黄热病活疫苗者。

【警】可能发生导致严重骨髓抑制。

【妊】人类数据缺乏;动物数据提示致畸性,基于作用机制可能导致胎儿伤害。

长春西汀

vinpocetine [vinˈpəusiˌtiːn]

【记】vin-(长春,长春碱衍生物,抗肿瘤药,vinca 长春花),cetine(音"西汀",注意与氟西汀类药物区别)。

【类】脑血管扩张药;神经保护剂

【药】半合成长春碱衍生物,能选择性抑制脑内磷酸二酯酶活性,增加血管平滑肌松弛信使 cGMP 作用,具有多种作用,能改善大脑代谢、血流量以及血液流变学性质,用于脑梗死后遗症、脑出血后遗症、脑动脉硬化症等。

【联】长春胺 vincamine；依达拉奉 edaravone；丁苯酞 butylphthalide

【量】口服，一次 5~10mg，一日 3 次，饭后服用；静脉滴注，一次 20~30mg，一日 1 次。

【ADR】偶见情绪欣快、眩晕、血压下降、热感等。

【禁】颅内出血急性期、颅内出血后尚未完全止血、严重心脏缺血性疾病、严重心律失常者禁用，儿童、妊娠期妇女及哺乳期妇女禁用。

【妊】人类数据缺乏；动物数据提示具有胚胎毒性。

长春新碱
【基】
【D】
【L5】
【FDA】

vincristine [vin'kris,ti:n]

【记】vin-（长春，长春碱衍生物，抗肿瘤药，vinca 长春花），crist（crystal 结晶的），-ine（素，生物碱）。

【类】植物来源抗肿瘤药

【药】从长春花中提取的活性成分，主要抑制微管蛋白的合成，使有丝分裂停止于中期，抗肿瘤作用较长春碱强且抗瘤谱广，用于急性白血病、恶性淋巴瘤、生殖细胞肿瘤、小细胞肺癌、乳腺癌等治疗。

【联】长春碱 vinblastine；长春地辛 vindesine；长春瑞滨 vinorelbine

【量】静脉滴注，一次 1~2mg，一周 1 次；联合化疗时，连用 2 周为 1 个疗程。

【ADR】主要是神经系统毒性；骨髓抑制和消化道反应较轻。

【禁】严重骨髓抑制患者、严重肝肾功能损害者、妊娠期及哺乳期妇女禁用，禁止肌内注射、皮下注射或鞘内注射。

【警】仅用于静脉注射。硫酸长春新碱脂质体注射液与硫酸长春新碱注射液有不同的剂量建议。

【妊】动物数据提示致畸性和胚胎毒性，基于作用机制可能导致胎儿损害。

垂体后叶素
【基】

pituitrin [pi'tjuətrin]

【记】pituitary（垂体，垂体的），-in（素，与……相关的物质），由垂体后叶分泌的一种混合激素。

【类】子宫收缩药

【药】由动物脑垂体中提取的水溶性成分，含催产素和升压素，作

C

用较快,维持时间短(约 0.5 小时),用于肺及支气管出血、消化道出血,也用于产科催产及产后收缩子宫、止血等。因有升高血压作用,现产科已少用。

【联】缩宫素 oxytocin；麦角新碱 ergometrine

【量】肌内注射、皮下注射或静脉滴注,一次 5~10U。

【ADR】可见腹痛、血压升高、头晕、头痛、低钠血症、胸闷等。

【禁】高血压、动脉硬化、冠心病及心力衰竭患者禁用。

雌二醇	estradiol [ˌestrəˈdaiˌɔl]
【X】	【记】estra-(雌,雌激素类),di-(二,两倍的),-ol(醇或酚)。
【L3】	【类】雌激素类药
【FDA】	【药】人工合成的 17β- 雌二醇,具有与人体活性最强的内源性雌二醇相同的化学和生物学特性,能促进、维持和调节性器官及副性征正常发育等多种作用,用于各种原因引起的雌激素缺乏症状,如潮热出汗、头晕失眠、阴道干涩等。

【联】尼尔雌醇 nilestriol；炔雌醇 ethinylestradiol；雌三醇 estriol

【量】口服,一次 1~2mg,一日 1 次；肌内注射,一次 0.2~1mg,一日 1 次；外用涂抹。

【ADR】常见乳房胀痛、恶心及浮肿等；偶见皮肤反应、头痛、胆结石、哮喘、脱发、偏头痛及静脉血栓形成等。

【禁】血栓性疾病、雌激素依赖性的活动性肿瘤、卟啉病患者,妊娠期及哺乳期妇女禁用。

【警】增加子宫内膜癌的风险；增加心血管疾病和其他风险。

【妊】人类数据提示可增加子代畸形的发生率。

雌莫司汀	estramustine [ˌestrəˈmʌsˌtiːn]
【X】	【记】estra-(雌,雌激素类,estradiol 雌二醇),-mustine(莫司汀,氯乙胺类烷化剂,抗肿瘤药)。又称"雌氮芥"。
【FDA】	【类】抗肿瘤药；烷化剂

【药】雌二醇与氮芥结合物,具有独特双重作用机制的抗肿瘤药,能被前列腺癌细胞选择性吸收,与微管相关蛋白结合,抑制微管的装配和解聚,使细胞停滞于分裂中期,用于晚期前列腺癌,尤其是激素难治性前列腺癌。

【联】卡莫司汀 carmustine；司莫司汀 semustine；尼莫司汀 nimustine

【量】口服，一次 210~280mg，一日 3~4 次。

【ADR】常见男性乳房发育、恶心、呕吐、体液潴留、水肿，严重时可引起栓塞、心肌缺血、充血性心衰和血管性水肿。

【禁】既往严重白细胞减少和 / 或血小板减少患者禁用。

【妊】不适用于妊娠期妇女；动物数据提示未见致畸性。

醋氯芬酸
【FDA】

aceclofenac [æ'sikləuˌfenæk]

【记】ace（醋，acetyl 乙酰基），clo-（氯，含氯的），-fenac（芬酸，异丁芬酸类衍生物）。

【类】解热镇痛药；非甾体抗炎药（NSAID）

【药】双氯芬酸乙酰化物，作用与双氯芬酸类似，通过抑制环氧合酶减少前列腺素合成而发挥作用，具有较强的抗炎、镇痛疗效，用于骨关节炎、类风湿关节炎等引起的疼痛和炎症的症状治疗。

【联】双氯芬酸 diclofenac；异丁芬酸 ibufenac；溴芬酸 bromfenac

【量】口服，一次 50~100mg，一日 2 次，一日极量 200mg。

【ADR】偶见消化不良、腹痛、转氨酶升高、头晕、尿素氮升高、肌酐升高等。

【禁】NSAID 引起的哮喘和支气管痉挛、胃十二指肠溃疡、胃肠道出血、凝血障碍患者及妊娠后 3 个月期间的妊娠期妇女禁用。

达比加群	dabigatran [dæˈbigəˌtræn]
【基】	【记】dabi(音"达比"),-gatran(加群,阿加曲班型凝血酶抑制剂)。
【C】	【类】抗凝血药
【L3】	【药】新一代小分子口服抗凝血药,强效的、竞争性的、可逆性的凝
【FDA】	血酶抑制剂,口服易吸收,但生物利用度较低(6.5%),用于预防关节

置换手术、非瓣膜性心房颤动患者的卒中和全身性栓塞事件(systemic embolic event,SEE)。

【联】阿加曲班 argatroban;利伐沙班 rivaroxaban

【量】口服,一次 150mg,一日 2 次,餐时或餐后服用均可。

【ADR】常见贫血、鼻出血、消化道出血、血尿、腹痛、腹泻、消化不良等。

【禁】重度肾功能不全患者、显著的活动性出血患者、凝血功能异常患者、血液透析患者和有出血风险的肝病患者禁用。

【警】提前停用达比加群酯会增加血栓形成事件的风险;脊椎管内硬膜外血肿。

【妊】人类数据提示妊娠期使用有风险。

达格列净	dapagliflozin [ˌdəˈpæɡləˌfləuzin]
【基】	【记】dapa(音"达"),-gliflozin(-格列净,钠-葡萄糖耦联转运体
【C】	抑制剂,根皮苷类衍生物)。
【FDA】	【类】降糖药;钠-葡萄糖耦联转运体 2(sodium-glucose linked

transporter 2,SGLT2)抑制剂

【药】首个上市的 SGLT2 抑制剂,通过抑制 SGLT2,降低葡萄糖的肾阈值,增加尿糖排泄,同时能减少钠重吸收,增加钠向远端小管的输送,用于 2 型糖尿病、心力衰竭、慢性肾脏病等。

【联】恩格列净 empagliflozin;卡格列净 canagliflozin

【量】2 型糖尿病:口服,起始剂量 5mg,一日 1 次。心力衰竭:一次 10mg,一日 1 次。治疗前应评估肾功能、血容量状态。

【ADR】常见生殖器真菌感染、鼻咽炎、尿路感染、背痛、排尿增加、血脂异常、肢体疼痛。

【禁】有严重超敏反应史者（如过敏反应或血管性水肿）、透析患者禁用。

【妊】人类数据提示妊娠期中晚期使用有风险。

达卡巴嗪
【C】
【L5】
【FDA】

dacarbazine [ˌdækɑːˈbeiziːn]

【记】da（音"达"），carb（carboxamide 甲酰胺），azine（hydrazine 肼）。又称"DTIC（化学名缩写）"。

【类】抗肿瘤药；烷化剂

【药】系一种嘌呤类生物合成的前体药物，能干扰嘌呤生物合成，进入体内在肝微粒体去甲基形成单甲基化合物，具有烷化剂的直接细胞毒作用，主要作用于 G_2 期，用于治疗恶性黑色素瘤、软组织肉瘤及恶性淋巴瘤等。

【联】丙卡巴肼 procarbazine；替莫唑胺 temozolomide

【量】静脉滴注，一次 200~400mg/m²，一日 1 次，5~10 日为 1 个疗程；静脉注射，一次 200mg/m²，一日 1 次，连用 5 日。

【ADR】可见恶心、呕吐、腹泻等消化道反应，骨髓抑制；少见流感样症状、注射部位反应；偶见肝肾功能损害。

【禁】水痘或带状疱疹患者、严重过敏史者及妊娠期妇女禁用。

【警】骨髓抑制，肝坏死，用于动物具有致癌、致畸作用。

【妊】人类数据提示妊娠期早、晚期使用有风险。

达拉非尼
【FDA】

dabrafenib [ˈdæbrəˌfenib]

【记】dab（音"达"），-rafenib［拉非尼，迅速加速性纤维肉瘤（rapidly accelerated fibrosarcoma，RAF）激酶抑制剂］。

【类】抗肿瘤药；RAF 激酶抑制剂

【药】BRAF 激酶某些突变型的抑制剂，也抑制 BRAF 激酶野生型及 CRAF 激酶，通过抑制细胞增殖，联合曲美替尼用于治疗 BRAF V600 突变阳性的不可切除或转移性黑色素瘤。

【联】维莫非尼 vemurafenib；索拉非尼 sorafenib；瑞戈非尼 regorafenib

【量】口服，一次 150mg，一日 2 次，需联合曲美替尼治疗，直至出现疾病进展或不可耐受的毒性反应。

【ADR】十分常见皮肤角化症、头痛、发热、关节痛、乳头状瘤、脱发和手足综合征等。

【禁】对本品成分或者辅料过敏者禁用。

【妊】人类数据缺乏;动物数据提示可导致胎儿损害。

达拉他韦
【FDA】

daclatasvir [dæˈklətæsˌviə]

【记】dacla(音"达拉"),-(t)asvir［他韦,丙型肝炎病毒 NS5A 蛋白(HCV-NS5A)抑制剂］。

【类】抗病毒药;HCV-NS5A 抑制剂

【药】首个选择性 HCV-NS5A 抑制剂,抑制病毒 RNA 复制和病毒粒子组装,对多种基因型丙型肝炎病毒具有抑制作用,与其他药物联用用于治疗慢性丙型肝炎病毒感染。

【联】维帕他韦 velpatasvir;索磷布韦 sofosbuvir;奥司他韦 oseltamivir

【量】口服,一次 60mg,一日 1 次,餐前或餐后服用均可,必须与其他药物联合。

【ADR】十分常见疲劳、头痛、恶心;常见失眠、嗜睡、皮疹、腹泻、贫血、食欲缺乏、转氨酶升高等。

【禁】禁止与 CYP3A4 强效诱导剂合用。

【警】有血小板减少的风险。

【妊】人类数据缺乏;动物数据提示具有母体毒性和发育毒性。

达雷妥尤
单抗
【FDA】

daratumumab [dærəˈtjumjuˌmæb]

【记】dara(音"达雷"),-t(u)-(tumour,肿瘤),-umab(尤单抗,人源化单克隆抗体)。

【类】抗肿瘤药;抗 CD38 单克隆抗体

【药】抗 CD38 单克隆抗体,与肿瘤细胞表达的 CD38 结合,通过补体依赖的细胞毒作用、抗体依赖性细胞介导的细胞毒作用和抗体依赖性细胞吞噬作用等多种免疫相关机制诱导肿瘤细胞凋亡,用于治疗复发和难治性的多发性骨髓瘤。

【联】伊沙妥昔单抗 isatuximab

【量】静脉滴注,一次 16mg/kg,或皮下注射(专用剂型),一次 1 800mg,视疗程阶段不同,每 1~4 周 1 次。

【ADR】常见上呼吸道感染、中性粒细胞减少症、输注相关反应、腹泻、血小板减少症、贫血、疲乏、外周水肿等。

【禁】对达雷妥尤单抗活性成分或辅料存在过敏反应的患者禁用。

【警】有导致乙型肝炎病毒再激活的潜在风险。

【妊】人类数据提示妊娠期使用可导致胎儿损害。

达那唑 danazol ['dænə,zɔl]

【X】

【L5】

【FDA】

【记】dana（音"达那"）,-azol（azole 唑,唑类衍生物）。又称"炔睾醇"。

【类】雄激素类药;同化激素

【药】合成类固醇类弱雄激素类药,兼有蛋白同化作用和抗孕激素作用,抑制垂体前叶分泌促性腺激素,使体内雌激素水平下降,用于子宫内膜异位症、系统性红斑狼疮、男性乳房发育及性早熟等。

【联】睾酮 testosterone;阿那曲唑 anastrozole

【量】口服,一次 50~200mg,一日 2~3 次;阴道给药,一日 1~2 次,3~6 个月为 1 个疗程。

【ADR】常见闭经,突破性子宫出血;可见痤疮、皮肤或毛发的油脂增多等雄激素效应;少见血尿、鼻出血、牙龈出血等。

【禁】血栓症患者、心肝肾疾病患者、异常性生殖器出血患者和妊娠期、哺乳期妇女禁用。

【警】曾出现血栓栓塞、血栓形成和血栓性静脉炎事件;长期使用时可能出现肝脏紫癜和良性肝脏腺瘤。

【妊】人类数据提示具有致畸性。

达沙替尼 dasatinib [də'sæti,nib]

【D】

【FDA】

【记】dasa（音"达沙"）,-tinib（替尼,酪氨酸激酶抑制剂）。

【类】抗肿瘤药;白血病 *BCR-ABL* 融合基因抑制剂

【药】能够抑制多种构型酪氨酸激酶的口服化疗药,可抑制 BCR-ABL 激酶和 SRC 家族激酶以及许多其他选择性的致癌激酶,用于对伊马替尼耐药,或不耐受的费城染色体阳性（Ph+）慢性髓细胞性白血病慢性期、加速期和急变期。

【联】氟马替尼 flumatinib;奥雷巴替尼 olverembatinib;伊马替尼 imatinib

【量】Ph+ 慢性期 CML:口服,一次 100mg,一日 1 次。Ph+ 加速期、急变期 CML:口服,一次 70mg,一日 1 次。

【ADR】十分常见感染、骨髓抑制、头痛、出血、腹泻、呕吐、恶心、皮疹、肌肉骨骼疼痛、外周水肿、发热等。

【禁】对达沙替尼或任何一种辅料过敏的患者禁用。

【警】有导致乙型肝炎病毒再激活的潜在风险。

【妊】人类数据提示妊娠期使用可导致胎儿损害。

<table>
<tr><td>达托霉素
【B】
【L2】
【FDA】</td><td>daptomycin ['dæptəu,maisin]</td></tr>
</table>

达托霉素　daptomycin ['dæptəu,maisin]
【B】
【L2】
【FDA】

【记】dapto(音"达托"),-mycin(霉素,抗生素)。

【类】环脂肽类抗生素

【药】具有新颖结构的环脂肽类抗生素,扰乱细胞膜对氨基酸的转运,阻碍细菌细胞壁肽聚糖和胞壁酸酯的生物合成,对 MRSA、VRE 等耐药革兰氏阳性(G^+)菌疗效优于万古霉素及替考拉宁,用于耐药菌引起的复杂性皮肤及血液等感染。

【联】万古霉素 vancomycin;替考拉宁 teicoplanin;黏菌素(即多黏菌素 E)colistin

【量】静脉滴注,一次 4~6mg/kg,一日 1 次,连续用药 7~14 日。

【ADR】常见腹泻、头痛、头晕、皮疹、低血压、肝功能异常等;偶见疲劳、虚弱、湿疹、腹胀、白细胞增多等。

【禁】对达托霉素和辅料有过敏反应的患者禁用。

【警】导致全身性皮疹脓包症风险;可导致嗜酸性粒细胞性肺炎的风险增加。

【妊】有限的人类数据提示未观察到不良新生儿结局。

丹曲林　dantrolene [,dæntrə'li:n]
【C】
【L4】
【FDA】

【记】dantro(音"丹曲",hydantoin 乙内酰脲),lene(methylene 亚甲基)。

【类】骨骼肌松弛药

【药】直接作用于骨骼肌的药物,通过抑制肌质网释放钙离子而减弱肌肉收缩,用于脑卒中、脑外伤、脊髓损伤、多发性脑血管硬化等多种原因引起的痉挛性肌张力增高状态及预防和治疗恶性高热等。

【联】巴氯芬 baclofen;氯唑沙宗 chlorzoxazone

【量】口服,一次 25~50mg,一日 3 次;恶性高热时,以 1mg/kg 剂量为起始剂量,连续快速静脉注射给药。

【ADR】可见肌无力、嗜睡、头晕、疲劳、腹泻；罕见心动过速、胸腔积液、血尿等。

【禁】肝肾功能不全患者、功能性痉挛状态患者、关节病变及外伤后肌痉挛患者、35 岁以上患者及应用雌激素的妇女禁用。

【警】潜在肝毒性。

【妊】有限的人类数据提示分娩期使用未观察到不良新生儿结局。

单硝酸异山 梨酯 【基】 【C】 【L3】 【FDA】	isosorbide mononitrate [aisəu'sɔːˌbaid mɔnəu'naiˌtreit] 【记】iso-(异),sorbide(山梨糖醇酐),mono-(单),nitrate(硝酸盐或硝酸酯)。 【类】抗心绞痛药；血管扩张药 【药】硝酸酯类血管扩张药,为硝酸异山梨酯的活性代谢物,口服肝脏首过效应低,生物利用度高(77%~100%),对静脉扩张作用更强,作用持续时间较长(5~8 小时),用于防治心绞痛、冠心病及慢性心力衰竭。 【联】硝酸甘油 nitroglycerin；硝酸异山梨酯 isosorbide dinitrate 【量】清晨口服,一次 30~120mg,一日 1 次,并根据临床反应调整剂量。 【ADR】常见头痛、头晕、低血压、心动过速、恶心；偶见呕吐、腹泻等。 【禁】青光眼、心肌病、休克、严重低血压、颅内压增高等患者禁用,治疗期间禁与 5 型磷酸二酯酶抑制剂(如西地那非)合用。 【妊】人类数据缺乏；动物数据未见致畸性。

氮芥 【D】 【L5】 【FDA】	chlormethine [klɔː'meˌθiːn] 【记】chlor-(氯,含氯的),methine(次甲基)。 【类】抗肿瘤药；烷化剂 【药】最早用于抗肿瘤的双氯乙胺类双功能烷化剂,破坏 DNA 合成,同时对 RNA 和蛋白质合成有抑制作用,用于恶性淋巴瘤、肺癌及白癜风等。目前已基本被其衍生物环磷酰胺、美法仑、卡莫司汀等替代。 【联】苯丁酸氮芥 chlorambucil；美法仑(苯丙氨酸氮芥)melphalan；环磷酰胺 cyclophosphamide

D

【量】静脉注射,一次 4~6mg/m^2 或 0.1mg/kg,一周 1 次;腔内给药,一次 5~10mg,一周 1 次,根据需要重复;外用,液涂患处,一日 2 次。

【ADR】常见白细胞和血小板减少、恶心、呕吐、生殖毒性,严重时可导致全血细胞减少。

【禁】严重骨髓抑制患者、妊娠期妇女及哺乳期妇女禁用。

【警】可严重抑制骨髓功能;致突变性和致畸性;导致不育。

【妊】人类数据提示妊娠期使用有风险。

氮䓬斯汀 | azelastine [æzəˈlæsˌtiːn]
【C】 | 【记】aze(同 aza- 氮环杂的),-astine(斯汀,抗组胺药)。
【L3】 | 【类】抗过敏药;组胺 H$_1$ 受体拮抗剂
【FDA】 | 【药】吩噻嗪类衍生物,第二代长效、高选择性组胺 H$_1$ 受体拮抗剂,抗组胺同时具有抑制白三烯等炎症介质释放的作用,半衰期长(约 22 小时),局部易吸收,用于防治支气管哮喘、变应性鼻炎等。

【联】咪唑斯汀 mizolastine;依巴斯汀 ebastine

【量】口服,一次 2mg,一日 2 次,早饭前和临睡前各服用 1 次;喷鼻给药,1 喷 / 鼻孔,一日 2 次,早晚各 1 次。

【ADR】片剂:常见嗜睡、头晕等。鼻喷剂:偶见鼻黏膜刺激,个别患者出现鼻出血,若给药方法不正确用药时会有苦味的感觉。

【禁】对本品过敏患者禁用。

【妊】有限的人类数据提示未观察到不良新生儿结局。

地奥司明 | diosmin [ˈdiːəusmin]
【FDA】 | 【记】黄酮类衍生物,与同属黄酮类药物橙皮苷(hesperidin)组成制剂。又称"柑橘黄酮"。

【类】血管保护药;黄酮类药物

【药】属生物类黄酮,为增强静脉张力性药物,能降低静脉扩张性和静脉血淤滞,使毛细血管壁渗透能力正常化并增强其抵抗性,作用较芦丁、橙皮苷要强,且毒性低,用于慢性静脉功能不全及急慢性痔疮的各种症状。

【联】曲克芦丁 troxerutin;橙皮苷 hesperidin

【量】口服,一次 450~1 350mg,一日 2 次,午餐和晚餐时服用。

【ADR】不良反应较少,少见胃肠道反应、自主神经紊乱。

【禁】对本品过敏者禁用。

地蒽酚 | dithranol [di'θræ͵nɔl]

【记】di-(二),thran(anthracene,蒽),-ol(酚或醇)。又称"二羟蒽酚""蒽三酚"。

【类】皮肤科用药;抗银屑病药

【药】合成的焦油衍生物,属羟基蒽酮类抗银屑病药,具有抗上皮细胞增殖、诱导上皮细胞分化及抗炎症作用,经皮吸收率低,全身吸收少,用于寻常型斑块状银屑病、斑秃等慢性皮肤病。

【联】阿达帕林 adapalene;卡泊三醇 calcipotriol

【量】局部外用,一日 1~2 次,需规定时间后用肥皂洗去。

【ADR】常见皮肤刺激作用,如发红、灼热、瘙痒等。

【禁】进展期脓疱性银屑病、急性皮炎、有糜烂或渗出的皮损部位、面部、外生殖器及皱褶部位者禁用。

地尔硫䓬 | diltiazem [dil'taiəzəm]
【基】
【C】
【L3】
【FDA】

【记】dil-(地尔,vasodilator,血管扩张药),-tiazem(硫䓬,地尔硫䓬衍生物,钙通道阻滞药)。

【类】Ⅳ类抗心律失常药;钙通道阻滞药

【药】非二氢吡啶类选择性钙通道阻滞药,通过抑制心肌及血管平滑肌除极时钙离子内流而发挥扩张冠状动脉作用,兼有外周血管扩张作用,用于冠状动脉痉挛引起的心绞痛、劳力性心绞痛和高血压。

【联】米诺地尔 minoxidil;维拉帕米 verapamil

【量】口服,一次 30~60mg,一日 3~4 次,餐前或睡前口服,一日极量 360mg;静脉滴注,一次 5~15mg,可缓慢持续滴注。

【ADR】口服:常见浮肿、头痛、恶心、眩晕、无力等。注射剂:常见心动过缓、低血压、房室传导阻滞等;少见心悸、眩晕、恶心、呕吐等。

【禁】Ⅱ度以上房室阻滞或窦房传导阻滞患者以及妊娠期妇女、收缩压低于 12kPa(90mmHg)、急性心肌梗死或严重充血性心力衰竭患者禁用。

【妊】有限的人类数据提示妊娠早期使用有风险。

D

地芬尼多 | difenidol [dai'feni,dɔl]

【基】
【OTC】
【FDA】

【记】di-(二，两个的)，feni-(phenyl 苯基)，dol(pipradrol 哌啶醇衍生物)。又称"二苯哌丁醇"。

【类】周围血管扩张药；抗晕止吐药

【药】常用抗眩晕类非处方药，具有改善椎底动脉供血，调节前庭系统功能，抑制呕吐中枢等作用，抗胆碱作用较弱，用于防治乘车、船、机时的晕动病及其他多种原因引起的眩晕、恶心、呕吐。

【联】倍他司汀 betahistine；地芬诺酯 diphenoxylate

【量】口服，治疗晕动病一次 25~50mg，一日 3 次；预防晕动病应在出发前 30 分钟服药。

【ADR】常见口干、心悸、头昏头痛、嗜睡、轻度胃肠道不适等，停药后即可消失。

【禁】青光眼患者、肾功能不全患者、6 个月以内婴儿禁用。

地芬诺酯 | diphenoxylate[,daifə'nɔksi,leit]

【麻】
【C】
【L3】
【FDA】

【记】di-(二)，phen(phenyl, 苯基)，-oxyl(hydroxyl, 羟基)，-ate(酯或盐)。别名"苯乙哌啶""止泻宁"。

【类】止泻药

【药】哌替啶衍生物，肠道阿片受体激动剂，直接作用于肠平滑肌，抑制肠黏膜感受器，减弱蠕动，无镇痛作用，常与阿托品组成复方制剂，用于各种原因引起的急慢性功能性腹泻及慢性肠炎等。

【联】洛哌丁胺 loperamide；地芬诺辛 difenoxin

【量】口服，一次 2.5~5mg，一日 2~3 次，饭后服用，腹泻得到控制后即应减量及停药。

【ADR】偶见口干、恶心、呕吐、头痛、嗜睡、腹胀、皮疹、肠梗阻等，减量或停药后消失。

【禁】严重溃疡性结肠炎患者、青光眼患者、妊娠期妇女及 2 岁以下儿童禁用。

【妊】有限的人类数据提示未增加先天畸形的风险。

地氟烷	desflurane [des'flu‚rein]
【B】	【记】de(s)-(去,脱),-flurane(氟烷,烷烃类吸入麻醉药)。又称
【FDA】	"去氟烷"。

【类】吸入麻醉药

【药】异氟烷的氟代氯衍生物,吸入用麻醉药,血气分配系数较低,麻醉诱导及苏醒均快,易于调节麻醉深度,麻醉效力较低,对循环系统的影响比小,但对气道刺激性较大,常联合用于全身麻醉的诱导及维持。

【联】七氟烷 sevoflurane;异氟烷(恩氟烷的异构体)isoflurane

【量】雾化吸入,吸入量视手术需要而定。

【ADR】常见咳嗽、屏气发作、恶心、呕吐、头痛等;偶见心律失常、肝炎、躁动、呼吸困难等。

【禁】可能产生恶性高热者、有全身麻醉禁忌证者禁用。

【警】对儿童大脑发育产生负面影响的潜在风险。

【妊】人类数据提示妊娠期反复或长时间(超过 3 小时)使用有风险。

地高辛	digoxin [dai'gɔksin]
【基】	【记】源自毛花洋地黄(*Digitalis lanata* E.)提纯制得的一种毒素
【C】	(toxin)成分。
【L2】	【类】抗心力衰竭药;强心苷类药
【FDA】	【药】中效强心苷,具有增加心肌收缩力、减慢心脏传导性作用,排

泄快而蓄积性小,比洋地黄毒苷安全,口服吸收不规则,用于急慢性心功能不全及伴有快速心室率的心房颤动、室上性心动过速等。

【联】洋地黄毒苷 digitoxin(长效);去乙酰毛花苷 deslanoside(中效);毒毛花苷 K strophanthin K(短效)

【量】口服,一次 0.125~0.5mg,一日 1 次,检测血药浓度;静脉注射,一次 0.25~0.5mg,一次极量 1mg。

【ADR】可见心律失常、地高辛中毒、胃肠道紊乱、头痛、头晕等,在治疗浓度范围内少见。

【禁】强心苷制剂中毒、室性心动过速、梗阻性肥厚型心肌病、预激综合征伴心房颤动或心房扑动等患者禁用。

【妊】人类数据提示妊娠期使用有风险。

D

地诺前列酮 dinoprostone [ˌdainəu'prəusˌtəun]

【C】

【L3】

【FDA】

【记】dino(音"地诺"),-prost-(前列,前列腺素类衍生物,抗血小板药),-one(酮类)。又称"前列腺素 E_2"。

【类】子宫收缩及引产药

【药】天然前列腺素 E_2 能直接作用于子宫平滑肌,刺激妊娠的子宫平滑肌产生类似足月临产后的子宫收缩,致使流产,也可直接使宫颈变软,有利于宫颈扩张,用于催产、引产及人工流产等。

【联】卡前列素 carboprost;依前列醇 epoprostenol;地诺前列素 dinoprost

【量】普通阴道栓,阴道内给药,一次 3mg;妊娠引产,静脉滴注,一次 2mg。

【ADR】常见胎心率异常、子宫收缩异常、胎儿窘迫;少见恶心、呕吐、腹泻等。

【禁】胎位异常、羊膜已破、有子宫手术史、多胎妊娠、有难产史和创伤性分娩史、有溃疡性结肠炎和青光眼病史等患者禁用。

【警】可致超敏反应。

【妊】人类数据提示妊娠期使用有风险,且不适用不足 37 周的妊娠期妇女。

地诺孕素 dienogest [ˈdiənəuˌdʒest]

【X】

【FDA】

【记】dieno(音"地诺",dienone 二烯酮),-gest(类固醇、孕激素)。

【类】孕激素类药

【药】口服孕激素类药,不具有雄激素活性,有抗雄激素活性,通过减少雌二醇内源性生成,抑制雌二醇对正常位置及异位的子宫内膜的刺激作用,体内具有强效的孕激素作用,用于子宫内膜异位症。

【联】地屈孕酮 dydrogesterone;甲地孕酮 megestrol

【量】口服,一次 2mg,一日 1 次,餐后或空腹均可服用,不要间断。

【ADR】常见子宫不规则出血、恶心、呕吐、腹痛、腹胀、乳房压痛、体重增加、睡眠障碍、头痛、脱发等。

【禁】活动性静脉血栓栓塞症、动脉及心血管疾病、出现血管病变的糖尿病、重度肝病、肝肿瘤、性激素依赖型恶性肿瘤、原因不明的阴道出血患者禁用。

【警】吸烟会增加口服避孕药发生严重心血管事件的风险,尤其在 35 岁以上的女性中,并且随着吸烟数量的增加而增加。

【妊】人类数据有限,不推荐妊娠期妇女使用。

地匹福林
【FDA】

dipivefrine [ˌdipaivˈfriːn]

【记】dipive(音"地匹"),-frine(福林,苯乙基类衍生物,拟交感神经药),肾上腺素异戊酯。

【类】拟交感神经药

【药】为肾上腺素的前药,亲脂性强,自身无生物活性,在催化酶的作用下迅速水解成肾上腺素而发挥散瞳、降眼压作用。本药还具有较好的抗过敏作用,用于青光眼、高眼压症及与麻醉药合用以延长麻醉时间。

【联】肾上腺素 epinephrine(adrenaline);二甲弗林 dimefline

【量】滴眼,一次 1~2 滴,一日 1~2 次,滴于结膜囊内,滴后用手指压迫内眦泪囊部 3~5 分钟。

【ADR】少见散瞳和无晶体性黄斑病变、轻度烧灼和刺痛感、反跳性充血、视物模糊、畏光等。

【禁】闭角型青光眼、严重高血压、动脉硬化、冠脉供血不足、心律失常、糖尿病以及甲状腺功能亢进患者禁用。

地屈孕酮
【FDA】

dydrogesterone [ˌdaidrəˈdʒestəˌrəun]

【记】dydro(dehydro 去氢),-gesterone(孕酮,黄体酮类衍生物)。

【类】孕激素类药

【药】口服孕激素类药,可使子宫内膜进入完全的分泌相,防止由雌激素引起的子宫内膜增生和癌变风险,无性激素和皮质激素样作用,不影响脂肪代谢,用于月经不调、功能性子宫出血等内源性孕激素不足的各种疾病。

【联】地诺孕素 dienogest;甲地孕酮 megestrol

【量】口服,根据需要,一次 10mg,一日 1~3 次,剂量与疗程根据用药目的而定。

【ADR】十分常见阴道出血;常见乳房疼痛 / 压痛、恶心、腹痛、月经失调、头痛等。

【禁】已知或可疑孕激素依赖性肿瘤、不明原因阴道出血、严重肝功能障碍患者和妊娠期妇女禁用。

【妊】治疗妊娠期先兆流产首选药物。

地塞米松
【基】
【OTC】
【C/D】
【L3】
【FDA】

dexamethasone [deksə'meθə,səun]

【记】dexa(音"地塞"),-methasone(米松,可的松衍生物,糖皮质激素类药)。又称"氟美松"。

【类】糖皮质激素类药;抗炎症反应药

【药】作用机制同氢化可的松,抗炎、抗过敏和抗毒作用较强,水钠潴留和促进排钾作用较轻,对垂体 - 肾上腺皮质轴的抑制作用较强,用于过敏性与自身免疫性炎症性疾病、严重感染及中毒、恶性淋巴瘤的综合治疗等。

【联】倍他米松 betamethasone;氟米松 flumetasone;去羟米松 desoximetasone

【量】口服,一次 0.75~3mg,一日 2~4 次,视病情而定;静脉注射,一次 2~20mg,可视病情 2~6 小时重复给药;肌内注射,一次 1~8mg,一日 1 次。

【ADR】较大剂量易引起糖尿病、骨质疏松、消化性溃疡、感染等;少见耳部不适、头晕、红斑、皮疹等。

【禁】溃疡、血栓性静脉炎、活动性肺结核、肠吻合手术后患者禁用。

【警】硬膜外注射糖皮质激素类药后有出现疼痛且严重神经系统问题的风险。

【妊】人类数据提示未增加先天畸形的风险,但唇腭裂风险增加。

地舒单抗
【L3】
【FDA】

denosumab [di'nɔsju,mæb]

【记】den(音"地"),-os-(bone,骨的),-umab(单抗,人源化单克隆单抗)。

【类】抗骨质疏松药;NF-κB 受体激活蛋白配体(receptor activator of NF-κB ligand,RANKL)单克隆抗体

【药】首个破骨细胞分化因子 RANKL 的 IgG2 型单克隆抗体,与 RANKL 结合,抑制 RANKL 的活性,从而抑制破骨细胞的骨吸收,用于实体肿瘤骨转移、多发性骨髓瘤以及可能导致严重功能障碍

骨巨细胞瘤。

【联】帕尼单抗 panitumumab；特立帕肽 teriparatide

【量】皮下注射：治疗肿瘤剂量，一次 120mg，4 周 1 次；治疗骨质疏松症剂量，一次 60mg，6 个月一次。

【ADR】十分常见骨骼肌肉疼痛、肢体疼痛、背痛；常见贫血、眩晕、腹部不适、便秘、上呼吸道感染、坐骨神经痛、胆固醇增高、皮疹等，严重的可导致肺炎、颌骨坏死、低钙血症。

【禁】低钙血症，超敏反应以及牙科或口腔术后创口未愈合的患者禁用。

【警】有导致高钙血症的风险。

【妊】人类数据缺乏；动物数据显示具有生殖毒性。

地西泮
【基】
【精二】
【D】
【L3】
【FDA】

diazepam [ˌdaiˈæzəˌpæm]

【记】di-(双，两个的)，-azepam(西泮，抗焦虑药)。又称"安定"。

【类】镇静催眠药；苯二氮䓬(BZ)类药

【药】BZ 类药的代表药，能与中枢苯二氮䓬受体结合而促进抑制性神经递质 γ- 氨基丁酸(GABA)的释放及突触传递功能，根据剂量不同，具有镇静、催眠、抗焦虑及抗惊厥作用，是临床上最常用的安眠药之一。

【联】氯氮䓬 chlordiazepoxide；劳拉西泮 lorazepam；硝西泮 nitrazepam

【量】口服，根据治疗目的不同，一次 2.5~10mg，一日 1~4 次；静脉注射，一次 10~30mg，必要时 2~4 小时重复给药。

【ADR】常见嗜睡、头昏、乏力等，大剂量可有共济失调、震颤；罕见皮疹、白细胞减少。

【禁】新生儿、妊娠期(尤其是妊娠前 3 个月与末 3 个月)妇女和哺乳期妇女禁用。

【警】与阿片类药物同时使用有过度镇静和呼吸抑制的风险；滥用、误用和成瘾风险；可能产生依赖性和戒断反应。

【妊】人类数据提示妊娠早期使用可增加胎儿畸形的风险，妊娠晚期使用可能引起胎儿抑制。

D

地西他滨
【FDA】

decitabine [di'saitə‚bi:n]

【记】deci(音"地西"),-citidine(他滨,阿拉伯糖呋喃类衍生物,抗肿瘤药或抗病毒药)。

【类】抗肿瘤药;抗代谢药

【药】脱氧胞苷酸的腺苷类似物,通过磷酸化后直接掺入 DNA,抑制 DNA 甲基化转移酶,引起 DNA 低甲基化和细胞分化或凋亡,DNA 甲基化作用较强,属于 S 期细胞周期特异性药物,用于骨髓增生异常综合征(MDS)。

【联】阿糖胞苷 cytarabine;阿扎胞苷 azacitidine;吉西他滨 gemcitabine

【量】口服,一次 $15mg/m^2$,一日 3 次,连续 3 日,推荐至少治疗 4 个周期,其间须进行全血和血小板计数。

【ADR】常见中性粒细胞减少、血小板减少、贫血、发热、恶心、咳嗽、便秘、腹泻、高血糖等。

【禁】禁用于已知对地西他滨或其他成分过敏的患者。

【妊】人类数据缺乏,妊娠期妇女用药可能会引起胎儿损害。

地佐辛
【精二】
【FDA】

dezocine [di'zəu‚si:n]

【记】de-(去除),-azocine(佐辛,吗啡烷类衍生物,镇痛药)。

【类】麻醉性镇痛药

【药】强效阿片类镇痛药,是 κ 受体激动剂、μ 受体拮抗剂,成瘾性小,镇痛强度、起效时间和作用持续时间与吗啡相当,镇痛作用强于喷他佐辛,用于术后痛、内脏及癌性疼痛等需使用阿片类镇痛治疗的各种疼痛。

【联】喷他佐辛 pentazocine;依他佐辛 eptazocine;布托啡诺 butorphanol

【量】肌内注射或静脉注射,一次 5~10mg,可视病情 3~6 小时重复给药,一日极量 120mg。

【ADR】常见恶心、呕吐、镇静、头晕、注射部位反应等;少见水肿、血压波动、口干、便秘、腹泻、皮疹、视物模糊等。

【禁】对阿片类镇痛药过敏患者禁用。

碘海醇 | iohexol [aiəu'hek‚sɔl]

【基】 | 【记】io-(同 iodo-,碘,含碘的),-hexol(己六醇)。

【L2】 | 【类】诊断用药;造影剂

【FDA】 | 【药】单环非离子型碘造影剂,优于甲泛葡胺,水溶液稳定,以原型经肾排出,24 小时排出 100%,渗透压低,毒性小,用于心血管造影、冠脉造影、尿路造影、CT 增强扫描及脊髓造影等。

【联】碘帕醇 iopamidol;泛影葡胺 meglumine diatrizoate

【量】静脉注射,根据造影部分不同,一次 10~100ml,检查前 2 小时内禁食,用药前后都必须保证体内有充足的水分。

【ADR】少见头痛、恶心、呕吐、热感、脸红、皮肤瘙痒等;个别出现严重的休克、惊厥、肾衰竭、支气管痉挛等。

【禁】有严重的甲状腺毒症表现的患者、对本品有严重过敏史者禁用。

【警】鞘内给药不慎可能导致死亡、抽搐 / 癫痫、脑出血、昏迷、瘫痪、蛛网膜炎、急性肾衰竭、心搏骤停、横纹肌溶解、体温过高和脑水肿。

【妊】有限的人类数据提示不增加先天畸形的风险。

碘解磷定 | pralidoxime iodide [præli'dɔk‚si:m 'aiəu‚daid]

【基】 | 【记】pralido(pyridine 吡啶),oxime(肟,肟化物),iodide(碘化物)。又称"PAM-I"。

【类】解毒药;胆碱酯酶复活剂

【药】在体内能与磷酰化胆碱酯酶中的磷酰基结合,而将其中胆碱酯酶游离,恢复其水解乙酰胆碱的活性,仅对形成不久的磷酰化胆碱酯酶有效,所以用药越早越好,用于解救多种急性磷酸酯类杀虫剂中毒。

【联】氯解磷定 pralidoxime chloride;双复磷 obidoxime

【量】静脉注射,一次 0.5~1.0g,根据病情需要可重复给药。

【ADR】常见恶心、呕吐、胸闷、心律不齐和发热等,过量可能出现胆碱酯酶抑制、呼吸抑制、癫痫发作。

【禁】对碘过敏者禁用(可改用氯解磷定)。

碘克沙醇
【L3】
【FDA】

iodixanol ['aiəuˌdiksəˌnɔl]

【记】iodi-(碘,含碘造影剂),xa(carboxamide 甲酰胺),-ol(醇)。

【类】诊断用药;造影剂

【药】非离子型、水溶性的碘造影剂,血管内注射使血管不透明,从而内部结构可视化,具有较低的渗透压,用于心血管造影、脑血管造影、外周动脉造影、腹部血管造影、尿路造影、静脉造影及 CT 增强检查等。

【联】碘帕醇 iopamidol; 碘海醇 iohexol

【量】血管内注射,一次 5~80ml,给药剂量取决于检查的类型、年龄、体重、心排血量、患者全身情况及所使用的技术。

【ADR】常见皮疹或红斑、心绞痛、恶心、轻度的感觉异常等;少见水肿、焦虑、呕吐、腹泻、低血压、心悸、视力异常等。

【禁】未经控制症状的甲状腺功能亢进患者,既往对本品有严重不良反应史的患者均禁用。

【警】不用于鞘内使用,不慎鞘内给药可能导致死亡、抽搐/癫痫、脑出血、昏迷、瘫痪、蛛网膜炎、急性肾衰竭、心搏骤停、横纹肌溶解等。

碘普罗胺
【B】
【L3】
【FDA】

iopromide [aiəu'prəuˌmaid]

【记】io-(同 iodo-,碘,含碘的),pro(propyl 丙基),-mide(amide 酰胺)。

【类】诊断用药;造影剂

【药】非离子型碘造影剂,能使 X 射线透过率与周围组织差异化从而显影成像,与离子型造影剂相比,具有渗透压低、耐受性好、毒性小等特点,用于心血管造影、尿路造影、CT 增强扫描及脊髓造影等。

【联】碘帕醇 iopamidol; 碘海醇 iohexol; 泛影葡胺 meglumine diatrizoate

【量】血管内注射,根据造影部位选择不同剂量,检查前 2 小时内禁食。

【ADR】常见头痛、恶心、血管扩张、痛感、全身的热感等。

【禁】对含碘对比剂过敏及明显的甲状腺功能亢进患者、妊娠及急性盆腔炎患者禁行子宫输卵管造影,急性胰腺炎禁行内窥镜逆行性胰胆管造影。

【警】不用于鞘内使用,不慎鞘内给药可能导致死亡、抽搐/癫痫、脑出血、昏迷、瘫痪、蛛网膜炎、急性肾衰竭、心搏骤停、横纹肌溶解等。

【妊】人类数据提示妊娠期使用有风险。

| 丁苯酞 | butylphthalide [ˈbjuːtilˌθælaid] |
| 【FDA】 | |

【记】butyl(丁基),phthalide(苯酞),即丁基苯酞。

【类】抗脑血管病药

【药】我国自主研发,最初系从芹菜籽中分离得到的活性成分(芹菜甲素),具有改善缺血脑区的微循环和血流量、抑制氧自由基等多种作用,用于轻中度急性缺血性脑卒中,改善神经功能缺损。

【联】依达拉奉 edaravone;酚酞 phenolphthalein;艾地苯醌 idebenone

【量】口服,一次 200mg,一日 3 次,空腹口服;静脉滴注,一次 25mg,一日 2 次,滴注时间不少于 50 分钟。

【ADR】常见转氨酶升高,停药后可恢复正常;偶见头晕、恶心、腹泻、皮疹、精神症状等。

【禁】对芹菜过敏者、有严重出血倾向者禁用。

丁丙诺啡	buprenorphine [ˌbjuːprəˈnɔːfiːn]
【精一/	
精二】	
【C】	
【L2】	
【FDA】	

【记】bu(butyl 丁基),pren(propyl 丙基),-orphine(诺啡,吗啡类衍生物)。

【类】麻醉性镇痛药

【药】阿片类麻醉性镇痛药,为部分 μ 受体激动剂,属激动-拮抗剂,镇痛作用强于哌替啶和吗啡,作用持续时间较长,舌下片用于术后疼痛及癌性疼痛等,贴剂用于非阿片类药不能控制的慢性疼痛。

【联】布托啡诺 butorphanol;二氢埃托啡 dihydroetorphine

【量】透皮贴剂,一次 5~10mg,7 日 1 次;舌下含服,一次 0.2~0.8mg,每隔 6~8 小时 1 次,不得咀嚼或吞服;肌内注射,一次 0.15~0.3mg,每隔 6~8 小时 1 次,或按需注射。

【ADR】常见呼吸抑制、恶心、呕吐、食欲缺乏、头痛、头晕、嗜睡、皮疹等。

【禁】呼吸中枢及其功能严重受损患者、肌无力患者、震颤性谵妄患者禁用。

【警】存在滥用可能,并可能导致出现危及生命的呼吸抑制和意外暴露。

【妊】人类数据提示妊娠期使用可引起胎儿损害。

丁螺环酮
【基】
【B】
【L3】
【FDA】

buspirone ['bʌspaiˌrəun]

【记】bu(butyl 丁基),-spirone(螺酮或环酮,丁螺环酮衍生物,抗焦虑药)。

【类】抗焦虑药

【药】属新型非 BZ 类抗焦虑药,作用于脑内 5-HT$_{1A}$ 受体的激动,降低焦虑症过高的活动,抗焦虑作用与地西泮相似,但无镇静、肌松弛及抗惊厥作用,用于各种焦虑症。

【联】坦度螺酮 tandospirone;替螺酮 tiospirone

【量】口服,开始一次 5mg,一日 2~3 次,第 2 周酌情加量,常用治疗剂量一日 20~40mg。

【ADR】可见头晕、头痛、恶心、呕吐及胃肠道功能紊乱。

【禁】青光眼患者、重症肌无力患者、白细胞减少患者、儿童、妊娠期妇女及哺乳期妇女禁用。

【妊】有限的人类数据提示可增加先天畸形或其他不良妊娠结局。

东莨菪碱
【C】
【L3】
【FDA】

scopolamine [skəu'pɔləˌmi:n]

【记】源自莨菪属(Scopolia)植物的一种有机碱,amine(胺)。

【类】抗胆碱药;解毒药

【药】M 受体拮抗剂,作用与阿托品相似,脂溶性强,易通过血脑屏障,故中枢作用较强,但选择性不高,副作用多,用于休克、缓解平滑肌痉挛、眩晕及麻醉前用药等,也用于有机磷类农药中毒的治疗。

【联】莨菪碱 hyoscyamine;樟柳碱 anisodine;山莨菪碱 anisodamine

【量】肌内注射、静脉注射或静脉滴注,一次 10~40mg;口服,一次 10~20mg,一日 3 次。

【ADR】可见口干、眩晕等,严重时瞳孔散大、皮肤潮红、兴奋、心率加快等。

【禁】青光眼、前列腺肥大、重症肌无力、严重心脏病、器质性幽门狭窄、胃肠道梗阻、反流性食管炎、溃疡性结肠炎或中毒性巨结肠患者禁用。

【警】可引起心动过速、低血压和过敏反应,因此在心脏病患者中应慎用。

【妊】人类数据提示妊娠晚期大量使用有导致新生儿中毒的风险。

毒毛花苷 K | strophanthin K [strɔˈfænˌθin kei]

【记】从毒毛旋花(*Strophanthus kombe*)种子中提取的各种苷的混合物。

【类】抗心力衰竭药;强心苷类药

【药】速效强心苷,其化学极性高,脂溶性低,为常用的高效、速效、短效强心苷,较地高辛、毛花苷 C 等起效快,排泄亦快,不易蓄积中毒,用于急性充血性心力衰竭,特别适用于洋地黄无效的患者。

【联】地高辛 digoxin;毛花苷 C lanatoside C;去乙酰毛花苷 deslanoside

【量】静脉注射,一次 0.125~0.25mg,1~2 小时后重复,一日极量 5mg,病情好转后,改用口服制剂。

【ADR】常见心律失常、食欲缺乏、恶心、呕吐、下腹痛、无力等;少见视物模糊、腹泻、精神抑郁。

【禁】任何强心苷制剂中毒、室性心动过速、心室颤动、梗阻性肥厚型心肌病、预激综合征伴心房颤动或心房扑动、房 - 室传导阻滞者禁用。

度拉糖肽 | dulaglutide [duːˈlægluːˌtaid]

【C】

【L4】

【FDA】

【记】dula(音"度拉"),-glutide(糖肽,胰高血糖素样肽类似物)。

【类】降糖药;胰高血糖素样肽 -1(GLP-1)受体激动剂

【药】GLP-1 受体激动剂,与内源性 GLP-1 具有 90% 的氨基酸序列同源性,通过刺激胰岛素分泌,促进葡萄糖的摄取和利用,从而降低血糖水平,用于 2 型糖尿病的血糖控制,或接受二甲双胍和 / 或磺脲类药物治疗血糖仍控制不佳的 2 型糖尿病的治疗。

【联】司美格鲁肽 semaglutide;利拉鲁肽 liraglutide

D

【量】皮下注射,起始剂量 0.75mg,一周 1 次,可根据病情增加剂量,最大剂量 1.5mg,一周 1 次。

【ADR】十分常见低血糖、恶心、呕吐、腹泻腹痛;常见食欲缺乏、消化不良、便秘、疲乏等。

【禁】有甲状腺髓样癌(medullary thyroid carcinoma,MTC)个人既往病史或家族病史的患者或者多发性内分泌腺瘤病 2 型的患者禁用。

【警】甲状腺 C 细胞瘤的风险。

【妊】人类数据不足;动物数据提示有风险。

度洛西汀	duloxetine [du:ˈlɔksəˌti:n]
【C】	【记】dul(音"度洛"),-oxetine(西汀,氟西汀衍生物,抗抑郁药)。
【L3】	【类】抗抑郁药;5- 羟色胺去甲肾上腺素再摄取抑制剂(SNRI)
【FDA】	【药】氟西汀衍生物,但与其他 5-HT 再摄取抑制剂不同,该药为强效、高度特异性 5-HT 和 NA 双重再摄取抑制剂,提高两种神经递质在控制感情和对疼痛敏感方面的作用,用于抑郁症、广泛性焦虑及慢性肌肉骨骼疼痛等。

【联】氟西汀 fluoxetine;帕罗西汀 paroxetine;文拉法辛 venlafaxine

【量】口服,一次 30~60mg,一日 1~2 次,需要定期对维持治疗的必要性和所需剂量进行重新评估。

【ADR】常见恶心、口干、嗜睡、便秘、食欲缺乏、多汗等。

【禁】严重肝、肾、心功能不全者,以及未经治疗的闭角型青光眼患者、嗜酒者、妊娠期妇女及哺乳期妇女、25 岁以下患者禁用。

【警】可以增加重度抑郁症儿童、青少年和青年的自杀思维和行为的风险。

【妊】人类数据提示妊娠晚期使用有风险。

度他雄胺	dutasteride [du:ˈtæstəˌraid]
【X】	【记】dut(音"度他"),-steride(雄胺,酶抑制剂)。
【FDA】	【类】抗雄激素类药;酶抑制剂

【药】作用与非那雄胺类似,抑制睾酮向双氢睾酮的转化,作用更强,治疗剂量下半衰期长(3~5 周),老年及肝肾功能损害时一般无须剂量调整,用于良性前列腺增生的中重度症状,降低急性尿潴留和手术风险。

【联】非那雄胺 finasteride；爱普列特 episteride；氟他胺 flutamide

【量】口服，一次 0.5mg，一日 1 次，吞服不要咀嚼，至少维持 6 个月。

【ADR】常见阳痿、性欲下降、乳房疾病等；少见脱发、多毛病、头晕等。

【禁】妇女、儿童、青少年及重度肝损伤患者禁用。

【警】有导致肝功能障碍和黄疸的风险。

【妊】女性不适用；动物数据提示有致畸性。

对乙酰氨基酚
【基】
【OTC】
【B】
【L1】
【FDA】

acetaminophen [əˌsiːtəˈminəfen]

【记】acet（acetyl 醋，乙酰基），amino（氨基），phen（phenol 苯酚）。又称"扑热息痛（paracetamol）"。

【类】解热镇痛药；非甾体抗炎药（NSAID）

【药】唯一可单方口服的苯胺类 NSAID，作用机制与布洛芬、双氯芬酸类似，抑制前列腺素合成，具有较强解热、镇痛作用，抗炎作用弱，大剂量或长期使用易导致肝脏损伤，用于感冒引起的发热及缓解各种轻中度疼痛。

【联】丙帕他莫 propacetamol；非那西丁 phenacetin；贝诺酯 benorilate

【量】口服，一次 325~650mg，一日不超过 4g，可间隔 4~6 小时重复用药一次；解热用不超过 3 日；止痛用不超过 5 日。

【ADR】偶见皮疹、荨麻疹、药物热及粒细胞减少，长期大量用药会导致肝肾功能异常。

【禁】严重肝肾功能不全者禁用。

【警】用药错误和肝脏毒性的风险。

【妊】人类数据提示未增加先天畸形的风险，但不建议过量服用。

多巴胺
【基】
【C】
【L2】
【FDA】

dopamine [ˈdəupəˌmiːn]

【记】dopa-（多巴，多巴胺受体激动剂），amine（胺）。

【类】抗休克血管活性药；拟交感神经药

【药】交感神经递质的生物合成前体，也是中枢神经递质之一，具有增强心肌收缩、增加血流量，促使尿量及钠排泄量增多等作用，口服不易通过血脑屏障，用于心肌梗死、创伤等各种原因引起的休克综合征。

D

【联】多巴酚丁胺 dobutamine；氨力农 amrinone

【量】静脉滴注，开始 1~5μg/(kg·min)，10~30 分钟内以 1~4μg/(kg·min)速度递增，以达到最大疗效。

【ADR】常见胸痛、呼吸困难、心律失常(尤其大剂量)、心悸、乏力；少见头痛、恶心、呕吐。

【禁】嗜铬细胞瘤、心动过速或心室颤动患者禁用。

【警】长期使用有引起纤维化，尤其心脏纤维化的风险。

【妊】有限的人类数据提示未增加胎儿或新生儿的不良结局。

多巴酚丁胺 | dobutamine [ˌdɔbjuːˈtæmiːn]

【基】
【B】
【L2】
【FDA】

【记】do(dopa-，多巴)，but(butyl，丁基)，amine(胺)，多巴胺的丁基苯酚衍生物。

【类】抗休克血管活性药；拟交感神经药

【药】儿茶酚胺类药，多巴胺衍生物，但作用机制与多巴胺不同，为选择性 β₁ 受体激动剂，直接作用于心脏，产生正性肌力作用，口服无效，用于各种原因引起心肌收缩力减弱的心力衰竭。

【联】多巴胺 dopamine；间羟胺 metaraminol

【量】静脉滴注，一般以 2.5~10μg/(kg·min) 的速度输注。因半衰期短，必须以连续静脉滴注的方式给药。

【ADR】可见心悸、恶心、头痛、胸痛、气短等；偶见低血压、心率加快、静脉炎。

【禁】梗阻性肥厚型心肌病患者禁用。

【妊】人类数据提示未观察到对胎儿有不良影响。

多纳非尼 | donafenib [ˈdəunəˌfenib]

【记】dona(音"多纳")，-fenib(非尼，RAF 激酶抑制剂)。

【类】抗肿瘤药；多靶点受体酪氨酸激酶抑制剂

【药】自主研发的索拉非尼的氘代衍生物，可同时抑制 VEGFR、PDGFR 等多种受体酪氨酸激酶活性，也可直接抑制各种 RAF 激酶，并抑制下游的 RAF/MEK/ERK 信号转导通路，抑制肿瘤细胞增殖和血管形成，用于晚期不可切除肝癌。

【联】索拉非尼 sorafenib；仑伐替尼 lenvatinib

【量】口服，一次 0.2g，一日 2 次，空腹口服，常需持续服用，直至患者不能获得临床受益或出现不可耐受的毒性反应。

【ADR】十分常见手足皮肤反应、腹泻、血小板降低、高血压、转氨酶升高、脱发等。

【禁】有活动性出血、活动性消化性溃疡、药物不可控制的高血压和重度肝功能不全患者禁用，哺乳期妇女禁用。

【妊】人类数据缺乏；动物数据提示具有胚胎毒性和致畸性。

多奈哌齐　donepezil ['dəunə'pezil]

【C】　【记】done（音 "多奈"），pezil（六氢吡啶类氧化物）。

【L4】　【类】乙酰胆碱酯酶（acetylcholinesterase，AChE）抑制剂；抗老年

【FDA】痴呆药

【药】第二代中枢乙酰胆碱酯酶抑制剂，能特异性可逆性抑制脑内乙酰胆碱水解而增加受体部位乙酰胆碱含量，对轻中度阿尔茨海默病（AD）患者有提高认知功能的作用，作用优于他克林及毒扁豆碱，用于轻中度 AD 症状的治疗。

【联】加兰他敏 galantamine；利斯的明 rivastigmine

【量】口服，一次 2.5~10mg，一日 1 次，睡前口服，至少维持 1 个月。

【ADR】常见腹泻、肌肉痉挛、乏力、恶心、呕吐、失眠。

【禁】妊娠期妇女禁用，有哌啶类衍生物或制剂中赋形剂过敏史的患者禁用。

【警】有导致 QT 间期延长和尖端扭转型室性心动过速的相关风险。

【妊】人类数据不足；动物数据提示有风险。

多黏菌素 B　polymyxin B [ˌpɔli'miksin bi:]

【B】　【记】多黏菌素是多黏芽孢杆菌（*Bacillus polymyxa*）产生的一组碱

【L2】　性多肽类抗生素，多黏菌素 B 和多黏菌素 E 供药用。

【FDA】【类】多肽类抗生素

【药】多肽类抗生素主要作用于细菌细胞膜，改变其透性而起杀菌作用，对多数 G^- 菌具有抗菌作用，对 G^+ 菌作用弱，无交叉耐药性，用于铜绿假单胞菌及其他假单胞菌引起的创面、尿路以及眼、耳、气管等部位感染。

D

【联】杆菌肽 bacitracin；黏菌素 colistin

【量】静脉滴注，一日 1.5~2.5mg/kg，分 2 次给药，每 12 小时一次。

【ADR】可见肾毒性，胃肠道不适，面部潮红、头晕、嗜睡等神经毒性，药物热等。

【禁】对多黏菌素类药物过敏者禁用。

【警】监测肾功能，有肾脏损伤和氮滞留的患者减少剂量；多黏菌素 B 的神经毒性可能会导致神经肌肉阻断引起的呼吸系统瘫痪。

【妊】人类数据不足；动物数据提示有风险。

多潘立酮
【基】
【OTC】
【L3】
【FDA】

domperidone [dɔmˈperiˌdəʊn]

【记】dom(音"多")，-peridone(哌酮或立酮，利培酮类抗精神病药)。

【类】多巴胺受体拮抗剂；促胃肠动力药

【药】苯并咪唑类衍生物，为作用较强的外周多巴胺受体拮抗剂，直接作用于胃肠壁，可增加胃肠道的蠕动和张力，促进胃排空，增加胃肠运动，用于治疗消化不良、腹胀、嗳气、恶心、呕吐、腹部胀痛。

【联】伊托必利 itopride；利培酮 risperidone

【量】口服，一次 10~20mg，一日 3 次，饭前 15~30 分钟服用；肌内注射，一次 10mg，必要时可重复给药。

【ADR】偶见口干、头痛、嗜睡、腹泻、恶心、皮疹、心律失常、心动过速等。

【禁】嗜铬细胞瘤、乳腺癌、机械性肠梗阻、胃肠出血患者及妊娠期妇女禁用，禁与酮康唑、红霉素等 CYP3A4 强抑制剂合用。

【警】口服(片剂)有报道显示，使用多潘立酮可增加严重室性心律失常或心源性猝死的风险。

【妊】有限的人类数据提示不增加先天畸形的风险。

多柔比星
【基】
【D】
【L5】
【FDA】

doxorubicin [ˌdɔksəʊˈruːbisin]

【记】doxo(音"多")，-rubicin(柔比星，柔红霉素衍生物，抗生素)。又称"阿霉素""adriamycin"。

【类】抗肿瘤抗生素

【药】继柔红霉素之后第 2 个蒽环类抗肿瘤抗生素，其作用机制同柔红霉素，能嵌入 DNA 双链相邻碱基对之间，抑制其解链后再复制，抗肿瘤谱更广，用于治疗乳腺癌、肺癌、白血病、淋巴瘤等多种肿瘤。

【联】柔红霉素 daunorubicin；表柔比星 epirubicin

【量】静脉滴注，间断给药，一次 60~75mg/m²，2~3 周 1 次，总剂量不宜超过 450mg/m²，以免发生心脏毒性。

【ADR】常见骨髓抑制、白细胞减少、恶心、无力、脱发、发热、腹泻等。

【禁】骨髓抑制者、严重器质性心脏病和心肺功能失代偿者、感染或发热、恶病质、电解质酸碱平衡失调等患者，以及妊娠期、哺乳期妇女禁用。

【警】心肌病、继发性恶性肿瘤、外渗和组织坏死以及严重的骨髓抑制。

【妊】有限的人类数据提示不增加先天畸形的风险。

多塞平 | doxepin ['dɔksəˌpin]

【基】　【记】d(dibenz，二苯)，-oxepin(塞平，氧杂草类抗抑郁药)。

【C】　【类】三环类抗抑郁药(TCA)

【L5】　【药】苯并氧杂草类衍生物，是 TCA 中镇静作用较强的抗抑郁药

【FDA】之一，作用机制同丙米嗪、阿米替林，抑制 5- 羟色胺(5-HT)再摄取，抗胆碱作用弱，用于治疗焦虑性或神经性抑郁症，也可用于镇静及催眠。

【联】丙米嗪 imipramine；阿米替林 amitriptyline

【量】口服，一次 25~150mg，一日 1~2 次，逐渐增加日剂量，一日极量 300mg。

【ADR】初期可见嗜睡与抗胆碱反应，如多汗、口干、震颤等，其他有皮疹、体位性低血压；偶见癫痫发作、骨髓抑制或中毒性肝损伤。

【禁】严重肝功能不全、青光眼、心肌梗死恢复期、甲状腺功能亢进、尿潴留、谵妄或躁狂、粒细胞减少、严重心肌病患者禁用。

【警】增加新发或恶化原有的自杀风险，特别是在儿童患者(未批准用药)、青少年患者及青年患者中。

【妊】人类数据提示妊娠期使用可增加胎儿出生缺陷的风险。

多沙唑嗪 | doxazosin ['dɔksəˌzəusin]

【C】　【记】dox(音"多沙"，dioxane 二氧己环)，-azosin(唑嗪，哌唑嗪类

【L3】　衍生物)。

【FDA】　【类】抗高血压药；α 受体拮抗剂；前列腺用药

【药】选择性长效 α_1 受体拮抗剂,作用机制与哌唑嗪相似,能使周围血管扩张、使膀胱颈及前列腺平滑肌松弛,对心排出量影响小,口服吸收良好,半衰期较长(19~22 小时),用于原发性高血压和良性前列腺增生等。

【联】哌唑嗪 prazosin;特拉唑嗪 terazosin;酚妥拉明 phentolamine

【量】口服,一次 1~8mg,一日 1 次,宜睡前服,缓释片一日不超过8mg,普通片一日不超过 16mg。

【ADR】十分常见头晕、头痛、倦怠;常见嗜睡、水肿、低血压、恶心、心悸等。

【禁】近期发生心肌梗死者,以及有胃肠道梗阻、食道梗塞或任何程度胃肠道管腔狭窄病史者禁用。

【警】α_1 受体拮抗剂有导致术中虹膜松弛综合征(intraocular floppy iris syndrome,IFIS)的风险。

【妊】有限的人类数据提示不增加先天畸形的风险。

多索茶碱
【FDA】

doxofylline [ˈdɔksəuˌfilain]

【记】doxo(音"多索",dioxolan,二氧戊环),-fylline(茶碱,甲基黄嘌呤类衍生物,平喘药)。

【类】平喘药;茶碱类药

【药】为茶碱的二氧环戊基衍生物,对磷酸二酯酶有显著抑制作用,其支气管平滑肌松弛作用较茶碱强 10~15 倍,并有镇咳作用,且作用时间长,无依赖性,用于支气管哮喘及其他支气管痉挛引起的呼吸困难等。

【联】氨茶碱 aminophylline;二羟丙茶碱 diprophylline

【量】口服,一次 200~400mg,一日 2 次,饭前或饭后 3 小时服用;静脉滴注,一次 200~300mg,一日 1~2 次。

【ADR】少见恶心、呕吐、上腹痛、心悸、心动过速、失眠等,过量使用还会出现严重心律失常、阵发性痉挛等。

【禁】对黄嘌呤衍生物类药物过敏患者、急性心肌梗死患者和哺乳期妇女禁用。

多西环素　doxycycline [dɔksiˈsaiˌkliːn]

【基】
【D】
【L3】
【FDA】

【记】doxy（音"多西"，deoxy，脱氧的），-cycline（环素，四环素衍生物，抗生素）。又称"脱氧土霉素""强力霉素"。

【类】四环素类抗生素

【药】作用机制及抗菌谱与四环素类似，抗菌活性较强，口服吸收达90%，半衰期长，作用维持时间久，钙质沉淀等反应较轻，用于敏感革兰氏阳性菌、阴性菌所致各种感染，也可用于霍乱及钩端螺旋体感染。

【联】土霉素 oxytetracycline；米诺环素 minocycline

【量】口服，一次 100~200mg，一日 1~2 次，一般 3~7 日为 1 个疗程。

【ADR】常见恶心、呕吐、腹痛腹泻等胃肠道反应和皮疹；偶见食管炎、肝毒性、皮炎、溶血性贫血等。

【禁】8 岁以下小儿、妊娠期妇女和哺乳期妇女一般应禁用。

【警】可致赫氏反应、皮肤色素沉着过度。

【妊】人类数据提示致畸风险很低，但现有数据不足以排除致畸风险。

多西他赛　docetaxel [ˌdəusiˈtæksəl]

【D】
【L5】
【FDA】

【记】doce（音"多西"，deacetyl，脱乙酰基的），-taxel（他赛，紫杉醇衍生物，抗肿瘤药），脱乙酰基紫杉醇。

【类】植物来源抗肿瘤药

【药】作用机制同紫杉醇，为 M 期周期特异性药物，促进小管聚合成稳定的微管并抑制其解聚，效能是紫杉醇的 2 倍，用于蒽环类治疗恶化或复发的晚期乳癌、非小细胞肺癌（NSCLC）、胃癌及卵巢癌等。

【联】紫杉醇 paclitaxel；长春瑞滨 vinorelbine

【量】静脉滴注，75~100mg/m^2，3 周 1 次，滴注 1 小时。

【ADR】十分常见感染、中性粒细胞减少、贫血、脱发、恶心、呕吐、口腔炎等；常见血小板减少、心律失常、出血、便秘等。

【禁】严重骨髓抑制者、严重肝肾功能损害者、妊娠期及哺乳期妇女禁用。

【警】有引起中毒性死亡、肝毒性、中性粒细胞减少、超敏反应、体液潴留的风险；制剂中含有乙醇，可能导致酒精中毒风险。

【妊】有限的人类数据提示未观察到对胎儿有不良影响；动物数据提示有胚胎毒性。

厄贝沙坦
【C/D】
【L3】
【FDA】

irbesartan [ˌəːbəˈsaːtæn]

【记】irbe（音"厄贝"），-sartan（沙坦，血管紧张素Ⅱ受体拮抗剂，抗高血压药）。

【类】抗高血压药；血管紧张素Ⅱ受体拮抗剂（ARB）

【药】作用与氯沙坦相似，口服吸收良好，生物利用度较高（60%~80%），且受进食影响小，半衰期长（11~15小时），代谢物经胆道和肾脏双通道排泄，用于原发性高血压及合并高血压的2型糖尿病肾病。

【联】氯沙坦 losartan；缬沙坦 valsartan；坎地沙坦 candesartan

【量】口服，一次75~300mg，一日1次，饮食对服药无影响。

【ADR】常见头晕、恶心、呕吐、体位性低血压、骨骼肌疼痛等；偶见心动过速、潮红、腹泻等。

【禁】妊娠4~9个月妇女和哺乳期妇女禁用。

【警】胎儿毒性：当检测到妊娠时，尽快停用厄贝沙坦片；直接作用于肾素-血管紧张素系统的药物可能对发育中的胎儿造成伤害和死亡。

【妊】人类数据提示妊娠中晚期使用有风险。

厄洛替尼
【D】
【L5】
【FDA】

erlotinib [əˈlɔtəˌnib]

【记】erlo（音"厄洛"），-tinib（替尼，酪氨酸激酶抑制剂）。

【类】抗肿瘤药；表皮生长因子受体酪氨酸激酶抑制剂（EGFR-TKI）

【药】第一代选择性EGFR-TKI，作用机制与吉非替尼类似，能有效抑制细胞内EFGR/人表皮生长因子受体1（HER-1）的磷酸化，阻碍上皮来源实体瘤生长、转移和血管生成，诱导凋亡，用于EGFR基因敏感突变的局部晚期或转移性非小细胞肺癌（NSCLC）。

【联】吉非替尼 gefitinib；埃克替尼 icotinib；阿法替尼 afatinib

【量】口服，一次 150mg，一日 1 次，至少在饭前 1 小时或饭后 2 小时服用，持续用药直到疾病进展或出现不可耐受的毒性反应。

【ADR】十分常见皮疹、腹泻、甲沟炎、恶心、肝功能异常等。

【禁】妊娠期及哺乳期妇女禁用。

【警】有导致胃肠道穿孔，大疱性和剥脱性皮肤疾病和眼部疾病包括角膜穿孔或溃疡、异常睫毛生长、干燥性角膜结膜炎和角膜炎的风险。

【妊】有限的人类数据提示妊娠期使用可出现胎儿生长受限；动物数据提示未见致畸性，但可导致胎仔损伤。

厄他培南　ertapenem [ˌəːtəˈpenəm]

【B】

【L2】

【FDA】

【记】erta（音"厄他"，1-beta 位取代的），-penem（培南，碳青霉烯类抗生素）。

【类】碳青霉烯类抗生素

【药】碳青霉烯类广谱抗生素，作用机制及适应证同亚胺培南，半衰期较亚胺培南及美罗培南长，一次给药作用维持时间长，用于敏感菌引起的呼吸系统、泌尿生殖系统、腹腔、盆腔、皮肤及软组织等部位的感染。

【联】亚胺培南 imipenem；美罗培南 meropenem

【量】静脉滴注，一次 1g，一日 1 次，输注时间应超过 30 分钟，最长可使用 14 日；或通过肌内注射给药，最长可使用 7 日。

【ADR】常见腹泻、恶心、呕吐、头痛、输液反应；少见呼吸困难、嗜睡、皮疹、便秘等。

【禁】对同类其他药物过敏者或已经证明对 β- 内酰胺类药具有速发过敏反应的患者禁用。

【妊】人类数据提示不足；动物数据提示未见生育力受损和致畸性。

恩氟烷　enflurane [enˈfluəˌrein]

【B】

【FDA】

【记】en（音"恩"），-flurane（氟烷，烷烃类吸入麻醉药）。

【类】吸入麻醉药

【药】氟烷类吸入麻醉药，对黏膜刺激小，诱导比乙醚快，全麻效能高，强度中等，无交感神经系统兴奋作用，且有一定的肌松作用，但较乙醚弱，用于全身麻醉的诱导和维持。

【联】七氟烷 sevoflurane；异氟烷(恩氟烷的异构体)isoflurane

【量】一般以 0.5% 浓度给药,与多种静脉全身麻醉药和全身麻醉辅助用药联用或合用。

【ADR】少见恶心、呃逆、不自主运动、局限性肌肉颤搐等；罕见过敏反应。

【禁】妊娠期妇女、哺乳期妇女、有惊厥史患者禁用。

【警】长时间或在多次手术或操作中暴露于这些药物可能会对 3 岁以下儿童的大脑发育产生不良影响。

【妊】人类数据提示分娩时推荐剂量使用安全性较好。

恩格列净
【C】
【FDA】

empagliflozin [ˌemˈpæɡləˌfləuzin]

【记】empa(音"恩"),-gliflozin(- 格列净,钠离子葡萄糖协同转运蛋白抑制剂)。

【类】口服降糖药；钠 - 葡萄糖耦联转运体 2(SGLT2)抑制剂

【药】国内上市的第 2 个 SGLT2 抑制剂,作用机制同达格列净,通过抑制 SGLT2,降低葡萄糖的肾阈值,增加尿糖排泄,同时能减少钠重吸收,增加钠向远端小管的输送,用于 2 型糖尿病、心力衰竭、慢性肾脏病等。

【联】达格列净 dapagliflozin；卡格列净 canagliflozin

【量】2 型糖尿病：口服,一次 10mg,一日 1 次。心力衰竭：一次 10mg,一日 1 次。治疗前应评估肾功能、血容量状态。

【ADR】常见尿路感染、生殖器真菌感染、上呼吸道感染、排尿增加、血脂异常、关节痛、恶心等。

【禁】对本品有严重超敏反应病史患者,以及重度肾功能损害、终末期肾脏病或透析患者禁用。

【警】有导致胰腺炎、酮症酸中毒、严重尿路感染的风险。

【妊】人类数据提示妊娠中晚期使用有风险。

恩美曲妥珠
单抗
【FDA】

trastuzumab emtansine [ˌtræsˈtjuːzjuˌmæb ˈemtænsiːn]

【记】tras(音"曲"),-tu-(tumour 肿瘤),-zumab(珠单抗,人源化单克隆抗体),emtansine(音"恩美",美登醇衍生物美坦辛 maitansine)。又称"T-DM1"。

【类】人表皮生长因子受体 2（HER-2）抑制剂；抗体药物偶联物（antibody-drug conjugate，ADC）类抗肿瘤药

【药】靶向 HER-2 的 ADC 类抗肿瘤药，由曲妥珠单抗、非还原性硫醚接头和微管蛋白抑制剂美坦辛衍生物组成，高效靶向递送抗药物分子，抑制微管蛋白聚合，诱导细胞周期阻滞和细胞凋亡，用于 HER-2 阳性早期乳腺癌或晚期乳腺癌。

【联】奥加伊妥珠单抗 inotuzumab ozogamicin；维迪西妥单抗 disitamab vedotin

【量】静脉滴注，一次 3.6mg/kg，3 周 1 次。

【ADR】十分常见恶心、疲乏、骨骼肌肉疼痛、出血、头痛、转氨酶升高、血小板减少症、周围神经病变等。

【禁】对恩美曲妥珠单抗或辅料存在超敏反应的患者禁用。

【警】有导致肝毒性、肝衰竭及死亡的风险；可能会导致左心室射血分数降低；妊娠期间暴露可导致胚胎 - 胎儿损伤。

【妊】有限的人类数据提示妊娠期使用有风险，不推荐妊娠期妇女使用。

恩曲他滨
【B】
【L5】
【FDA】

emtricitabine [ˌemtriˈsaitəˌbiːn]

【记】emtri（音"恩曲"），-citabine（他滨，核苷类抗病毒药或抗代谢药）。

【类】抗病毒药；逆转录酶抑制剂

【药】新型核苷类逆转录酶抑制剂，对 HIV-1、HIV-2 及 HBV 均具有特异性的抗病毒活性，作用机制类似于拉米夫定，半衰期长，抗病毒活性更好，常与替诺福韦等联用，用于治疗早期慢性乙型肝炎，也可治疗 HIV-1、HIV-2 感染。

【联】阿糖胞苷 cytarabine；吉西他滨 gemcitabine；替诺福韦 tenofovir

【量】口服，一次 200mg，一日 1 次，可与食物同服。

【ADR】常见头痛、腹泻、恶心和皮疹；少见呕吐、四肢乏力、色素沉着等。

【禁】禁用于晚期肾病及肝功能不全者。

【妊】有限的人类数据提示妊娠期使用未见明显致畸作用。

恩他卡朋
【C】
【FDA】

entacapone [en'tækəˌpəun]

【记】enta(音"恩他"),-capone [卡朋,儿茶酚 -O- 甲基转移酶(catechol-O-methyltransferase,COMT)抑制剂]。

【类】抗帕金森病药;COMT 抑制剂

【药】可逆的特异性外周 COMT 抑制剂,左旋多巴增效剂,减少外周循环中左旋多巴的分解代谢,增加其进入中枢的剂量,常与多巴类药物联合,用于治疗左旋多巴、苄丝肼等不能控制的帕金森病剂末现象(症状波动)。

【联】托卡朋 tolcapone;司来吉兰 selegiline;普拉克索 pramipexole

【量】口服,应与左旋多巴制剂同时服用,一次 200mg,一日 4~6 次,一日极量 2g。

【ADR】十分常见运动障碍、恶心、尿色异常;常见腹泻、帕金森病症状加重、失眠、头晕、腹痛等。

【禁】肝损伤、嗜铬细胞瘤、有非创伤横纹肌溶解综合征病史患者禁用。

【妊】人类数据不足;动物数据提示有致畸性。

恩替卡韦
【基】
【C】
【L4】
【FDA】

entecavir [en'tekəˌviə]

【记】ente(音"恩替"),-cavir(卡韦,碳环核苷类似物,抗病毒药)。

【类】抗病毒药;核苷类逆转录酶抑制剂(NRTI)

【药】鸟嘌呤核苷类似物,作用机制类似拉米夫定,口服吸收良好,抗乙型肝炎病毒(HBV)作用较强,耐药率较低,且不受 CYP450 酶的影响,用于 HBV 复制活跃或血清转氨酶 ALT 持续升高的慢性乙型肝炎的治疗。

【联】阿德福韦 adefovir;阿巴卡韦 abacavir

【量】口服,一次 0.5mg,一日 1 次,空腹服用,肝功能不全者无须调整用药剂量。

【ADR】常见头痛、疲劳、腹泻、转氨酶升高等;少见眩晕、恶心、脱发、皮疹等。

【禁】对本品过敏者禁用。

【警】停止抗乙型肝炎治疗可能出现乙型肝炎的严重急性发作。

【妊】人类数据提示未增加出生缺陷的风险。

恩扎鲁胺

【FDA】

enzalutamide [ˌenzəˈluːtəˌmaid]

【记】enza（音"恩扎"），-lutamide（鲁胺或他胺，氟他胺类抗雄激素类药）。

【类】抗肿瘤药；抗雄激素类药

【药】抗雄激素类药，作用于雄激素受体信号通路，可竞争性抑制雄激素与雄激素受体结合，进而抑制雄激素受体核移位以及雄激素受体与 DNA 的相互作用，用转移性去势抵抗性前列腺癌。

【联】阿帕他胺 apalutamide；比卡鲁胺 bicalutamide；瑞维鲁胺 rezvilutamide

【量】口服，一次 160mg，一日 1 次。轻度、中度或重度肝损伤（分别为 Child-Pugh A 级、Child-Pugh B 级或 Child-Pugh C 级）患者无须调整剂量。

【ADR】十分常见乏力、食欲缺乏、潮热、关节痛、头痛、头晕、高血压、体重降低。

【禁】妊娠期或计划妊娠的妇女禁用。

【警】接受本药治疗者有出现可逆性后部白质脑病综合征（posterior reversible encephalopathy syndrome，PRES）报道，如患者出现 PRES 应停药。

【妊】人类数据提示妊娠期使用可导致胎儿损害并增加流产风险。

二氟尼柳

【C/D】

【L3】

【FDA】

diflunisal [ˌdaiˈfluːnizl]

【记】di-（二），flu（氟，含氟的），ni（尼，phenyl 苯基），-sal（沙或柳或水杨，水杨酸衍生物）。

【类】解热镇痛药；非甾体抗炎药（NSAID）

【药】水杨酸衍生物，作用机制同阿司匹林，具有解热、镇痛、抗炎作用，镇痛消炎作用较强且维持时间长，在体内不转化为水杨酸，胃肠道刺激较小，口服吸收好且生物利用度高（80%~100%），用于轻中度疼痛的镇痛。

【联】双水杨酯 salsalate；对氨基水杨酸 aminosalicylate

【量】口服，一次 0.25~0.5g，一日 2 次，一日极量 1.5g，不宜长期服用。

【ADR】常见恶心、消化不良、胃肠痛、便秘和腹泻；偶见皮疹、头痛、呕吐、眩晕、嗜睡、短暂视觉障碍等。

【禁】活动性消化性溃疡、对乙酰水杨酸过敏、心功能不全、严重肝肾功能损害、高血压或有体液潴留倾向的患者和妊娠期、哺乳期妇女禁用。

【警】非甾体抗炎药会增加严重心血管血栓事件及严重胃肠道不良事件的风险。

【妊】人类数据提示妊娠早、晚期使用有风险。

E

二甲弗林　dimefline [daimə'flain]

【记】di-(二),me(methyl 甲基),-fline(弗林,苯乙基类衍生物,拟交感神经药)。

【类】中枢神经兴奋药;拟交感神经药

【药】作用机制类似尼可刹米,但作用强度比尼可刹米强 100 倍,促醒率高,常用于麻醉、催眠药引起的呼吸抑制及各种疾病引起的中枢性呼吸衰竭,以及手术、外伤等引起的虚脱和休克。

【联】尼可刹米 nikethamide;地匹福林 dipivefrine

【量】口服注射、肌内注射或静脉注射,一次 8~16mg,一日 2~3 次。

【ADR】用量较大易引起抽搐或惊厥,尤见于小儿。

【禁】有惊厥病史、吗啡中毒、肝肾功能不全者,以及妊娠期、哺乳期妇女禁用。

二甲双胍　metformin [met'fɔ:min]
【基】
【B】
【L1】
【FDA】

【记】met(methyl 甲基),-formin(福明,双胍类降糖药)。又称"甲福明"。

【类】口服降糖药;双胍类

【药】目前唯一使用的双胍类降糖药,直接促进葡萄糖无氧酵解,增加组织对糖的摄取和利用,作用较苯乙双胍弱,但副作用少,与磺酰脲类相比,不刺激胰岛素分泌,低血糖风险小,用于 2 型糖尿病,尤适于肥胖患者。

【联】苯乙双胍 phenformin;格列美脲 glimepiride

【量】口服,一次 0.25~0.85g,一日 2~3 次,一日极量 2.55g。

【ADR】常见腹泻、恶心、胃胀、乏力、消化不良及头痛,部分患者因腹泻停药。

【禁】严重肾衰竭、心力衰竭、急慢性代谢性酸中毒、维生素 B_{12} 或叶酸缺乏未纠正者,以及哺乳期妇女禁用。

【警】曾报告发生与二甲双胍相关的乳酸中毒相关的死亡、体温过低、低血压和难治性心动过缓。

【妊】人类数据提示妊娠期短期使用不增加出生缺陷的风险。

二氢麦角碱　dihydroergotoxine [daihaidrə͵əːgəuˈtɔksiːn]

【FDA】

【记】dihydro-(二氢),-ergo-(麦角,ergot,麦角生物碱衍生物),toxine(毒素)。

【类】改善脑代谢药

【药】四种天然麦角生物碱衍生物的混合物,α 受体拮抗剂,同时具有激动 5- 羟色胺(5-HT)、多巴胺(DA)的作用,用于精神退化、阿尔茨海默病、脑血管意外及周围血管疾病等。

【联】双氢麦角胺 dihydroergotamine;奥拉西坦 oxiracetam

【量】口服,一次 1~2mg,一日 2~3 次,餐时服用;肌内注射或静脉滴注,一次 0.15~0.3mg,一日 1~2 次。

【ADR】可见皮肤潮红、皮疹、恶心、呕吐、头痛;偶见心动过缓、体位性低血压等。

【禁】严重心脏病特别是心动过缓患者、体位性低血压或低血压病史患者、严重肝功能不全者、妊娠期妇女及哺乳期妇女禁用。

【警】引起纤维化(过量的结缔组织形成,可能损害器官和身体结构)和麦角病(麦角中毒的症状,例如痉挛和血液循环受阻)的风险增加。

F

伐地那非 | vardenafil [vaˈdinəˌfil]
【B】 | 【记】varden（音"伐地那"），-afil（非，PDE₅ 抑制剂）。
【FDA】 | 【类】治疗勃起功能障碍药；5 型磷酸二酯酶（PDE₅）抑制剂
| 【药】选择性 PDE₅ 抑制剂，作用同西地那非，能增加性刺激作用下海绵体局部内源性一氧化氮的释放，引起血管扩张而充血勃起，口服吸收迅速，但生物利用度较低（约 15%），用于治疗男性勃起功能障碍。
| 【联】西地那非 sildenafil；他达拉非 tadalafil
| 【量】口服，一次 10mg，在性活动之前 25~60 分钟服用，一日极量 20mg。
| 【ADR】常见头痛、头晕、血管扩张、鼻充血、消化不良等。
| 【禁】禁与硝酸盐类或一氧化氮供体类药合用，禁与强效 CYP3A4 抑制剂（如印地那韦等）合用。
| 【妊】不适用于妊娠期妇女。

伐尼克兰 | varenicline [vəˈrenəkliːn]
【C】 | 【记】vare（音"伐"），-nicline（尼克兰或克林，N 受体激动剂）。
【L4】 | 【类】戒烟药；交感神经兴奋剂
【FDA】 | 【药】烟碱型乙酰胆碱受体亚型的激动剂，作用机制与尼古丁类似，能选择性与 N 受体亚型结合产生激动作用，激活吸烟强化 - 奖赏作用的潜在神经机制，作用较缓和，缓解吸烟者对尼古丁的渴求和戒断症状，用于成人戒烟辅助治疗。
| 【联】尼古丁 nicotine；阿替克林 altinicline
| 【量】口服，餐前餐后均可，一次 0.5~1mg，一日 2 次，12 周为 1 个疗程。
| 【ADR】常见食欲增加、头痛、恶心、便秘、异常梦境、失眠等。
| 【禁】非吸烟者禁用。
| 【警】伐尼克兰可能有情绪、行为或思维方面的副作用。

【妊】有限的人类数据提示不增加严重出生缺陷的风险,但增加新生儿不良结局的风险。

法罗培南　faropenem [ˌfærəuˈpenəm]
【FDA】
【记】faro(音"法罗",furanyl 呋喃基),-penem(培南,碳青霉烯类抗生素)。
【类】碳青霉烯类抗生素
【药】作用机制及抗菌谱与亚胺培南类似,对广谱 β- 内酰胺酶稳定,耐酸,是目前唯一口服有效的碳青霉烯类药,对厌氧菌作用强,对铜绿假单胞菌无效,用于皮肤及软组织、呼吸及泌尿系统等部位的敏感菌感染。
【联】亚胺培南 imipenem;美罗培南 meropenem;比阿培南 biapenem
【量】口服,一次 150~300mg,一日 3 次,根据感染类型、严重程度及患者的具体情况增减剂量。
【ADR】常见腹泻、血生化指标异常;少见腹痛、皮疹、恶心等。
【禁】对本品过敏者禁用。

法莫替丁　famotidine [fəˈməutiˌdiːn]
【基】
【OTC】
【B】
【L1】
【FDA】
【记】famo(音"法莫",sulfamide 磺酰胺),-tidine(替丁,西咪替丁衍生物,组胺 H_2 受体拮抗剂)。
【类】抗胃溃疡药;组胺 H_2 受体拮抗剂
【药】非咪唑类强效组胺 H_2 受体拮抗剂,磺胺类药,抑制胃酸分泌作用较西咪替丁强;作用时间持久,与雷尼替丁相当;不影响细胞色素 P450 酶作用,药物相互作用少;用于胃酸过多所致的胃痛、烧心等症状。
【联】西咪替丁 cimetidine;雷尼替丁 ranitidine
【量】口服,一次 20mg,一日 2 次,4~6 周为 1 个疗程;静脉滴注,一次 20mg,一日 2 次,5 日为 1 个疗程。
【ADR】可见头晕、便秘、腹泻、皮疹、口干等;偶见轻度转氨酶升高等;罕见中毒性表皮坏死松解症、肌肉的横纹肌溶解综合征、癫痫等。
【禁】严重肾功能不全者、妊娠期妇女及哺乳期妇女禁用。
【警】可导致横纹肌溶解。
【妊】人类数据提示不增加先天畸形或其他不良事件的风险。

F

泛昔洛韦	famciclovir [ˌfæmsiˈkləuviə]
【B】	【记】fam(音"泛"),-ciclovir(昔洛韦,阿昔洛韦衍生物,抗病毒药)。
【L3】	【类】抗病毒药
【FDA】	【药】鸟嘌呤核苷类抗病毒药,作用机制与阿昔洛韦类似,抑制病毒DNA聚合酶阻断病毒复制,为喷昔洛韦的前体药物,口服生物利用度较高(75%~77%),用于带状疱疹、单纯疱疹病毒所致的多种感染。

【联】喷昔洛韦 penciclovir;更昔洛韦 ganciclovir;伐昔洛韦 valaciclovir

【量】口服,一次 250mg,一日 3 次,5~7 日为 1 个疗程。肾功能不全患者应根据肾功能状况调整用法与用量,肝功能失代偿患者无须调整剂量。

【ADR】常见头痛和恶心;其他可见头晕、失眠、腹痛、疲劳、皮疹等。

【禁】对本品及喷昔洛韦过敏者禁用。

【警】有导致休克和过敏反应的风险。

【妊】有限的人类数据提示不增加严重出生缺陷的风险,但增加腭裂的风险。

放线菌素 D	dactinomycin [ˌdæktinəuˈmaisin di:]
【C】	【记】dactino(actino-,放线、放射),-mycin(霉素,抗生素)。又称"更生霉素""Actinomycin D"。
【L5】	
【FDA】	【类】抗肿瘤抗生素

【药】主要抑制 RNA 聚合酶活性,干扰细胞转录过程从而抑制mRNA 合成,为细胞周期非特异性抗肿瘤药,抗瘤谱较窄,对霍奇金病及神经母细胞瘤疗效突出,用于肾母细胞瘤、绒毛膜上皮癌等。

【联】博来霉素 bleomycin;达托霉素 daptomycin

【量】静脉注射,一次 200~400μg,一日 1 次,10 日为 1 个疗程。

【ADR】常见骨髓抑制、胃肠道反应(如恶心、呕吐等)、脱发、皮肤红斑、肝肾功能损害等。

【禁】严重骨髓抑制患者、严重肝肾功能不全患者、妊娠期妇女及哺乳期妇女禁用。

【警】须在有使用化疗药物经验的医师的监护下用药。该药有剧毒(腐蚀性、致癌性、致突变性、致畸性),如果发生药物外渗,会发生严重的软组织损伤。

【妊】有限的人类数据提示不增加先天畸形或其他不良事件的风险;动物数据提示具有致畸性。

非布司他　febuxostat [fiːˌbjuːksəˈstæt]

【C】

【L3】

【FDA】

【记】febuxo(音"非布",fe,phenyl 苯,butoxy 丁氧基),-stat(司他,酶抑制剂)。

【类】抗痛风药;黄嘌呤氧化酶(XO)抑制剂

【药】继别嘌醇之后第 2 个 XO 抑制剂抗痛风药,具有非嘌呤结构,作用与别嘌醇类似,抑制尿酸合成为主,但不影响嘌呤和嘧啶合成及代谢过程中的其他酶,副作用较少,用于有痛风症状高尿酸血症的长期治疗。

【联】别嘌醇 allopurinol;苯溴马隆 benzbromarone

【量】口服,一次 40~80mg,一日 1 次,一日极量 80mg,不推荐用于无高尿酸血症的痛风患者。

【ADR】常见肝功能异常、头晕、恶心、关节痛;偶见皮疹、粒细胞缺乏、腹胀腹痛等。

【禁】正在接受硫唑嘌呤、巯嘌呤或茶碱治疗的患者禁用。

【警】非布司他可能增加心血管相关死亡的风险。

【妊】有限的人类数据提示妊娠期使用无显著不良影响;动物数据提示未见致畸性。

非格司亭　filgrastim [filˈgræstim]

【C】

【L4】

【FDA】

【记】fi(音"非"),-grastim(格司亭,粒细胞集落刺激因子)。又称"重组人粒细胞集落刺激因子(recombinant human granulocyte colony-stimulating factor,rhG-CSF)"。

【类】免疫调节药;粒细胞集落刺激因子(granulocyte colony-stimulating factor,G-CSF)

【药】首个 FDA 批准的基因重组技术生产的 G-CSF,是调节骨髓中粒系造血的主要细胞因子之一,能促进造血干细胞的增殖分化,提高外周血中性粒细胞的数目和功能,用于各种原因导致的中性粒细胞减少症。

【联】来格司亭 lenograstim;沙格司亭 sargramostim

【量】静脉滴注或皮下注射,一次 100~500μg,一日 1 次,根据中性粒细胞数酌情减量或停药。

【ADR】常见肌肉关节或全身疼痛、恶心、呕吐、腹部不适、食欲缺乏等;偶见转氨酶升高、乏力、发热等。

【禁】严重肝肾心肺功能障碍者、骨髓中幼稚细胞未显著减少或外周血中检出幼稚粒细胞的髓细胞性白血病患者禁用。

【妊】有限的人类数据提示无显著不良影响;动物数据提示有风险。

F

非洛地平
【基】
【C】
【L3】
【FDA】

felodipine [fiˈləudiˌpain]

【记】felo(音"非洛"),-dipine(地平,硝苯地平衍生物,钙通道阻滞药)。

【类】抗高血压药;二氢吡啶类钙通道阻滞药

【药】长效二氢吡啶类钙通道阻滞药,作用与硝苯地平类似,可逆性竞争二氢吡啶结合位点,阻断血管平滑肌和心肌细胞的电压依赖性 Ca^{2+} 内流,降压作用较为缓慢而平稳,半衰期长(10~20 小时),用于高血压、稳定型心绞痛的治疗。

【联】硝苯地平 nifedipine;尼群地平 nitrendipine

【量】口服,一次 5mg,一日 1 次。剂量应个体化,通常不超过一日 10mg。

【ADR】常见外周水肿、心悸、潮红、发热、头痛等。

【禁】失代偿性心衰、急性心肌梗死、不稳定型心绞痛患者和妊娠期妇女禁用。

【妊】有限的人类数据提示未增加先天畸形的风险;动物数据提示有致畸性。

非那雄胺
【基】
【X】
【FDA】

finasteride [fiˈnæstəˌraid]

【记】fin(音"非那"),-steride(雄胺,酶抑制剂)。

【类】抗雄激素类药;酶抑制剂

【药】酶抑制剂,自身没有激素样作用,能阻断睾酮代谢为作用更强的双氢睾酮(DHT),减少血清 DHT 含量,降低雄激素样作用,用于良性前列腺增生和男性型脱发治疗。

【联】度他雄胺 dutasteride;爱普列特 epristeride

【量】口服，一次 1mg（治疗脱发，连续用药 3 个月或更长时间）或 5mg（治疗 BPH，6 个月为 1 个疗程），一日 1 次，与或不与食物同服。

【ADR】常见阳痿、性欲减退、射精障碍、乳房不适和皮疹。

【禁】妊娠和可能妊娠的妇女禁用，不适用于妇女和儿童。

【警】非那雄胺有引起抑郁症（有自杀念头或行为）的风险；非那雄胺可能会导致男性乳腺癌的发生；非那雄胺有与性功能减退有关的风险。

【妊】不适用于哺乳期妇女；动物数据提示有致畸性。

非诺贝特　fenofibrate [fenəuˈfaibˌreit]

【基】

【C】

【L3】

【FDA】

【记】feno（音 "非诺"，phenoxy 苯氧基），-fibrate（贝特，氯贝丁酸衍生物）。

【类】调节血脂药

【药】作用与氯贝丁酯类似，在体内代谢成非诺贝特酸而起降血脂作用，作用较氯贝丁酯强，副作用较少，耐受性好，口服生物利用度高（60%~90%），半衰期较长（20 小时），用于治疗高甘油三酯血症和高胆固醇血症。

【联】吉非罗齐 gemfibrozil；苯扎贝特 bezafibrate；氯贝丁酯 clofi-brate

【量】口服，一次 200mg，一日 1 次，与餐同服。可长期服用，应定期监测疗效。

【ADR】常见胃肠道不适（如腹痛、腹泻、恶心等）、血清转氨酶升高；少见头痛、皮疹、血栓、性功能障碍等。

【禁】肝肾功能不全患者、儿童、妊娠期妇女及哺乳期妇女禁用，禁止与其他贝特类药或与之结构相似的药物（尤其是酮洛芬）合用。

【警】贝特类药联合使用 HMG-CoA 还原酶抑制剂可能会导致患者发生横纹肌溶解综合征的风险；贝特类药不建议用于一线治疗。

【妊】有限的人类数据提示未观察到对胎儿有不良影响；动物数据提示有致畸性。

非索非那定 | fexofenadine [feksəu'fenə,di:n]

【C】

【L2】

【FDA】

【记】fexo(音"非索"),-fenadine(非那定,特非那定类似物)。

【类】抗变态反应药;抗组胺药;H_1 受体拮抗剂

【药】第二代组胺 H_1 受体拮抗剂,是特非那定的羧基化活性代谢物,选择性地拮抗 H_1 受体,具有更强的抗组胺作用,中枢副作用及心脏毒性均较小,口服起效快且作用持久,用于变应性鼻炎和慢性特发性荨麻疹的治疗。

【联】特非那定 terfenadine;西替利嗪 cetirizine;氯雷他定 loratadine

【量】口服,一次 60mg、一日 2 次,或一次 120~180mg、一日 1 次,可与或不与食物同服。老人和肝损伤患者不需要调整剂量。

【ADR】常见头痛、嗜睡、恶心、头昏、倦怠、白细胞增多等。

【禁】对本品过敏者禁用。

【警】与伪麻黄碱组成的复方制剂有导致急性泛发性皮疹性脓疱病的风险。

【妊】有限的人类数据提示未增加出生缺陷风险;动物数据提示无致畸性。

芬布芬 | fenbufen [fen'bju:fən]

【记】fen(phenyl,苯,苯基),-bufen(布芬,芳基丁酸类衍生物)。又称"苯布芬"。

【类】解热镇痛药;非甾体抗炎药(NSAID)

【药】丙酸类 / 异丁芬酸类衍生物,长效非甾体抗炎药,在体内代谢为联苯乙酯后抑制环氧合酶,作用较吲哚美辛弱,但毒性小,胃肠道不良反应较轻,用于关节炎、强直性脊柱炎、痛风及其他轻中度疼痛等治疗。

【联】布洛芬 ibuprofen;吲哚布芬 indobufen;异丁芬酸 ibufenac

【量】口服,一次 300~600mg,一日 1~2 次,一日极量 1 000mg。

【ADR】常见胃肠道反应,表现为胃痛、胃烧灼感、恶心;少见头晕、皮疹、白细胞下降、转氨酶升高等。

【禁】活动性或既往曾复发消化性溃疡 / 出血者、阿司匹林引起哮喘或过敏者、严重心肝肾功能损害者、冠状动脉搭桥术(coronary artery bypass graft,CABG)围手术期止痛禁用。

芬太尼	fentanyl ['fentənil]
【基】	【记】根据哌替啶结构合成的苯乙基(phenylethyl)哌啶衍生物。
【麻】	【类】麻醉性镇痛药
【C/D】	【药】合成短效麻醉性镇痛药,阿片受体激动剂,作用较哌替啶、吗
【L2】	啡强,且其代谢物无神经毒性,静脉注射给药作用时间维持短(小
【FDA】	于 2 小时),用于复合麻醉中镇痛、麻醉诱导和维持,贴剂用于中重

度慢性疼痛及癌痛。

【联】哌替啶 pethidine;阿芬太尼 alfentanil;瑞芬太尼 remifentanil

【量】静脉注射,0.1~5.0μg/kg,根据个体反应以及临床情况调整剂量;贴剂,每 72 小时更换 1 次,根据患者个体情况调整剂量。

【ADR】常见头晕、视物模糊、恶心、呕吐、低血压等,严重可呼吸抑制、心动过缓、精神状态改变等。

【禁】支气管哮喘、呼吸抑制、重症肌无力、使用单胺氧化酶抑制剂停药不超过 2 周患者禁用,贴片禁用于急性疼痛和术后疼痛。

【警】有成瘾、滥用和误用的风险,可能导致使用过量和死亡。

【妊】人类数据提示妊娠早期使用有风险,临产和分娩时不推荐使用。

酚磺乙胺	etamsylate [e'tæm,sileit]
【FDA】	【记】etam(ethamine 乙胺),msylate(mesylate,甲磺酸盐或酯)。

【类】促凝血药

【药】苯磺酸衍生物类促凝血药,能使血小板数量增加,增强血小板凝集,促进凝血活性物质释放,产生止血作用,作用快速,一次给药作用可维持 4~6 小时,用于防治手术出血,也用于肠道出血、脑出血和泌尿道出血等。

【联】氨甲苯酸 aminomethylbenzoic acid;氨甲环酸 tranexamic acid

【量】肌内注射或静脉注射,一次 250~500mg,一日 2~3 次;口服,一次 500~1 000mg,一日 3 次。

【ADR】毒性低,可见恶心、头痛、皮疹、暂时性低血压等,偶见静脉注射后发生过敏性休克的报道。

【禁】对本品过敏者禁用。

F

酚妥拉明 | phentolamine [fen'tɔlə,mi:n]
【基】 | 【记】 phentol(苯酚 phenol),amine(胺),氨基苯酚类衍生物。
【C】 | 【类】 α 受体拮抗剂
【FDA】 | 【药】 短效的非选择性 α 受体拮抗剂,具有扩张血管平滑肌、直接扩张血管、兴奋心脏、拟胆碱效应等广泛药理作用,口服生物利用度低,用于治疗周围血管疾病,诊断勃起功能障碍、嗜铬细胞瘤等疾病。
| 【联】 妥拉唑林 tolazoline;酚苄明 phenoxybenzamine
| 【量】 口服,一次 40~80mg,一日 1 次,一日最多服用 1 次;静脉注射或静脉滴注,一次 2.5~10mg。
| 【ADR】 常见体位性低血压、心动过速;偶见恶心、呕吐、鼻塞、头晕、心律失常等。
| 【禁】 低血压、严重动脉硬化、严重肝肾功能不全、胃炎或胃溃疡、冠心病、心绞痛、心肌梗死及其他心脏器质性损害患者禁用。
| 【妊】 有限人类数据提示未见致畸性,但存在引起胎儿缺氧的风险。

奋乃静 | perphenazine [pə'fenə,zi:n]
【基】 | 【记】 per(哌嗪 piperazine),phenazine(吩嗪,phenothiazine 吩噻嗪)。又称"羟哌氯丙嗪"。
【C】 |
【L3】 | 【类】 吩噻嗪类抗精神病药
【FDA】 | 【药】 氯丙嗪衍生物,抗精神病作用、镇吐作用较强,而镇静作用较弱,毒性较低,对多巴胺受体的作用与氯丙嗪相同,锥体外系不良反应较明显,用于精神分裂症和其他精神障碍,也用于治疗恶心、呕吐、呃逆等症。
| 【联】 氯丙嗪 chlorpromazine;氟奋乃静 fluphenazine;硫利达嗪 thioridazine
| 【量】 口服,一次 2~4mg,一日 2~3 次,从小剂量开始,逐渐增至常用量,一日 20~60mg。
| 【ADR】 常见锥体外系反应,如震颤、僵直、流涎、运动迟缓、静坐不能等,长期大量服药可引起迟发性运动障碍。
| 【禁】 肝功能不全、血液病、骨髓抑制、青光眼、帕金森病及帕金森综合征患者禁用。
| 【警】 阿尔茨海默病相关的精神病患者死亡率增加。
| 【妊】 人类数据提示妊娠期使用有风险。

夫西地酸
【FDA】

fusidic acid [fju:ˈsidik ˈæsid]

【记】从梭链孢属（*Fusidium*）真菌培养液中分离的具有甾体结构的抗生素。又称"甾酸霉素"。

【类】其他类抗生素

【药】唯一具有甾体结构的抗生素,作用于细菌核糖体抑制蛋白质合成而起杀菌作用,对多数 G^+ 菌有效,分子量小,脂溶性高,组织分布广,无交叉耐药性,用于敏感菌引起的皮肤、骨关节及心内膜感染等。

【联】磷霉素 fosfomycin；莫匹罗星 mupirocin

【量】静脉滴注,一次 500mg,一日 3 次；混悬液口服,一次 500mg,一日 3 次,使用前摇匀；外用,一日 2~3 次,7 日为 1 个疗程。

【ADR】注射剂常见胃肠道反应、昏睡、乏力等；口服常见胃肠道反应；外用常见各种皮肤反应,如瘙痒和皮疹等。

【禁】禁与他汀类药联合使用。

【警】全身性夫西地酸与某些他汀类药合用时,会增加横纹肌溶解的风险。

【妊】人类数据提示有导致核黄疸的风险；动物数据提示无致畸性。

呋喹替尼

fruquintinib [fruˈkwintəˌnib]

【记】fruquin（音"呋喹",表呋喃喹唑啉结构）,-tinib（替尼,酪氨酸激酶抑制剂）。

【类】抗肿瘤药；血管内皮生长因子受体（VEGFR）抑制剂

【药】我国自主研发的 VEGFR 抑制剂,选择性与肿瘤 VEGFR 结合并阻断其生物活性,抑制肿瘤组织生长,对 VEGFR 的 3 种异构体都有强效且高选择性抑制作用,用于至少接受过 2 次化疗方案、但仍然存在疾病进展的转移性结直肠癌治疗。

【联】阿帕替尼 apatinib；安罗替尼 anlotinib

【量】口服,一次 5mg,一日 1 次,连续服药 3 周,随后停药 1 周（4 周为 1 个周期）,可与或不与食物同服。

【ADR】十分常见高血压、蛋白尿、手足皮肤反应、出血、转氨酶升高、腹泻等。

【禁】严重活动性出血、活动性消化性溃疡、未愈合的胃肠穿孔、消化道瘘患者禁用,重度肝肾功能不全患者禁用。

【警】有导致发生动脉壁的两种结构异常变化(动脉夹层和动脉瘤)的潜在风险。

【妊】人类数据缺乏;动物数据提示具有胚胎毒性和致畸性。

呋喃硫胺
【OTC】

fursultiamine [fəˈsʌlʃiəˌmiːn]

【记】fur(furanyl 呋喃基),sul(sulf- 硫,含硫的),tiamine(thiamine 硫胺,即维生素 B_1)。又称"长效维生素 B_1"。

【类】维生素 B 类药

【药】维生素 B_1 衍生物,脂溶性较高,在体内转化为活性硫胺,维持正常糖代谢及神经、消化功能,不易分解失活,组织分布广,维持时间长且毒性低,用于维生素 B_1 缺乏的脚气病、周围神经炎及消化不良等的辅助治疗。

【联】硫胺素(即维生素 B_1)thiamine;烟酰胺 nicotinamide

【量】口服,一次 25~50mg,一日 3 次;肌内注射,一日 20~40mg。

【ADR】偶见头昏、乏力、恶心、呕吐等,停药后即消失。

【禁】对本品过敏者禁用。

呋喃西林
【OTC】
【FDA】

nitrofural [naitrəˈfjurəl]

【记】nitro(硝基),fural(furan 呋喃),硝基呋喃,注意与西林类(青霉素类)区分。曾被誉为合成抗菌药物中的"青霉素"而得名。又称"furancilin""nitrofurazone"。

【类】消毒防腐药;合成抗菌药;硝基呋喃类抗菌药

【药】首个硝基呋喃类合成抗菌药,干扰细菌糖代谢和氧化酶系统而发挥抑菌作用,抗菌谱广,但不良反应较多,仅供局部应用作消毒防腐药,用于化脓性皮炎、烧伤、溃疡等皮肤及黏膜感染。

【联】呋喃妥因 nitrofurantoin;呋喃唑酮 furazolidone

【量】外用涂敷或冲洗,常用溶液浓度 0.01%~0.02%,一日 1~3 次。

【ADR】偶见皮肤刺激如烧灼感,或过敏反应如皮疹、瘙痒等。

【禁】对本品过敏者禁用,鼻腔干燥、萎缩性鼻炎者禁用。

呋喃唑酮
【C】
【FDA】

furazolidone [ˌfjurəˈzɔlidəun]

【记】fura（furanyl 呋喃基），azolidone（oxazolidinone 同 -ezolid，噁唑烷酮类衍生物，抗菌药）。

【类】合成抗菌药；硝基呋喃类抗菌药

【药】硝基呋喃类合成抗菌药，作用机制与呋喃西林类似，但口服吸收较少（5%），主要由粪便排泄，在肠道中起作用，用于细菌性痢疾、肠炎、伤寒、滴虫病等，也可与制酸药等合用于幽门螺杆菌所致的胃窦炎。

【联】呋喃妥因 nitrofurantoin；呋喃西林 nitrofurazone；利奈唑胺 linezolid

【量】口服，一次 100mg，一日 3~4 次，症状消失后再服用 2 日。

【ADR】常见恶心、呕吐、腹泻、头痛、头晕、药物热等；偶见溶血性贫血、黄疸及多发性神经炎。

【禁】新生儿、妊娠期及哺乳期妇女禁用。

【警】葡萄糖 -6- 磷酸脱氢酶缺乏症患者使用容易发生溶血性贫血；长期大量使用容易发生不可逆的神经炎；可发生严重的皮肤反应。

【妊】不推荐妊娠期妇女使用。

呋塞米
【基】
【C/D】
【L3】
【FDA】

furosemide [fjuˈrəusəˌmaid]

【记】furo（furanyl 呋喃基），-semide（塞米，呋塞米衍生物，利尿药）。

【类】高效利尿药；袢利尿药

【药】高效利尿药，通过抑制肾小管髓袢厚壁端对 Na^+、Cl^- 的重吸收，增加 NaCl 和水的排出，起效快，作用维持时间短，长期使用应注意补充钾盐，用于各种水肿性疾病、高血压、高钾血症及高钙血症等。

【联】托拉塞米 torasemide；布美他尼 bumetanide

【量】口服，一次 20~40mg，一日 1~3 次，一日极量 100mg；静脉注射，一次 20~80mg，必要时重复给药。

【ADR】常见电解质紊乱、体位性低血压等，尤其大剂量或长期使用；少见过敏反应、视物模糊、头晕、头痛、恶心、呕吐等。

【禁】对磺胺药及噻嗪类利尿药过敏者，低钾血症、肝性脑病等患者，以及妊娠 3 个月以内妊娠期妇女禁用。

【警】强效利尿可能引起水电解质不足、脱水、血容量不足,需注意监测。

【妊】人类数据提示不增加先天畸形的风险,但可能导致胎儿代谢并发症。

伏格列波糖
【FDA】

voglibose [vɔgˈlibəus]

【记】vo(音"伏"),gli-(格列,磺酰脲类降糖药),-bose(波糖,阿卡波糖衍生物)。

【类】口服降糖药;α-葡萄糖苷酶抑制剂

【药】α-葡萄糖苷酶抑制剂,在肠道内抑制多糖分解为单糖,延迟糖分消化和吸收,疗效与阿卡波糖相当,腹痛腹泻副作用较少,用于饮食及运动疗法效果不佳的糖尿病患者餐后高血糖控制。

【联】阿卡波糖 acarbose;罗格列酮 rosiglitazone;米格列醇 miglitol

【量】口服,一次 0.2~0.3mg,一日 3 次,需餐前口服,服药后即刻进餐。

【ADR】偶见低血糖、腹胀、胃肠胀气或肠排气增加、肝功能障碍、黄疸等。

【禁】严重酮体症、糖尿病昏迷、严重感染、手术前后或严重创伤的患者禁用。

伏立康唑
【D】
【L3】
【FDA】

voriconazole [vɔrəˈkɔnəˌzəul]

【记】vori(音"伏立"),-conazole(康唑,咪康唑衍生物,抗真菌药)。

【类】三唑类深部抗真菌药

【药】广谱三唑类抗真菌药,作用机制类似氟康唑,能阻断真菌中由细胞色素 P450 介导的 14α-甾醇去甲基化,抑制麦角固醇的合成,抗真菌作用强,耐药较少,生物利用度高(96%),用于曲霉、假丝酵母菌等引起的严重侵袭性感染。

【联】氟康唑 fluconazole;伊曲康唑 itraconazole;泊沙康唑 posaconazole

【量】口服,一次 100~300mg,一日 2 次,首剂量加倍,饭前或者饭后 1 小时后服用;静脉滴注,一次 200~400mg,一日 2 次。无论静脉滴注还是口服给药,第 1 日均应给予首次负荷剂量。

【ADR】十分常见视物模糊、发热、恶心、呕吐、腹痛腹泻、外周水肿、肝功能异常等。

【禁】妊娠期、哺乳期妇女禁用,禁止与 CYP3A4 底物(如特非那定、阿司咪唑、西沙必利、匹莫齐特或奎尼丁等)合用。

【警】与华法林合用有导致钙化防御、出血的相关风险。

【妊】人类数据不足;动物数据提示有致畸性和胚胎毒性。

伏诺拉生　vonoprazan [ˌvɔnəʊˈprəzæn]

【记】vono(音"伏诺"),-prazan(拉生或拉赞,非酸激活依赖的质子泵抑制剂)。

【类】抗酸药;钾离子竞争性酸阻滞剂(potassium-competitive acid blocker,P-CAB)

【药】一种新型独特作用机制的质子泵抑制剂,以钾离子竞争性方式可逆性抑制 H^+-K^+-ATP 酶活性,可停留于胃壁细胞部位而抑制胃酸生成,有效抑制胃肠道上部黏膜损伤的形成,治疗反流性食管炎。

【联】替戈拉生 tegoprazan;兰索拉唑 lansoprazole

【量】口服,一次 10~20mg,一日 1 次,4~8 周为 1 个疗程。

【ADR】常见腹泻、便秘;偶见恶心、腹胀、转氨酶升高等。

【禁】正在接受阿扎那韦或利匹韦林治疗的患者禁用。

氟胞嘧啶
【C】
【L4】
【FDA】
　flucytosine [fluːˈsaitəʊˌsiːn]

【记】flu-(氟,含氟的),cystosine(胞嘧啶)。又称"5-FC"。

【类】深部抗真菌药

【药】深部抗真菌药,阻碍尿嘧啶进入真菌的核糖核酸中,阻断真菌核酸合成,单用效果不如两性霉素,且易耐药,常与两性霉素合用,长期使用易引起血象改变、骨髓抑制,用于假丝酵母菌及新生隐球菌等真菌感染。

【联】氟尿嘧啶 fluorouracil;两性霉素 amphotericin

【量】口服,一次 1 000~1 500mg,一日 3~4 次;静脉注射,一次 25~50mg/kg,一日 2~3 次。

【ADR】常见恶心、呕吐、腹泻、皮疹、发热、贫血等;偶见肝坏死、骨髓抑制、再生障碍性贫血。

【禁】严重肾功能不全患者、严重肝病患者禁用。

【警】肾功能不全患者慎用;需要密切监测血液学、肾脏和肝脏状况。

【妊】人类数据不足;动物数据提示有致畸性。

氟比洛芬
【C/D】
【L2】
【FDA】

flurbiprofen [fluə'biprə,fen]

【记】flur(氟,含氟的),bi(音"比",biphenyl 二苯基),-profen(洛芬,异丁芬酸类衍生物,抗炎镇痛药)。

【类】抗炎镇痛药;非甾体抗炎药(NSAID)

【药】丙酸类衍生物,作用机制同布洛芬,通过抑制环氧合酶发挥解热、镇痛、抗炎作用,口服生物利用度高(96%),作用强且起效快,用于风湿性关节炎、术后及各种癌症疼痛等。

【联】布洛芬 ibuprofen;酮咯酸 ketorolac;芬布芬 fenbufen

【量】口服,一日 200~300mg,分 2~4 次服用,一日极量 300mg;静脉滴注,一次 50~100mg,一日 1~2 次;贴剂:一日 2 次,贴于患处。

【ADR】可见恶心、呕吐、转氨酶升高;偶见腹泻、心悸、头痛、嗜睡、皮疹等;罕见胃肠道出血、血小板减少。

【禁】有活动性或既往曾复发消化性溃疡/出血、重度心力衰竭、高血压、严重肝肾及血液系统功能障碍等患者禁用。

【警】心血管血栓事件风险;消化道出血、溃疡及穿孔风险。

【妊】人类数据提示妊娠早、晚期使用有风险。

氟伐他汀
【X】
【L3】
【FDA】

fluvastatin [flu:'va:stə,tin]

【记】flu-(氟,含氟的),-vastatin(伐他汀,洛伐他汀衍生物,调节血脂药)。

【类】调节血脂药;羟甲基戊二酰辅酶 A(HMG-CoA)还原酶抑制剂

【药】作用机制同洛伐他汀,同时具有直接抑制动脉平滑肌细胞增殖、延缓内膜增厚的功能,口服吸收迅速且完全,首过效应明显,生物利用度 24%~29%,用于饮食控制无效的原发性高胆固醇血症。

【联】洛伐他汀 lovastatin;阿托伐他汀 atorvastatin;普伐他汀 pravastatin

【量】口服,一次 20~40mg,一日 1 次,晚餐时或睡前服用。服药前及服药期间,必须坚持低胆固醇饮食。

【ADR】常见胃肠道症状、失眠和头痛、血肌酸激酶升高、血清转氨酶升高;偶见过敏反应、肌痛等。

【禁】活动性肝炎或持续的不能解释的转氨酶升高者、妊娠期和哺乳期妇女及未采取可靠避孕措施的育龄妇女禁用。

【妊】人类数据提示多数研究妊娠早期使用不增加先天畸形的风险;动物数据提示有致畸性和生殖毒性。

氟伏沙明	fluvoxamine [flu:ˈvɔksəˌmi:n]
【C】	【记】fluv（氟，含氟的），oxamine（沙明，同 -oxetine 西汀，氟西汀衍
【L2】	生物，抗抑郁药）。
【FDA】	【类】抗抑郁药；选择性 5- 羟色胺再吸收抑制剂（selective sero-tonin reuptake inhibitor，SSRI）

【药】氟西汀衍生物，作用机制和适应证与氟西汀类似，抑制脑神经细胞对 5- 羟色胺（5-HT）的再摄取，不影响其他神经递质活性，副作用小，口服吸收快而完全，用于抑郁症及相关症状和强迫症的治疗。

【联】氟西汀 fluoxetine；西酞普兰 citalopram；舍曲林 sertraline；帕罗西汀 paroxetine

【量】口服，一次 50~100mg，一日 1 次，根据患者反应进行剂量调整，一日极量 300mg。

【ADR】常见食欲缺乏、紧张焦虑、心悸、腹痛、恶心、多汗等。

【禁】禁与替扎尼定、硫利达嗪、阿洛司琼、匹莫齐特和单胺氧化酶抑制剂（MAOI）合用。

【警】会增加儿童、青少年和青年产生自杀想法和自杀行为的风险。

【妊】人类数据提示妊娠期使用有风险。

氟桂利嗪	flunarizine [flu:ˈnæriˌzi:n]
【基】	【记】flu-（氟，含氟的），na（cinnamyl 肉桂基，苯丙烯基），-rizine（利
【L4】	嗪，二苯基哌嗪类衍生物）。
【FDA】	【类】抗脑血管病药；抗偏头痛药；钙通道阻滞药

【药】桂利嗪衍生物，作用与桂利嗪类似，对脑血管的选择性扩张作用较好，能防止神经细胞阵发性去极化及放电紊乱，对心肌血管作用弱，故对血压、心率的影响小，用于防治偏头痛及前庭功能引起的眩晕等。

【联】桂利嗪 cinnarizine；桂哌齐特 cinepazide；西替利嗪 cetirizine

【量】口服，一次 5~10mg，一日 1~2 次。疗程长短视治疗目的而不同，通常不超 2 个月。

【ADR】常见食欲增加、失眠、嗜睡、便秘、肌痛、乏力等。

【禁】有抑郁症病史、帕金森病或其他锥体外系疾病症状、急性脑出血性疾病患者禁用，妊娠期及哺乳期妇女禁用。

F

氟康唑
【基】
【C/D】
【L2】
【FDA】

fluconazole [flu:ˈkɔnəˌzəul]

【记】flu-(氟,含氟的),-conazole(康唑,咪康唑衍生物,抗真菌药)。

【类】三唑类抗真菌药

【药】氟代三唑类广谱抗真菌药,作用机制与酮康唑、克霉唑相似,选择性干扰真菌细胞色素 P450 活性,抑制其细胞膜麦角固醇生物合成,体内抗菌活性更高,分布广,用于敏感菌引起的各种深部真菌感染。

【联】联苯苄唑 bifonazole;酮康唑 ketoconazole;伏立康唑 voriconazole

【量】口服,一次 50~400mg,一日 1 次;静脉滴注,一次 50~400mg,一日 1 次。应根据真菌感染的性质和严重程度确定用药剂量与疗程。

【ADR】常见头痛、腹痛腹泻、恶心、呕吐、转氨酶升高、血碱性磷酸酶升高和皮疹;少见贫血、胆汁淤积、嗜睡、肌痛等。

【禁】禁止同时服用延长 QT 间期和经过 CYP3A4 酶代谢的药物,如西沙比利、阿司咪唑、匹莫齐特、奎尼丁等。

【警】可能引起妊娠流产或婴儿先天缺陷(即重大先天畸形);可能引起药物超敏反应综合征(DIHS)。

【妊】人类数据提示妊娠早期高剂量使用有致畸性。

氟马替尼

flumatinib [flu:ˈmætəˌnib]

【记】fluma(音"氟马"),-tinib(替尼,酪氨酸激酶抑制剂)。

【类】抗肿瘤药;白血病 BCR-ABL 融合基因激酶抑制剂

【药】国内自主研发的 BCR-ABL 激酶抑制剂,通过抑制 BCR-ABL 酪氨酸激酶活性,抑制费城染色体阳性的慢性髓细胞性白血病(CML)和部分急性淋巴细胞白血病(acute lymphoblastic leukemia,ALL)瘤细胞增殖,诱导肿瘤细胞凋亡,用于 Ph⁺ CML 慢性期成人患者。

【联】达沙替尼 dasatinib;奥雷巴替尼 olverembatinib;伊马替尼 imatinib

【量】口服,一次 600mg,一日 1 次,空腹服用,直至疾病进展或出现不可耐受的毒性反应。

【ADR】十分常见血液及淋巴系统异常（如血小板减少、贫血等）、腹痛、腹泻、恶心、呕吐、转氨酶升高、乏力等。

【禁】对本品活性成分或任何一种辅料过敏者禁用。

【警】对 CYP3A4 酶有强诱导作用、强抑制作用、抗 HIV 药洛匹那韦等蛋白酶抑制剂慎用。

【妊】人类数据缺乏，基于作用机制可能导致胎儿伤害。

氟马西尼
【基】
【C】
【L3】
【FDA】

flumazenil [fluːˈmæzəˌnil]

【记】flu-（氟，含氟的），m（methyl 甲基），-azenil（西尼，苯二氮䓬受体拮抗剂）。

【类】苯二氮䓬（BZ）类药；中毒解救剂

【药】强效 BZ 受体拮抗剂，作用于中枢 BZ 受体，能逆转过量地西泮、艾司唑仑等 BZ 类药及佐匹克隆等非 BZ 类药的中枢抑制作用，用于逆转全身麻醉手术后因使用 BZ 类药所致的中枢镇静和催眠，也用于 BZ 类药及乙醇中毒解救。

【联】溴他西尼 bretazenil；纳洛酮 naloxone

【量】静脉注射，一次 0.1~0.2mg，必要时重复给药，总量不超过 1mg。

【ADR】十分常见恶心；常见头晕、失眠、视物模糊、恐惧、心悸、多汗等。

【禁】麻醉后肌松药作用尚未消失的患者及严重抗抑郁药中毒者禁用。

【警】氟马西尼的使用与癫痫发作有关。

【妊】人类数据缺乏；动物数据提示未见致畸性，但有胚胎毒性。

氟尿嘧啶
【基】
【D/X】
【L4】
【FDA】

fluorouracil [ˌfluərəʊˈjuərəˌsil]

【记】fluoro-（氟，含氟的），-uracil（尿嘧啶，尿嘧啶衍生物）。又称"5- 氟尿嘧啶（5-FU）"。

【类】抗肿瘤药；抗代谢药

【药】氟尿嘧啶的衍生物，在体内转化为氟尿嘧啶而起抗肿瘤作用，主要作用于细胞增殖周期的 S 期，化疗指数为氟尿嘧啶的 2 倍，且毒性较小，用于消化道肿瘤、乳腺癌、原发性肝癌等多种癌症治疗。

【联】替加氟 tegafur;卡莫氟 carmofur;氟胞嘧啶 flucytosine

【量】口服,一次 20~50mg,一日 2~3 次;静脉滴注,一次 250~500mg,一日或隔日 1~2 次。总量 10~15g 为 1 个疗程。

【ADR】常见白细胞减少、恶心、食欲缺乏;偶见口腔黏膜溃疡、腹部不适或腹泻,长期使用可见神经系统毒性。

【禁】伴发水痘或带状疱疹者、骨髓抑制者、妊娠期及哺乳期妇女禁用。

【警】二氢吡啶脱氢酶(dihydropyrimidine dehydrogenase,DPD)缺乏症患者会增加发生严重和致命毒性的风险。

【妊】人类数据提示妊娠期使用有致畸性。

氟哌啶醇
【基】
【C】
【L3】
【FDA】

haloperidol [hæləu'peri,dɔl]

【记】halo-(卤,卤盐的),-peridol(哌利多或哌啶醇,氟哌啶醇衍生物,抗精神病药)。

【类】典型抗精神病药

【药】丁酰苯类抗精神病药,作用机制类似氟哌利多,阻断锥体外系 DA 作用较强,抗幻想和躁动效果较好,用于急慢性各型精神分裂症、躁狂症、抽动秽语综合征,也可用于镇静、止吐。

【联】氟哌利多 droperidol;利培酮 risperidone;苯哌利多 benperidol

【量】肌内注射或静脉滴注,一次 5~30mg,一日 2~3 次;口服,一次 2~10mg,一日 2~3 次,从小剂量开始,渐增加量,一日 10~40mg。

【ADR】常见锥体外系疾病、运动功能亢进、震颤、肌张力障碍、嗜睡、便秘等。

【禁】基底神经节病变、帕金森病、严重中枢神经抑制状态、骨髓抑制、青光眼、重症肌无力患者以及妊娠期妇女禁用。

【警】阿尔海茨默病相关精神病患者死亡率增加;治疗谵妄时老年患者神经和心脏不良反应的风险增加。

【妊】人类数据提示妊娠期使用有风险。

氟哌利多
【C】
【L3】
【FDA】

droperidol [drəu'peri,dɔl]

【记】dro(tetrahydro,四氢),-peridol(哌利多或哌啶醇,氟哌啶醇衍生物,抗精神病药)。又称"氟哌啶"。

【类】典型抗精神病药

【药】丁酰苯类抗精神病药,能阻断脑内多巴胺(DA)受体,并可促进脑内 DA 的转化,其特点是体内代谢快、作用维持时间短,还兼有安定和增强镇痛作用,用于精神分裂症和躁狂症兴奋状态及神经安定镇痛术。

【联】氟哌啶醇 haloperidol;五氟利多 penfluridol

【量】肌内注射或缓慢静脉注射,一次 5~15mg,一日 1~2 次。

【ADR】常见锥体外系反应、肌张力障碍;可见口干、视物模糊、乏力、便秘、出汗;偶见低血压、皮疹等。

【禁】帕金森病史、严重神经抑制、抑郁症、嗜铬细胞瘤、重症肌无力、基底神经节病变等患者禁用。

【警】导致 QT 间期延长、尖端扭转型室性心动过速,具有严重的致心律失常作用和死亡可能;可能发生长 QT 间期综合征风险。

【妊】有限的人类数据提示不会显著增加胎儿严重异常的风险。

氟哌噻吨 【C】 【FDA】

flupentixol [fluːˈpentikˌsɔl]

【记】flu-(氟,含氟的),pen(音"喷",哌啶),-tixol(噻吨醇,-thixene 噻吨,噻吨类衍生物)。

【类】典型抗精神病药

【药】属硫杂蒽类药,作用与吩噻嗪类似,对多巴胺 D_1、D_2 受体均有阻断作用的长效抗精神病药,抗精神病作用较强,镇静作用较弱,小剂量具有抗焦虑、抗抑郁作用,用于各种急慢性精神分裂症及抑郁或焦虑症状。

【联】替沃噻吨 thiothixene;氟哌啶醇 haloperidol

【量】口服:用于精神病,一次 1.5~8mg,一日 1 次;用于抑郁症,一次 1mg,一日 2 次。

【ADR】常见肌张力增高、震颤、静坐不能;偶见口干、便秘、头晕、失眠。

【禁】严重肝肾功能损害、昏迷状态、骨髓抑制、过度兴奋和过度活动的患者,以及妊娠期妇女、哺乳期妇女都禁用。

【警】增加自杀观念和自杀行为,儿童、青少年使用应权衡利弊。

【妊】人类数据提示妊娠早、晚期使用有风险。

F

氟轻松
【OTC】
【C】
【L3】
【FDA】

fluocinonide [fluə'sinəu‚naid]

【记】fluo-(氟,含氟的),-onide(奈德,缩醛类衍生物,外用糖皮质激素类药)。又称"氟西奈德"。

【类】外用糖皮质激素类药

【药】合成的强效外用激素,皮肤渗透性好,可使皮肤毛细血管收缩,抑制表皮细胞增殖,稳定细胞内溶酶体膜,减少炎性渗出,具有抗炎、抗过敏作用,止痒作用较好,不良反应小,用于各种非感染性炎性皮肤病。

【联】氟氢可的松 fludrocortisone;哈西奈德 halcinonide;布地奈德 budesonide

【量】局部外用,一日 2~4 次,涂于患处。封包治疗仅适于慢性肥厚或掌跖部位的皮损。

【ADR】长期或大面积应用引起皮肤萎缩及毛细血管扩张,发生痤疮样皮炎和毛囊炎、口周皮炎。

【禁】细菌性、真菌性或病毒性感染(如水痘等)患者禁用。

【警】导致皮肤干燥;不用于破溃处。

【妊】有限的人类数据提示局部使用不增加出生缺陷的风险,但高剂量使用增加先天畸形风险。

氟他胺
【D】
【L4】
【FDA】

flutamide ['flu:təmaid]

【记】flut(fluoromethyl 氟甲基的),amide(酰胺),-lutamide(鲁胺或他胺,氟他胺类抗雄激素类药)。

【类】抗肿瘤药;抗雄激素类药

【药】合成的非甾体抗雄激素类药,竞争性抑制双氢睾酮与雄激素受体结合,抑制靶组织摄取雄激素,起到抗雄激素作用,无其他性激素样活性,常与促黄体素释放激素(LHRH)类药合用,用于前列腺癌治疗。

【联】比卡鲁胺 bicalutamide;非那雄胺 finasteride;阿比特龙 abiraterone

【量】口服,单一用药或与 LHRH 激动剂联合用药的推荐剂量为一日 3 次,间隔 8 小时,一次 250mg。

【ADR】常见男性乳房发育、乳房触痛;少见腹泻、恶心、食欲增加、失眠、疲劳。

【禁】严重肝病患者禁用。

【警】有发生肝损伤的证据。治疗前监测血清转氨酶；任何时候出现黄疸马上停用并密切随访肝功能。

【妊】女性不适用；动物数据提示有致畸性。

氟替卡松 【基】 【OTC】 【C】 【L3】 【FDA】	fluticasone [fluːˈtikəˌzəun] 【记】flu-(氟,含氟的),ti(tri- 三,三倍的),casone(卡松,可的松衍生物)。 【类】局部用糖皮质激素类药 【药】局部用的合成糖皮质激素类药,作用与氟米松、氟米龙等类似,亲脂性较强,全身性吸收少,具有强效的局部抗炎、抗过敏作用,用于防治变应性鼻炎、各种皮炎及预防哮喘发作。 【联】可的松 cortisone；氟米松 flumetasone；卤米松 halometasone 【量】吸入或喷鼻,一次 100~500μg,一日 1~2 次；外用,一日 1~2 次。 【ADR】十分常见鼻出血；常见头痛、鼻腔溃疡；偶见鼻干、鼻刺激等。 【禁】寻常痤疮、酒渣鼻、口周皮炎、病毒真菌或细菌感染、1 岁以下婴儿的皮肤病(包括皮炎和尿布疹)、肛周及外阴瘙痒患者禁用。 【警】导致肺炎相关风险。 【妊】人类数据提示吸入性使用通常不增加先天畸形和不良结局的风险,但高剂量使用增加先天畸形风险。

氟维司群 【FDA】	fulvestrant [fʌlˈvestrənt] 【记】fu(氟,含氟的),-estrant(雌甾烷,雌甾烷类衍生物)。 【类】抗肿瘤药；抗雌激素类药 【药】竞争性的抗雌激素类药,拮抗雌激素的营养作用,其作用机制与下调雌激素受体(estrogen receptor,ER)蛋白水平有关,用于抗雌激素治疗后或治疗过程中复发的、绝经后雌激素受体阳性的局部晚期或转移性乳腺癌。 【联】他莫昔芬 tamoxifen；托瑞米芬 toremifene 【量】肌内注射,一次 500mg,一月 1 次,首次给药后 2 周时需再给予 500mg。 【ADR】十分常见注射部位反应、恶心和转氨酶升高；常见呕吐、腹泻、潮热、皮疹、头痛等。

【禁】严重肝损伤患者、妊娠期妇女及哺乳期妇女禁用，禁止用于儿童肌内注射。

【警】因雌二醇水平假性升高导致不必要治疗的风险。

【妊】人类数据缺乏；动物数据提示有生殖毒性。

氟西汀
【基】
【C】
【L2】
【FDA】

fluoxetine [fluːˈɒksəˌtiːn]

【记】flu-(氟，含氟的)，-oxetine(西汀，氟西汀衍生物，抗抑郁药)。

【类】抗抑郁药；选择性5-羟色胺再吸收抑制剂(SSRI)

【药】首个SSRI药，抑制脑神经细胞对5-羟色胺(5-HT)再摄取，不影响去甲肾上腺素(NA)再摄取，无兴奋或镇静作用，无抗胆碱、抗组胺作用，对心血管系统影响小，用于治疗各类抑郁症和强迫症。

【联】舍曲林 sertraline；帕罗西汀 paroxetine；西酞普兰 citalopram

【量】口服，一次20~60mg，一日1次，一日极量80mg，可与或不与食物同服。必须根据病情谨慎进行剂量调整，以维持最低的有效剂量。

【ADR】常见寒战、心悸、QT间期延长、味觉倒错、排尿障碍等。

【禁】禁止与单胺氧化酶抑制剂(MAOI)类药合用。

【警】7岁以下禁用；增加24岁以下青少年自杀念头和行为风险。

【妊】人类数据提示妊娠期使用有风险。

氟唑帕利

fluzoparib [ˌfluːzəʊˈpærib]

【记】fluzo(音"氟唑"，含氟的唑类)，-parib(帕利，多腺苷二磷酸核糖聚合酶抑制剂)。

【类】抗肿瘤药；多腺苷二磷酸核糖聚合酶抑制剂

【药】我国自主研发的首个多腺苷二磷酸核糖聚合酶抑制剂，可抑制乳腺癌相关基因(breast cancer-related gene, *BRCA*)1/2功能异常细胞中的DNA修复过程，诱导细胞周期阻滞，进而抑制肿瘤细胞增殖，用于既往经过二线及以上化疗的伴有胚系 *BRCA* 突变的铂敏感复发性卵巢癌、输卵管癌或原发性腹膜癌患者治疗。

【联】奥拉帕利 olaparib；尼拉帕利 niraparib；帕米帕利 pamiparib

【量】口服，一次150mg，一日2次，进餐后或空腹时均可服用(推荐进餐后服用)。应持续至疾病进展或发生不可耐受的毒性反应。

【ADR】十分常见贫血、恶心、腹痛、白细胞减少、乏力、食欲缺乏、头晕等；常见便秘、口干、发热、水肿、蛋白尿、血糖升高等。

【禁】对药物活性成分或任何辅料成分过敏者禁用。

【警】治疗期间和末次给药后 1 个月内停止哺乳及 6 个月内避孕；避免合并使用 CYP3A4 抑制剂。

【妊】人类数据缺乏，妊娠期妇女用药可能会引起胎儿损害；动物数据提示有生殖毒性。

福多司坦
【FDA】

fudosteine ['fudəusˌti:n]

【记】fudo（音"福多"），-steine（司坦，黏痰溶解剂），cysteine 半胱氨酸，羟丙基取代的 L- 半胱氨酸。

【类】祛痰药；黏痰溶解剂

【药】非溴己新类黏痰溶解剂，系半胱氨酸衍生物，可抑制呼吸道上皮细胞增生，恢复纤毛输送气道分泌液的状态，使痰液黏滞性降低，并具有抗炎作用，用于支气管哮喘、慢性支气管炎、COPD、肺炎等呼吸道疾病的祛痰治疗。

【联】羧甲司坦 carbocisteine；乙酰半胱氨酸 acetylcysteine；美司坦 mecysteine

【量】口服，一次 400mg，一日 3 次，餐后服用，根据年龄、症状适当调整剂量或遵医嘱。

【ADR】常见食欲缺乏、恶心、呕吐；少见腹泻、口干、头痛、尿素氮升高、皮疹等。

【禁】对本品过敏者禁用。

【妊】人类数据缺乏；动物数据提示无致畸性和生殖毒性。

福莫特罗
【C】
【L3】
【FDA】

formoterol [fɔːˈmɔtəˌrɔl]

【记】formo（formic 甲酸的），-terol（特罗，苯乙胺类衍生物，支气管扩张药）。

【类】支气管扩张药；长效 β₂ 受体激动剂（LABA）

【药】长效选择性 β₂ 受体激动剂，作用机制与沙丁胺醇类似，选择性激动支气管 β₂ 受体使其扩张，作用维持时间长（达 12 小时），常与皮质激素联合，用于防治支气管哮喘、慢性支气管炎、肺气肿等疾病。

【联】沙丁胺醇 salbutamol；克仑特罗 clenbuterol；沙美特罗 salmeterol

【量】吸入粉剂，一次 4.5~24μg，一日 1~2 次；吸入溶液，一次 20μg，一日 2 次。剂量应个体化，尽量使用最低有效剂量。

【ADR】常见心悸、头痛、震颤；偶见心动过速、肌肉痉挛、睡眠紊乱等。

【禁】心动过速性心肌病患者禁用。

【警】仅应与吸入性糖皮质激素（inhaled corticosteroids，ICS）类药联用，以治疗中重度哮喘。

【妊】有限的人类数据提示未增加先天畸形的风险。

福辛普利
【C/D】
【L3】
【FDA】

fosinopril [ˌfəusiˈnɔpril]

【记】fosino（phosphinic 次膦酸的），-pril（普利，ACEI 类抗高血压药）。

【类】抗高血压药；血管紧张素转化酶抑制剂（ACEI）

【药】强效、长效 ACEI，作用机制与依那普利类似，在体内转化为福辛普利拉起作用，对心脏 ACE 抑制作用强，对肾脏 ACE 抑制弱，肝肾双通道排泄，用于高血压和心力衰竭，尤适于肝肾功能减退及老年患者。

【联】依那普利 enalapril；卡托普利 captopril；赖诺普利 lisinopril

【量】口服，一次 10~40mg，一日 1 次，可与或不与食物同服，给药剂量应遵循个体化原则，一日极量 80mg。

【ADR】少见体位性低血压、性功能障碍、心悸、皮疹、头晕、肌肉骨骼疼痛等。

【禁】妊娠期及哺乳期妇女禁用。

【警】妊娠期妇女使用可能导致胎儿损害甚至死亡。

【妊】人类数据提示妊娠中晚期使用存在风险。

辅酶 Q_{10}
【L3】
【FDA】

ubidecarenone [juːbiˈdekærəˌnəun]

【记】ubi（ubiquitous，广泛的），deca（癸，十个），renone（利酮，环状内酯类衍生物）。又称"泛癸利酮"。

【类】辅酶类药；维生素类药

【药】人体重要的抗氧化剂，能促进氧化磷酸化反应和保护生物膜完整性，细胞呼吸和代谢的激活剂，可作为非特异性免疫调节药，

用于心力衰竭、冠心病、高血压、心律不齐等心血管系统疾病的辅
助治疗。

【联】泛醌 ubiquinone（即辅酶 Q）；泛喹酮 phanquinone（抗阿米巴
虫药）

【量】口服，一次 10mg，一日 3 次，餐后服用。

【ADR】可见胃部不适、食欲缺乏、恶心、腹泻；偶见荨麻疹与一过
性心悸。

【禁】对本品过敏者禁用。

钆喷酸 【C】 【L2】 【FDA】	gadopentetate acid [gædəuˈpentəˌteit ˈæsid]

钆喷酸

【C】
【L2】
【FDA】

gadopentetate acid [gædəuˈpentəˌteit ˈæsid]

【记】gado-(gadolinium 钆，含钆造影剂)，pentetate(喷替酸盐或酯)，acid(酸)。

【类】诊断用药；造影剂

【药】具有强顺磁性的非离子型钆螯合物，是首个用于临床的磁共振成像(magnetic resonance imaging，MRI)造影剂，在低浓度时即能明显改变组织中质子的自旋状态及弛豫性，仅供静脉内给药，用于颅脑、脊髓及全身 MRI 诊断。

【联】钆双胺 gadodiamide；钆贝葡胺 gadobenate dimeglumine

【量】静脉注射，一次 0.1~0.2ml/kg，最大剂量是 0.6ml/kg(成人)或 0.4ml/kg(儿童)，尽可能使用最低批准剂量。

【ADR】常见头痛、恶心、注射部位反应等，药液外渗可引起组织疼痛。

【禁】急性或慢性的严重肾功能损害［GFR<30ml/(min·1.73m^2)］患者、婴幼儿禁用，禁用于心脏起搏器、铁磁性植入物携带者。

【警】增加肾源性系统性纤维化风险。

【妊】有限的人类数据提示未增加先天畸形的风险，但分解产物可能会损害胎儿。

甘露特钠

sodium oligomannate [ˈsəudiəm ˌɔ:ligəuˈmæneit]

【记】oligo-(寡糖，寡核苷酸)，mannate(表 mannose 甘露糖结构的)，源自海洋褐藻提取物制得的低分子酸性寡糖化合物。

【类】抗老年痴呆药

【药】我国原创、国际首个通过作用于脑 - 肠轴，治疗阿尔茨海默病的药物，主要作用机制是通过改变胃肠道菌群，来改变胃肠道菌群引起的神经系统疾病，具体作用机制尚有待明确，用于轻中度阿尔茨海默病，改善患者认知功能。

【联】甘露醇 mannitol；海藻酸钠 sodium alginate；甘露聚糖 mannan

【量】口服，一次 450mg，一日 2 次，可空腹服用或与食物同服，无须根据肝肾功能调整剂量。

【ADR】常见心律失常、口干、转氨酶升高等；少见头晕、癫痫发作、胃炎、腹泻、血糖升高、蛋白尿等。

【禁】对本品主要成分或辅料过敏者禁用。

【妊】人类数据缺乏；动物数据提示无致畸性和生殖毒性。

肝素	heparin ['hepərin]
【基】	【记】hepar-(hepto- 肝,肝脏的),-in(素,与……相关的),-parin(肝
【C】	素,肝素衍生物,抗凝血药),发现于动物体内一种天然抗凝血物
【L2】	质,因最初提取于动物肝脏而得名。
【FDA】	【类】抗凝血药

【药】在体内外均有强大的抗凝作用,可使多种凝血因子灭活,静脉给药后立即起效,作用维持 3~4 小时,过量时可用鱼精蛋白解救,用于防治血栓形成或栓塞性疾病、各型弥散性血管内凝血及体外抗凝等。

【联】依诺肝素 enoxaparin；磺达肝癸钠 fondaparinux sodium；鱼精蛋白 protamine

【量】静脉注射或皮下注射,一次 5 000~10 000U,必要时重复。

【ADR】常见出血；偶见寒战、发热、荨麻疹等。

【禁】有自发出血倾向、血液凝固迟缓、创伤或术后渗血、先兆流产或产后出血、消化性溃疡、严重肝肾功能不全、胃肠引流及腰椎留置导管等患者禁用。

【警】低分子量肝素有导致脊髓内或周围出血的潜在风险。

【妊】已有的人类数据提示未增加先天畸形和胎儿不良结局的风险。

睾酮	testosterone [teˈstɔstəˌrəun]
【基】	【记】testo(睾,testis 睾丸),-sterone(特龙或睾酮,甾体酮类衍生
【X】	物,雄激素类药)。
【L4】	【类】雄激素类药
【FDA】	【药】最重要的内源性雄性激素,男性性器官和第二性征生长及发育

必不可少的激素,对蛋白合成、骨骼发育和脂肪分布都有重要影响,用于性腺功能低下的激素补充治疗及精子生成障碍导致的不育症等。

【联】阿比特龙 abiraterone;替勃龙 tibolone

【量】口服,一次 40~60mg,一日 1~2 次;肌内注射,一次 250~500mg,1 个月 1 次。应根据患者对药物治疗反应情况而调整剂量。

【ADR】常见多毛、痤疮、食欲提高、体重增加、妇女停经等,大剂量可致女性男性化、男性睾丸萎缩、精子减少。

【禁】已确诊或怀疑为前列腺癌或乳腺癌的男性、妊娠期妇女禁用。

【警】导致血压升高,从而增加不良心血管事件风险。

【妊】人类数据提示妊娠期使用有致畸性。

戈舍瑞林 | goserelin [ˌɡəusəˈrelin]
【X】
【L3】
【FDA】

【记】go(gonadotropin 促性腺激素),ser(serini 丝氨酸),-relin(瑞林,促性腺激素释放激素激动剂,抗肿瘤药)。

【类】抗肿瘤药;促性腺激素释放激素(gonadotropin-releasing hormone,GnRH)激动剂

【药】人工合成的长效 GnRH 激动剂,作用与亮丙瑞林类似,具有先激动后抑制特点,降低血清睾酮、雌二醇等性激素水平,抑制肿瘤生长,用于前列腺癌、乳腺癌及子宫内膜异位症等。

【联】亮丙瑞林 leuprorelin;曲普瑞林 triptorelin;戈那瑞林 gonadorelin

【量】皮下注射植入剂,一次 3.6mg,每 28 日 1 次;肾或肝功能不全者及老年患者不需调整剂量。

【ADR】十分常见性欲下降、皮肤潮红、多汗等;常见糖耐量受损、头痛、骨骼疼痛、血压异常、皮疹等。

【禁】妊娠期及哺乳期妇女禁用。

【妊】动物数据提示有生殖毒性。

格列本脲 | glibenclamide [gliˈbenkləˌmaid]
【基】
【C】
【L2】
【FDA】

【记】gli-(格列,磺酰脲类降糖药),bencl(音 "本",苯基的),amide(酰胺,磺酰脲类含酰胺基衍生物)。

【类】磺酰脲类口服降糖药

【药】第二代磺酰脲类口服降糖药,作用机制与甲苯磺丁脲类似,

促进胰岛素的分泌,作用较甲苯磺丁脲强 200~250 倍,半衰期 10 小时,维持作用时间长,易致严重低血糖,用于饮食不能控制的轻中度 2 型糖尿病。

【联】甲苯磺丁脲 tolbutamide;氯磺丙脲 chlorpropamide

【量】口服,一次 1.25~2.5mg,一日 2~3 次,餐前服用,从小剂量开始使用,一般一日 5~10mg,一日极量 15mg。

【ADR】可见腹泻、恶心、呕吐、头痛、胃痛等;较少见皮疹;少见而严重的有黄疸、肝损伤、骨髓抑制、粒细胞减少等。

【禁】1 型糖尿病、伴有应激情况(如酮症酸中毒、昏迷、严重烧伤、感染、外伤等)的 2 型糖尿病、肝肾功能不全、对磺胺药过敏、白细胞减少的患者禁用。

【警】可能导致皮肤大疱反应、多形红斑、剥脱性皮炎和体重增加。

【妊】人类数据提示未增加出生缺陷风险,但增加新生儿不良结局风险。

格列吡嗪	glipizide ['glipə‚zaid]
【基】	【记】gli-(格列,磺酰脲类降糖药),-pizide(pyrazine 吡嗪)。
【C】	【类】磺酰脲类口服降糖药
【L2】	【药】第二代磺酰脲类口服降糖药,作用机制与甲苯磺丁脲类
【FDA】	似,口服吸收快,t_{max}1~2 小时,半衰期 2~4 小时,维持作用时间约 24 小时,无明显蓄积,较少引起低血糖反应,用于治疗 2 型糖尿病。

【联】甲苯磺丁脲 tolbutamide;格列齐特 gliclazide

【量】口服,一日 5~10mg,一日 1 次,应与早餐或当日的第 1 次正餐同服,一日极量 20mg。

【ADR】常见头痛、腹泻、恶心、胃肠胀气等;偶见皮肤过敏、低血糖、溶血性贫血。

【禁】1 型糖尿病患者、伴或不伴昏迷的糖尿病酮症酸中毒患者及对磺胺药过敏者禁用。

【警】与其他药物合用时密切观察有无低血糖反应。

【妊】人类数据提示未增加出生缺陷的风险。

格列喹酮

【基】

gliquidone ['glikwiˌdəun]

【记】gli-(格列,磺酰脲类降糖药),quid(音"喹",quinolin 喹啉基),-one(酮)。

【类】磺酰脲类口服降糖药

【药】第二代磺酰脲类口服降糖药,口服吸收较快,t_{max} 2~3 小时,半衰期短(1~2 小时),维持作用时间较短(约 8 小时),95% 经肝脏代谢并经胆汁排泄,仅 5% 肾脏排泄,用于 2 型糖尿病,尤适于伴有轻中度肾病患者。

【联】格列齐特 gliclazide;格列本脲 glibenclamide

【量】口服,一般一日 15~120mg;日剂量 30mg 以内,可于早餐前一次服用,更大剂量应分 3 次服用。餐前服用,一日极量 180mg。

【ADR】少见皮肤过敏反应、胃肠道反应、轻度低血糖反应及血液系统方面副作用。

【禁】1 型糖尿病、糖尿病昏迷或昏迷前期、糖尿病合并酸中毒或糖尿病酮症酸中毒、对磺胺药过敏、晚期尿毒症患者及妊娠期、哺乳期妇女禁用。

【警】可减弱患者对酒精耐受,酒精可加强降血糖作用。

格列美脲

【基】

【C】

【FDA】

glimepiride [glai'mepiˌraid]

【记】gli-(格列,磺酰脲类降糖药),me(音"美",methyl 甲基),piride(pyrroline 吡咯啉类衍生物)。

【类】磺酰脲类口服降糖药

【药】作用机制与格列本脲类似,但与受体结合及解离速度皆较快,较少引起较重的低血糖反应,同时具有增加葡萄糖摄取的胰岛外作用,半衰期 5~8 小时,口服吸收快且完全,进食对吸收无明显影响,用于 2 型糖尿病。

【联】格列本脲 glibenclamide;甲苯磺丁脲 tolbutamide

【量】口服,一次 1mg,一日 1 次,顿服即可,早餐时或第 1 次主餐时服用,维持剂量 1~4mg,一日极量 6mg。

【ADR】偶见低血糖、胃肠道反应、暂时性视觉障碍。

【禁】1 型糖尿病、糖尿病昏迷、糖尿病酮症酸中毒、严重肝肾功能损害、对磺胺药过敏者禁用。

G

【警】可导致味觉障碍、脱发。

【妊】人类数据提示未增加出生缺陷的风险,但增加新生儿不良结局的风险。

格列齐特　gliclazide ['glɪkləˌzaɪd]

【基】

【记】gli-(格列,磺酰脲类降糖药),cl(同 clo-,氯,含氯的),azide(音"齐特",叠氮化物)。

【类】磺酰脲类口服降糖药

【药】第二代磺酰脲类口服降糖药,作用机制与甲苯磺丁脲类似,促进胰岛素的分泌,半衰期 10~12 小时,大部分在肝脏代谢,代谢产物无显著活性,用于饮食不能控制的轻中度 2 型糖尿病。

【联】甲苯磺丁脲 tolbutamide;格列本脲 glibenclamide

【量】口服,一次 40~80mg,一日 1~3 次,餐前服用,一般一日 80~240mg,一日极量 320mg。

【ADR】常见低血糖、胃肠道功能障碍(如腹痛、恶心、消化不良、便秘等);少见粒细胞减少、贫血、眩晕、红斑等。

【禁】1 型糖尿病、糖尿病昏迷前期、糖尿病酮症酸中毒、严重肝肾功能不全、卟啉症、对磺胺药过敏者及哺乳期妇女等禁用。

【警】警惕低血糖症状。

【妊】人类数据提示未增加出生缺陷的风险,但增加新生儿不良结局的风险。

格隆溴铵　glycopyrrolate bromide [ˌɡlaɪkəupaɪˈrəuleɪt ˈbrəumaɪd]

【C】
【L3】
【FDA】

【记】glyco-(格隆,表糖,糖的),pyrrolate(pyrrole 吡咯,吡咯盐),bromide(溴化物)。

【类】抗胆碱药

【药】季铵类抗胆碱药,抑制胃酸分泌及调节肠胃蠕动作用,抗唾液分泌作用比阿托品更强,也抑制支气管平滑肌 M₃ 乙酰胆碱受体(AChR),扩张气道,无中枢性抗胆碱活性,用于胃十二指肠溃疡、慢性胃炎及慢性阻塞性肺疾病(COPD)。

【联】托吡卡胺 tropicamide;噻托溴铵 tiotropium bromide;苯环喹溴铵 bencycloquidium bromide

【量】静脉注射,0.04mg/kg;口服,一次 1~2 mg,一日 3~4 次,一日极量 12mg;吸入,一次 50μg,一日 1 次。

【ADR】常见口干、尿潴留、睫状肌麻痹、眼压升高、心动过速、心悸、出汗减少等。

【禁】闭角型青光眼、重症肌无力、麻痹性肠梗阻、幽门狭窄、前列腺肥大患者慎用,QT 间期延长的患者应避免联合使用抗胆碱酯酶 - 抗毒蕈碱药。

【警】可致发音障碍。

【妊】有限的人类数据提示可能与轻微畸形有关;动物数据提示有生殖毒性。

更昔洛韦　ganciclovir [gæn'saiklə,viə]
【基】
【C】　【记】gan(guanine 鸟嘌呤),-ciclovir(昔洛韦,阿昔洛韦衍生物)。
【L3】　【类】抗病毒药
【FDA】　【药】作用机制、药动学特性与阿昔洛韦类似,通过抑制病毒 DNA 聚合酶阻断其复制,抗病毒作用强,组织分布广,口服生物利用度不高(5%~30%),用于疱疹病毒感染及防治巨细胞病毒感染的免疫缺陷患者。

【联】阿昔洛韦 aciclovir;泛昔洛韦 famciclovir;伐昔洛韦 valaciclovir

【量】口服,一次 500~1 000mg,一日 3 次;静脉滴注,一次 300~500mg,一日 1~2 次。应当依据患者个体情况确定维持治疗的持续时间。

【ADR】常见视物模糊;少见体温升高、腹泻、恶心、震颤、中性粒细胞减少、贫血等。

【禁】对本药和阿昔洛韦过敏者、严重中性粒细胞或血小板减少者禁用。

【警】血液毒性、生育力受损、胎儿毒性、诱变和致癌作用。

【妊】人类数据不足;动物数据提示有致畸性和胚胎毒性。

谷氨酰胺　glutamine ['glu:tə,mi:n]
【OTC】　【记】gluta(glutamyl 谷酰胺基),-amine(胺,胺类衍生物)。
【FDA】　【类】营养药;氨基酸类药

【药】广泛存在于人体内的一种非必需氨基酸,是氮质主要载体,参与多种营养物质代谢过程,对因氨基酸缺乏造成的胃肠道黏膜损伤有保护和修复作用,用于胃肠道溃疡、胃炎及创伤或术后补充氨基酸。

【联】谷氨酸 glutamic acid;醋谷胺 aceglutamide;丙氨酰谷氨酰胺 alanyl glutamine

【量】口服,一次 0.5~1g,一日 3 次,7 日为 1 个疗程。

【ADR】常见胀气、周围神经病变;偶见恶心、呕吐、便秘、腹泻、面部潮红。

【禁】严重肝功能不全、严重肾功能不全(肌酐清除率小于 25ml/min)患者禁用。葡萄糖 -6- 磷酸脱氢酶缺乏的儿童禁用。

谷胱甘肽 | glutathione [ˌgluːtəˈθaiəun]

【记】gluta(glutamyl 谷酰胺基),thi-(硫,含硫的),-one(酮)。

【类】护肝药;解毒药

【药】广泛存在于人体细胞内的、由谷氨酸、半胱氨酸及甘氨酸构成的含巯基(—SH)三肽化合物,具有抗氧化、解毒、维持免疫及调节代谢等多种作用,用于多种药物及化学物质引起的肝脏损伤、慢性肝炎的保肝治疗等。

【联】硫普罗宁 tiopronin;青霉胺 penicillamine

【量】口服,一次 400mg,一日 3 次,12 周为 1 个疗程;静脉滴注,一次 1.2~2.4mg,一日 1 次。

【ADR】偶见过敏反应,如皮疹、恶心、呕吐、食欲缺乏、腹痛等。

【禁】对本品成分过敏者应禁用。

【警】避免与甲萘醌亚硫酸氢钠、氰钴胺素、泛酸钙、磺胺类药和四环素类药合用。

骨化三醇 | calcitriol [ˌkælsəˈtraiˌol]
【C/D】
【L3】
【FDA】

【记】calci-(钙相关的,维生素 D 类似物,钙代谢调节药),tri-(三,三倍的),-ol(醇或酚)。

【类】抗骨质疏松药;钙代谢调节药;维生素类药

【药】维生素 D_3 的最重要活性代谢产物,促进肠道对钙的吸收并调节骨的矿化,单剂量药理作用可维持 3~5 日,用于肾性骨营养不良、甲状旁腺功能减退、佝偻病及骨质疏松等。

【联】阿法骨化醇 alfacalcidol;卡泊三醇 calcipotriol

【量】口服,一日 0.25~1μg;静脉注射,一次 0.5μg,一周 3 次,隔日 1 次;用药期间患者需每日摄入足够适量的钙剂。

【ADR】常见高钙血症;少见头痛、腹痛、皮疹、恶心、尿路感染等。

【禁】高钙血症、维生素 D 中毒患者禁用。

【警】注射液有导致休克和过敏的潜在风险。

【妊】有限的人类数据提示妊娠期标准剂量使用对胎儿无不良影响。

桂利嗪
【C】
【L3】

cinnarizine [sinə'rai¸zi:n]

【记】cinna(cinnamyl 肉桂基),-rizine(利嗪,二苯基哌嗪类衍生物)。又称"肉桂苯哌嗪"。

【类】抗脑血管病药;抗组胺药;钙通道阻滞药

【药】具有抗组胺、镇静和阻断钙通道活性的哌嗪类衍生物,直接扩张血管平滑肌,改善脑循环及冠脉循环,提高血管血流量、改善代谢,用于脑供血不足、偏头痛的防治及由前庭功能紊乱引起的眩晕等。

【联】桂哌齐特 cinepazide;氟桂利嗪 flunarizine;西替利嗪 cetirizine

【量】口服,一次 25~50mg,一日 3 次。疲惫症状逐步加重者、维持剂量达不到治疗效果或长期应用出现锥体外系疾病症状时,应当减量或停药。

【ADR】常见嗜睡、疲惫;少见体重增加;偶见抑郁和锥体外系反应。

【禁】有抑郁症史、帕金森病或其他锥体外系疾病症状的患者禁用。

【妊】有限的人类数据提示未见致畸性。

桂哌齐特

cinepazide [¸sainə'pæzaid]

【记】cine(cinnamyl 肉桂基),pazide(piperazine 哌嗪)。

【类】血管扩张药;钙通道阻滞药

【药】哌嗪类衍生物,作用机制与桂利嗪类似,主要通过阻止 Ca^{2+} 内流使血管平滑肌松弛扩张,具有镇静和止吐作用,用于改善脑代谢及外周血管疾病症状。因有引起粒细胞缺乏症的报道,在一些国家已退出市场。

【联】桂利嗪 cinnarizine；氟桂利嗪 flunarizine

【量】静脉滴注，一次 320mg，一日 1 次。

【ADR】偶见粒细胞缺乏、腹泻、腹痛、便秘、头晕、心悸等。

【禁】脑出血后止血不完全者、白细胞减少者禁用。

【妊】人类数据缺乏；动物数据提示具有致畸性。

H

| 海博麦布 | hybutimibe [haiˈbjuːtəˌmaib]
【记】hybut(音"海博",hydroxy buten 羟基丁烯结构的),-imibe(麦布,胆固醇酰基转移酶抑制剂)。
【类】调节血脂药；胆固醇吸收抑制剂
【药】首个自主研发的脂酰辅酶 A-胆固醇酰基转移酶(acyl-coenzyme A-cholesterol acyltransferase, ACAT)抑制剂,可选择性抑制肠道胆固醇转运蛋白-酰基转移酶,减少胆固醇吸收,降低血胆固醇水平,降低肝脏胆固醇贮量,常与他汀类调节血脂药联合用于治疗原发性高胆固醇血症。
【联】依折麦布 ezetimibe；阿伐麦布 avasimibe
【量】口服,一次 10mg 或 20mg,一日 1 次；治疗期间应坚持适当的低脂饮食。
【ADR】常见乏力；少见腹泻、腹部不适、腹痛、口干、关节痛、头痛、睡眠障碍、乏力、肝功能异常等。
【禁】活动性肝炎,或原因不明的转氨酶(ALT/AST/GGT)持续升高的患者禁用。
【妊】人类数据缺乏；动物数据提示无致畸性。 |

| 红霉素
【基】
【OTC】
【B】
【L3】
【FDA】 | erythromycin [iˌriθrəʊˈmaisin]
【记】erythro-(红,红色的),-mycin(霉素,抗生素),从一种红霉素链球菌(*Streptomyces erythreus*)菌株中分离得到。
【类】大环内酯类抗生素
【药】大环内酯类抗生素的代表品种,广谱抑菌药,抗菌谱与青霉素近似,并对支原体、放线菌、衣原体等有抑制作用,口服有效,常作为青霉素过敏的替代用药,也用于军团菌病、支原体或衣原体感染及百日咳等。
【联】罗红霉素 roxithromycin；阿奇霉素 azithromycin；克拉霉素 clarithromycin |

【量】口服,一日 1~2g,分 3~4 次服用;静脉滴注,一次 0.5~1.0g,一日 2~4 次,一日极量 4g;局部外用,涂于患处,一日 2 次。

【ADR】偶见胃肠道反应、口舌疼痛、食欲缺乏,大剂量可引起听力减退,停药可恢复。

【禁】对本药或其他大环内酯类抗生素过敏史者、慢性肝病及肝损伤者禁用。

【警】导致心脏毒性,与利伐沙班联用导致出血的相关风险。

【妊】人类数据提示妊娠期使用有风险。

华法林
【基】
【X】
【L2】
【FDA】

warfarin [ˈwɔːfərin]

【记】warf(发明华法林的研究机构 "Wisconsin Alumni Research Foundation" 首字母缩写),arin(coumarin 香豆素,香豆素衍生物)。又称"华法令"。

【类】抗凝血药

【药】香豆素类抗凝血药,通过阻断维生素 K,阻断凝血因子 Ⅱ、Ⅶ、Ⅸ 及 X 的合成而起作用,口服吸收快且完全,需 12 小时后才起抗凝作用,作用可维持 2~5 日,用于防治血栓栓塞性疾病、术后静脉血栓形成等。

【联】香豆素 coumarin;双香豆素 dicoumarol;肝素 heparin

【量】口服,一次 2.5~10mg,一日 1 次,根据监测国际标准化比值(INR)调整剂量。

【ADR】可能出现胃肠道反应、味觉异常等,严重可引起出血、组织坏死、急性肾损伤等。

【禁】妊娠、出血倾向、严重肝功能不全及肝硬化、未控制的高血压、中枢神经系统或眼部手术、憩室病或肿瘤、感染性心内膜炎等患者禁用。

【警】可能引起大出血或致命出血,定期监测 INR 水平。

【妊】人类数据提示妊娠期使用有致畸性。

环孢素
【基】
【C】
【L3】
【FDA】

ciclosporin [ˌsaikləuˈspɔrin]

【记】ciclo-(环,环状的),-sporin(孢菌素,环孢素类抗生素,免疫抑制药)。

【类】免疫抑制药

【药】由真菌培养液中分离的具有大环类内酯结构的多肽混合物,强效免疫抑制药,具有特异性抑制辅助 T 淋巴细胞、促进抑制性

T 细胞增殖等多重免疫抑制作用,用于各种移植排斥反应及自身免疫性疾病。

【联】头孢菌素 cephalosporin;他克莫司 tacrolimus

【量】口服,一次 2~5mg/kg,一日 2 次,一日总用量应分 2 次服用(早上和晚上);静脉滴注,一次 3~5mg/kg;需常规监测血药浓度。

【ADR】常见头痛、恶心、呕吐、腹泻、多毛症、高血压、肝肾功能损害等。

【禁】哺乳期妇女、肾功能不全者及恶性肿瘤患者禁用。

【警】可增加发生感染、淋巴瘤或其他肿瘤的风险。增加治疗剂量或延长疗程可增加系统性高血压和肾毒性的发生风险。

【妊】人类数据提示未增加先天畸形的风险,但增加早产和新生儿低体重风险。

H

环吡酮胺
【OTC】
【B】
【L3】

ciclopirox olamine [ˌsaiklə'piərɔks ɔ:'læmain]

【记】ciclo-(环,环状的),pirox(吡酮,pyridone 吡啶酮类衍生物),olamine(ethanolamine 乙醇胺的缩写)。

【类】局部抗真菌药

【药】合成苄胺类局部用广谱抗真菌药,作用与特比萘芬类似,通过破坏真菌细胞膜的完整性而致真菌细胞死亡,结构独特、毒性低、渗透力强,杀菌作用强,用于各种浅部皮肤真菌感染及阴道酵母菌感染。

【联】特比萘芬 terbinafine;联苯苄唑 bifonazole;莫匹罗星 mupirocin

【量】乳膏剂,外用,一日 2 次;阴道栓剂,塞入阴道,每晚 1 枚,一般 3~6 日为 1 个疗程。

【ADR】偶见局部瘙痒、刺痛。

【禁】眼部禁用,口服与静脉给药途径禁用,儿童禁用。

【警】避免接触眼睛及其他黏膜(口、鼻等)。

【妊】妊娠期妇女慎用。

环丙沙星
【基】
【C】
【L3】
【FDA】

ciprofloxacin [ˌsiprəu'flɔksəsin]

【记】ci(ciclo- 环,环状的),pro(propyl 丙基),-floxacin(沙星或氟沙星,氟喹诺酮类衍生物,喹诺酮类抗生素)。

【类】合成抗菌药;喹诺酮类抗生素

【药】作用机制与诺氟沙星相似,抗菌作用更强,对需氧 G⁻ 杆菌抗菌活性高,且对铜绿假单胞菌有效,口服生物利用度较高(约70%),用于敏感菌所致呼吸道、尿路、消化道、骨关节及软组织感染等。

【联】诺氟沙星 norfloxacin;氧氟沙星 ofloxacin

【量】口服,一次 250~500mg,一日 2~3 次;静脉滴注,一次 200~400mg,一日 2 次。结合感染部位与疾病严重程度采用合适的剂量与疗程。

【ADR】常见恶心、呕吐、头晕、头痛、腹泻、眩晕;少见肝毒性、光毒性、肾功能异常、血糖紊乱等。

【禁】不能排除会导致未成熟器官、关节软骨损伤的可能,故儿童及青少年禁用,妊娠期妇女及哺乳期妇女禁用。

【警】可能致残并且潜在不可逆的严重不良反应(肌腱炎和肌腱断裂,周围神经病变和中枢神经系统效应)。避免对有重症肌无力病史的患者应用。

【妊】人类数据提示妊娠期使用未增加先天畸形和其他不良结局的风险。

环磷酰胺	cyclophosphamide [ˌsaikləʊˈfɔsfəˌmaid]
【基】	【记】cyclo-(环,环状的),phosphamide(同 fosfamide 磷、膦,磷酰胺)。又称"CTX"。
【D】	
【L5】	【类】抗肿瘤药;烷化剂;免疫抑制药
【FDA】	【药】双功能烷化剂及细胞周期非特异性抗肿瘤药,在肿瘤细胞内分解成酰胺氮芥及丙烯醛,干扰 DNA 及 RNA 功能,并具有强大免疫抑制作用,用于白血病、淋巴瘤、自身免疫性疾病等。

【联】异环磷酰胺 ifosfamide;美法仑 melphalan

【量】口服,一次 50~100mg,一日 2~3 次;静脉滴注,一次 100~200mg,一日 1 次或隔日 1 次。代谢产物对尿路有刺激性,应用时应鼓励患者多饮水。

【ADR】常见白细胞减少、食欲缺乏、恶心、呕吐、膀胱炎、脱发等。

【禁】严重骨髓功能损伤、膀胱炎症、急性感染者以及妊娠期、哺乳期妇女禁用。

【警】有进行性多灶性白质脑病(PML)风险。

【妊】人类数据提示可增加先天畸形的风险。

黄体酮
【基】
【B】
【L3】
【FDA】

progesterone [prəuˈdʒestəˌrəun]

【记】pro-(促,促使),gest(er)-(孕,孕甾结构),-one(酮),-gesterone(孕酮,孕激素类衍生物)。又称"孕酮"。

【类】孕激素类药

【药】由卵巢黄体分泌的天然孕激素,为维持妊娠所必需,能使雌激素激发的子宫内膜增殖期转化为分泌期,常与雌激素合用,用于功能性子宫出血、痛经、子宫内膜异位症、先兆流产、习惯性流产等。

【联】甲羟孕酮 medroxyprogesterone;甲地孕酮 megestrol;地屈孕酮 dydrogesterone

【量】口服,一次 100~200mg,一日 1~2 次;肌内注射,一次 10~20mg,一日 1 次。

【ADR】偶见体重改变、乳房肿胀、恶心、头晕、头痛等。

【禁】阴道不明原因出血患者、血栓性静脉炎患者、血管栓塞患者、脑卒中或有既往病史者、乳腺肿瘤或生殖器肿瘤患者禁用。

【警】心血管疾病(深静脉血栓、肺栓塞、脑卒中和心肌梗死)、阿尔茨海默病、乳腺癌风险增加。以最低的有效剂量和最短的持续时间作为处方。

【妊】人类数据提示未增加出生缺陷的风险。

黄酮哌酯
【B】
【L3】
【FDA】

flavoxate [ˌfleiˈvɔkseit]

【记】flavo-(黄,flavone 黄酮),xate(carboxylate 羧酸酯)。又称"泌尿灵"。

【类】解痉药;黄酮衍生物类药

【药】黄酮衍生物类平滑肌松弛药,具有局部麻醉活性及 M 受体拮抗作用,对泌尿生殖系统平滑肌具有高选择性,直接解除肌痉挛,松弛肌肉,用于尿频、尿急、尿痛、排尿困难及尿失禁等多种尿路综合征。

【联】托特罗定 tolterodine;坦索罗辛 tamsulosin

【量】口服,一次 200mg,一日 3~4 次。

【ADR】偶见胃部不适、恶心、呕吐、口渴、嗜睡、心悸、皮疹等。

【禁】胃肠道梗阻或出血、贲门失弛缓症、尿道阻塞失代偿、有神经精神症状及心肝肾功能严重受损者禁用。

【妊】有限的人类数据提示未增加出生缺陷和新生儿不良结局的风险。

磺胺甲噁唑	sulfamethoxazole [ˌsʌlfə'meθɔksəˌzəul]
【基】	【记】sulfa-(磺胺,磺胺类衍生物),meth(methyl 甲基),oxazole(噁
【C/D】	唑,噁唑类衍生物),常缩写为"SMZ"。
【L3】	【类】磺胺类合成抗菌药
【FDA】	【药】中效磺胺类合成抗菌药,作用机制及抗菌谱与磺胺嘧啶类

似,耐药率高,单独使用通常无效,常与甲氧苄啶(trimethoprim,TMP)组成复方制剂,产生协同抗菌作用,用于敏感菌引起的中枢及泌尿系统等感染。

【联】磺胺异噁唑 sulfafurazole;甲氧苄啶 trimethoprim

【量】外用,涂于洗净的患处,一日 1~2 次;口服,一次 800~1 000mg,一日 2 次;肌内注射,一次 1 000mg,一日 1~2 次。

【ADR】可能出现过敏反应、头痛、恶心、呕吐、食欲缺乏等,严重的可见渗出性多形红斑、剥脱性皮炎、粒细胞缺乏、暴发性肝衰竭、贫血。

【禁】巨幼红细胞性贫血患者、重度肝肾功能损害患者、对磺胺类药物过敏者、妊娠期妇女、哺乳期妇女及小于 2 个月的婴儿禁用。

【警】导致免疫性血小板减少症的相关风险。

【妊】人类数据不足;动物数据提示具有致畸性。

磺胺嘧啶	sulfadiazine [ˌsʌlfə'daiəˌziːn]
【基】	【记】sulfa-(磺胺,磺胺类衍生物),diazine(metadiazine 间二嗪,即
【OTC】	嘧啶)。常缩写为"SD"。
【C/D】	【类】磺胺类合成抗菌药
【L3】	【药】短效磺胺类抗菌药,结构与对氨基苯甲酸(PABA)相似,竞
【FDA】	争性作用于细菌二氢叶酸合成酶,抑制细菌 DNA 的合成,抗菌谱

广,但耐药率高,用于敏感菌引起的肺部感染、脑膜炎、脑脓肿及预防流行性脑脊髓膜炎等。

【联】磺胺甲嘧啶 sulfamerazine;磺胺多辛 sulfadoxine;柳氮磺吡啶 sulfasalazine

【量】口服,一次 1g,一日 2 次;静脉滴注,一次 1~1.5g,一日 3 次。

【ADR】常见过敏反应、肝肾功能损害、恶心、呕吐、食欲缺乏等；少见中枢神经毒性反应。

【禁】对磺胺类药物过敏者、肝肾功能不良者、妊娠期妇女或哺乳期妇女和2个月以下婴儿禁用。

【妊】人类数据提示妊娠期使用未增加先天畸形的风险。

磺达肝癸钠
【B】
【L3】
【FDA】

fondaparinux sodium [ˌfɒndəˈpærɪˌnəks ˈsəudiəm]

【记】fonda(磺达，表磺酰胺结构),-parinux(-parin 肝素，肝素衍生物，抗凝血药)。每个分子含十个钠离子，故称癸钠。

【类】抗凝血药

【药】人工合成的凝血因子Xa选择性抑制剂，仅保留肝素类分子具有抗Xa因子活性的戊糖结构，而对凝血酶及其他凝血因子影响较小，对血小板没有作用，抗血栓作用强而持久，且出血风险小，用于防治静脉血栓、心肌梗死及某些骨科手术有关的栓塞。

【联】达肝素钠 dalteparin sodium；依诺肝素 enoxaparin；舒洛地特 sulodexide

【量】皮下注射，一次 2.5mg，一日 1~2 次。首次给药时间不应早于外科手术后 6 小时，且只有在已经确定止血后才能给药。

【ADR】常见贫血、出血、紫癜、水肿；少见血小板减少、皮疹、发热；罕见低钾血症、失眠、低血压、注射部位反应等。

【禁】活动性出血、急性细菌性心内膜炎、严重肾脏损伤(肌酐清除率小于 20ml/min)者禁用。

【警】硬膜外或脊柱血肿风险；监测患者神经功能障碍的体征和症状。对抗凝或抗凝血栓预防患者进行神经轴向干预前考虑益处和风险。

【妊】有限的人类数据提示未增加先天畸形和不良结局的风险。

茴拉西坦

aniracetam [æniˈræsiˌtæm]

【记】ani(anisoyl 茴香基，甲氧苯基),-racetam(西坦或拉西坦，吡拉西坦衍生物，促智药)。

【类】脑功能改善药；促智药

【药】γ- 氨基丁酸(GABA)的环化衍生物，作用与吡拉西坦类似，脂溶性高，能通过血脑屏障作用于中枢，对抗缺氧引起的记忆减退，用于脑功能改善药、脑血管病后记忆减退及中老年记忆减退。

【联】奥拉西坦 oxiracetam；乙拉西坦 etiracetam；吡拉西坦 piracetan

【量】口服，一次 100~200mg，一日 3 次，4~8 周为 1 个疗程。

【ADR】偶见口干、厌食、便秘、头昏、嗜睡等，停药后可消失。

【禁】对其他吡咯烷酮类药不能耐受者禁用。

吉法酯 | gefarnate [dʒeˈfɑːneit]

【记】farn（farnesol 金合欢醇，法尼醇），-ate（盐或酯）。源自植物金合欢（*A. farnesiana*）的一种萜类。又称"合欢香叶酯"。

【类】胃黏膜保护药；抗胃溃疡药

【药】水溶性萜类脂肪酸衍生物，作用机制、适应证与替普瑞酮类似，能直接作用于胃黏膜上皮细胞，调节抗溃疡因子及胃酸的分泌，加速新陈代谢，加强黏膜保护作用，用于胃十二指肠溃疡、急慢性胃炎及消化不良等。

【联】替普瑞酮 teprenone；麦滋林 -S marzulene-S

【量】口服，一次 50~100mg，一日 3 次，一般 1 个月为 1 个疗程，病情严重者需 2~3 个月。

【ADR】偶见口干、恶心、便秘、上腹部不适、口内炎；少见腹泻和舌炎；罕见转氨酶升高、荨麻疹样皮肤症状。

【禁】对本品过敏者禁用。

【妊】人类数据和动物数据均缺乏，妊娠期妇女慎用。

吉非罗齐 | gemfibrozil [ˌdʒemfiˈbrəuˌzil]
【C】
【L3】 【记】gem（音"吉"），-fibrozil（同 -fibrate，贝特，氯贝丁酸衍生物），
【FDA】 -rozil（音"罗齐"，prozil，丙烯化衍生物）。

【类】调节血脂药

【药】贝特类调节血脂药的前体药物，在体内代谢为非诺贝特酸发挥作用，能降低血清胆固醇和甘油三酯、升高高密度脂蛋白，降脂作用强，维持时间长，副作用较少，用于治疗高甘油三酯及高胆固醇血症。

【联】非诺贝特 fenofibrate；氯贝丁酯 clofibrate；头孢丙烯 cef-prozil

【量】口服，一次 300~600mg，一日 2 次，早餐及晚餐前 30 分钟服用。

【ADR】常见消化不良、厌食、恶心、呕吐、饱胀感等；偶见胆石症、肌炎、肝功能异常、轻度贫血和白细胞计数减少。

【禁】胆囊疾病或胆石症、肝功能不全或原发性胆汁性肝硬化、严重肾功能不全、肾病综合征引起血清蛋白减少患者禁用。

【警】导致横纹肌溶解相关风险。

【妊】有限的人类数据提示妊娠早期使用有风险。

吉非替尼 | gefitinib [dʒi'fitə,nib]
【基】
【D】
【FDA】

【记】gefi（音"吉非"），-tinib（替尼，酪氨酸激酶抑制剂）。

【类】抗肿瘤药；表皮生长因子受体（EGFR）抑制剂

【药】苯胺喹唑啉类衍生物，首个选择性 EGFR 酪氨酸激酶抑制剂，作用机制与厄洛替尼类似，能阻碍上皮来源实体瘤生长、转移和血管生成，诱导凋亡，用于局部晚期或转移性非小细胞肺癌（NSCLC）及乳腺癌。

【联】厄洛替尼 erlotinib；埃克替尼 icotinib

【量】口服，一次 250mg，一日 1 次，服用至出现疾病进展或不可耐受的毒性反应。

【ADR】十分常见腹泻、恶心、呕吐、口腔炎、转氨酶 / 总胆红素升高、皮肤症状、厌食、虚弱等。

【禁】对本品严重过敏者禁用。

【警】导致严重角膜炎、溃疡性角膜炎等相关风险。

【妊】人类数据不足；动物数据提示可导致胎仔损伤和幼仔死亡。

吉西他滨 | gemcitabine[dʒem'sitə,bi:n]
【基】
【D】
【L4】
【FDA】

【记】gem（音"吉"），-citabine（他滨或西他滨，阿拉伯糖呋喃类衍生物，抗肿瘤药或抗病毒药）。

【类】抗肿瘤药；抗代谢药

【药】胞嘧啶核苷衍生物，作用机制和阿糖胞苷类似，阻碍肿瘤细胞 DNA 合成和复制，具有细胞周期特异性，主要抑制 S 期肿瘤细胞，抗瘤谱更广、作用更强，用于中晚期非小细胞肺癌（NSCLC）、卵巢癌等多种癌症。

【联】阿糖胞苷 cytarabine；卡培他滨 capecitabine；替加氟 tegafur

【量】静脉滴注,一次 800~1 250mg/m²,一周 1 次,连续 3 周,随后休息 1 周。具体剂量和疗程视化疗方案而定。

【ADR】十分常见恶心、肝脏转氨酶升高、蛋白尿和血尿、呼吸困难、骨髓抑制等。

【禁】同时接受放射治疗患者、联合应用顺铂的严重肾功能不全患者、妊娠期及哺乳期妇女禁用。

【妊】人类数据不足;动物数据提示可导致胎仔损伤。

己酮可可碱
【C】
【L2】
【FDA】

pentoxifylline [pen'tɔːksiˌfliːn]

【记】pentoxi(pentoxide 五氧化物),-fylline(茶碱,甲基黄嘌呤类衍生物,平喘药)。

【类】外周血管扩张药;抗脑血管病药

【药】甲基黄嘌呤类衍生物,其代谢产物能降低血液黏度、改善血液流变性,用于脑部血液循环障碍如暂时性脑缺血发作、脑卒中后遗症、脑缺血引起的脑功能障碍,以及外周血循环障碍性疾病如慢性栓塞性脉管炎等。

【联】氨茶碱 aminophylline;尼麦角林 nicergoline

【量】口服,一次 0.2~0.4g,一日 2~3 次,餐后即时服用;静脉滴注,一次 100~200mg,一日 1~2 次,缓慢滴注。

【ADR】常见恶心、头痛、厌食和腹胀等;偶见心绞痛、心律失常、黄疸、肝炎、肝功能异常和血液纤维蛋白原降低等。

【禁】脑出血患者、视网膜出血患者、急性心肌梗死患者、严重冠状动脉及脑血管硬化伴高血压患者、严重心律失常患者和妊娠期妇女禁用。

【妊】有限的人类数据提示妊娠期使用可能增加先天畸形和不良结局的风险。

己烯雌酚
【基】
【X】
【FDA】

diethylstilbestrol [daiˌeθilstil'besˌtrɔl]

【记】diethyl-(二乙基),estr-(雌,雌激素类),-ol(醇或酚)。又称"苯乙烯雌酚"。

【类】非甾体雌激素类药

【药】人工合成的非甾体雌激素类药,作用机制类似炔雌醇,根据剂量不同具有促使女性正常发育、调节垂体促性腺激素及催乳激素的分泌等作用,用于补充体内雌激素不足、治疗乳腺癌和前列腺癌及预防产后泌乳、退乳等。

【联】炔雌醇 ethinylestradiol;氯烯雌醚 chlorotrianisene

【量】口服,一日 0.25~0.5mg(补充体内不足),一日 1~15mg(抗肿瘤治疗);肌内注射,一次 0.5~1mg,一日极量 6mg。

【ADR】可能出现不规则的阴道流血、尿频、尿痛、恶心、呕吐、厌食、头痛、头晕等。

【禁】肝肾病患者、妊娠期妇女及哺乳期妇女、有血栓性静脉炎和肺栓塞性病史、高血压、与雌激素有关的肿瘤及未确证的阴道不规则流血患者禁用。

【妊】人类数据提示妊娠期使用有胚胎毒性和生殖毒性。

加巴喷丁
【C】
【L2】
【FDA】

gabapentin[gæbə'pen,tin]

【记】gab(a)-(加巴,GABA 类似物,抗癫痫药),pentin(pentyne 喷丁,戊炔类衍生物)。

【类】抗癫痫药;抗神经痛药

【药】人工合成的抑制性神经递质 γ- 氨基丁酸(GABA)类似物,亲脂性较高,易透过血脑屏障进入中枢,能改变 GABA 代谢、影响神经细胞膜的氨基酸转运而起神经抑制作用,用于神经病理性疼痛及难治性癫痫。

【联】普瑞巴林 pregabalin;利福喷汀 rifapentine

【量】口服,一次 300~900mg,一日 1~3 次,从初始低剂量逐渐递增至有效剂量,停药应渐停,一日极量 2 400mg。

【ADR】十分常见头晕、嗜睡;常见腹泻、口干、便秘、恶心、水肿、共济失调、疲劳和体重增加等。

【禁】急性胰腺炎患者禁用。

【警】滥用和依赖性的相关风险。

【妊】人类数据提示妊娠期使用未增加先天畸形的风险。

加兰他敏
【B】
【FDA】

galantamine [gə'læntə,mi:n]

【记】galant(音 "加兰他",galanthus 雪花莲),-amine(胺,胺类衍生物),源自高加索雪花莲(Galanthus caucasicus)的一种生物碱。

【类】抗老年痴呆药;拟胆碱药;乙酰胆碱酯酶抑制剂(AChEI)

【药】中枢性、可逆性乙酰胆碱酯酶抑制剂,减少中枢系统中乙酰胆碱的水解失活,增强胆碱能神经作用,用于治疗轻中度阿尔茨海默病、重症肌无力等,也用于对抗筒箭毒碱、加拉明等去极化型肌松药的肌松作用。

【联】石杉碱甲 huperzine A;利斯的明 rivastigmine;多奈哌齐 donepezil

【量】口服,一次 10~20mg,一日 2~3 次,建议与早餐及晚餐同服;皮下注射或肌内注射,一次 2.5~10mg,一日 1 次,2~6 周为 1 个疗程。

【ADR】十分常见恶心、呕吐;常见头晕、腹泻、疲劳和食欲缺乏等,严重还可能引起严重皮肤反应。

【禁】癫痫、心绞痛及心动过缓、严重哮喘或肺功能障碍、重度肝脏或肾脏损伤、机械性肠梗阻、尿路阻塞或膀胱术后恢复期等患者禁用。

【警】导致 QT 间期延长、尖端扭转型室性心动过速的相关风险。

【妊】人类数据缺乏;动物数据未见致畸性。

甲氨蝶呤
【基】
【X】
【L4】
【FDA】

methotrexate[ˌmeθouˈtrekˌseit]

【记】metho(methoxyl 甲氧基),-trexate(曲沙,叶酸衍生物,抗肿瘤药),常缩写为“MTX”。蝶呤(pterin)最早是由蝶翅得来,故有此名,广泛分布于从细菌到高等动植物中的一类含两个氮环结构的物质。

【类】免疫抑制药;抗肿瘤药;叶酸拮抗剂

【药】最早上市的具有免疫抑制作用的抗叶酸代谢药,抑制二氢叶酸还原酶,阻碍肿瘤和多种免疫细胞 DNA 物质生物合成,抑制 RNA 与蛋白质合成作用较弱,用于各种恶性肿瘤、血液肿瘤及自身免疫性疾病。

【联】依达曲沙 edatrexate;乙胺嘧啶 pyrimethamine;氟尿嘧啶 fluorouracil

【量】口服,一次 5~20mg,一周 1 次;肌内注射或静脉注射,一次 5~20mg,1~3 周 1 次。

【ADR】十分常见厌食、呕吐和肝功能异常;常见口腔炎、血小板减少、口唇溃疡和咽喉炎等,严重可致肺部疾病、肿瘤溶解综合征、出血性肠炎等。

【禁】严重肝肾功能损害、造血系统疾病、口腔或胃肠道溃疡及感染患者和妊娠期妇女禁用。

【警】导致严重毒性反应,包括胚胎毒性;严重致命的皮肤反应;小肠穿孔;慢性或潜在致命性肝毒性;间质性肺炎;并发威胁生命的细菌、真菌、病毒感染;剂量相关毒性;肿瘤溶解综合征。

【妊】人类数据提示妊娠期使用可增加自然流产和出生缺陷的风险。

甲砜霉素　thiamphenicol [θaiəmˈfeniˌkəul]

【记】thia(thio- 硫,含硫的),-mphenicol(chloramphenicol 氯霉素,酰胺醇类抗生素)。又称"硫霉素"。

【类】酰胺醇类抗生素

【药】氯霉素类似物,具有更高的水溶性和稳定性,口服吸收完全,抗菌活性较强,不易耐药,同时具有较强的免疫抑制作用,用于伤寒、副伤寒及敏感菌(如流感嗜血杆菌、沙门菌属等)所致的呼吸道、尿路、肠道等感染。

【联】氯霉素 chloramphenicol;林可霉素 lincomycin

【量】口服,一次 500~1 000mg,一日 3~4 次。

【ADR】常见腹痛、腹泻、恶心和呕吐;偶见皮疹等过敏反应。

【禁】对本药过敏者、新生儿和早产儿禁用。

【妊】妊娠后期妇女应避免使用。

甲钴胺
【基】
【FDA】

mecobalamin [ˌmekəuˈbæləˌmin]

【记】me(methyl 甲基),cobal(cobalt 钴,含钴的),amin(amine 胺)。

【类】维生素类药

【药】维生素 B_{12} 类似物,一种内源性辅酶,能促进神经组织中卵磷脂合成和神经元髓鞘形成,促进核酸和蛋白质合成代谢,作用较氰钴胺强,用于周围神经炎及放化疗引起的造血功能损伤和神经伤害。

【联】氰钴胺 cyanocobalamin;腺苷钴胺 cobamamide

【量】口服,一次 0.5mg,一日 3 次;肌内注射或静脉注射,一次 0.5mg,一日 1 次,一周 3 次。

【ADR】偶见皮疹、头痛、发热感、出汗和肌内注射部位疼痛等。

【禁】对本品过敏者禁用。

【警】从事汞及其衍生物的从业者尽量避免长期大量使用。

【妊】人类数据缺乏；动物数据显示无致畸性。

甲泼尼龙　methylprednisolone [ˌmeθilpredˈnisəˌləun]

【基】　【记】methyl(甲基)，prednisolone(泼尼松龙)。

【C】　【类】糖皮质激素类药

【L2】　【药】合成的中效糖皮质激素类药，抗炎作用较泼尼松龙略强，钠潴

【FDA】　留作用微弱，本药醋酸酯混悬剂分解缓慢，作用持久，可供肌肉、关节腔内注射，用于过敏性与炎症性疾病，一般不用作激素替代治疗。

【联】泼尼松龙 prednisolone；曲安西龙 triamcinolone；氢化可的松 hydrocortisone

【量】口服，一日 4~48mg 之间调整；肌内注射或静脉注射，一次 10~40mg，某些情况下(如系统性红斑狼疮、多发性硬化)剂量可达 1g/d。

【ADR】可能出现感染、内分泌系统异常、代谢和营养异常、精神异常、神经系统异常等。

【禁】全身性真菌感染者禁用。

【妊】人类数据提示妊娠期使用未增加先天畸形的风险，但腭裂风险显著增加。

甲巯咪唑　thiamazole [θaiˌæməˌzəul]

【基】　【记】thia(thio- 硫，含硫的)，mazole(imidazole 咪唑)。又称 "methim-

【D】　azole"。

【L2】　【类】抗甲状腺药；激素拮抗剂

【FDA】　【药】硫脲类抗甲状腺药，通过抑制甲状腺内过氧化物酶，阻碍碘化物转变为甲状腺素(T₄)和三碘甲状腺原氨酸(T₃)，用于甲状腺功能亢进及其术前准备、放射性碘治疗前用药等。

【联】卡比马唑 carbimazole；丙硫氧嘧啶 propylthiouracil

【量】口服，一次 10~20 mg，一日 1~2 次，一日极量 60mg，一般 18~24 个月为 1 个疗程。

【ADR】可能引起局部皮肤副作用(皮肤瘙痒、灼热等)和肝功能异常；偶见粒细胞缺乏症。

【禁】中重度血细胞计数紊乱、既存的并非由甲状腺功能亢进症导致的胆汁淤积、在接受甲巯咪唑或卡比马唑治疗后曾出现骨髓损害患者禁用。

【警】有导致急性胰腺炎的潜在风险。

【妊】人类数据提示可增加先天畸形的风险。

甲硝唑　metronidazole [ˌmetrəuˈnaidəˌzəul]

【基】
【OTC】
【B】
【L2】
【FDA】

【记】met（methyl 甲基），tro（nitr-，硝基），-nidazole（硝唑，硝基咪唑类衍生物，抗菌药）。

【类】合成抗菌药；硝基咪唑类抗菌药

【药】硝基咪唑类药的代表药，其分子中硝基在无氧环境中还原成氨基破坏 DNA 链、抑制 DNA 合成，几乎对所有厌氧菌都有良好杀菌作用，也用于抗阿米巴虫及滴虫病，对需氧菌和兼性厌氧菌无效。

【联】替硝唑 tinidazole；奥硝唑 ornidazole

【量】口服，一次 200~400mg，一日 3 次；静脉滴注，一次 500~1 000mg，一日 3~4 次。

【ADR】十分常见消化道反应（包括恶心、呕吐和食欲缺乏等），还可能出现头痛、眩晕、肢体麻木和共济失调等。

【禁】有活动性中枢神经系统疾患、血液病者禁用，用药期间或停药 3 日内禁止饮酒。

【警】导致肝损伤的风险。

【妊】人类数据提示妊娠早期使用有风险。

甲氧苄啶　trimethoprim [traiˈmeθəuˌprim]

【C】
【L2】
【FDA】

【记】trimetho（trimethoxy 三甲氧基），-prim（普林，甲氧苄啶衍生物，抗菌药），常缩写为"TMP"。

【类】合成抗菌药；磺胺增效剂；叶酸拮抗剂

【药】二氢叶酸还原酶抑制剂，干扰细菌合成叶酸，抗菌谱与磺胺药类似，抗菌活性比磺胺甲噁唑（SMZ）强，口服吸收快，达到脑脊液中药物浓度高，常与磺胺药或其他抗生素联合应用对细菌的合成起双重拮抗作用。

【联】磺胺甲噁唑 sulfamethoxazole；磺胺嘧啶 sulfadiazine；柳氮磺吡啶 sulfasalazine

【量】口服,一次 25~50mg,一日 4 次;静脉滴注,一次 30~100mg,一日 2 次。

【ADR】常见过敏反应和无菌性脑膜炎;可能出现感染、愈合减慢、牙龈出血、贫血、白细胞减少和血小板减少。

【禁】早产儿、2 月以下婴儿、严重肝肾疾病和血液病患者禁用。

【警】导致药物诱导的免疫性血小板减少症的风险。

【妊】人类数据提示妊娠期使用可增加先天畸形的风险。

甲氧氯普胺 metoclopramide [ˌmetəuˈkləuprəˌmaid]

【基】
【B】
【L2】
【FDA】

【记】meto(methoxyl 甲氧基),clo-(同 chloro-,氯,含氯的),pramide(同 -pride,必利,舒必利衍生物)。

【类】胃肠动力药;止吐药

【药】多巴胺 D_2 受体拮抗剂,提高延髓催吐化学感受区的阈值,具有强效中枢镇吐作用,同时具有催乳、促进胃肠蠕动等作用,用于因手术、放化疗及脑外伤等多种原因引起的恶心和呕吐。

【联】舒必利 sulpiride;莫沙必利 mosapride;多潘立酮 domperidone

【量】口服,一次 5~10mg,一日 2~3 次,餐前半小时服用;肌内注射或静脉注射,一次 10~20mg,一日极量 30mg。

【ADR】常见昏睡、烦躁不安和疲怠无力等;少见恶心、便秘、腹泻和皮疹,长期用药引起迟发性运动障碍,表现为迟发性运动障碍。

【禁】对普鲁卡因 / 普鲁卡因胺过敏、癫痫、胃肠道出血、机械性肠梗阻和穿孔、嗜铬细胞瘤患者禁用。

【警】可引起迟发性运动障碍;避免使用超过 12 周。

【妊】人类数据提示妊娠期使用不增加先天畸形的风险。

降钙素 calcitonin[ˌkælsəˈtəunin]

【C】
【FDA】

【记】calci-(钙相关的,维生素 D 类似物,钙代谢调节药),tonin(紧张肽,调节素)。

【类】钙代谢调节药;抗甲状旁腺药;降钙素类药

【药】由甲状腺 C 细胞产生的多肽激素,常用鲑鱼降钙素因其具有比哺乳类降钙素更高的受体亲和力,能抑制破骨细胞活性,降低血浆中钙、磷浓度,用于畸形性骨炎、高钙血症、骨质疏松及神经营养障碍等。

【联】依降钙素 elcatonin；褪黑激素 melatonin；5- 羟色胺 sero-tonin

【量】皮下注射、肌内注射或静脉注射，一日 50~200IU；喷鼻，一次 120IU，一日 1 次。

【ADR】常见面部潮红、头痛、关节痛、乏力、恶心、腹泻等；偶见视觉损伤、高血压、呕吐、肌肉骨骼疼痛和流感样症状等。

【禁】妊娠期妇女及哺乳期妇女禁用。

【警】导致癌症疾病的相关风险。

【妊】有限的人类数据提示未见严重出生缺陷，但不能完全排除风险；动物数据提示对胎仔有毒副作用。

金刚烷胺
【基】
【C】
【L3】
【FDA】

amantadine [əˈmæntəˌdiːn]

【记】amanta（adamantane 金刚烷），-mantadine（金刚，金刚烷胺衍生物）。

【类】抗帕金森病药；抗病毒药

【药】多巴胺受体激动剂，促进纹状体多巴胺的合成和释放，有一定的抗胆碱作用，另具有阻断病毒脱壳及其核酸释放的作用，用于帕金森综合征及药物诱发的锥体外系疾病，也用于防治 A 型流感病毒感染。

【联】美金刚 mamantine；金刚乙胺 rimantadine

【量】口服，一日 100~200mg，一日 1~2 次，一日极量 400mg。

【ADR】常见抑郁症、恶心、头晕、失眠、共济失调、便秘和腹泻等；偶见高血压、尿潴留、呼吸困难和皮疹等。

【禁】妊娠期妇女、哺乳期妇女、癫痫患儿、新生儿和 1 岁以下婴儿禁用。

【警】导致横纹肌溶解的相关风险。

【妊】有限的人类数据提示妊娠期使用有风险。

金霉素
【OTC】
【D】
【FDA】

chlortetracycline[ˌklɔːtetrəˈsaiˌkliːn]

【记】chlor-（氯，含氯的），tetra（四，四个的），-cycline（环素，四环素衍生物，抗生素）。因由金色链霉菌发酵产生而得名，又称"氯四环素"。

【类】四环素类抗生素

【药】作用机制及抗菌谱同四环素,对金黄色葡萄球菌、淋球菌及沙眼衣原体等有较好抑制作用,全身用药副作用大且耐药现象严重,现仅供外用,主要用于局部皮肤感染、浅表性眼部感染及沙眼的治疗。

【联】米诺环素 minocycline;美他环素 metacycline;土霉素 oxy-tetracycline

【量】局部外用或涂入眼睑内,一日 2~3 次,最后一次宜在睡前使用。

【ADR】偶见过敏反应、皮肤红肿和皮疹。

【禁】对四环素类抗生素过敏患者禁用。

【妊】妊娠期妇女应避免使用。

J

肼屈嗪
【C】
【L2】
【FDA】

hydralazine [haiˈdræləˌziːn]

【记】hydra(hydrazinyl 肼基,联氨类衍生物),-dralazine(屈嗪,肼屈嗪衍生物,抗高血压药),复方降压片的主要成分之一。

【类】抗高血压药;血管扩张药

【药】中等强度抗高血压药,直接血管扩张药,扩张外周小动脉为主,对静脉影响小,单用效果不佳,且副作用多,常与利血平、氢氯噻嗪、普萘洛尔等合用,以增加疗效,用于肾性高血压及舒张压较高的患者。

【联】卡屈嗪 cadralazine;二氮嗪 diazoxide;米诺地尔 minoxidil

【量】口服,一次 10mg,一日 3~4 次,一日极量 300mg;静脉注射或肌内注射,一次 20~40mg,必要时重复。

【ADR】常见头痛、恶心、呕吐、口干、腹泻、心悸和心动过速等;少见便秘、低血压、面部潮红、流泪和鼻塞。

【禁】主动脉瘤、脑卒中、冠心病、风湿性心脏病和严重肾功能不全患者禁用。

【妊】人类数据提示过量使用有风险;动物数据提示有致畸性。

咖啡因
【基】
【OTC】
【精二】
【B】
【L2】
【FDA】

caffeine [kæˈfiːn]

【记】源自植物咖啡（*Coffea*）浆果及茶叶的生物碱,-ine(因,素,生物碱)。

【类】中枢神经兴奋药；磷酸二酯酶抑制剂

【药】甲基黄嘌呤类天然生物碱,能提高细胞内环腺苷酸(cyclic adenosine monophosphate,cAMP)含量。小剂量作用于大脑皮质,促使精神兴奋；大剂量则有兴奋延髓呼吸及血管运动中枢,用于早产儿原发性呼吸暂停,也常用作感冒药复方成分,用于感冒相关症状等。

【联】可卡因 cocaine；茶碱 theophylline；二甲弗林 dimefline

【量】口服,一次 100~200mg,一日 3~4 次；缓慢静脉滴注,负荷剂量为 20mg/kg 体重,维持剂量为 5mg/kg 体重。

【ADR】常见进食不耐受、败血症、胃炎、皮疹、胃肠道出血、酸中毒、脑出血、弥散性血管内凝血、早产儿视网膜病变和呼吸困难等。

【禁】胃溃疡患者禁用。

【警】限制使用含有麦角生物碱衍生物的药物。

【妊】人类数据提示妊娠期常规食用含咖啡因的食物或饮品不增加先天畸形的风险,高剂量摄入有风险。

卡巴胆碱
【C】
【FDA】

carbachol[ˈkɑːbəˌkɔl]

【记】carba(carbamyl 氨甲酰基),chol(choline 胆碱),具有甲酰胺的胆碱类衍生物。

【类】拟胆碱药；缩瞳剂

【药】人工合成的拟胆碱药,能直接作用于瞳孔括约肌产生缩瞳作用,同时具有抗胆碱酯酶间接作用,故缩瞳时间长,用于青光眼及人工晶体植入、白内障摘除、角膜移植等需要缩瞳的眼科手术。

【联】胞磷胆碱 citicoline；毛果芸香碱 pilocarpine；贝胆碱 bethanechol

K

【量】治疗青光眼,一次 1 滴,一日 1~3 次;眼部前房内注射,一次 20~50μg。

【ADR】常见角膜混浊、持续性角膜大疱样病变、面部潮红、多汗和胃肠道不适等。

【禁】急性虹膜炎、急性眼前房炎症患者禁用。

【警】小瓶瓶塞含乳胶,可引起严重过敏反应。

【妊】人类数据缺乏;动物数据提示对胎仔有毒副作用。

卡比多巴
【C】
【L4】
【FDA】

carbidopa [ˌkɑːbəˈdəupə]

【记】carbi(carboxyl 羧基衍生物),-dopa(多巴,多巴胺受体激动剂)。

【类】抗帕金森病药

【药】为外周脱羧酶抑制剂,作用同苄丝肼,系左旋多巴增效药,能抑制外周左旋多巴代谢从而增加其进入中枢的量,常与左旋多巴联合给药,用于原发性帕金森病和各种原因引起的帕金森综合征。

【联】苄丝肼 benserazide;左旋多巴 levodopa;多巴胺 dopamine

【量】口服,与左旋多巴复方制剂,一次 250mg,一日 3 次,一日增加 50~100mg,一日极量 800mg。

【ADR】常见恶心,呕吐,体位性低血压,面部与上肢不自主运动,排尿困难等;少见高血压、心律失常等不良反应。

【禁】闭角型青光眼、皮肤损伤或有黑色素瘤病史患者禁用。

【警】可致恶性黑色素瘤、大疱性病变、性欲增加。

【妊】有限的人类数据提示妊娠期使用有风险。

卡比马唑
【D】
【L3】

carbimazolҽ[kɑːˈbiməˌzəul]

【记】carbi(carboxyl 羧基衍生物),mazole(音"马唑",咪唑类衍生物)。又称"甲亢平"。

【类】抗甲状腺药

【药】抑制甲状腺内过氧化物酶,在体内逐渐水解成甲巯咪唑后发挥作用,阻碍甲状腺素(T_4)、三碘甲状腺原氨酸(T_3)的合成,用于各种类型的甲状腺功能亢进,尤适用于病情较轻者以及儿童、青少年、老年患者。

【联】甲巯咪唑 thiamazole;丙硫氧嘧啶 propylthiouracil

【量】口服,一次 5~20mg,一日 3 次,一日极量 60mg,病情控制后,逐渐减量。

【ADR】十分常见黄疸;常见头痛、神经炎、多发性神经病;罕见全血细胞减少 / 再生障碍性贫血和单纯性血小板减少症。

【禁】哺乳期妇女禁用。

【警】导致先天性畸形、急性胰腺炎的相关风险。

【妊】人类数据提示可增加先天畸形的风险。

卡泊芬净　caspofungin[ˌkæspəuˈfʌndʒin]
【基】
【C】
【L3】
【FDA】

【记】caspo(音"卡泊"),-fungin(芬净,抗真菌药)。

【类】深部抗真菌药;棘白菌素类药

【药】半合成棘白菌素类药,能抑制真菌和酵母菌细胞壁的基本成分 β-(1,3)-D- 葡聚糖的合成,用于其他药物治疗无效或不能耐受的侵袭性曲霉菌病、中性粒细胞减少伴发热的可疑真菌感染。

【联】米卡芬净 micafungin;阿尼芬净 anidulafungin

【量】缓慢静脉滴注,一次 50~70mg,一日 1 次,疗程取决于病情严重程度、免疫抑制的恢复情况。

【ADR】十分常见发热、寒战、周围性水肿、恶心、血钾减少、腹泻、呕吐和头痛等。

【禁】对本品或其中任何成分过敏者禁用。

【警】导致中毒性表皮坏死、眼黏膜皮肤综合征的相关风险。

【妊】人类数据缺乏;动物数据提示有胚胎毒性。

卡泊三醇　calcipotriol[ˌkælsəpəuˈtraiˌɔl]
【C】
【L3】
【FDA】

【记】calci-(钙相关的,维生素 D 类似物,钙代谢调节药),po(propyl 丙基),tri(三,三倍的),-ol(醇或酚)。

【类】抗银屑病药

【药】为活性维生素 D_3 的衍生物,与表皮细胞相关的特异蛋白受体有高度亲和力,能抑制角质形成细胞增生和诱导其分化,使银屑病皮损的增生和分化异常得以纠正,用于寻常性银屑病的局部治疗。

【联】他卡西醇 tacalcitol;阿达帕林 adapalene;骨化三醇 calcitriol

【量】外用,一日 1~2 次,一周用药不超过 100g。

【ADR】常见瘙痒、皮肤刺激、烧灼感、刺痛感和用药部位疼痛等皮肤反应;少见毛囊炎和用药部位色素改变。

【禁】钙代谢失调者禁用。

【警】可致接触性皮炎。

【妊】人类数据缺乏;动物数据提示有胚胎毒性。

卡铂
【基】
【D】
【L5】
【FDA】

carboplatin[ˌkɑːbəuˈplætin]

【记】carbo(carboxyl 羧基衍生物),-platin(-platinum 铂,铂类抗肿瘤药)。

【类】抗肿瘤药;烷化剂

【药】第二代铂类抗肿瘤药,属细胞周期非特异性药物,作用与顺铂相似,破坏 DNA 合成,肾毒性、耳毒性、神经毒性和胃肠道不良反应较小,用于晚期卵巢癌、非小细胞肺癌(NSCLC)、小细胞肺癌、头颈部鳞状细胞癌等多种恶性肿瘤。

【联】顺铂 cisplatin;奥沙利铂 oxaliplatin;奈达铂 nedaplatin

【量】缓慢静脉滴注,200~400mg/m^2,3~4 周 1 次,2~4 次为 1 个疗程。

【ADR】常见骨髓抑制导致的血小板减少、中性粒细胞减少、白细胞减少、贫血、恶心和呕吐等。

【禁】严重肾功能不全患者、严重骨髓抑制患者、出血性肿瘤患者、妊娠期妇女、哺乳期妇女和儿童禁用。

【警】骨髓抑制与剂量有关,严重可致感染和 / 或出血;过敏性反应可能在注射后的几分钟内发生;贫血可能是累积性的,可能需要输血支持。

【妊】有限的人类数据提示妊娠期使用未观察到胎儿毒性;动物数据提示有致畸性和胚胎毒性。

卡非佐米
【FDA】

carfilzomib [ˈkɑːfilˌzəumib]

【记】carfil(音"卡非"),-zomib(佐米,蛋白酶体抑制剂,抗肿瘤药)。

【类】抗肿瘤药;蛋白酶体抑制剂

【药】四肽环氧酮结构的蛋白酶体抑制剂,能够不可逆地结合 20S 蛋白酶体的 N- 末端含苏氨酸活性位点,对实体瘤和血液肿瘤细胞具有体外抗增殖和促凋亡活性,用于治疗复发或难治性多发性骨髓瘤。

【联】硼替佐米 bortezomib;伊沙佐米 ixazomib

K

【量】静脉滴注,第 1 周 20mg/m², 随后 27mg/m², 一周连续 2 日, 共 3 周, 每 28 日为 1 个周期。

【ADR】十分常见血小板减少症、腹泻、呼吸道感染、中性粒细胞减少症和高血压等。

【禁】哺乳期妇女禁用。

【警】导致心脏异常的相关风险。

【妊】人类数据缺乏;动物数据提示有发育毒性,基于作用机制可能导致胎儿伤害。

卡格列净　canagliflozin [kəˈnæɡləˌfləuzin]

【C】
【L4】
【FDA】

【记】cana(音"卡"),-gliflozin(-格列净,钠离子葡萄糖协同转运蛋白抑制剂,根皮苷类衍生物类)。

【类】口服降糖药;钠 - 葡萄糖耦联转运体 2(SGLT2)抑制剂

【药】FDA 批准的首个 SGLT2 抑制剂,能通过将葡萄糖分解后通过肾脏排出体外的方式来降低血糖,单药治疗或者与盐酸二甲双胍或和磺脲类药联合使用,配合饮食控制和运动,可用于改善 2 型糖尿病的血糖控制。

【联】达格列净 dapagliflozin;恩格列净 empagliflozin

【量】口服,一次 100mg,一日 1 次,当日第 1 餐前服用。

【ADR】常见各种尿路感染、排尿增加、口渴、生殖器真菌感染和外阴、阴道瘙痒等,严重时可能发生酮症酸中毒、低血糖症和血管性水肿等。

【禁】对本品有严重过敏反应史的人群(如过敏反应或血管性水肿)禁用。重度肾功能损害[GFR<30ml/(min·1.73m²)]、终末期肾病(end-stage renal disease, ESRD)患者或正在接受透析的患者禁用。

【警】导致胰腺炎症、酮症酸中毒、严重尿路感染等相关风险。

【妊】有限的人类数据提示妊娠中晚期使用有风险。

卡马西平　carbamazepine [ˌkɑːbəˈmæzəˌpiːn]

【基】
【D】
【L2】
【FDA】

【记】carbam(carbamyl 氨甲酰基),azepine(zepine 西平,二苯并氮杂草类衍生物)。

【类】抗癫痫药;镇痛药

【药】广谱抗癫痫药,作用类似苯妥英钠,具有抗心律失常、抗惊厥、

181

抗癫痫、抗神经病理性疼痛等多种作用,是癫痫单纯性局部发作和大发作的首选药物之一,也用于防治双向情感障碍、原发性三叉神经痛等。

【联】奥卡西平 oxcarbazepine;美西平 mezepine;苯妥英钠 phenytoin sodium

【量】口服,一次 100~400mg,一日 2~3 次,可在用餐时、用餐后或两餐之间用少量液体送服。

【ADR】十分常见水潴留和低钠血症;常见头晕、嗜睡和共济失调;少见变态反应、皮疹、荨麻疹和狼疮样综合征。

【禁】三环类抗抑郁药过敏、房室传导阻滞、血常规严重异常、有骨髓抑制史、严重肝功能不全者以及妊娠期妇女、哺乳期妇女禁用。

【警】曾报道有致命严重皮肤反应,包括中毒性表皮坏死松解症和 Stevens-Johnson 综合征。避免等位基因检测阳性患者使用。有报道再生障碍性贫血、粒细胞缺乏症,定期监测全血细胞计数。

【妊】人类数据提示可增加先天畸形和其他身体畸形的风险。

卡莫氟

carmofur ['kɑ:məuˌfə:]

【记】carmo(carbamoyl 氨甲酰基),fur(氟,含氟的)。

【类】抗肿瘤药;抗代谢药

【药】氟尿嘧啶的衍生物,作用与氟尿嘧啶相似,口服迅速吸收,在体内缓慢释放出氟尿嘧啶,干扰 DNA、RNA 及蛋白质合成而发挥抗肿瘤作用,用于消化道癌(胃癌、结直肠癌)、卵巢癌及乳腺癌等。

【联】替加氟 tegafur;氟尿嘧啶 fluorouracil

【量】口服,一次 200mg,一日 3~4 次;或按体表面积,一日 140mg/m^2,分 3 次口服。

【ADR】可能出现恶心、呕吐、腹痛、腹泻、皮疹等,严重可引起白质脑病、骨髓抑制、间质性肺炎、肠炎。

【禁】妊娠初期 3 个月内妇女和哺乳期妇女禁用。

【警】与替吉奥联用时出现严重的血液障碍,不能与替吉奥配伍使用;服药后避免摄入酒精性饮料。

卡莫司汀
【D】
【L5】
【FDA】

carmustine [ka:ˈmjustiːn]

【记】car-(同 carb- 碳,含碳的),-mustine(莫司汀,氯乙胺类衍生物,抗肿瘤药)。

【类】抗肿瘤药;抗代谢药

【药】氯乙胺类烷化剂,通过烷化作用与 DNA 聚合酶交联发挥抗癌作用,对增殖期细胞各期都有作用,抗瘤谱广、起效快、脂溶性高,能通过血脑屏障,用于脑瘤、恶性淋巴瘤、多发性骨髓瘤等。

【联】尼莫司汀 nimustine;司莫司汀 semustine;雌莫司汀 estramustine

【量】静脉注射,一次 100mg/m^2,一日 1 次,连用 2~3 日;或一次 200mg/m^2,6~8 周重复。

【ADR】常见血小板下降、恶心和呕吐等,大剂量使用可产生脑脊髓病,长时间使用可产生肺间质或肺纤维化。

【禁】妊娠期及哺乳期妇女禁用。

【警】引起骨髓抑制;肺毒性。

【妊】人类数据不足;动物数据提示有致畸性。

卡那霉素
【基】
【D】
【FDA】

kanamycin [ˌkænəˈmaisin]

【记】kana(音"卡那"),-mycin(霉素,抗生素),从链霉菌 *Streptomyces kanamyceticus* 中分离的一种氨基糖苷类抗生素。

【类】氨基糖苷类抗生素

【药】作用机制同链霉素,对多数常见 G$^-$ 菌和结核杆菌有效,曾广泛用于各种肠道 G$^-$ 杆菌感染,后因副作用大、疗效不突出逐渐被庆大霉素、妥布霉素等取代,目前主要用于抗结核病的联合治疗。

【联】庆大霉素 gentamicin;妥布霉素 tobramycin;阿米卡星 amikacin

【量】肌内注射或静脉注射,一次 150~500mg,一日 3~4 次。

【ADR】可能出现听力减退、耳鸣、肾毒性和神经肌肉阻断等。

【禁】对本品或其他氨基糖苷类药物过敏者禁用。

【警】密切监测肾和第Ⅷ对脑神经的功能;神经毒性(听觉毒性、耳毒性);肾功能损害;避免同时和其他具有肾毒性和神经毒性药物合用;不应与强效利尿药合用;本药物不适合用于长期治疗。

【妊】人类数据提示妊娠期使用可能引起胎儿听力损害。

卡培他滨
【基】
【D】
【L5】
【FDA】

capecitabine [ˌkæpə'saitəˌbi:n]

【记】cape(音"卡培"),-citabine(拉滨,阿拉伯糖呋喃类衍生物,抗肿瘤药或抗病毒药)。

【类】抗肿瘤药;抗代谢药

【药】对肿瘤细胞有选择性的细胞毒药物,在体内转化为5-氟尿嘧啶(5-FU)而发挥抗代谢作用,降低了5-FU对正常细胞的损害,用于转移性乳腺癌、不能手术的晚期或者转移性胃癌及结直肠癌等。

【联】氟尿嘧啶 fluorouracil;阿糖胞苷 cytarabine;氟达拉滨 fludarabine

【量】口服,1 250mg/m²,一日2次,治疗2周后停药1周,3周为1个疗程。

【ADR】十分常见腹泻和手足综合征;常见厌食、呕吐、恶心、口腔炎、腹痛、疲劳等;偶见食欲低下、味觉异常和高胆红素血症。

【禁】严重肾功能不全者、二氢嘧啶脱氢酶(DPD)缺乏患者禁用。

【警】卡培他滨-华法林相互作用具有临床意义。发生在治疗后的几日或几个月内,少数发生在停止治疗后1个月内。60岁以上凝血功能障碍风险增加。

【妊】人类数据不足;动物数据提示有致畸性。

卡前列素
【C】
【L3】
【FDA】

carboprost ['kɑ:bəˌprost]

【记】carbo(carboxyl 羧基衍生物),-prost(前列,前列腺素类衍生物,抗血小板药)。

【类】引产药

【药】天然前列腺素 $F_{2\alpha}$ 的衍生物,能增加子宫收缩频率和幅度,并抑制内源性黄体酮的分泌,降低孕酮水平,用于妊娠期为13周至20周的流产及常规处理无效的子宫收缩弛缓引起的产后出血现象。

【联】地诺前列酮 dinoprostone;米索前列醇 misoprostol

【量】肌内注射,一次100~250μg,必要时重复给药。

【ADR】十分常见腹泻、恶心和呕吐;常见子宫内膜炎、头痛、潮红、咳嗽和寒战等;偶见感染性休克、睡眠障碍等。

【禁】急性盆腔炎、活动性心肺肝肾疾病患者禁用。

【警】有过敏、血管神经性水肿报道。

【妊】人类数据缺乏,基于作用机制可能导致胎儿损伤。

卡瑞利珠
单抗

camrelizumab [ˌkæmrəˈlizjuˌmæb]

【记】camre（音"卡瑞"）,-li-(immune, 免疫系统),-zumab(珠单抗,人源化单克隆抗体)。

【类】抗肿瘤药;程序性死亡-1(PD-1)单抗

【药】人源化抗 PD-1 单克隆抗体,可与 PD-1 受体结合,阻断其与 PD-L1 和 PD-L2 之间的相互作用,阻断 PD-1 通路介导的免疫抑制反应,用于晚期肺癌、肝癌、食管癌和霍奇金淋巴瘤等的治疗。

【联】信迪利单抗 sintilimab;特瑞普利单抗 toripalimab

【量】静脉注射,一次 200mg/次,2~3 周 1 次;一次 3mg/kg,3 周 1 次。

【ADR】十分常见反应性皮肤毛细血管增生症、甲状腺功能减退、乏力、蛋白尿和白细胞减少症等。

【禁】对卡瑞利珠单抗或辅料过敏者禁用。

【妊】人类数据缺乏;动物数据提示有胚胎毒性。

卡托普利
【基】
【C/D】
【L2】
【FDA】

captopril [ˈkæptəˌpril]

【记】capto(音"卡托",mercapto 巯基),-pril(普利,ACEI 类抗高血压药)。

【类】抗高血压药;血管紧张素转换酶抑制剂(ACEI)

【药】首个用于临床口服有效的含巯基 ACEI,能竞争性抑制血管紧张素转换酶和醛固酮分泌,抑制血管收缩,减少水钠潴留,降压作用起效快,且毒性小、耐受性良好,用于高血压及充血性心力衰竭等。

【联】福辛普利 fosinopril;贝那普利 benazepril

【量】口服,一次 12.5~50mg,一日 2~3 次,视病情或个体差异而定;静脉滴注,一次 25mg,按个体化给药。

【ADR】常见皮疹、味觉减弱、心悸和蛋白尿;偶见咳嗽、心率过快、胸痛、血管性水肿和感觉异常等。

【禁】双侧肾动脉狭窄患者、有血管神经性水肿史者以及妊娠期妇女禁用,禁止与含阿利吉仑药合用。

【警】导致发育中的胎儿受伤和死亡。

【妊】人类数据提示妊娠期使用可增加先天畸形的风险。

卡维地洛
【C/D】
【L3】
【FDA】

carvedilol [kɑːˈvidəˌlɔl]

【记】carve(音"卡维",carbazole 咔唑),-dilol(地洛,同 -olol 洛尔,普萘洛尔类衍生物)。

【类】抗高血压药;α、β受体拮抗剂

【药】α₁ 受体和非选择性 β 受体拮抗作用,拮抗 β 受体作用较强,是拉贝洛尔的 33 倍、普萘洛尔的 3 倍,无内在拟交感活性,具有膜稳定作用,降压迅速且维持时间长,用于原发性高血压、充血性心力衰竭等。

【联】拉贝洛尔 labetalol;屈美地洛 dramedilol;阿罗洛尔 arotinolol

【量】口服,一次 6.25~25mg,一日 1~2 次,剂量必须个体化,一日极量 100mg。

【ADR】十分常见疲劳、腹泻、高血糖症、体重增加和头晕;常见心动过缓、低血压、晕厥、头痛和高胆固醇血症等。

【禁】Ⅳ级失代偿性心功能不全、房室传导阻滞、变应性鼻炎、肝功能异常、心源性休克、病态窦房结综合征患者禁用。

【妊】人类数据提示妊娠中晚期使用增加胎儿生长受限的风险。

坎地沙坦
【C/D】
【L3】
【FDA】

candesartan [ˌkændəˈsaːˌtæn]

【记】cande(音"坎地"),-sartan(沙坦,血管紧张素 Ⅱ 受体拮抗剂,抗高血压药)。

【类】抗高血压药;血管紧张素 Ⅱ 受体拮抗剂(ARB)

【药】长效 ARB,具有选择性高、强效的特点,作用可维持 24 小时以上,主要通过与血管平滑肌 AT₁ 受体结合而拮抗血管紧张素 Ⅱ 的血管收缩作用,从而降低末梢血管阻力,用于原发性高血压的治疗。

【联】奥美沙坦 olmesartan;阿齐沙坦 azilsartan;替米沙坦 telmisartan

【量】口服,一次 4~8mg,一日 1 次,必要时可增加剂量至 16mg。

【ADR】常见背痛、头晕、上呼吸道感染、鼻炎、咽炎等,严重可致儿童高血压患者肾脏疾病恶化。

【禁】妊娠期或可能妊娠的妇女禁用。

【警】有胎儿毒性风险,检测到已妊娠应立即停药。

【妊】人类数据提示妊娠期使用可导致胎儿损害。

K

康柏西普
【基】

conbercept ['kɔnbə:ˌsept]

【记】con(音"康"),-bercept［血管内皮生长因子(VEGF)受体］。

【类】眼部抗血管生成药

【药】VEGF 受体 - 抗体重组融合蛋白,能竞争性抑制 VEGF 与受体结合并阻止 VEGF 家族受体的激活,抑制内皮细胞增殖和血管新生,用于新生血管性黄斑变性、脉络膜新生血管引起的视力损伤等。

【联】阿柏西普 aflibercept;雷珠单抗 ranibizumab

【量】玻璃体腔内注射,一次 0.5mg,初始 3 个月每月 1 次,之后每 3 个月 1 次,两次注射之间的间隔时间不得小于 1 个月。

【ADR】十分常见注射部位出血;常见眼内压增高、结膜充血、结膜炎、视觉灵敏度减退和玻璃体飞蚊症等。

【禁】过敏反应可引发严重的眼内炎症反应者、眼部或眼周感染患者、活动性眼内炎症患者禁用。

【妊】人类数据缺乏;动物数据提示有胚胎毒性。

康替唑胺

contezolid[kɔnˈtezəˌlid]

【记】cont(音"康替"),-ezolid(唑胺,噁唑烷酮类衍生物,抗菌药)。

【类】合成抗菌药;噁唑烷酮类抗菌药

【药】新型噁唑烷酮类抗菌药,通过抑制细菌蛋白 70S 起始复合体的形成而达到抑菌作用,作用类似利奈唑胺,血液学毒性和药物相互作用较少,用于化脓性链球菌或无乳链球菌引起的复杂性皮肤和软组织感染。

【联】利奈唑胺 linezolid;特地唑胺 tedizolid

【量】口服,一次 800mg,一日 2 次,应随餐或进餐后 30 分钟内服用,7~14 日为 1 个疗程。

【ADR】常见恶心、呕吐、腹部不适、ALT 和 AST 升高等。

【禁】对康替唑胺或其他噁唑烷酮类药或其他成分过敏的患者禁用。

【妊】人类数据缺乏;动物数据提示未见致畸性。

考来烯胺
【C】
【FDA】

colestyramine [kəuˈlestərəˌmain]

【记】colestyr(音"考来烯",cholesterol 胆固醇),-amine(胺,胺类衍生物)。

【类】调节血脂药

【药】一种季铵型强碱性阴离子交换树脂,在肠道不吸收,与胆酸结合随粪便排出,使血中胆酸量减少,促使血中胆固醇向胆酸转化,降低血胆固醇,用于 IIa 型高脂血症、高胆固醇血症及肝硬化、胆石症引起的瘙痒等。

【联】普罗布考 probucol;考来替泊 colestipol

【量】口服,一日 2~24g,分 3 次服用,饭前服或与饮料拌匀服用。

【ADR】常见便秘、烧心和消化不良等,多发生于服用大剂量及超过 60 岁的患者。

【禁】胆道完全闭塞者禁用。

【妊】有限的人类数据提示妊娠期使用未见致畸性。

K

可待因
【基】
【麻】
【C/D】
【L3】
【FDA】

codeine [ˈkəudi:n]

【记】code(音"可待"),-ine(素,生物碱)。源自植物罂粟中提取的一种阿片类天然生物碱,又称"甲基吗啡"。

【类】麻醉性中枢镇咳药

【药】选择性抑制延髓咳嗽中枢,镇咳作用强而迅速,兼有镇痛、镇静及抑制腺体分泌作用,止咳作用约为吗啡的 1/4,镇痛作用约为吗啡的 1/10,但强于非甾体抗炎药,用于剧烈咳嗽、镇痛及麻醉辅助用药。

【联】咖啡因 caffeine;可卡因 cocaine;福尔可定 pholcodine

【量】口服或皮下注射,一次 15~30mg,一日 2~3 次,一日极量 250mg。

【ADR】常见头晕、抑郁、欣快感、便秘、低血压和心悸等,严重时可发生中枢抑制、休克和严重低血压等。

【禁】12 岁以下儿童、显著呼吸抑制者、过去 14 日内使用过单胺氧化酶抑制剂(MAOI)者禁用。

【警】具有滥用、成瘾和误用的风险;可发生危及生命的呼吸抑制和新生儿阿片类药物戒断综合征;避免 12~18 岁青少年使用;影响细胞色素 P450 同工酶的药物相互作用。

【妊】人类数据提示妊娠期使用可能增加出生缺陷的风险。

可的松
【基】
【C/D】
【FDA】

cortisone [ˈkɔ:tizəun]

【记】cort-（可的，可的松衍生物），-sone（sterone 甾酮，睾酮衍生物）。又称"皮质素"。

【类】糖皮质激素类药

【药】作用与氢化可的松相似，需在肝脏组织中转化为具活性的氢化可的松而发挥效应，疗效较差，不良反应较大，现已逐渐少用，用于肾上腺皮质功能减退症及垂体功能减退症的替代治疗等。

【联】氢化可的松 hydrocortisone；氟氢可的松 fludrocortisone

【量】口服，一日 25~37.5mg，清晨服用 2/3，下午服用 1/3。有严重应激时，应改为氢化可的松静脉注射。

【ADR】长期使用可致库欣综合征面容和体态、体重增加和下肢浮肿等，停药可见皮质激素停药综合征。

【禁】对甾体激素过敏患者禁用。

【警】外用导致戒断反应的相关风险。

【妊】人类数据提示妊娠期使用导致胎儿唇腭裂、低出生体重风险增加；动物数据提示致畸作用。

可卡因
【麻】
【L5】
【FDA】

cocaine [kəuˈkein]

【记】coca（古柯植物），-ine（素，生物碱），-caine（卡因，可卡因衍生物，局部麻醉药），从古柯叶中提取的一种生物碱。

【类】局部麻醉药

【药】最早发现具有局部麻醉作用的天然生物碱，曾用于各种手术的局部麻醉，毒性大，具有强烈的中枢神经兴奋作用易于成瘾，是主要毒品之一，曾作为局部麻醉药和血管收缩剂，现临床已少用。

【联】丁卡因 tetracaine；利多卡因 lidocaine

【量】黏膜表面局麻，1%~10% 溶液喷雾、涂抹，一次极量 30mg。

【ADR】十分常见高血压；常见心动过速、窦性心动过缓等。

【禁】对酯类局部麻醉药、对氨基苯甲酸（PABA）过敏者禁用。

【警】具有很高的滥用和依赖性可能性。

【妊】人类数据提示妊娠期使用可增加先天畸形和其他不良结局的风险。

可乐定
【C】
【L3】
【FDA】

clonidine ['kləuniˌdi:n]

【记】clo-(同 chloro-,氯,含氯的),-nidine(乐定或尼定,可乐定衍生物)。

【类】中枢性抗高血压药；α 受体激动剂

【药】直接激动下丘脑及延脑的中枢突触后膜 α_2 受体,减少神经冲动传出,抑制外周交感神经活动,使外周血管阻力、心率降低,用于中重度高血压(非一线药)、偏头痛、痛经及阿片戒断反应,也可用于青光眼。

【联】溴莫尼定 brimonidine；莫索尼定 moxonidine

【量】口服,一次 75~150μg,一日 2~4 次；静脉注射,一次 75~300μg；滴眼,一次 1 滴,一日 2~3 次。

【ADR】十分常见嗜睡、疲劳、头痛和上腹痛；常见头痛、头晕、食欲缺乏、恶心和鼻塞等。

【禁】脑血管病、冠状动脉供血不足、血栓性脉管炎、低血压患者禁用。

【妊】人类数据缺乏；动物数据提示对胎仔有毒副作用。

K

克拉霉素
【基】
【C】
【L3】
【FDA】

clarithromycin [kləˌriθrə'maisin]

【记】clari(音"克拉"),-thromycin(红霉素,红霉素衍生物,大环内酯类抗生素)。

【类】大环内酯类抗生素

【药】抗菌谱及适应证与红霉素相似,但抗 G^+ 菌活性更强,对酸稳定,口服吸收迅速完全,且不受食物影响,生物利用度仅有 50%,抗生素后效应明显,用于呼吸道、尿路、皮肤感染及根除幽门螺杆菌。

【联】红霉素 erythromycin；阿奇霉素 azithromycin

【量】口服,一次 250~500mg,一日 2 次,疗程不超 2 周。

【ADR】常见腹痛、腹泻、恶心、呕吐、黄疸和消化不良等,严重时可发生致命性结肠炎和过敏性休克。

【禁】慢性肝病及肝损伤者、大环内酯类抗生素过敏史者、妊娠期妇女及哺乳期妇女禁用。

【警】导致心脏病患者增加心脏问题的相关风险。

【妊】人类数据提示妊娠期使用不增加致畸风险,但增加流产风险。

克拉维酸
【B】
【L1】
【FDA】

clavulanic acid [ˌkləvjuˈlænik ˈæsid]

【记】由棒状链霉菌（*Streptomyces clavuligerus*）培养液中分离纯化得到，故又称"棒酸"。

【类】β- 内酰胺酶抑制剂

【药】不可逆性 β- 内酰胺酶抑制剂，作用机制类似舒巴坦，与多数的 β- 内酰胺酶牢固结合，破坏细菌防御机制，自身抗菌作用弱单用无效，常与青霉素类合用以克服细菌耐药性，进而提高疗效。

【联】舒巴坦 sulbactam；阿莫西林 amoxicillin

【量】肌内注射或静脉注射，一日 500~1 000mg，与阿莫西林或替卡西林以适当比例配伍使用。

【ADR】可能出现胃肠道损害、皮肤及附件损害、免疫功能及神经系统损害等。

【禁】对 β- 内酰胺类抗生素过敏者禁用。

【妊】人类数据提示妊娠期使用不增加出生缺陷的风险。

克立硼罗
【FDA】

crisaborole [kriˈsæbəˌrəul]

【记】crisa（音"克里"），bor（boron 硼，含硼的），-ole（同 -ol，醇或酚）。

【类】皮肤科用药；4 型磷酸二酯酶（PDE4）抑制剂

【药】一种新型的外用 4 型磷酸二酯酶（PDE4）抑制剂，PDE4 受抑制可导致细胞内环腺苷酸（cAMP）水平升高，其具体作用机制尚待明确，用于 3 月龄及以上轻中度特应性皮炎患者。

【联】他克莫司 tacrolimus；度普利尤单抗 dupilumab

【量】涂于患处，一日 2 次，不宜口服、眼内使用或阴道内给药。

【ADR】常见烧灼感和刺痛感；少见荨麻疹。

【禁】对克立硼罗或该制剂任何成分过敏的患者。

【妊】人类数据缺乏；动物数据提示未见致畸性。

克林霉素
【基】
【OTC】
【B】
【L2】
【FDA】

clindamycin [klindəˈmaisin]

【记】cl（clo- 氯，含氯的），linda（linco 林可霉素衍生物），-mycin（霉素，抗生素）。

【类】林可酰胺类抗生素

【药】氯取代的半合成林可霉素衍生物，作用与林可霉素类似，但抗菌活性较强，口服吸收快其完全，生物利用度高（90%），对需氧

G$^+$球菌作用较强,用于敏感菌所致下呼吸道感染和皮肤软组织感染等。

【联】林可霉素 lincomycin;克拉霉素 clarithromycin

【量】口服,一次 150~450mg,一日 3~4 次;静脉滴注或肌内注射,一次 150~300mg,一日 2~4 次。

【ADR】常见恶心、呕吐、腹痛、腹泻和假膜性结肠炎等;偶见中性粒细胞减少、血小板减少等。

【禁】对克林霉素或林可霉素有过敏史者、新生儿禁用。

【警】有艰难梭菌相关性腹泻报道。

【妊】人类数据提示妊娠早期使用有风险,中晚期使用不增加先天畸形的风险。

克仑特罗

K

clenbuterol [ˌklenˈbjuːtərɔl]

【记】clen(chlorin 氯,含氯的),bu(butyl 丁基),-terol(特罗,苯乙胺类衍生物,支气管扩张药)。

【类】支气管扩张药;β$_2$ 受体激动剂

【药】强效选择性激动 β$_2$ 受体,强而持久松弛支气管平滑肌,作用约为沙丁胺醇的 100 倍,对心血管系统影响小,用于防治支气管哮喘以及喘息型慢性支气管炎、肺气肿等呼吸系统疾病所致的支气管痉挛。

【联】沙丁胺醇 salbutamol;特布他林 terbutaline;班布特罗 bambuterol

【量】吸入,一次 10~20μg,一日 3~4 次;口服,一次 40μg,一日 3 次;直肠给药,一次 60μg,每晚睡前 1 次。

【ADR】可能出现心悸、失眠、头痛等;过量可引起心脏停搏甚至死亡。

【禁】快速心律失常患者禁用。

克罗米通
【OTC】
【FDA】

crotamiton [ˌkrəuˈtæmitɔn]

【记】crot(crotonyl 丁烯酸基),ami(amide 酰胺),ton(toluidine 甲苯胺),丁烯酸甲基苯胺。

【类】抗体外寄生虫药

【药】一种化工原料,具有局部麻醉作用,并有特异性杀灭疥螨作用,作用于疥虫的神经系统,使疥虫麻痹从而导致其死亡,易于透入皮肤,作用迅速,用于治疗疥疮、虫咬、皮肤瘙痒及神经性皮炎等。

【联】丁烯酸(又称"巴豆酸")crotonic acid;苄氯菊酯 permethrin

【量】外用,适量涂于患处,一日 3 次。

【ADR】偶见过敏反应,可引起接触性皮炎。

【禁】急性炎症性糜烂或渗出性皮肤的患者禁用。

克霉唑 clotrimazole [kləu'traiməˌzəul]
【基】
【OTC】 【记】clo-(同 chloro-,氯,含氯的),tri(三,三倍的),mazole(imidazole 咪唑)。又称"抗真菌 1 号"。
【B】 【类】咪唑类抗真菌药
【L2】 【药】咪唑类广谱抗真菌药,可抑制真菌细胞膜麦角固醇及其他甾醇类的生物合成,损伤真菌细胞膜和改变其通透性而起抗真菌作用,用于治疗假丝酵母菌所致的皮肤、外阴感染及足癣、体癣、甲沟炎等。
【FDA】
【联】酮康唑 ketoconazole;咪康唑 miconazole

【量】口服,一次 0.25~1g,一日 3 次;局部外用,适量涂于患处,一日 2~3 次,1~2 周为 1 个疗程。

【ADR】偶见阴道局部刺激,用药部位烧灼感、红肿。

【禁】肝功能不全、粒细胞减少和肾上腺皮质功能减退者禁用。

【妊】人类数据提示妊娠期使用未增加出生缺陷的风险。

克唑替尼 crizotinib [krə'zəutiˌnib]
【L5】
【FDA】 【记】cri(音"克"),zo(azole,唑),-tinib(替尼,酪氨酸激酶抑制剂)。
【类】抗肿瘤药;间变性淋巴瘤激酶(ALK)抑制剂
【药】首个上市的多靶点受体酪氨酸激酶抑制作用的 ALK 抑制剂,对 ALK、肝细胞生长因子受体(HGFR,c-Met)、ROS1 和 RON 具有浓度依赖性抑制作用,用于 ALK 阳性或 ROS1 阳性的晚期非小细胞肺癌(NSCLC)。

【联】阿来替尼 alectinib;布加替尼 brigatinib;洛拉替尼 lorlatinib

【量】口服,一次 250 mg,一日 2 次,与食物同服或不同服,直至疾病进展或患者无法耐受。

【ADR】十分常见视物模糊、恶心、腹泻、呕吐、水肿、神经病变和食欲缺乏等。

【禁】对克唑替尼或其中任一成分过敏的患者禁用。

【警】可致食管炎、血睾酮下降。

【妊】人类数据缺乏,妊娠期妇女用药可能会引起胎儿损害。

奎尼丁 | quinidine['kwinidi:n]

【C】

【L3】

【FDA】

【记】quini(音"奎尼",quinine 奎宁,quinoline 喹啉类衍生物),-ine(素,生物碱)。奎宁(quinine,即金鸡纳霜)的空间异构体,又称"异奎宁"。

【类】抗心律失常药

【药】Ia 类抗心律失常药,作用于心肌细胞膜,延长心肌不应期,降低自律性、传导性及心肌收缩力,对非窦性异位节律性作用较强,用于房性期前收缩、心房颤动、阵发性室上性心动过速等心律失常的治疗。

【联】普鲁卡因胺 procainamide;安他唑啉 antazoline

【量】口服,一次 200~300mg,一日 3~4 次,一日极量 2.4g;静脉注射,一次 250mg,缓慢注射。

【ADR】常见胸痛、皮疹、腹泻、上消化道疾病、食管炎等,严重可致肝毒性、系统性红斑狼疮、QT 间期延长和金鸡纳中毒。

【禁】重症肌无力、有血小板减少性紫癜病史、Ⅲ度房室传导阻滞或心搏节律依赖于交界处的患者禁用。

【警】积极抗心律失常治疗导致死亡率增加;结构性心脏病患者积极治疗后风险可能增大。

【妊】人类数据提示妊娠期使用不增加先天畸形的风险。

喹硫平 | quetiapine [kwe'taiə‚pi:n]

【基】

【C】

【L2】

【FDA】

【记】que(音"喹",quinoline 喹啉类衍生物),-tiapine(硫平或噻平,氮杂䓬类衍生物,抗精神病药)。

【类】非典型抗精神病药

【药】二苯氧氮平类新型结构非典型抗精神病药,阻断中枢多巴胺、

5-HT 等多种神经递质受体,但对 M 受体和苯二氮䓬(BZ)类受体作用弱,抗组胺作用较氯氮平较强,粒细胞缺乏、肌僵直等副作用较少,用于各型精神分裂症和双相情感障碍的躁狂发作等。

【联】氯噻平 clotiapine;氯氮平 clozapine;奥氮平 olanzapine

【量】口服,起始剂量,一次 25mg,一日 2 次,可每隔 1~3 日增加 25mg,常用维持剂量范围为一日 300~800mg,口服不受食物影响。

【ADR】十分常见动脉舒张压 / 收缩压增加(儿童)、血浆胆固醇升高、衰弱和嗜睡等;常见腹泻、便秘、消化不良、背痛和失眠等。

【禁】妊娠期妇女及哺乳期妇女禁用,不应饮用含酒精饮料。

【警】阿尔茨海默病相关精神病患者死亡率增加,未被批准用于 10 岁以下的儿科患者。

【妊】人类数据提示妊娠期使用不增加先天畸形的风险。

拉贝洛尔
【基】
【C/D】
【L2】
【FDA】

labetalol [lə:'betə,lɔl]

【记】la（音"拉"），beta（β位取代的），-lol（洛尔，β受体拮抗剂）。又称"柳氨苄心定"。

【类】抗高血压药；α、β受体拮抗剂

【药】兼有α、β受体拮抗剂作用，对β受体作用比α受体作用强，降压效果比单纯β受体拮抗剂为优，也可引起体位性低血压，对支气管作用弱，用于轻度至重度高血压、妊娠高血压、心绞痛、术前控制血压及高血压危象。

【联】阿罗洛尔 arotinolol；卡维地洛 carvedilol

【量】口服，一次100~200mg，一日3~4次，一日极量2 400mg；静脉注射，一次100~200mg。

【ADR】偶见头昏、胃肠道不适、疲乏、感觉异常、哮喘加重等，个别患者有体位性低血压。

【禁】支气管哮喘、Ⅱ度～Ⅲ度房室传导阻滞、重度或急性心力衰竭、心源性休克患者禁用。

【妊】人类数据提示妊娠期使用不增加先天畸形的风险。

拉考沙胺
【C】
【L3】
【FDA】

lacosamide [,ləkəu'səmaid]

【记】laco（音"拉考"），-samide（沙胺，噻苯达唑类衍生物）。

【类】抗癫痫药

【药】具有独特作用机制的新型抗癫痫药，选择性作用于慢失活钠通道，减少钠离子内流，降低神经元的兴奋性，具有快速吸收，生物利用度高，药物相互作用少等优点，用于成人和青少年局灶性癫痫患者的辅助治疗和单药治疗。

【联】吡仑帕奈 perampanel；卡马西平 carbamazepine；拉莫三嗪 lamotrigine

【量】起始剂量一次50mg，一日2次；1周后应增加至一次100mg、一日2次的初始治疗剂量。

【ADR】十分常见头晕、头痛、恶心和复视等；常见抑郁、失眠、嗜睡、眩晕、消化不良、皮疹、疲劳等。

【禁】Ⅱ度或Ⅲ度房室传导阻滞者禁用。

【警】注意药物过量风险。

【妊】人类数据缺乏；动物数据提示有发育毒性。

拉克替醇
【FDA】

lactitol ['læktiˌtɒl]

【记】lactit（音"拉克替"，表 lactose 乳糖），-ol（醇）。又称"乳糖醇"，一种食品甜味剂。

【类】泻药

【药】山梨醇和半乳糖构成的双糖衍生物，在结肠内被肠内菌群降解为短链有机酸，酸化结肠内容物，从而减少了结肠对氨的吸收，减少内毒素的蓄积和吸收，导致结肠内渗透压升高，从而增加粪便的含水量和体积，产生轻泻作用，用于肝性脑病和慢性便秘的治疗。

【联】乳果糖 lactulose；利那洛肽 linaclotide；聚卡波非钙 calcium polycarbophil

【量】口服，一次 10~20g，一日 1 次，可于就餐时服用或与饮料混合服用。

【ADR】常见胃肠胀气、腹部胀痛和痉挛，易发生于服药初期；偶见恶心、腹泻、肠鸣和瘙痒等。

【禁】肠道不通畅（肠梗阻、人造肛门等）患者、半乳糖不能接受的患者禁用。

【妊】人类数据缺乏；动物数据提示无致畸性。

拉米夫定
【基】
【C】
【L5】
【FDA】

lamivudine [læˈmivjuːˌdiːn]

【记】lami（音"拉米"），-vudine（夫定，齐多夫定衍生物，抗病毒药）。

【类】核苷类抗病毒药；核苷酸逆转录酶抑制剂（NRTI）

【药】核苷类抗病毒药，作用机制与齐多夫定类似，阻碍病毒 DNA 合成，对哺乳动物 DNA 几乎无影响，生物利用度较高（66%~87%），用于乙型肝炎病毒复制活跃或血清转氨酶 ALT 持续升高的慢性乙型肝炎。

【联】齐多夫定 zidovudine；替比夫定 telbivudine

【量】口服,一次 100mg,一日 1 次,饭前或饭后服用均可。建议治疗至少 1 年,在治疗后发生 HBeAg 血清转换、HBVDNA 转阴,ALT 正常方可考虑终止治疗。

【ADR】十分常见头痛、乏力、疲劳、发热、恶心、腹泻、呕吐、食欲缺乏等;常见不适、呼吸道感染、腹部不适和腹痛等。

【禁】对本药或制剂中其他任何成分过敏者禁用。

【警】曾报道发生乳酸酸中毒和严重的肝细胞脂肪变性,包括致命性的病例。停药后监测肝功能。

【妊】人类数据提示妊娠期使用不增加先天畸形及其他不良妊娠结局的风险。

拉莫三嗪　lamotrigine [læməu'trai¸dʒi:n]

【基】
【C】
【L2】
【FDA】

【记】la(clo- 氯),mo(amino 氨基),trigine(triazine 三氮嗪)。

【类】抗癫痫药;钠通道阻滞药

【药】新型苯三嗪结构的广谱抗癫痫药,作用与苯妥英钠类似,通过封闭 Na^+ 通道阻止异常放电和抑制谷氨酸释放发挥作用,生物利用度高(98%),用于难治性癫痫及部分发作的辅助治疗,也可用于双相情感障碍。

【联】苯妥英 phenytoin;卡马西平 carbamazepine;托吡酯 topiramate

【量】口服,一次 25~100mg,一日 1 次,通常有效维持量 100~200mg/d。需监测患者体重,在体重发生变化时要核查剂量。

【ADR】常见皮疹、嗜睡、共济失调、头痛、头晕,过量可致眼球震颤、共济失调、意识受损、全面性强直 - 阵挛发作和昏迷等。

【禁】禁用于已知对拉莫三嗪和本品中任何成分过敏的患者。

【警】可引起严重皮疹,增加心律失常风险。

【妊】人类数据提示未观察到先天畸形风险的增加,但可能会增加腭裂风险。

辣椒碱　capsaicin [kæp'seisin]

【OTC】
【C】
【L3】
【FDA】

【记】源自茄科植物辣椒(*Capsicum annuum* L.)果实中的一种辛辣的香草酰胺类生物碱。

【类】局部镇痛药

【药】通过专属性辣椒碱受体发挥作用,主要影响神经肽 P 物质的释放、合成及贮藏而起镇痛和止痒作用,用于短期缓解由风湿引起的肌肉和关节的轻度疼痛,以及背部疼痛和扭伤、拉伤引起的疼痛。

【联】高辣椒碱 homocapsaicin；辣椒红素 capsanthin

【量】外用,一日 3~4 次,药物用于手部区域,涂药后 30 分钟方可洗。

【ADR】十分常见应用部位红斑和疼痛等；常见皮疹、瘙痒、恶心和鼻咽炎等,严重时可能导致高血压。

【禁】过敏性皮肤者、2 岁以下小儿禁用。

【警】可导致严重皮肤灼伤等相关风险,避免热水清洗。

【妊】不推荐妊娠期妇女使用。

来氟米特
【基】
【X】
【L5】
【FDA】

leflunomide [le'flu:nəu͵maid]

【记】leflun(trifluoride 三氟化物),omide(-amide 酰胺)。

【类】免疫抑制药；改善病情抗风湿药(DMARD)

【药】一种新型异噁唑类抗炎及免疫抑制药,通过抑制二氢乳酸脱氢酶阻碍嘧啶核苷酸的合成,抑制 T 淋巴细胞增殖,发挥免疫抑制作用,用于中重度成人类风湿关节炎、银屑病关节炎及狼疮性肾炎等。

【联】硫唑嘌呤 azathioprine；左旋咪唑 levamisole；金诺芬 auranofin

【量】口服,一次 10~40mg,一日 1 次。使用本药治疗期间可继续使用非甾体抗炎药或低剂量皮质类固醇。

【ADR】常见血压轻度升高、白细胞减少、头痛、头晕、恶心、呕吐、转氨酶升高、厌食、体重下降等。

【禁】妊娠期妇女及哺乳期妇女、严重肝损伤者禁用。

【警】胎儿毒性；肝毒性。

【妊】人类数据有限；动物数据提示致畸性和胚胎致死性。

来格司亭
【L4】

lenograstim [lenəu'græstim]

【记】le(音"来"),-grastim(格司亭,粒细胞集落刺激因子)。又称"重组人粒细胞集落刺激因子(rhG-CSF)"。

【类】免疫调节药；粒细胞集落刺激因子(G-CSF)

【药】利用大肠埃希菌基因重组技术生产的 G-CSF 类似物,结构和作用与非格司亭相似,能促进造血干细胞的增殖分化,提高外周血中性粒细胞的数目和功能,用于各种原因导致的中性粒细胞减少症。

【联】非格司亭 filgrastim;沙格司亭 sargramostim

【量】静脉注射或皮下注射,一次 100~300mg,一日 1 次,根据中性粒细胞计数确定剂量和疗程。

【ADR】常见发热、背痛、头痛、骨痛、幼稚细胞增加等,严重可引起休克、间质性肺炎和急性呼吸窘迫综合征。

【禁】对大肠埃希菌表达的其他制剂过敏者、严重肝肾心肺功能障碍者及绿色瘤患者禁用。

来那度胺
【FDA】

lenalidomide [lenəˈlidəuˌmaib]

【记】lenali(音"来那")、-domide(度胺,酰亚胺及其衍生物)。

【类】抗肿瘤药;免疫抑制药

【药】沙利度胺的类似物,具有抑制某些造血系统肿瘤细胞的增殖,提高 T 细胞和自然杀伤细胞介导的免疫功能,增加自然杀伤 T 细胞的数量和抑制血管生成和促炎性细胞因子的作用,用于多发性骨髓瘤及滤泡性淋巴瘤。

【联】沙利度胺 thalidomide;西达本胺 chidamide

【量】口服,推荐起始剂量 25mg,28 日为 1 个周期,在每个周期的第 1~21 日口服,直至疾病进展。在选择剂量时应谨慎,并对肾功能进行监测。

【ADR】十分常见疲乏、中性粒细胞减少、便秘、腹泻和肌肉痉挛等;常见贫血、血小板减少、肺炎、乏力、背痛、低钾血症、皮疹等。

【禁】妊娠期妇女、未达到所有避孕要求的可能妊娠的女性禁用。

【警】胎毒性;血液毒性;静脉和动脉血栓栓塞。

【妊】人类数据缺乏,妊娠期妇女用药可能会引起胎儿损害。

来曲唑
【基】
【D】
【L5】
【FDA】

letrozole [ˈletrəˌzəul]

【记】le(音"来")、-trozole(曲唑,三氮唑类衍生物,抗肿瘤药)。

【类】抗肿瘤药;芳香化酶抑制剂

【药】新型非甾体芳香化酶抑制剂,作用与氨鲁米特类似,抑制雄激素向雌激素转化,从而消除雌激素对肿瘤生长的刺激作用,选择

L

性高,对肾上腺皮质激素合成抑制作用小,用于治疗乳腺癌及卵巢癌。

【联】阿那曲唑 anastrozole;氨鲁米特 aminoglutethimide;依西美坦 exemestane

【量】口服,一次 2.5mg,一日 1 次。作为辅助治疗时,应服用 5 年或直到病情复发(以先发生为准)。

【ADR】十分常见关节痛、热潮红;常见食欲改变、消化不良、抑郁、头痛、头晕、脱发、多汗、疲劳等。

【禁】绝经前、妊娠期、哺乳期妇女禁用。

【警】胎毒性。

【妊】有限的人类数据提示妊娠期使用有导致自然流产和先天畸形的风险。

赖诺普利	lisinopril [lai'sinə‚pril]
【基】	【记】lisino(音 "赖诺",lysine 赖氨酸),-pril(普利,ACEI 类抗高血压药)。
【C/D】	
【L3】	【类】抗高血压药;血管紧张素转化酶抑制剂(ACEI)
【FDA】	【药】羧酸类前体 ACEI,作用机制及适应证同依那普利,与 ACE 结合牢固,作用较依那普利稍强且更持久,口服亦不受食物影响,服药后 2~3 小时起效,但生物利用度较低(约 25%),用于高血压及心力衰竭。

【联】卡托普利 captopril;依那普利 enalapril;雷米普利 ramipril

【量】口服,一次 5~20mg,一日 1 次,一日极量 80mg。吸收不受食物影响;应根据病情和血压反应个体化调整剂量;使用过程要始终包括对肾功能的评估。

【ADR】常见咳嗽、头昏、头痛、心悸、乏力等;偶见皮疹、瘙痒、恶心、腹痛及消化不良等。

【禁】对本药过敏者或曾使用 ACEI 治疗而引起血管神经性水肿的患者禁用。

【警】妊娠期可致胎儿损害;哺乳期妇女用药期间不得哺乳。

【妊】人类数据提示可能增加先天畸形的风险。

兰索拉唑
【B】
【L2】
【FDA】

lansoprazole [lænsə'prəzəul]

【记】lanso(音"兰索"),-prazole(拉唑,质子泵抑制剂)。

【类】抗消化性溃疡药;抑酸剂;质子泵抑制剂

【药】新型质子泵抑制剂,奥美拉唑类似物,其特点是侧链中氟取代,生物利用度比奥美拉唑提高了约30%,且对幽门螺杆菌的抑菌活性更强,用于胃十二指肠溃疡、胃泌素瘤和反流性食管炎等。

【联】奥美拉唑 omeprazole;泮托拉唑 pantoprazole

【量】口服,一次15~30mg,一日1次,6~8周为1个疗程;静脉滴注,一次30mg,一日1~2次,疗程不超过7日。

【ADR】常见腹泻、味觉异常;偶见皮疹、瘙痒、贫血、白细胞减少和便秘等。

【禁】正在服用人类免疫缺陷病毒(HIV)蛋白酶抑制剂(如阿扎那韦)的患者禁用。

【警】长期使用PPI可能使髋关节、腕关节及脊椎的骨质疏松性骨折和艰难梭菌相关性腹泻危险增加。

【妊】人类数据提示妊娠期使用不增加先天畸形的风险。

L

劳拉西泮
【基】
【精二】
【D】
【L3】
【FDA】

lorazepam [lɔ'ræzəpæm]

【记】lor(chloro- 氯,氯取代的),-azepam(西泮,地西泮衍生物)。

【类】镇静催眠药;抗焦虑药;苯二氮䓬(BZ)类药

【药】作用机制同地西泮,代谢产物无镇静催眠活性,口服生物利用度高(90%),半衰期较长(14小时),属中长效BZ类药,无明显积蓄或后遗作用,用于焦虑症、镇静催眠及因激动引起的头痛、心悸等症状。

【联】地西泮 diazepam;氯硝西泮 clonazepam;硝西泮 nitrazepam

【量】口服,一次2~4mg,一日2~3次。应根据患者反应对给药剂量、频度及治疗期限进行个体化调整。

【ADR】十分常见镇静;常见眩晕、乏力和步态不稳。大多数不良反应呈剂量依赖性,更严重的不良反应发生于高剂量应用时。

【禁】急性闭角型青光眼患者禁用。

【警】同时使用苯二氮䓬类和阿片类药可能导致深度镇静、呼吸抑制、昏迷和死亡;滥用可能导致用药过量、成瘾或死亡;突然停药或迅速减少剂量可能会引发急性戒断反应。

【妊】人类数据提示妊娠期使用可能增加先天畸形的风险。

雷米普利
【C/D】
【L3】
【FDA】

ramipril ['ræmi,pril]

【记】rami（音"雷米"）,-pril（普利,ACEI 类抗高血压药）。

【类】抗高血压药；血管紧张素转化酶抑制剂（ACEI）

【药】羧酸类前体 ACEI,作用机制及适应证同依那普利,其口服后迅速吸收,起效较快,用于高血压和心力衰竭,尤适用于急性心肌梗死、心力衰竭及糖尿病等心血管高危患者。

【联】依那普利 enalapril；西拉普利 cilazapril；卡托普利 captopril

【量】口服,一次 2.5~5mg,一日 1 次,一日极量 10mg。推荐晨服,可以在餐前、餐时或餐后服用。

【ADR】十分常见低血压；常见头痛、疲劳、呕吐和瘙痒性干咳,严重可致血管性水肿、高钾血症、肾功能损害或肝损伤等。

【禁】有血管神经性水肿病史、肾动脉狭窄、肾移植后、主动脉或二尖瓣狭窄、肥厚型心肌病、原发性醛固酮增多症患者以及妊娠期、哺乳期妇女禁用。

【警】发现妊娠时应尽快停用；导致发育中胎儿受损与死亡。

【妊】人类数据提示可能增加先天畸形的风险。

雷尼替丁
【基】
【OTC】
【B】
【L2】
【FDA】

ranitidine [ræ'nitə,di:n]

【记】rani（音"雷尼"）,-tidine（替丁,西咪替丁衍生物,组胺 H_2 受体拮抗剂）。

【类】抗胃溃疡药；组胺 H_2 受体拮抗剂

【药】非咪唑类强效组胺 H_2 受体拮抗剂,相较于西咪替丁作用时间持久,能有效地抑制组胺、五肽促胃液素和氨甲酰胆碱刺激后引起的胃酸分泌,降低胃酶活性,用于胃酸过多所致的胃痛、烧心等症状。

【联】西咪替丁 cimetidine；法莫替丁 famotidine

【量】口服,一次 150mg,一日 2 次,于清晨和睡前服用。

【ADR】常见恶心、皮疹、便秘、乏力、头痛、头晕等。与西咪替丁相比,肾功能损害、性腺功能损伤和中枢神经损伤的不良作用较轻。

【禁】妊娠期妇女、哺乳期妇女和 8 岁以下儿童禁用。

【妊】人类数据提示妊娠期使用不增加先天畸形及其他不良事件的风险。

雷沙吉兰
【C】
【FDA】

rasagiline [ˈræsəˌdʒailain]

【记】rasa(音"雷沙"),-giline(吉兰,单胺氧化酶抑制剂)。

【类】抗帕金森病药;单胺氧化酶抑制剂(MAOI)

【药】选择性不可逆 MAO-B 抑制剂,导致纹状体中多巴胺的细胞外水平增加,在多巴胺能运动功能障碍模型中,雷沙吉兰通过提高多巴胺水平和间接增加多巴胺能活性发挥有效作用,用于原发性帕金森病。

【联】司来吉兰 selegiline;恩他卡朋 entacapone

【量】口服,一次 1mg,一日 1 次,无论是否与左旋多巴合用,老年人与肾功能损害患者无须调整剂量。

【ADR】十分常见头痛、运动障碍和误伤;常见抑郁、幻觉、皮肤癌、食欲缺乏、尿急、发热、乏力、体位性低血压和共济失调等。

【禁】重度肝损伤患者禁用。禁与其他单胺氧化酶抑制剂或哌替啶合用。

【妊】人类数据缺乏;动物数据提示无致畸性。

L

雷替曲塞

raltitrexed [ˌrɔltiˈtriːksid]

【记】ralti(音"雷替"),-trexed(曲塞,胸苷酸合成酶抑制剂,抗肿瘤药)。

【类】抗肿瘤药;抗代谢药

【药】抗代谢类叶酸类似物,雷替曲塞经还原叶酸载体摄入细胞,被叶酰聚谷氨酸合成酶转化成聚谷氨酸盐形式贮存细胞中,通过增强胸苷酸合成酶(thymidylate synthase,TS)抑制能力、延长抑制时间而提高其抗肿瘤活性,用于不适合 5-FU/ 亚叶酸钙的晚期结直肠癌等。

【联】培美曲塞 pemetrexed;甲氨蝶呤 methotrexate

【量】静脉滴注,一次 $3mg/m^2$,3 周 1 次。增加剂量会致使严重毒性反应的发生率升高,不推荐剂量大于 $3mg/m^2$。

【ADR】十分常见恶心、呕吐、腹泻、白细胞减少症、贫血、厌食和肝功能异常等;可见黏膜炎、消化不良和便秘等。

【禁】妊娠期妇女、治疗期间妊娠期或哺乳期妇女禁用,重度肾功能损害者禁用。

【妊】人类数据缺乏;动物数据提示有致畸性和生殖毒性。

利巴韦林　　ribavirin [ˈribəˌvərin]

【基】

【X】

【L4】

【FDA】

【记】riba(音"利巴",ribose 核糖),virin(音"韦林",同 vir,抗病毒药)。又称"病毒唑(virazole)"。

【类】抗病毒药

【药】广谱强效核苷类抗病毒药,抗病毒谱及作用机制与阿昔洛韦相似,对呼吸道合胞病毒(respiratory syncy-tial virus,RSV)等具有较高的选择性抑制作用,用于防治病毒性肺炎、疱疹病毒感染及流行性感冒等。

【联】阿昔洛韦 aciclovir;阿德福韦 adefovir;扎那米韦 zanamivir

【量】口服,一次 150~300mg,一日 3 次,7 日为 1 个疗程;静脉滴注,一日 500~1 000mg,分 2 次给药,一次静脉滴注 20 分钟以上,3~7 日为 1 个疗程。

【ADR】常见贫血、头痛、甲状腺功能亢进、脱发和乏力等,严重可致溶血性贫血、心脏疾病恶化和严重过敏反应等。

【禁】妊娠期妇女、自身免疫性疾病和肝炎患者禁用。

【警】全身用利巴韦林制剂可能引起出生缺陷、流产或死胎。

【妊】可透过胎盘,动物数据提示具有强致畸性。

利多卡因　　lidocaine [ˈlidəukein]

【基】

【OTC】

【B】

【L2】

【FDA】

【记】lido(音"利多"),-caine(卡因,可卡因衍生物,局部麻醉药)。

【类】局部麻醉药;Ⅰb 类抗心律失常药

【药】可卡因衍生物,酰胺类局部麻醉药,局麻作用较普鲁卡因强,穿透性和扩散性强,毒性也相应较大;具有抗心律失常作用,作用于心室肌细胞,降低自律性,改善传导性,用于带状疱疹后遗神经痛、局部麻醉、室性心律失常、心室颤动等。

【联】可卡因 cocaine;普鲁卡因 procaine;罗哌卡因 ropivacaine

【量】局部麻醉,一次极量 400mg;静脉注射,一次 50~100mg,1 小时之内的总量不得超过 300mg;贴敷外用,24 小时内累计贴敷时间不超过 12 个小时。

【ADR】可能出现嗜睡、感觉异常、肌肉震颤、惊厥昏迷和呼吸抑制等;偶见血压升高及心率加快,一般术后自行恢复正常。

【禁】心源性晕厥、预激综合征、严重心传导阻滞患者禁止静脉给药。

【警】建议不要使用利多卡因治疗出牙痛。

【妊】人类数据提示不增加先天畸形的风险。

利伐沙班 | rivaroxaban [rɪvəˈrɒksəbæn]

【基】
【C】
【L3】
【FDA】

【记】rivaro(音"利伐"),-xaban(沙班,Xa因子抑制剂,抗凝血药)。

【类】抗凝血药;Xa因子抑制剂

【药】首个上市的Xa因子抑制剂,能直接选择性抑制游离及结合的Xa因子及凝血酶原,抗凝作用较肝素强,出血风险低,用于预防关节置换术后患者深静脉血栓、肺栓塞形成、心房颤动、卒中等。

【联】阿哌沙班 apixaban;替罗非班 tirofiban;达比加群 dabigatran

【量】口服,一次10~20mg,一日1次,可与食物同服,也可以单独服用。如术后伤口已止血,首次用药时间应在手术后6~10小时进行。

【ADR】十分常见出血;还可能引起腹痛、消化不良、牙痛、疲劳等。

【禁】明显活动性出血、具有大出血显著风险的病灶或病情、伴用其他抗凝血药治疗的患者,以及妊娠期妇女、哺乳期妇女禁用。

【警】过早停止治疗可能会增加血栓形成事件和脑卒中风险;进行神经轴麻醉或脊髓穿刺的患者硬膜外或脊柱血肿的风险增加。对已经或即将接受抗凝血药治疗的患者进行硬膜外操作前,需考虑血栓预防的风险和/或益处。

【妊】有限的人类数据提示妊娠期使用有出血相关风险。

利福平 | rifampicin [rɪˈfæmpəsin]

【基】
【C】
【L2】
【FDA】

【记】rifa(利福,rifamycin 利福霉素衍生物,抗结核药),mpicin(mycin 霉素)。利福霉素的甲基化衍生物,又称"Rifampin""甲基利福霉素"。

【类】抗结核药;利福霉素类抗生素

【药】半合成广谱抗生素,抑制依赖DNA的RNA聚合酶,阻断RNA的转录合成,对结核杆菌和其他分枝杆菌作用强,对需氧G^+菌及某些病毒、衣原体也有作用,用于治疗各种结核病、麻风病及其他细菌性感染等。

【联】利福昔明 rifaximin;利福喷汀 rifapentine;利福定 rifadin

L

【量】口服，一次 150~300mg，一日 3~4 次，疗程半年左右；静脉滴注，一次 600mg，一日 1 次，在 2~3 小时完成输注。

【ADR】常见厌食、恶心、呕吐、上腹部不适和腹泻等，服药后大小便、唾液、痰液和泪液可能呈橘红色。

【禁】严重肝功能不全者、胆道阻塞者和 3 个月以内妊娠期妇女禁用。

【警】存在亚硝胺杂质潜在污染的相关风险。

【妊】有限的人类数据提示虽无致畸报道，但目前无足够资料表明可在妊娠期安全应用，妊娠早期使用有风险；动物数据提示有致畸性。

利格列汀
【基】
【L3】
【FDA】

linagliptin [lainə'gliptin]

【记】lina（音"利"），-gliptin（格列汀，4 型二肽基肽酶抑制剂）。

【类】口服降糖药；4 型二肽基肽酶（DPP-4）抑制剂

【药】一种可逆的选择性 DPP-4 抑制剂，能够升高肠促胰岛素激素的浓度，以葡萄糖依赖性的方式刺激胰岛素释放，同时降低高血糖素水平，单药或联合药物改善 2 型糖尿病患者的血糖控制，配合饮食控制和运动效果更佳。

【联】阿格列汀 alogliptin；沙格列汀 saxagliptin；维格列汀 vilda-gliptin

【量】口服，一次 5mg，一日 1 次。可在每日的任意时间服用，餐时或非餐时均可服用。

【ADR】常见低血糖、鼻咽炎、高甘油三酯血症、体重增加和上呼吸道感染等。

【禁】对本品有过敏史（如荨麻疹、血管性水肿或支气管高敏反应）的患者禁用。

【警】可致大疱性类天疱疮、急性胰腺炎、关节痛等相关风险。

【妊】人类数据缺乏；动物数据提示未见致畸性。

利可君

leucogen ['lu:kədʒən]

【记】leuco-（白，leucocyto- 白细胞的），-gen（产生物，产生……的），理解为"能产生白细胞的"。又称"利血生"。

【类】促白细胞增生药；抗贫血药

【药】半胱氨酸的衍生物,能分解为半胱氨酸与醛,作用与小檗胺类似,具有促进骨髓内粒细胞生长和成熟作用,刺激白细胞及血小板增生,用于防治各种原因引起的白细胞减少、再生障碍性贫血及血小板减少症等。

【联】非格司亭 filgrastim;小檗胺 berbamine

【量】口服,一次 10~20mg,一日 3 次,疗程 1 个月或遵医嘱。

【ADR】尚未发现报道。

【禁】骨髓恶性肿瘤患者禁用。急慢性髓细胞性白血病患者慎用。

利拉鲁肽

【基】
【X】
【L3】
【FDA】

liraglutide [ˌlirəˈgluːtaid]

【记】lira(音"利拉"),-glutide(鲁肽,胰高血糖素样肽类似物)。

【类】降糖药;胰高血糖素样肽-1(GLP-1)类似物

【药】已获美国 FDA 批准用于减肥的 GLP-1 类似物,其 97% 的氨基酸序列与内源性人 GLP-1 同源,可增加细胞内环磷腺苷,使胰岛素释放,用于 2 型糖尿病或使用口服降糖药(如二甲双胍和磺脲类药物)治疗后血糖仍控制不佳的患者,与二甲双胍和磺脲类药物联合应用。

【联】司美格鲁肽 semaglutide;度拉糖肽 dulaglutide

【量】皮下注射,起始剂量为 0.6mg,一日 1 次,至少 1 周后,剂量应增加至 1.2mg,推荐一日极量 1.8mg。

【ADR】十分常见恶心和腹泻;常见鼻咽炎、支气管炎、低血糖、食欲缺乏和心率加快等。

【禁】对本品活性成分或者其中任何其他辅料过敏者禁用。

【警】禁用于甲状腺髓样癌患者或有甲状腺髓样癌家族史的患者,以及多发性内分泌肿瘤综合征 II 型患者。

【妊】人类数据缺乏;动物数据提示有致畸性。

利奈唑胺

【C】
【L3】
【FDA】

linezolid [liˌnezəˌlid]

【记】lin(morpholinyl 吗啡啉基),-ezolid(唑胺,噁唑烷酮类衍生物,抗菌药)。

【类】合成抗菌药;噁唑烷酮类抗菌药

【药】新一代新型结构合成抗菌药,与 rRNA 上 23S 亚单位结合抑制细菌蛋白质合成,交叉耐药少,口服或静脉给药无须调整剂量,对 MRSA、VRE 等耐药菌有良好的抗菌作用,用于治疗 G^+ 球菌引起的难治性感染。

【联】依哌唑胺 eperezolid;康替唑胺 contezolid

【量】口服或静脉滴注,一次 600mg,12 小时一次,疗程视感染部位和严重程度及患者反应而定。从静脉滴注转换成口服时无须调整剂量。

【ADR】常见腹泻、头痛、恶心、失眠、皮疹、假丝酵母菌病、口腔金属味、肝功能异常(AST 或 ALT 升高)等。

【禁】高血压未得控制的患者禁用。禁与单胺氧化酶抑制剂同时使用。

【警】可能导致严重的中枢神经系统反应(5- 羟色胺综合征)的相关风险增加。

【妊】人类数据缺乏;动物数据提示未见致畸性。

利培酮
【基】
【C】
【L2】
【FDA】

risperidone [risˈperəˌdəun]

【记】ris(音"利"),-peridone(哌酮或立酮,利培酮类抗精神病药)。

【类】非典型抗精神病药

【药】非典型抗精神病药,中枢 D_2 受体拮抗剂,对 5-HT 受体有一定亲和力,能改善精神分裂症阳性症状,运动功能抑制及锥体外系副作用较少,用于治疗急性和慢性精神分裂症、双相情感障碍及其他情感症状。

【联】帕利哌酮 paliperidone;齐拉西酮 ziprasidone;多潘立酮 domperidone

【量】口服,起始剂量 1mg,一日 1 次,2 周内逐渐加量到一日 4~6mg,一日 1~2 次,一日极量 10mg。

【ADR】常见帕金森综合征、静坐不能、肌张力障碍、震颤、镇静、焦虑、视物模糊、恶心、呕吐、消化不良、唾液分泌过多、食欲增加、体重增加等。

【禁】对本品过敏者及 15 岁以下儿童禁用。

【警】阿尔茨海默病相关精神病患者的死亡率增加。

【妊】有限的人类数据提示妊娠期使用不增加先天畸形的风险,但可能增加不良妊娠结局。

利托君 | ritodrine ['ritəu̩dri:n]

【B】　【记】rito(音"利托"),-drine(君,麻黄碱衍生物,拟交感神经药)。

【L3】　【类】抗早产药;拟交感神经药

【FDA】　【药】选择性 β_2 受体激动剂,作用于子宫平滑肌的 β_2 受体,特异性抑制子宫平滑肌,能减弱妊娠和非妊娠子宫的收缩强度和频率,减少子宫的活动而延长妊娠期,用于预防妊娠 20 周以后的早产。

【联】麻黄碱 ephedrine;米多君 midodrine

【量】口服,一次 10~20mg,一日 4~6 次,一日极量 120mg;静脉滴注,一次 100mg,缓慢滴注,随时观察疗效。

【ADR】可能出现心悸、心动过速、腹痛、呕吐和震颤等,严重可导致横纹肌溶解和新生儿肠闭锁。

【禁】妊娠不足 20 周和分娩进行期、有前置胎盘及胎盘剥落等延长妊娠对妊娠期妇女和胎儿构成危险的情况禁用。

【妊】人类数据提示妊娠早期使用有风险,妊娠中晚期不增加先天畸形的风险。

L

利托那韦 | ritonavir [rə'tɔnə̩və]

【B】　【记】rito(音"利托"),-navir(那韦,HIV 蛋白酶抑制剂,抗病毒药)。

【L5】　【类】抗病毒药;细胞色素酶 P450 抑制剂

【FDA】　【药】HIV-1 和 HIV-2 天冬氨酸蛋白酶的活性拟肽类口服抑制剂,与 HIV 蛋白酶活性位点可逆性的结合,阻止 HIV 蛋白酶成熟,影响病毒的终末形成,是肝药酶强效抑制剂,单独或与其他逆转录酶抑制剂联用于治疗 HIV 感染,也可与奈玛特韦组合用于新型冠状病毒感染。

【联】沙奎那韦 saquinavir;茚地那韦 indinavir;奈非那韦 nelfinavir

【量】口服,抗 HIV,一次 600mg,一日 2 次;抗新型冠状病毒感染,一次 100mg,一日 2 次,需同时联用奈玛特韦。

【ADR】常见恶心、呕吐、腹泻、腹痛、疲乏、味觉异常等;偶见头痛、血管扩张、转氨酶升高等。

【禁】失代偿性肝病患者、对本品有过敏反应患者禁用。

【警】与数种药物(包括镇静催眠药、抗心律失常药或麦角生物碱制剂)联用时,可能导致潜在的严重或危及生命的不良事件。

【妊】有限的人类数据提示未增加严重出生缺陷的风险；动物数据提示未见致畸性。

利妥昔单抗　rituximab [ri'tʌksi͵mæb]
【基】
【C】
【L3】
【FDA】

【记】ritu（音"利妥"）,-ximab（昔单抗，鼠／人嵌合单克隆抗体）。

【类】抗肿瘤药；免疫抑制药；CD20 抑制剂

【药】单抗类分子靶向药物，能特异性与跨膜抗原 CD20 结合，启动介导 B 细胞溶解的免疫反应，并可增加耐药 B 淋巴瘤细胞株对化疗药物细胞毒作用的敏感性，用于复发或耐药的滤泡性中央型淋巴瘤的治疗。

【联】瑞帕妥单抗 ripertamab；曲妥珠单抗 trastuzumab；西妥昔单抗 cetuximab

【量】静脉滴注，一次 600mg，一周 1 次，4~8 周为 1 个疗程。每次滴注前应预先使用解热镇痛药和抗组胺药，还应预先使用糖皮质激素类药。

【ADR】十分常见出现感染、中性粒细胞减少、血管性水肿、发热、恶心、头痛、寒战、虚弱、皮肤瘙痒和皮疹等。

【禁】严重活动性感染或免疫应答严重损害患者、严重心衰患者、对本药的任何组分和鼠蛋白过敏的患者禁用。

【警】严重可致输液相关反应、严重皮肤黏膜反应、乙型肝炎病毒再激活和进行性多灶性白质脑病。

【妊】人类数据提示妊娠期使用不增加先天畸形的风险，但有不良事件的风险。

利血平　reserpine ['resəpi:n]
【C】
【FDA】

【记】re（音"利"），-serpine［舍平，萝芙木（*R. serpentina*）生物碱类衍生物，抗高血压药］。又称"蛇根碱"。

【类】抗高血压药

【药】肾上腺素能神经元阻断性抗高血压药，通过耗竭周围交感神经末梢的去甲肾上腺素，心、脑及其他组织中的儿茶酚胺和 5- 羟色胺贮存耗竭达到抗高血压、减慢心率和抑制中枢神经系统的作用，用于早期高血压，不推荐高血压一线用药。

【联】地舍平 deserpidine；降压平 resernine

【量】口服，初始剂量为 0.1~0.25mg/ 次，一日 1 次，经过 7~14 日的剂量调整确定最小有效剂量；一次极量 0.5mg，与噻嗪类利尿药合用需降低剂量。

【ADR】常见抑郁症、鼻塞、头痛、眩晕和腹泻等，大量使用可致过度镇静、注意力不集中、嗜睡、晕厥和失眠等。

【禁】活动性胃溃疡、溃疡性结肠炎、抑郁症(尤其是有自杀倾向的抑郁症)患者避免使用。

【妊】有限的人类数据提示妊娠期使用不增加先天畸形的风险；动物数据提示有致畸性。

联苯苄唑
【OTC】

bifonazole [baiˈfəunəˌzəul]

【记】bi-(双，两倍的)，f(表示 phenyl 苯，苯基)，-(c)onazole(康唑，咪康唑衍生物，抗真菌药)。

【类】外用抗真菌药

【药】唑类广谱抗真菌药，作用与咪康唑类似，抑制细胞膜的合成，对皮肤癣菌及假丝酵母菌等作用强，外用起效快，且在皮肤内的活性维持时间较长，用于皮肤、会阴周围、阴道等浅表性真菌感染。

【联】咪康唑 miconazole；氟康唑 fluconazole

【量】外用，一日 1 次，2~4 周为 1 个疗程；阴道给药，一次 150mg，一日 1 次。最好在晚上休息前使用。

【ADR】常见皮肤烧灼感；偶见过敏反应；用药部位可能发生疼痛、外周水肿及接触性皮炎等。

【禁】咪唑类药物过敏者、(阴道给药)妊娠期 3 个月内妇女及哺乳期妇女禁用。

联苯双酯
【基】

bifendate [baiˈfendeit]

【记】bi-(双，两倍的)，fen(表示 phenyl 苯，苯基)，-ate(盐或酯)，联苯类衍生物。

【类】降酶护肝药

【药】我国自主研发的降酶护肝药，为合成五味子丙素的中间体，具有保护肝细胞、增强其解毒功能的作用，用于慢性迁延性肝炎伴 ALT 升高者，也可用于化学毒物、药物引起的 ALT 升高。

【联】双环醇 bicyclol；五味子丙素 Schisandrin C

【量】口服，一次 7.5~15mg，一日 3 次，3~6 个月为 1 个疗程，根据 ALT 情况调整。

【ADR】偶见口干、轻度恶心、皮疹，一般加用抗过敏药物后即可消失。

【禁】失代偿性肝硬化患者、妊娠期妇女及哺乳期妇女禁用。慢性活动性肝炎患者慎用。

【警】服药过程中出现黄疸及病情恶化，应停药。

链霉素	streptomycin [ˌstreptəˈmaisin]
【基】	【记】stepto-［由灰色链霉菌（*Streptomyces griseus*）产生］，-mycin
【D】	（霉素，抗生素）。
【L3】	【类】氨基糖苷类抗生素
【FDA】	【药】首个用于临床的氨基糖苷类抗生素，第 1 个抗结核病药，主要与核糖体 30S 亚单位结合，抑制细菌蛋白质合成及破坏细菌细胞膜的完整性而起抗菌作用，用于治疗兔热病、鼠疫、严重布鲁氏菌病和鼻疽，也用于结核病的二线治疗。

【联】卡那霉素 kanamycin；妥布霉素 tobramycin；链激酶 strepto-kinase

【量】肌内注射，一次 500~750mg，一日 2 次，一日极量 2g，7~14 日为 1 个疗程。

【ADR】可见前庭耳毒性、听力减退、耳鸣、血尿、排尿次数减少或尿量减少、食欲缺乏、极度口渴（肾毒性）、步履不稳、面部感觉异常、皮疹、血管神经性水肿等。

【禁】对链霉素或其他氨基糖苷类过敏的患者禁用。

【妊】人类数据提示不增加先天畸形的风险，但可能造成胎儿听力损害。

两性霉素 B	amphotericin B [ˌæmfəuˈterəsin bi:]
【基】	【记】ampho-（双，两性的），-tericin（同 -tricin 曲星，多烯类抗生素），因同时具一条多烯疏水侧链和一条多羟基亲水侧链而得名。
【B】	
【L3】	【类】深部抗真菌药；多烯类抗生素
【FDA】	【药】由链霉菌产生的、具有多烯结构的大环内酯类抗真菌抗生

213

素,能结合到真菌细胞膜上的麦角固醇,影响细胞膜通透性而使真菌细胞死亡,毒性较大,但是耐药少,用于治疗严重的深部真菌引起的内脏或全身感染。

【联】制霉素 nystatin;美帕曲星 mepartricin;特拉万星 telavancin

【量】静脉滴注,一次 20~40mg,一日 1 次,1~3 个月为 1 个疗程,也可长至 6 个月,视病情及疾病种类而定。

【ADR】常见寒战、高热、严重头痛、肾功能损害、低钾血症、贫血、食欲缺乏、恶心、呕吐,有时可见血压下降、眩晕等;偶见白细胞或血小板减少、过敏性休克及皮疹等变态反应等。

【禁】严重肝病患者禁用。

【警】不应用于治疗中性粒细胞计数正常患者的非侵袭性真菌感染;药物过量可能导致心搏骤停。

【妊】有限的人类数据提示妊娠期使用未见胎儿损伤。

亮丙瑞林
【X】
【FDA】

leuprorelin [ˌluprəuˈrelin]

【记】leu(leucine 亮氨酸),pro(proline 脯氨酸),-relin(瑞林,促性腺激素释放激素激动剂,抗肿瘤药)。

【类】抗肿瘤药;促性腺激素释放激素(GnRH)激动剂

【药】合成的长效 GnRH 激动剂,具有先激动后抑制特点,持续刺激脑垂体使其进入不应期,减少黄体生成素(luteinizing hormone,LH)和卵泡刺激素(follicle stimulating hormone,FSH)分泌,降低性激素水平,用于治疗前列腺癌、乳腺癌、子宫内膜异位症及性早熟等。

【联】戈舍瑞林 goserelin;曲普瑞林 triptorelin;戈那瑞林 gonadorelin

【量】皮下注射,一次 3.75mg,4 周 1 次。须遵守 4 周 1 次的给药方法。

【ADR】常见情绪不稳、食欲缺乏、头痛、疲劳、乏力、失眠、恶心、痤疮、阴道出血、性欲下降等。

【禁】妊娠期妇女、哺乳期妇女、中枢性性早熟中有性质不明和异常的阴道出血患者禁用。

【警】使用盐水或无菌水而非 Atrigel 系统进行产品复溶将降低治疗效果。

【妊】有限的人类数据提示无致畸性,但可能导致自然流产或子宫内生长迟缓。

林可霉素
【B】
【FDA】

lincomycin [ˌliŋkəuˈmaisin]

【记】linco［源自林可链霉菌(*Streptomyces lincolnensis*)］,-mycin (霉素,抗生素)。曾称"洁霉素"。

【类】林可酰胺类抗生素

【药】从林可链霉菌中发现的具有酰胺醇结构的抗生素,作用于细菌核糖体 50S 亚基,抑制细菌蛋白质合成,抗菌作用比克林霉素弱,口服生物利用度低(20%~30%),用于金黄色葡萄球菌、链球菌及脆弱杆菌等引起的感染,不宜用于轻微的细菌或病毒感染。

【联】克林霉素 clindamycin；氯霉素 chloramphenicol

【量】口服,一次 250~500mg,一日 3~4 次；肌内注射或静脉滴注,一次 600mg,一日 2~3 次。

【ADR】常见腹泻、恶心、呕吐、血细胞减少、血管性水肿、皮肤黏膜反应等,长期使用可致假膜性结肠炎。

【禁】对本药及克林霉素有过敏史者、1 月龄以下的新生儿及深部真菌感染者禁用。

【警】可引起艰难梭菌相关性腹泻；不应用于非细菌感染患者。

【妊】有限的人类数据提示妊娠期使用未见致畸性和发育毒性。

磷霉素
【B】
【L3】
【FDA】

fosfomycin [ˌfɔsfəuˈmaisin]

【记】fosfo(phosphonic 膦酸的),-mycin(霉素,抗生素),源自弗氏链霉菌(*Streptomyces fradiae*)。

【类】其他类抗生素

【药】分子量最小(<200Da)的抗生素之一,能与细菌细胞壁合成酶结合抑制其合成,起杀菌作用,抗菌谱广,分子结构特殊,无交叉耐药性,用于敏感菌所致呼吸道、尿路、皮肤软组织等各个部位感染。

【联】夫西地酸 fusidic acid；新霉素 neomycin；黏菌素 colistin

【量】静脉滴注,一次 2~4g,一日 2~3 次,严重感染可增至一日 16g；口服,一次 1g,一日 3~4 次,空腹服用,在餐前或餐后 2~3 小时服用。

【ADR】常见轻度胃肠道反应；偶见皮疹、嗜酸性粒细胞增多、白细胞减少、一过性转氨酶升高、头晕、头痛等。

【禁】5 岁以下儿童禁用注射剂。

【警】磷霉素注射液仅在其他抗生素治疗不合适的情况下应用于复杂的尿路感染、感染性心内膜炎、医院获得性肺炎等。

【妊】人类数据提示妊娠期使用未观察到不良妊娠结局。

膦甲酸	foscarnet [fɔsˈkɑ:nit]
【C】	【记】fos-(磷,含磷的)。又称"phosphonoformic acid"。
【L5】	【类】抗病毒药
【FDA】	【药】人工合成的磷酸衍生物,能直接抑制病毒 DNA 聚合酶,阻碍疱疹病毒、逆转录病毒、AIDS 病毒等复制,分子量小,组织渗透性好,抗病毒谱广,用于敏感病毒所致的皮肤、关节等感染,也用于 HIV 感染治疗。

【联】阿昔洛韦 acyclovir;去羟肌苷 didanosine;磷霉素 fosfomycin

【量】静脉滴注,一次 3~6g,一日 2~3 次,剂量个体化,2~3 周为 1 个疗程;外用或滴眼,一日 3~4 次。

【ADR】十分常见低钾血症、低钙血症、低镁血症、癫痫发作、头痛、发热、恶心、腹泻、呕吐、贫血和肾功能异常等。

【禁】对本品过敏患者禁用。

【警】肾功能损害,用药期间需检测血肌酐以调整剂量,使用本品后需要充分补水。

【妊】人类数据缺乏;动物数据观察到骨骼畸形或变异。

硫普罗宁	tiopronin [ˌtaiəuˈprəunin]
【C】	【记】tio-(同 thio-,硫,含硫的),pronin(音"普罗宁",propionyl glycine,丙酰基甘氨酸)。
【L4】	
【FDA】	【类】护肝药;解毒药

【药】与青霉胺性质相似,能提高肝细胞 ATP 含量,具有解毒、保护肝脏作用,对乙醇等引起的肝损伤有修复作用,用于改善各类急慢性肝炎的肝功能损害、药物性肝损伤、重金属解毒及预防放化疗所致的外周白细胞减少等。

【联】青霉胺 penicillamine;谷胱甘肽 glutathione;葡醛内酯 glucurolactone

【量】口服,一次 100~200mg,一日 3 次,2~3 个月为 1 个疗程;静脉滴注,一次 200mg,一日 1 次,连续用 4 周。

【ADR】十分常见皮肤反应、粒细胞缺乏症、味觉异常和蛋白尿等,可能引起青霉胺所具有的所有不良反应,但发生率较青霉胺低。

【禁】有并发症的重症肝炎、肾功能不全合并糖尿病、急性重症铅或汞中毒者,以及妊娠期妇女、哺乳期妇女和儿童禁用。

【妊】人类数据缺乏;动物数据提示有风险。

硫酸软骨素	chondroitin sulfate [kɔnˈdrəuitin ˈsʌlfeit]
【OTC】	【记】chondro-(软骨的,颗粒的),-in(素)。
【L3】	【类】调节血脂药;辅助治疗药
【FDA】	【药】源自动物软组织的一种酸性黏多糖,具有调脂、抗炎、抗凝血、保护胶原纤维等多种生物活性,用于退行性关节炎、神经性头痛、高脂血症等辅助治疗及促进角膜修复等。

【联】氨基葡萄糖 glucosamine

【量】口服,一次 600mg,一日 3 次;肌内注射,一次 40mg,一日 1~2 次,3 个月为 1 个疗程;滴眼,一次 2~3 滴,一日 4~6 次。

【ADR】可见胸闷、恶心、牙龈少量出血等。

【禁】本品过敏者禁用。

硫糖铝	sucralfate [sjuːˈkrɔfeit]
【OTC】	【记】sucr-(糖,sucrose 蔗糖),al(aluminum 铝),fate(sulfate 硫酸
【B】	盐或硫酸酯)。
【L1】	【类】抗消化性溃疡药
【FDA】	【药】氢氧化铝与硫酸蔗糖形成的复合物,在胃中可离解出硫酸蔗糖,聚合成不溶性胶体,具有保护溃疡面,促进溃疡愈合的作用,也具有一定中和胃酸作用,用于胃十二指肠溃疡的治疗。

【联】铝镁加 almagate;铝碳酸镁 hydrotalcite

【量】餐前口服,一次 500~1 000mg,一日 2~4 次,服药前半小时内不宜服用制酸剂,一般 4~6 周为 1 个疗程。

【ADR】常见便秘、腹泻、皮疹、瘙痒、面部水肿、乏力、失眠和转氨酶升高等。

【禁】习惯性便秘者禁用。

【妊】人类数据提示妊娠期使用未增加先天畸形的风险。

硫辛酸 | thioctic acid [θaiˈɔktik ˈæsid]

【记】thio-(含硫的),ctic(octyl,辛基),acid 酸,一种含双硫五环的小分子有机酸。

【类】维生素类药

【药】类似维生素的内源性物质,在 α- 酮酸氧化脱羧过程中发挥辅酶功能,参与机体内的物质代谢中的酰基转移,能消除导致加速老化与致病的自由基,用于糖尿病周围神经病变引起的感觉异常。

【联】甲钴胺 mecobalamine;依帕司他 epalrestat

【量】口服,维持治疗,一日 200~300mg,分 2~3 次服用;静脉注射或静脉滴注,严重者一次 300~600mg,一日 1 次,2~4 周为 1 个疗程。

【ADR】常见颅内压升高和头痛;偶见味觉失调、恶心和呕吐。

【禁】禁用于儿童肌内注射。

【警】α- 硫辛酸有降低胰岛素自身免疫综合征患者血糖水平的风险。

【妊】人类数据缺乏;动物数据未见致畸性。

L

硫唑嘌呤 | azathioprine [æzəˈθaiəˌpri:n]
【基】
【D】 【记】aza-(氮杂的,吖),thio-(硫的,硫取代的),prine(purine,嘌呤),是 6- 硫基嘌呤(6-mercaptopurine,6-MP)的咪唑衍生物。
【L3】
【FDA】 【类】免疫抑制药;改善病情抗风湿药(DMARD);抗代谢药

【药】嘌呤代谢拮抗剂,是具有烷基化作用的抗代谢药,通常需要数周或数月后能见效,常与环磷酰胺及羟氯喹联合,用于治疗移植排斥反应及类风湿关节炎、全身性红斑狼疮等自身免疫性疾病。

【联】硫鸟嘌呤 thioguanine;巯嘌呤 mercaptopurine

【量】口服,一次 50~200mg,一日 1 次,剂量取决于所采用的免疫治疗方案,一日极量 300mg。

【ADR】常见可逆性间质性肺炎、白细胞减少、腹泻和肝损伤等。

【禁】肝损伤者、对硫唑嘌呤过敏者、妊娠期妇女或准备近期内妊娠的妇女禁用。

【警】硫唑嘌呤有可能导致恶性肿瘤(如移植后淋巴瘤和肝脾 T 细胞淋巴瘤)的风险。

【妊】有限人类数据提示妊娠期使用未见致畸性;动物数据提示有致畸性。

柳氮磺吡啶	sulfasalazine [sʌlfəˈsæləˌziːn]
【基】	【记】sulfa-(磺胺,磺胺类衍生物),-salazine(沙拉秦,柳氮磺吡啶
【B/D】	衍生物,5-ASA 类药),常缩写为"SASP"。
【L3】	【类】磺胺类抗菌药;5- 氨基水杨酸(5-ASA)类药
【FDA】	【药】最早上市的磺胺类药,口服不易吸收,在肠道微生物作用下

分解成 5- 氨基水杨酸(5-ASA)和磺胺吡啶,发挥抗炎和免疫抑制
作用,抗菌作用弱,用于炎症性肠病及类风湿关节炎等治疗。

【联】巴柳氮 balsalazide;美沙拉秦 mesalazine;奥沙拉秦 olsalazine

【量】口服,一次 0.5~1g,一日 2~3 次,根据患者对治疗的反映情
况及耐受性来决定剂量和疗程。

【ADR】长期使用不良反应较多。十分常见恶心、消化不良和皮
疹;常见厌食、体温上升、红斑及瘙痒、头痛、心悸和血小板减少等。

【禁】对磺胺及水杨酸盐过敏、肠梗阻或泌尿系统梗阻、卟啉病及
2 岁以下患者禁用。

【警】有用药出现感染(如致死性败血症和肺炎),严重超敏反应可
能累及内脏器官。

【妊】有限人类数据提示妊娠期使用不增加先天畸形的风险。

卤米松	halometasone [hæləuˈmetəˌsəun]

【记】halo-(卤,卤盐的),-metasone(米松,可的松衍生物,合成皮
质激素药)。

【类】糖皮质激素类药

【药】含卤基的供外用的合成强效糖皮质激素类药,亲脂性强,局
部应用具有快速抗炎、抗过敏、止痒、抗渗出及抗增生作用,用于接
触性皮炎、神经性皮炎等非感染性皮炎、湿疹及寻常型银屑病等。

【联】地塞米松 dexamethasone;莫米松 mometasone;三氯生 triclosan

【量】涂患处,依症状一日 1~2 次,并缓和地摩擦,如有需要,可用
多孔绷带包扎患处。

【ADR】偶见用药部分刺激性症状(如烧灼感、瘙痒,皮肤干燥、红
斑),长期使用或用于大面积皮肤可能发生萎缩纹、激素性痤疮等。

【禁】细菌和病毒性皮肤病(如水痘、疱疹等)、真菌性皮肤病、皮肤
结核、玫瑰痤疮、口周皮炎、寻常痤疮患者禁用。

【妊】人类数据缺乏;动物数据提示有潜在致畸性。

仑伐替尼
【FDA】

lenvatinib [ˌlenvi'tinib]

【记】lenva(音"仑伐"),-tinib(替尼,酪氨酸激酶抑制剂)。

【类】抗肿瘤药;多靶点受体酪氨酸激酶抑制剂

【药】一种酪氨酸激酶抑制剂,是血管内皮生长因子受体(VEGFR)、成纤细胞生长因子受体(FGFR)、血小板衍生生长因子受体α(platele derived growth factor receptor-α,PDGFRα)、RET和KIT的多靶点受体抑制剂,用于晚期肝细胞癌、甲状腺癌。

【联】阿帕替尼 apatinib;索拉非尼 sorafenib;多纳非尼 donafenib

【量】体重<60kg,一次8mg,一日1次;体重≥60kg,一次12mg,一日1次。应持续治疗至疾病进展或出现不可耐受的毒性反应。

【ADR】十分常见高血压、疲乏、腹泻、食欲缺乏、体重下降、关节痛/肌痛、腹痛、手足综合征、蛋白尿、发音困难、出血事件等。

【禁】哺乳期妇女禁用。

【警】有导致间质性肺病的潜在风险。

【妊】人类数据不足;动物数据提示有发育毒性和致畸性。

L

罗格列酮
【C】
【L3】
【FDA】

rosiglitazone [rəusi'glitəˌzəun]

【记】rosi(音"罗"),-glitazone(格列酮,噻唑烷二酮类降糖药)。

【类】口服降糖药;噻唑烷二酮类降糖药

【药】高选择性过氧化物酶增殖物激活受体γ(PPAR-γ)的激动剂,调控胰岛素反应基因的转录,提高胰岛素的敏感性,控制血糖的生成、转运和利用,口服生物利用度高(99%),作用持久,用于2型糖尿病。

【联】吡格列酮 pioglitazone;曲格列酮 troglitazone;瑞格列奈 repaglinide

【量】口服,一次4~8mg,一日1~2次,应从最低推荐剂量开始服用。

【ADR】常见上呼吸道感染、水肿、头痛、低血糖症、腹泻、胃肠胀气、转氨酶升高、心律失常、贫血等。

【禁】有心衰病史或心脏病病史、骨质疏松症、严重血脂紊乱、严重活动性肝炎患者,妊娠期、哺乳期妇女,以及儿童和18岁以下青少年患者禁用。

【警】可诱发新的充血性心力衰竭或原有情况恶化;不推荐用于有症状的心力衰竭患者。

【妊】人类数据不足;动物数据提示有风险。

罗红霉素	roxithromycin [rɔksiˈθrəuˌmaisin]

【记】roxi(音"罗"),-thromycin(红霉素,红霉素衍生物,大环内酯类抗生素)。

【类】大环内酯类抗生素

【药】第二代半合成大环内酯类抗生素,作用机制和抗菌谱类似红霉素,但抗菌作用较强,口服吸收较好,一般不需要根据年龄或肾功能调整剂量,用于呼吸道及尿路感染等,对支原体、衣原体及军团菌等感染有效。

【联】红霉素 erythromycin;阿奇霉素 azithromycin;克拉霉素 clarithromycin

【量】口服,一次 150~300mg,一日 1~2 次,空腹服用时疗效最佳,一般 5~10 日为 1 个疗程。

【ADR】常见头痛、眩晕、腹泻、恶心、消化不良、黏膜皮肤反应等,发生率低于红霉素。

【禁】对红霉素或其他大环内酯类药物过敏者禁用。禁与麦角胺、二氢麦角胺配伍。

【警】有引起 QT 间期延长,室性心动过速和假膜性结肠炎的风险。

【妊】有限的人类数据提示未增加严重先天畸形的风险;动物数据未见致畸性。

罗库溴铵 【基】 【C】 【FDA】	rocuronium bromide [ˈrəukju:ˌrɔniəm ˈbrəumaid]

【记】ro(音"罗"),-curonium(库溴铵,非去极化型肌松药)。

【类】神经肌肉阻断药;非去极化型肌松药

【药】甾体季铵类中效非去极化型肌松药,作用与维库溴铵相似,作用较弱,与琥珀酰胆碱等去极化型肌松药相比,不引起肌纤维成束颤动,副作用小,用于诱导麻醉期间气管插管及维持术中骨骼肌松弛。

【联】维库溴铵 vecuronium bromide;泮库溴铵 pancuronium bromide

【量】静脉滴注,根据需求,0.075~0.15mg/kg;气管插管,0.6mg/kg。和其他神经肌肉阻断药一样,给药剂量应个体化。

【ADR】十分常见注射部位疼痛;常见一过性低血压和高血压、心动过速、肺血管阻力增加、松弛性瘫痪和肌无力等。

【禁】对溴离子或本品中任何辅料成分有过敏反应者禁用。

【妊】人类数据不足;动物数据提示未见致畸性。

罗沙司他	roxadustat [ˌrɔksəˈdʌsˌtæt]

【记】roxa(音"罗沙"),-dustat(司他,多巴羟化酶抑制剂)。

【类】抗贫血药

【药】首个小分子低氧诱导因子脯氨酰羟化酶抑制剂(hypoxia-inducible factor prolyl hydroxylase inhibitor,HIF-PHI),可诱导促红细胞生成素(erythropoietin,EPO)水平升高,用于治疗正在接受透析治疗的患者因慢性肾脏病(chronic kidney disease,CKD)引起的贫血。

【联】恩那度司他 enarodustat;人促红素 human erythropoietin

【量】透析患者口服,一次100mg(45~60kg)或120mg(≥60kg);非透析患者口服,一次70mg(40~60kg)或100mg(≥60kg)。一周3次。

【ADR】十分常见高钾血症、高血压、血栓、恶心、腹泻和外周水肿等;偶见失眠症、头痛、便秘和呕吐等。

【禁】妊娠期和哺乳期妇女禁用。

【妊】人类数据缺乏;动物数据提示有风险。

罗通定 【OTC】	rotundine [rəuˈtʌnˌdain]

【记】源自防己科圆叶千金藤(*Stephania rotunda* Lour.)的一种生物碱。又称"左旋延胡索乙素""左旋四氢帕马丁""颅痛定"。

【类】镇痛药

【药】作用同四氢帕马丁,药效较强,兼有镇痛、催眠及安定作用,镇痛作用弱于哌替啶,强于NSAID,无呼吸抑制作用,无成瘾性,对持续性疼痛及内脏钝痛效果好,用于各种慢性钝痛、月经痛及疼痛性失眠等。

【联】四氢帕马丁 tetrahydropalmatine(THP,又称"延胡索乙素");布桂嗪 bucinnazine(又称"强痛定")

【量】口服,一次30~120mg,一日1~4次;肌内注射,一次60~120mg,一日1~4次。虽为非成瘾性镇痛药,但具有一定的耐受性,不宜长期使用。

【ADR】偶见恶心、眩晕、乏力、头晕、呕吐、皮疹、呼吸困难等,剂量过大可致嗜睡与锥体外系反应。

【禁】锥体外系疾病患者禁用。

螺内酯	spironolactone [ˌspaiərənəuˈlækˌtəun]
【基】	【记】spiro（螺环，环状的），ono（-one 酮，酮结构），-lactone（内酯）。
【C】	【类】保钾利尿药；醛固酮阻断药
【FDA】	【药】醛固酮结构类似物，在远曲小管和集合管竞争性阻断醛固酮作用，阻断 Na^+-K^+、Na^+-H^+ 交换，使 Na^+、Cl^- 和水排泄增多，利尿作用较弱，适用于心衰性水肿、原发性醛固酮增多症、低钾血症的预防及高血压的辅助治疗。

【联】阿米洛利 amiloride；氨苯蝶啶 triamterene；醛固酮 aldosterone

【量】口服，一次 10~40mg，一日 2~4 次，应从最小有效剂量开始使用。

【ADR】常见高钾血症、消化道反应（恶心、呕吐、胃痉挛和腹泻等）；少见低钠血症、抗雄激素样作用等。

【禁】高钾血症、原发性慢性肾上腺皮质功能减退症患者禁用。禁止同时使用依普利酮。

【警】引发高血钾风险。

【妊】有限的人类数据提示未见严重畸形和其他不良妊娠结局，但风险不能排除，高剂量可引起胎儿生长受限。

洛拉替尼	lorlatinib [lɔːˈlætəˌnib]
【FDA】	【记】lorla（音"洛拉"），-tinib（替尼，酪氨酸激酶抑制剂）。
	【类】抗肿瘤药；间变性淋巴瘤激酶（ALK）抑制剂
	【药】第三代新型 ALK 抑制剂，属于 ALK/ROS1 双靶点抑制剂，对 TYK1、FER、FPS、TRKA、TRKBTRKC、FAK、FAK2、ACK 等多种激酶也具有一定抑制活性，用于 ALK 阳性的局部晚期或转移性非小细胞肺癌（NSCLC）。

【联】克唑替尼 crizotinib；阿来替尼 alectinib；恩沙替尼 ensartinib

【量】整片口服，一次 100mg，一日 1 次，直至疾病进展或出现不可耐受的毒性反应。

【ADR】十分常见水肿、周围神经病、体重增加、影响认知、疲乏、呼吸困难、关节痛、腹泻、影响情绪、咳嗽等。

【禁】禁用于正在服用强效 CYP3A 诱导剂的患者。

【妊】人类数据缺乏；动物数据提示有致畸性。

洛哌丁胺	loperamide [ləuˈperəˌmaid]
【基】	【记】lo-(同 clo-,氯),per(piperidine 哌啶类衍生物),amide(酰胺)。
【B】	【类】止泻药
【L2】	【药】结构与哌替啶和氟哌啶醇类似,但治疗剂量对中枢无作用,
【FDA】	对肠道平滑肌的作用与阿片类药及地芬诺酯相似,抑制肠道平滑

【药】结构与哌替啶和氟哌啶醇类似,但治疗剂量对中枢无作用,对肠道平滑肌的作用与阿片类药及地芬诺酯相似,抑制肠道平滑肌,减少肠蠕动,用于急性腹泻以及各种病因引起的慢性腹泻。

【联】地芬诺酯 diphenoxylate;阿片酊 opium tincture

【量】口服,一次 2~4mg,一日 2~4 次,一日极量 20mg。应根据需要适当补充液体和电解质。

【ADR】常见头痛、便秘、胃肠胀气、恶心等;罕见协调异常、肌张力亢进、意识丧失和肠梗阻等。

【禁】高热和脓血便的急性细菌性痢疾、急性溃疡性结肠炎、使用广谱抗生素引起的假膜性结肠炎者,以及 2 岁以下小儿禁用。

【警】高于推荐剂量有尖端扭转型室性心动过速、心搏骤停和死亡的潜在风险,禁止成人和 2 岁以上儿童使用高于推荐剂量的洛哌丁胺;胶囊剂型仅适用于成人和 6~17 岁儿童,禁用于小于 2 岁患儿。

【妊】有限的人类数据提示妊娠期使用可能增加胎儿畸形和出生体重降低的风险。

洛索洛芬	loxoprofen [ˌlɔksəuˈprəufən]

【记】loxo(音 "洛索"),-profen(洛芬,异丁芬酸类衍生物,抗炎镇痛药)。

【类】抗炎镇痛药;非甾体抗炎药(NSAID)

【药】前体药物,需经消化道吸收后转化为活性代谢物从而抑制环氧合酶(COX),减少前列腺素生成,发挥镇痛、抗炎及解热作用,用于多种关节炎症、手术后的消炎和镇痛,也可用于急性上呼吸道炎的解热镇痛。

【联】布洛芬 ibuprofen;普拉洛芬 pranoprofen

【量】口服,一次 60mg,一日 2~3 次,一日极量 180mg,空腹时不宜服药;外用,贴于患处,一日 1 次。

【ADR】常见胃部不适、腹痛、恶心、呕吐、食欲缺乏;偶见浮肿及水肿、皮疹、嗜睡等。

【禁】消化性溃疡、严重血液异常、严重肝肾功能损害、严重心力衰竭、服用阿司匹林出现哮喘或有哮喘既往史者,以及妊娠晚期妇女禁用。

L

铝镁加
【OTC】

almagate ['ælməgeit]

【记】al（aluminium 铝），mag（magnesium 镁），-ate（盐，酯）。

【类】抗消化性溃疡药；抗酸药

【药】铝盐与镁盐形成的复合氢氧化碳酸盐，作用类似氢氧化铝，中和胃酸起效快、作用强，能避免长期服用氢氧化铝导致的便秘、铝中毒等，用于胃十二指肠溃疡或胃酸过多引起的反酸、烧心等。

【联】氢氧化铝 aluminum hydroxide；镁加铝 magaldrate；硫糖铝 sucralfate

【量】口服，一次 1.5g，一日 3~4 次，餐后 1~2 小时或睡前服用。

【ADR】偶见便秘、腹泻和恶心等。

【禁】避免与四环素类药同时使用。

【妊】人类数据缺乏；动物数据提示铝盐的使用会对后代产生影响。

铝碳酸镁
【基】
【OTC】

hydrotalcite [ˌhaidrəu'tælsait]

【记】hydro-（氢，含氢的），talc（滑石，云母），-ite（盐或酯）。又称"碱式碳酸铝镁"。

【类】抗消化性溃疡药；抗酸药

【药】天然水滑石的主要成分，作用类似氢氧化铝，中和胃酸起效快、作用强，能避免长期服用氢氧化铝导致的便秘、铝中毒等，用于胃十二指肠溃疡、与胃酸有关的胃部不适症状（如胃痛、胃灼热感、嗳气、饱胀等）。

【联】氢氧化铝 aluminum hydroxide；硫糖铝 sucralfate

【量】口服（咀嚼后服用），一次 0.5~1.0g，一日 3~4 次，一日极量 7.0g。餐后 1~2 小时、睡前或胃部不适时服用。

【ADR】偶见便秘、稀便、口干和食欲缺乏，大剂量服用可导致软糊状便、大便次数增多、腹泻和呕吐。

【禁】低磷血症、胃酸缺乏、结肠及回肠造口术、原因不明的胃肠出血、阑尾炎、溃疡性结肠炎和憩室炎、慢性腹泻、肠梗阻及严重肾功能不全者禁用。

氯胺酮
【基】
【精一】
【B】
【L3】
【FDA】

ketamine ['ketəmi:n]

【记】ket(ketone 酮；N),-amine(胺，胺类),苯环己哌啶(PCP)衍生物。俗称"凯他敏""Ketalar"。

【类】静脉麻醉药；*N*- 甲基 -D- 天冬氨酸(NMDA)受体拮抗剂

【药】具有环己酮机构的新型非巴比妥类静脉麻醉药,可通过抑制兴奋性神经递质及拮抗 NMDA 受体(一种离子型谷氨酸受体)抑制中枢神经兴奋,具有动感分离特性,作用快速、短暂,呼吸抑制弱,用于小手术麻醉、全身诱导和复合麻醉及难治性疼痛等。

【联】艾司氯胺酮 esketamine；依托咪酯 etomidate；苯巴比妥 phenobarbital

【量】静脉注射,0.5~2mg/kg,注射极量 4mg/(kg·min)；肌内注射极量一次 13mg/kg。

【ADR】十分常见血压升高和心率加快等；常见视物模糊、暂时性心动过速、恶心、呕心和唾液分泌增加,长期用药后停药可见戒断综合征。

【禁】顽固且难治性高血压、严重的心血管疾病及甲状腺功能亢进患者禁用。

【妊】有限的人类数据提示妊娠期使用不增加胎儿畸形的风险。

氯贝丁酯
【C】
【FDA】

clofibrate [kləu'faibreit]

【记】clo-(同 chloro-,氯,含氯的),-fibrate(贝特,氯贝丁酸衍生物,调节血脂药)。

【类】调节血脂药

【药】属氯贝丁酸衍生物类调节血脂药,能通过抑制肝脏极低密度脂蛋白的释放和胆固醇合成发挥作用,并具有抑制血小板聚集作用,用于高甘油三酯血症、高胆固醇血症及混合型高脂血症等。因不良反应较多且严重,现已少用。

【联】非诺贝特 fenofibrate；吉非罗齐 gemfibrozil

【量】口服,一次 250~500mg,一日 3~4 次,餐中服用。

【ADR】常见腹泻、瘙痒、皮疹、胆结石、黄疸、心悸、心律失常、低血钾、转氨酶或碱性磷酸酶升高、流感样综合征等。

【禁】原发性胆汁性肝硬化者、肝肾功能不全者、妊娠期妇女和妊娠期妇女禁用。

【妊】人类数据有限。

L

氯苯那敏	chlorphenamine [klɔː'fenəˌmiːn]
【基】	【记】chlor-(氯,含氯的),phen(phenyl 苯基),-amine(胺,胺类衍生物)。
【OTC】	【类】抗变态反应药;抗组胺药
【B】	【药】第一代抗组胺药,通过拮抗 H_1 受体而对抗组胺的过敏作用,
【L3】	但不影响组胺的代谢,作用强,用量小,具有中度镇静作用和抗胆
【FDA】	碱作用,减少腺体分泌,用于变应性鼻炎、皮肤黏膜的过敏及复方

制剂中改善感冒症状。

【联】曲吡那敏 tripelennamine;苯海拉明 diphenhydramine

【量】口服,一次 4mg,一日 3 次;肌内注射,一次 5~20mg。

【ADR】主要为嗜睡、口渴、多尿、咽喉痛、倦怠、虚弱感、心悸、皮肤
瘀斑、出血倾向等。

【禁】处于昏迷前期状态和过去 14 日内接受过单胺氧化酶抑制剂
的患者禁用。

【警】不用于治疗 6 岁以下儿童的咳嗽、感冒和流感样症状。

【妊】人类数据提示妊娠期使用不增加出生缺陷的风险。

氯吡格雷	clopidogrel [kləu'pidəˌgrel]
【基】	【记】clo-(同 chloro-,氯,含氯的),-grel(格雷,血小板凝集抑制剂)。
【B】	【类】抗血小板药;腺苷二磷酸(adenosine diphosphate,ADP)受体
【L4】	拮抗剂
【FDA】	【药】作用机制同噻氯匹定,与血小板膜表面 ADP 受体不可逆结

合,使纤维蛋白原无法与糖蛋白 GP Ⅱb/ Ⅲa 受体结合,从而抑制
血小板相互聚集,用于防治因血小板高聚集引起的心脑及其他动
脉循环障碍疾病。

【联】噻氯匹定 ticlopidine;普拉格雷 prasugrel;替格瑞洛 ticagrelor

【量】口服,推荐剂量为 75mg,一日 1 次,与或不与食物同服。

【ADR】常见血肿、鼻出血、瘀伤、消化道出血、注射部位出血和肝
功能异常等,严重时可发生血栓性血小板减少性紫癜。

【禁】严重肝损伤、活动性病理性出血患者禁用。

【警】对于被确认为 CYP2C19 代谢不良患者,可考虑使用另一种
血小板 P2Y12 抑制剂。

【妊】人类数据有限,临床或分娩时使用可能增加出血风险;动物
数据未见致畸性。

氯丙嗪 | chlorpromazine [klɔ:'prəuməˌzi:n]
【基】
【C】
【L3】
【FDA】

【记】 chlor-(氯,含氯的),promazine(丙嗪),吩噻嗪类衍生物。

【类】 抗精神病药

【药】 吩噻嗪类代表药物,基于异丙嗪研发的首个抗精神病药,中枢多巴胺(DA)受体拮抗剂,通过拮抗脑内 DA 受体发挥中枢抑制作用,个体差异大,用于精神病阳性症状治疗,小剂量可作为止吐药使用。

【联】 异丙嗪 promethazine;奋乃静 perphenazine

【量】 口服,一次 25~150mg,一日 2~4 次;肌内注射或静脉滴注,一次 25~100mg,一日 2~4 次;不宜静脉注射,止吐剂量减半或更小。

【ADR】 常见口干、上腹不适、食欲缺乏、乏力和嗜睡等,可引起体位性低血压、心悸或心电图改变、锥体外系反应等。

【禁】 骨髓抑制、青光眼、严重肝功能不全、基底神经节病变、帕金森病、有癫痫病史及昏迷患者禁用。

【警】 增加伴有痴呆相关精神病的老年患者服用非经典型抗精神病药者发生死亡的风险。

【妊】 人类数据提示妊娠期使用通常不增加先天畸形的风险。

氯氮平 | clozapine ['kləuzəˌpi:n]
【基】
【B】
【L3】
【FDA】

【记】 clo-(同 chloro-,氯,含氯的),-apine(氮平,氮杂䓬类衍生物,抗精神病药)。又称"氯扎平""Clozaril"。

【类】 非典型抗精神病药;苯二氮䓬(BZ)类药

【药】 第 1 个非典型抗精神病药,拮抗脑内 5-HT$_2$、D$_2$ 等多种神经递质受体,对阴性症状改善作用好,锥体外系反应及迟发性运动障碍较轻,但会导致粒细胞减少症,一般不宜作为首选药,用于各型精神分裂症。

【联】 奥氮平 olanzapine;米氮平 mirtazapine

【量】 口服,一次 50~200mg,一日 2~3 次,逐渐缓慢增加至常用治疗量;肌内注射,一次 50~100mg,一日 2 次。

【ADR】 十分常见嗜睡、镇静、头晕、眩晕、心动过速、流涎和便秘等;常见食欲增加、体重增加,也可引起血糖增高。

【禁】严重心肝肾疾病、昏迷、谵妄、低血压、癫痫、青光眼、白细胞减少者和妊娠期妇女禁用。

【警】严重的中性粒细胞减少症、体位性低血压、心动过缓、晕厥、癫痫、心肌炎、阿尔茨海默病相关精神病患者的死亡率增加。

【妊】有限人类数据提示妊娠期使用未见致畸性。

氯氮草
【精二】
【D】
【L3】
【FDA】

chlordiazepoxide [ˌklɔːdaiəˈzepɔkˌsaid]

【记】chlor-(氯,含氯的),diazep(地西泮衍生物),oxide(氧化物)。又称"利眠宁"。

【类】镇静催眠药;苯二氮草(BZ)类药

【药】最早合成和应用的 BZ 类药,作用机制及药动学特点类似地西泮,但作用较弱,代谢产物有活性且维持作用时间长,属长效 BZ 类药,久用有蓄积性,用于焦虑症、神经症和失眠,疗效不如地西泮,现已少用。

【联】地西泮 diazepam;氟西泮 flurazepam

【量】口服,一次 5~20mg,一日 2~3 次;肌内注射或静脉注射,一次 25~50mg,一日 3~4 次。

【ADR】常见嗜睡;可见无力、头痛、晕眩、恶心、便秘等;偶见皮疹、中毒性肝损伤、骨髓抑制。

【禁】白细胞减少、急性酒精中毒、重症肌无力、严重呼吸抑制、有精神病症状者以及妊娠期妇女、哺乳期妇女禁用。

【警】持续使用可导致显著的身体依赖,停药时需逐步减少药物用量。

【妊】人类数据提示妊娠早、晚期使用存在风险。

氯己定
【B/C】
【L4】
【OTC】
【FDA】

chlorhexidine [klɔːˈheksiˌdiːn]

【记】chlor-(氯,含氯的),hex(己,己基的),idine(biguanide 双胍类同系物),氯代的己基双胍类衍生物。

【类】消毒防腐药

【药】一种阳离子表面活剂,吸附在细菌膜上破坏其渗透屏障功能,具有强效广谱抑菌、杀菌作用,对芽孢、真菌及病毒无效,用于防治各种口腔感染及用作皮肤消毒剂和滴眼药的防腐,栓剂用于治疗痔疮。

【联】苯扎溴铵 benzalkonium bromide；度米芬 domiphen bromide

【量】外用或口腔含漱，一日数次；栓剂塞肛门，一次 1 枚，一日 2 次。

【ADR】偶见接触性皮炎。皮肤及黏膜出现过敏反应，应马上停药。

【禁】含漱液禁用于门牙填补术患者。

【警】葡萄糖氯己定可能出现过敏反应。

【妊】有限人类数据提示妊娠期使用未见致畸性。

氯喹
【C】
【L2】
【基】
【FDA】

chloroquine [ˈklɔːrəˌkwiːn]

【记】chloro-(氯，含氯的)，quine(喹，喹啉类衍生物)。

【类】抗寄生虫药；抗疟药

【药】能干扰疟原虫 DNA 的复制与转录，主要对疟原虫的红细胞内期起作用，对红细胞外期无作用，故不能用作疾病预防和阻断传播，用于治疗疟疾急性发作及控制疟疾症状，也可用于治疗类风湿等结缔组织病。

【联】奎宁 quinine；羟氯喹 hydroxychloroquine

【量】口服，一次 500~1 000mg，一日 1 次。类风湿关节炎，一日 250~500mg，症状控制后减量。

【ADR】常见头晕、头痛、眼花、黄斑病变、听力下降、荨麻疹、腹泻和再生障碍性贫血等。

【禁】禁止用于急性疟疾以外的适应证。

【警】与大环内酯类药联用增加心血管事件相关风险。

【妊】有限的人类数据提示妊娠期使用未见致畸性。

氯喹那多

chlorquinaldol [ˈklɔːkwinəlˌdɔl]

【记】chlor-(氯，含氯的)，quin(喹，quinoline 喹啉类衍生物)，-aldol(多，镇痛药)。

【类】局部抗真菌药

【药】一种卤化羟基喹啉，作用机制与氯碘羟喹类似，具有抗细菌、抗真菌活性，主要通过局部用药治疗皮肤感染和阴道感染，常与雌激素类药普罗雌烯组成复方制剂用于多种原因引起的阴道炎。

【联】普罗雌烯 promestriene

【量】阴道深部给药,每晚 1 片(含氯喹那多 200mg)。

【ADR】偶见刺激、瘙痒和过敏反应;罕见局部刺激、瘙痒和烧灼感。

【禁】(复方制剂)有雌激素依赖性癌症史患者禁用。

氯雷他定
【基】
【OTC】
【B】
【L1】
【FDA】

loratadine [lɔˈrætəˌdi:n]

【记】lor(chloro- 氯,氯取代的),-tadine(他定,三环类衍生物,组胺 H_1 受体拮抗剂)。

【类】抗变态反应药;抗组胺药;H_1 受体拮抗剂

【药】第二代组胺 H_1 受体拮抗剂,与异丙嗪比较,具有长效、选择性对抗外周 H_1 受体,中枢抑制和抗胆碱等副作用弱,用于变应性鼻炎、急慢性荨麻疹及其他与 H_1 受体有关的过敏性疾病。

【联】异丙嗪 promethadine,赛庚啶 cyproheptadine;地氯雷他定 desloratadine

【量】口服,一次 5~10mg,一日 1~2 次。

【ADR】常见乏力、头痛、嗜睡、口干和胃肠道不适;偶见脱发、过敏反应、肝功能异常和心动过速等。

【禁】2 岁以下儿童不推荐使用。

【妊】人类数据提示妊娠期使用不增加出生缺陷的风险。

氯霉素
【基】
【OTC】
【C】
【L4】
【FDA】

chloramphenicol [ˌklɔːræmˈfenəˌkɔl]

【记】chlora(氯,含氯的),phenicol(苯丙醇),具有苯基酰胺醇结构。

【类】酰胺醇类抗生素

【药】抑菌性广谱抗生素,作用于细菌核糖体阻碍蛋白质合成,对 G^- 菌作用较强,用于耐药菌及立克次体引起的重度感染、伤寒等,因其可致骨髓抑制及灰婴综合征等致命性毒副作用,一般不作首选药物。

【联】乙酰氯霉素 cetofenicol;甲砜霉素 thiamphenicol

【量】口服,一次 250~500mg,一日 3~4 次;静脉滴注,一次 0.5~1g,一日 2 次;滴眼,一次 1~2 滴,一日 3~5 次。

【ADR】可能出现再生障碍性贫血、肝毒性、阵发性睡眠性血红蛋白尿症等严重不良反应。

【禁】轻症或非适应证的感染禁用。流行性感冒、普通感冒或咽喉感染禁用。预防细菌感染禁用。

【警】可能出现严重且致死的血液恶液质。

【妊】人类数据不足;动物数据提示有致畸性。

氯米芬　clomifene ['kləumiˌfi:n]
【X】
【L4】　【记】clo-(同 chloro-,氯,含氯的),-ifene(芬或昔芬,氯米芬及他莫昔芬衍生物,抗雌激素类药)。又称"克罗米芬"。
【FDA】
【类】促排卵药;抗雌激素类药

【药】最经典口服促排卵药,具有较强的抗雌激素作用和较弱的雌激素活性双重作用,低剂量能促进促性腺激素分泌,诱发排卵,高剂量则抑制促性腺激素的释放,用于无排卵的女性不育症、黄体功能不足及因精子过少的男性不育等。

【联】他莫昔芬 tamoxifen;托瑞米芬 toremifene

【量】口服,一次 25~50mg,一日 1 次。建议在第 1 个疗程时要用较小的剂量或较短的疗程。

【ADR】常见卵巢过度刺激综合征、尿频、心动过速、过敏性荨麻疹和头痛等。副作用通常与剂量相关,且停药后通常是可逆的。

【禁】严重或新发肝脏疾病、病因不明的妇科出血、激素依赖性肿瘤、卵巢器质性囊肿和既往或当前治疗期间出现视觉障碍者禁用。

【妊】人类数据缺乏;动物数据提示有致畸性。

氯米帕明　clomipramine [kləu'miprəˌmi:n]
【基】
【C】　【记】clo-(同 chloro-,氯,含氯的),-mipramine(米帕明,丙米嗪衍生物,抗抑郁药)。
【L2】
【FDA】　【类】三环类抗抑郁药(TCA)

【药】作用机制同丙米嗪,主要阻断中枢神经系统去甲肾上腺素和 5-HT 的再摄取,其抑制 5-HT 再摄取作用于强于其他三环类抗抑郁药,抗胆碱作用中等,镇静作用低,用于各类忧郁症及强迫症。

【联】丙米嗪 imipramine;曲米帕明 trimipramine

【量】口服,一次 25~75mg,一日 2~3 次;应根据患者的情况确定给药剂量和疗程,起始低剂量,慎重地增加剂量,一日极量 300mg。

【ADR】十分常见视力调节功能失调及视物模糊、恶心、口干、便秘、疲劳、体重增加等；常见窦性心动过速、心悸、耳鸣、肌无力等。

【禁】新近发生心肌梗死、先天性长 QT 间期综合征者以及 6 岁以下儿童禁用。

【警】可致药疹伴嗜酸粒细胞增多和系统症状。

【妊】有限的人类数据提示妊娠期使用未见致畸性。

氯哌噻吨
【C】
【L3】
【FDA】

clopenthixol [kləu'penθaik‚sɔl]

【记】clo-(同 chloro-,氯,含氯的),penthixol(噻吨)。由氯丙嗪结构改造而得,又称"氯噻吨"。

【类】典型抗精神病药

【药】硫杂蒽(噻吨)类抗精神病药,通过阻断多巴胺受体起作用,作用与氯丙嗪相似,疗效更持久,半衰期较长(20 小时),镇静作用较强,有抗焦虑和抗忧郁作用,用于各种类型的精神分裂症,尤适用于伴有焦虑、抑郁的精神病。

【联】氯丙嗪 chlorpromazine；氟哌噻吨 flupentixol；氯普噻吨 chlorprothixene

【量】口服,一次 10~50mg,一日 1 次；肌内注射,一次 50~100mg,72 小时 1 次。

【ADR】主要不良反应是锥体外系反应,大剂量可见头昏、乏力、口干、嗜睡和体位性低血压等。

【禁】严重心肝肾功能不全者、有惊厥病史者、妊娠期与哺乳期妇女禁用。

【妊】人类数据不足；动物数据未见致畸性。

氯普噻吨
【C】

chlorprothixene [klɔ:prəu'θik‚si:n]

【记】chlor-(氯,含氯的),pro(propyl 丙基),-thixene(噻吨,噻吨类衍生物抗精神病药)。

【类】典型抗精神病药

【药】硫杂蒽(噻吨)类抗精神病药,作用机制与氯丙嗪相似,抗精神病作用比吩噻嗪类弱,但镇静作用强,具有抗焦虑和抗抑郁作用,用于伴有焦虑或抑郁的精神分裂症,亦用于改善焦虑、紧张及睡眠障碍等。

【联】氟哌噻吨 flupentixol；氯哌噻吨 clopenthixol

【量】精神病：口服，一次 25~100mg，一日 2~3 次。神经症：口服，一次 12.5~25mg，一日 3 次。

【ADR】可能出现体位性低血压、皮疹、便秘、嗜酸性粒细胞增多症和系统性红斑狼疮等。

【禁】帕金森病及帕金森综合征、基底神经节病变、骨髓抑制、青光眼、尿潴留、昏迷患者及 6 岁以下儿童禁用。

【妊】人类数据不足；动物数据未见致畸性。

氯噻酮　chlorthalidone [klɔːˈθæliˌdəun]

【B/D】

【L4】

【FDA】

【记】chlor-(氯，含氯的)，thalid(thiazide，噻嗪)，-one(酮)。

【类】噻嗪类利尿药

【药】作用机制与氢氯噻嗪相似，属中效利尿药，吸收较氢氯噻嗪慢且不完全，但是作用维持时间长，半衰期(35~50 小时)，降低收缩压的效果较好，长期服用需补钾，用于各种水肿性疾病和高血压。

【联】氢氯噻嗪 hydrochlorothiazide；美托拉宗 metolazone

【量】口服，一次 12.5~400mg，一日 1 次；或一次 100mg，隔日 1 次。

【ADR】常见水电解质紊乱、高血糖、高尿酸症、过敏反应和血白细胞减少或缺乏症。

【禁】磺胺类药物过敏者、严重肝肾功能不全患者禁用。

【妊】禁用于治疗妊娠期高血压。

氯沙坦　losartan [ləuˈsaːtæn]

【C/D】

【L3】

【FDA】

【记】lo(chloro- 氯，氯取代的)，-sartan(沙坦，血管紧张素 Ⅱ 受体拮抗剂，抗高血压药)。

【类】抗高血压药；血管紧张素 Ⅱ 受体拮抗剂(ARB)

【药】首个上市的非肽类 ARB，能全面拮抗血管紧张素 Ⅱ 引起的血管收缩、水钠潴留、交感神经兴奋等生理效应，具有降低血压，减轻左室肥厚及改善肾功能的作用，用于治疗原发性高血压和慢性心力衰竭。

【联】缬沙坦 valsartan；坎地沙坦 candesartan；奥美沙坦 olmesartan

【量】口服，一次 25~100mg，一日 1 次，通常起始和维持剂量为一日 50mg。

【ADR】常见头痛、头晕、咳嗽、上呼吸道感染、鼻塞、腹泻、恶心、水肿、背痛等。

【禁】在糖尿病或肾功能损害［GFR<60ml/(min·1.73m²)］患者中禁止将本品与含阿利吉仑的药物联合使用。

【警】孕中期或孕晚期摄入可能导致发育中的胎儿或新生儿损伤或死亡,一旦发现患者妊娠,应尽快停药。

【妊】人类数据提示妊娠中晚期使用有风险,可导致胎儿损害。

氯硝西泮
【基】
【精二】
【D】
【L3】
【FDA】

clonazepam [kləuˈnæzəˌpæm]

【记】clo-(同 chloro-,氯,含氯的),n(nitro 硝基),-azepam(西泮,地西泮衍生物)。又称"氯安定"。

【类】镇静催眠药;抗焦虑药;苯二氮䓬(BZ)类药

【药】作用机制同地西泮,代谢产物无镇静催眠活性,属中长效 BZ 类药,其肌肉松弛及抗惊厥作用强,口服吸收快而完全,用于催眠、麻醉诱导及控制各型癫痫,尤适用于失神发作、婴儿痉挛症等。

【联】硝西泮 nitrazepam;艾司唑仑 estazolam

【量】口服,一次 0.5~2mg,一日 3 次,从小剂量开始用;静脉注射,一次 1~4mg。用量应个体化,一日极量 20mg。

【ADR】常见嗜睡、头昏、共济失调、行为紊乱和神经过敏易激惹等,长期用药有依赖性和耐受性。

【禁】妊娠期妇女、哺乳期妇女和新生儿禁用。

【警】苯二氮䓬类药与吗啡联用,可导致深度镇静作用、呼吸抑制、昏迷及死亡。

【妊】人类数据不足;动物数据提示有致畸性。

氯唑沙宗
【OTC】
【C】
【FDA】

chlorzoxazone [klɔːˈzɔksəˌzəun]

【记】chlor-(氯,含氯的),zo(azo,唑类),azone(宗,唑酮类衍生物)。

【类】骨骼肌松弛药;中枢性肌松药

【药】中枢性肌松药,作用于中枢系统脊髓和大脑皮层的多突触通道而产生骨骼肌肌松效果,对正常神经肌肉传导无影响,常与对乙酰氨基酚合用,用于各种急慢性软组织扭伤、挫伤、肌肉痉挛及慢性筋膜炎等。

【联】乙哌立松 eperisone;巴氯芬 baclofen

【量】口服,一次 200~400mg,一日 3 次,症状严重者可酌情加量。

【ADR】常见恶心等消化道症状和头昏、头晕、嗜睡等神经系统反应,不良反应一般较轻微。

【禁】肝功能不全者禁用。

【妊】现有人类数据提示妊娠期使用未见致畸风险。

氯唑西林
【B】
【L2】
【FDA】

cloxacillin [ˌklɔksəˈsilin]

【记】clo-(同 chloro-,氯,含氯的),xa(oxazole 噁唑),-cillin(西林,青霉素类衍生物,抗生素)。

【类】耐青霉素酶青霉素

【药】抗菌谱及适应证与苯唑西林相似,对葡萄球菌属产酶株的抗菌活性较强,但其不易透过血脑屏障,不用于治疗脑膜炎,适用于产青霉素酶葡萄球菌感染引起的败血症、心内膜炎、肺炎和皮肤感染等。

【联】苯唑西林 oxacillin;氟氯西林 flucloxacillin

【量】肌内注射或静脉滴注,一次 0.5~2g,一日 3~4 次;口服,一次 250~500mg,一日 4 次。轻中度肾功能减退患者无须调整剂量。

【ADR】偶见过敏性休克、恶心和呕吐,大剂量使用可致出现中枢神经系统毒性反应。

【禁】有青霉素类药物过敏史者或青霉素皮肤试验阳性患者禁用。

【妊】有限的人类数据提示妊娠期使用未见致畸性,为低风险。

L

麻黄碱	ephedrine ['efə,dri:n]
【基】	【记】-drine（君，麻黄碱衍生物，拟交感神经药）。源自植物草麻黄
【C】	（*Ephedra sinica* Stapf）的一种生物碱，又称"麻黄素"。
【L4】	【类】拟交感神经药；α、β 受体激动剂
【FDA】	【药】结构与肾上腺素类似的生物碱，能促使神经末梢释放去甲肾
	上腺素，间接激动肾上腺素受体，对 α、β 受体均有激动作用，用于
	麻醉引起的低血压、慢性低血压、支气管哮喘及缓解鼻黏膜充血性
	鼻塞等。
	【联】肾上腺素 epinephrine；利托君 ritodrine
	【量】口服、皮下注射或肌内注射，一次 15~30mg，一日 3 次；皮下
	注射或肌内注射，一次极量 60mg，一日极量 150mg。
	【ADR】常见恶心、呕吐、心动过速、心悸、反应性高血压、心动过缓
	和心室异位等，可引起前列腺肥大者排尿困难。
	【禁】甲状腺功能亢进、高血压、动脉硬化、心绞痛等患者禁用。
	【妊】现有人类数据妊娠期使用未提示致畸性。

吗啡	morphine ['mɔ:fi:n]
【基】	【记】morph（源自古希腊神话故事里的"梦神"Morpheus），-ine
【麻】	（素，生物碱），从阿片中分离得到的可引起嗜睡的一种生物碱。
【C/D】	【类】麻醉性镇痛药；阿片碱类药
【L3】	【药】阿片受体激动剂，具有强效止痛、镇静、镇吐、呼吸抑制、胃
【FDA】	肠麻痹等多种药理作用，无封顶效应，故无极量限制，成瘾性强，具
	有恶心、呕吐等多种副作用，用于创伤、手术及癌症等多种原因引
	起的中重度疼痛。
	【联】可待因（又称"甲基吗啡"）codeine；氢吗啡酮 hydromor-
	phone；羟考酮 oxycodone
	【量】口服，一次 5~15mg，一日 4~6 次；静脉注射或肌内注射，一
	次 5~15mg，一日 3~6 次；剂量无封顶，视个体化需要逐渐增量。

【ADR】十分常见便秘、恶心、呕吐、嗜睡和头痛；常见镇静、周围水肿、呼吸困难、尿潴留和共济失调等。

【禁】严重的呼吸抑制、急性或重度支气管哮喘、过去 14 日内使用单胺氧化酶抑制剂、麻痹性肠梗阻等患者禁用。

【警】长时间使用有成瘾的风险。

【妊】现有人类数据提示致畸风险较低，妊娠期长期使用可引起戒断综合征，围产期使用可引起新生儿呼吸抑制。

吗氯贝胺
【L4】

moclobemide [mɔˈkləubəˌmaid]

【记】mo(音"吗"，morpholin 吗啡啉类衍生物)，clo-(氯)，bemide(音"贝胺"，benzamide 苯甲酰胺)。

【类】抗抑郁药；单胺氧化酶抑制剂(MAOI)

【药】首个可逆的、选择性单胺氧化酶 A(MAO-A)抑制剂，增加脑内多巴胺(DA)、去甲肾上腺素(NA)、5-HT 等单胺类神经递质浓度，产生抗抑郁作用，食物相互作用少，对性功能影响较小，用于抑郁症。

【联】苯乙肼 phenelzine；司来吉兰 selegiline

【量】口服，一次 100~200mg，一日 2~3 次。如果有必要，可以第 2 周加至一日极量 600mg。

【ADR】有轻度恶心、口干、头痛、出汗、心悸、失眠、体位性低血压等；偶见意识障碍及肝损伤，大剂量时可能诱发癫痫。

【禁】有意识障碍及患嗜铬细胞瘤者禁用。禁与哌替啶、伪麻黄碱、三环类等其他抗抑郁药合用。忌食奶酪及大豆类等含高酪氨酸的食物。

吗替麦考
酚酯
【基】
【D】
【L5】
【FDA】

mycophenolate mofetil [maikəuˈfenəuˌleit mɔˈfətil]

【记】mycophenoli(mycophenolic 霉酚酸的)，-ate(酯或盐)，mofetil(吗啡啉酯)，常缩写为"MMF"。

【类】免疫抑制药

【药】强效、选择性肌苷酸脱氢酶抑制剂，阻碍鸟嘌呤核苷酸合成 DNA，从而抑制 T 细胞和淋巴细胞增殖，发挥免疫抑制作用，常与环孢素及皮质激素等合用，用于器官移植术后的免疫排斥反应。

【联】环孢素 ciclosporin；他克莫司 tacrolimus

【量】口服，一次 500~1 500mg，一日 2 次。需根据病情及患者个体情况进行剂量调整。

【ADR】十分常见细菌感染、贫血、白细胞减少、高血压、腹痛、水肿、贫血、低钾血症、咳嗽和失眠等。

【禁】妊娠期妇女及哺乳期妇女禁用。

【警】增加妊娠期前 3 个月内流产及先天性畸形的风险，还可导致淋巴瘤发生。

【妊】人类数据提示妊娠期使用有致畸性。

麦角新碱　ergometrine [əːgəu'metriːn]

【基】

【X】　【记】ergo-（麦角，ergot，麦角生物碱衍生物），metr（methyl，甲基），-ine（素，生物碱）。又称"ergonovine"。

【L3】　【类】子宫收缩药

【FDA】　【药】子宫收缩药，对子宫平滑肌有高度选择性，可直接作用于子宫平滑肌，缩宫范围较缩宫素作用广泛，作用较强而持久，故不适用于催产和引产，用于防治产后或流产后子宫出血和加速子宫复原。

【联】麦角胺 ergotamine；尼麦角林 nicergoline；缩宫素 oxytocin

【量】肌内注射或静脉注射，一次 0.2mg，必要时可 2~4 小时重复注射 1 次，最多不超 5 次。

【ADR】常见高血压、头晕、头痛、鼻塞、恶心和呕吐等；少见心律失常、心绞痛和心律失常。如使用不当，可能发生麦角中毒。

【禁】引产、先兆流产患者禁用。

毛果芸香碱　pilocarpine [pailəu'kɑːpiːn]

【基】

【C】　【记】源自南美灌木毛果芸香（*Pilocarpus*）叶子中提取分离的一种生物碱。又称"匹鲁卡品"。

【L3】　【类】拟胆碱药；M 受体激动剂

【FDA】　【药】拟副交感神经药，对眼和腺体作用最为明显，具有缩瞳、降低眼压和调节痉挛作用，并能增加腺体分泌，提供平滑肌张力，用于各型青光眼、眼科手术中缩瞳、阿托品类药物中毒及药源性口干症等。

【联】卡巴胆碱 carbachol；毒扁豆碱 physostigmine

【量】滴眼，一日 1~4 次；对抗散瞳作用，1% 溶液滴眼一次 1 滴，一日 2~3 次。

【ADR】可有眼刺痛，烧灼感，结膜充血引起睫状体痉挛，浅表角膜炎，颞侧或眼周头痛，诱发近视，一般可耐受后好转。

【禁】老年白内障、视网膜脱落、虹膜睫状体炎、瞳孔阻滞性青光眼、支气管哮喘、胃溃疡等患者禁用。

【妊】人类数据缺乏；动物数据提示存在发育毒性。

美法仑 melphalan ['melfəlæn]

【D】

【L5】 【记】mel（mechlorethamine 氮芥），ph（phenyl 苯基），alan（alanine 内氨酸）。又称"苯丙氨酸氮芥""马法兰"。

【FDA】 【类】抗肿瘤药；烷化剂

【药】氮芥类烷化剂，在体内能产生正碳离子，插入 DNA 双链内交叉连接，阻止其复制，对分化和未分化肿瘤细胞均有作用，属细胞周期非特异性药物，用于多发性骨髓瘤、晚期卵巢癌、乳腺癌等。

【联】苯丁酸氮芥 chlorambucil；卡莫司汀 carmustine；环磷酰胺 cyclophosphamide

【量】口服，一次 8~10mg/m²，一日 1 次，4~6 周为 1 个疗程；动脉灌注，一次 20~40mg，视情况而定。

【ADR】十分常见因骨髓抑制导致的白细胞和血小板减少；常见恶心、呕吐、腹泻、口腔溃疡、黄疸、荨麻疹和低血压等。

【禁】不得用于已证明对该药有先天抗药性的患者、妊娠期妇女、严重贫血者禁用。

【警】可致严重的骨髓移植。

【妊】人类数据缺乏，但同类药物为人类致畸剂。

美金刚 memantine ['meməntain]

【B】

【L3】 【记】me（音"美"，methyl 甲基），-mantine（金刚烷，金刚烷衍生物），金刚烷的二甲基衍生物。

【FDA】 【类】抗老年痴呆药；拟多巴胺类药

【药】与金刚烷胺不同，本品是一种低至中等亲和力的非竞争性 NMDA 受体拮抗剂，降低谷氨酸引起的 NMDA 受体过度兴奋，保护

M

神经元损伤,防止细胞凋亡,改善记忆,用于中重度阿尔茨海默病。

【联】金刚烷胺 amantadine;多奈哌齐 donepezil

【量】口服,起始剂量 5mg,维持剂量 20mg,一日 1 次,应在每日相同的时间服用,可空腹服用,也可随食物同服。

【ADR】常见头晕、头痛、疲劳、口干、便秘、嗜睡和高血压等;偶见步态异常、呕吐、静脉血栓、倦怠和幻觉。

【禁】对本品活性成分或其辅料过敏者禁用。

【警】可引起横纹肌溶解、肝功能障碍、黄疸风险。

【妊】人类数据缺乏;动物数据未见致畸性。

美罗培南	meropenem ['merəupinəm]
【B】	【记】mero(音"美罗",表 methyl pirrole 甲基吡咯结构),-penem(培南,碳青霉烯类抗生素)。
【L3】	
【FDA】	【类】碳青霉烯类抗生素

【药】碳青霉烯类广谱抗生素,作用机制及适应证同亚胺培南,但对肾脱氢酶稳定,不需与脱氢酶抑制剂配伍使用,且对中枢副作用较轻,用于肺炎、尿路感染、中枢感染等各种敏感菌引起的感染。

【联】亚胺培南 imipenem;帕尼培南 panipenem;厄他培南 ertapenem

【量】静脉滴注或静脉注射,一次 500~1 000mg,一日 3 次;剂量和时间间隔应根据感染类型、严重程度而定。

【ADR】常见皮疹、腹泻、软便、恶心、呕吐、肝功能异常(转氨酶升高)等,严重时可发生粒细胞缺少症和血管性水肿等。

【禁】对碳青霉烯类抗生素过敏者及合用丙戊酸钠患者禁用。

【警】可致严重皮肤不良反应。

【妊】人类数据缺乏;动物数据未见致畸性。

美洛昔康	meloxicam [mə'lɔksiˌkæm]
【C/D】	【记】mel(methyl 甲基),-xicam(同 -icam 昔康,烯醇酸类 / 伊索昔康衍生物)。
【L3】	
【FDA】	【类】解热镇痛药;非甾体抗炎药(NSAID)

【药】烯醇酸类非甾体抗炎药,对 COX-2 的选择性抑制作用高于 COX-1,具有抗炎、止痛和解热作用,口服生物利用度高(89%~100%),半衰期长(12~20 小时),用于疼痛性关节炎、脊柱炎等。

【联】氯诺昔康 lornoxicam；吡罗昔康 piroxicam

【量】口服或肌内注射，一次 7.5~15mg，一日 1 次，一日极量 15mg。

【ADR】常见头痛、尿路感染、上呼吸道感染、支气管炎、腹痛和消化不良等胃肠道疾病；偶见头晕、嗜睡、眩晕和血压升高等。

【禁】冠状动脉旁路移植术的围手术期疼痛、活动性消化性溃疡或穿孔、活动性炎症性肠病、重度肝肾功能不全者和严重未控制的心衰患者禁用。

【警】增加心血管和胃肠道疾病风险。

【妊】人类数据提示妊娠早、晚期使用有风险。

美沙拉秦
【基】
【B】
【L3】
【FDA】

mesalazine [məˈsæləˌziːn]

【记】me(音"美")，-salazine(沙拉秦，柳氮磺吡啶衍生物，5-ASA 类药)。又称"5-ASA"。

【类】非甾体抗炎药(NSAID)；5- 氨基水杨酸(5-ASA)类药

【药】为柳氮磺吡啶类衍生物，能抑制炎症部位前列腺素及其他炎性介质的形成，抗炎作用较强，且减少了因磺胺吡啶引起的药物不良反应，用于溃疡性结肠炎、克罗恩病(Crohn disease)等炎症性肠病的治疗。

【联】柳氮磺吡啶 sulfasalazine；奥沙拉秦 olsalazine；巴柳氮 balsalazide

【量】口服，一次 500~1 000mg，一日 3~4 次，剂量个体化，最大剂量不超过一日 4g；直肠给药，一日 3 次，急性发作治疗一般使用 8~12 周。

【ADR】十分常见头痛；偶见腹泻、恶心、呕吐、结肠炎、头晕和皮疹等，严重时可发生肾功能损害、过敏反应和肝衰竭。

【禁】严重肝肾功能不全者、胃十二指肠溃疡患者、出血倾向患者，以及妊娠期及哺乳期妇女禁用。

【警】存在新生儿出生缺陷的风险。

【妊】有限人类数据提示妊娠期使用未见致畸性。

美沙酮
【C/D】
【L2】
【FDA】

methadone [ˈmeθəˌdəun]

【记】meth(甲基)，-ado(同 -adol，多，阿片受体激动剂)，-one(酮)。又称"美散痛"。

【类】麻醉性镇痛药

【药】人工合成的吗啡结构类似物,作用与吗啡、哌替啶类似,半衰期较长(8~59 小时),起效慢、作用维持时间久,不易产生耐受性,成瘾性较低,用于剧烈咳嗽、慢性中重度疼痛及阿片类成瘾者的戒断治疗。

【联】哌替啶 pethidine;吗啡 morphine;曲马多 tramadol

【量】口服,一次 5~10mg,一日 1~2 次;肌内注射或皮下注射,一次 2.5~5mg,一日 2~3 次,一般一日极量 20mg。

【ADR】常见乏力、水肿、头痛、心动过缓、低血压、心悸、便秘、低钾血症和荨麻疹等,严重时可发生癫痫发作和严重低血压等。

【禁】呼吸功能不全者、急性或重度支气管哮喘和胃肠道梗阻等患者禁用。

【警】存在导致低血糖的风险。

【妊】人类数据提示妊娠期使用有风险,可引起新生儿戒断综合征和低出生体重。

美索巴莫
【C】
【L3】
【FDA】

methocarbamol [meθəuˈkɑːbəˌmɔl]

【记】metho(甲基),carbam-(carbamate,氨基甲酸酯),-ol(醇或酚)。

【类】中枢性肌松药

【药】一种愈创甘油醚的氨基甲酸酯衍生物,对中枢神经系统(central nervous system,CNS)有广泛抑制作用,具有镇静、镇痛和骨骼肌松弛作用,用于关节肌肉扭伤、坐骨神经痛、急性骨骼肌疼痛或不适症状的辅助治疗。

【联】乙哌立松 eperisone;替扎尼定 tizanidine

【量】口服,一次 0.25g,一日 3~4 次;静脉注射,一次 0.3~0.5g,一日 1 次,一日极量 3.0g,连续使用通常不超过 3 日。

【ADR】常见消化不良、过敏反应、发热、头痛、心动过缓、低血压、黄疸和白细胞减少症等。

【禁】肝肾功能不全者、妊娠期妇女及哺乳期妇女禁用。

【妊】有限人类数据提示妊娠期使用未增加先天畸形的风险。

美托洛尔 | metoprolol [mə'təuprəˌlɔl]
【基】
【C/D】 【记】meto(音"美托"),-olol(洛尔,β受体拮抗剂)。
【L2】 【类】抗高血压药;α、β受体拮抗剂
【FDA】 【药】选择性的 $β_1$ 受体拮抗剂,对心脏有较大的选择性作用,无内在拟交感活性,但大剂量对血管及支气管平滑肌也有作用,口服吸收迅速且完全,首关代谢约50%,用于高血压及心绞痛等。
【联】普萘洛尔 propranolol;阿替洛尔 atenolol;比索洛尔 bisoprolol
【量】口服,一次 25~50mg、一日 2~3 次,或一次 100mg、一日 2 次;静脉注射,1~2mg/min,一般不超过 15mg。剂量应个体化。
【ADR】常见疲劳、头痛、肢端发冷、心动过缓和心悸、恶心、呕吐和支气管哮喘症状等;罕见多汗、血小板减少、梦魇和耳鸣等。
【禁】心源性休克、病态窦房结综合征、Ⅱ度～Ⅲ度房室传导阻滞、失代偿性心力衰竭、有症状的低血压或窦性心动过缓患者禁用。
【妊】人类数据提示在妊娠中晚期使用有风险。

美西律 | mexiletine ['mekˌsiləˌtain]
【基】
【C】 【记】methylphenoxy(甲苯氧基),propanamine(丙胺),即甲苯氧基丙胺。
【L2】 【类】Ⅰb 类抗心律失常药;钠通道阻滞药
【FDA】 【药】Ⅰb 类抗心律失常药,抑制心肌细胞钠内流,降低动作电位零相除极速度,缩短有效不应期,同时具有抗惊厥及局部麻醉作用,大剂量可致低血压、心动过缓等,用于急慢性室性心律失常及神经病理性疼痛等。
【联】利多卡因 lidocaine;苯妥英 phenytoin
【量】口服,一次 50~200mg,一日 3~4 次;静脉注射或静脉滴注,一次 50~100mg。
【ADR】十分常见头晕、震颤、紧张、上消化道不适、恶心、呕吐等;常见心悸、感觉异常、视物模糊和头痛等。
【禁】心源性休克、Ⅱ度或Ⅲ度房室传导阻滞、病态窦房结综合征者禁用。
【妊】有限的人类数据提示妊娠期使用未观察到对胎儿有明显风险。

M

门冬酰胺酶
【基】
【C】
【L4】
【FDA】

asparaginase [æˈspærədʒəˌneis]

【记】asparagine 天门冬酰胺,-ase(酶)。

【类】抗肿瘤药

【药】源自大肠埃希菌的一种水解酶,能水解急性白血病等肿瘤细胞增殖所必需的门冬酰胺,抑制肿瘤细胞增殖并促使其凋亡,具有细胞周期 G_1 期特异性,用于治疗急慢性淋巴细胞白血病和黑色素瘤等。

【联】培门冬酶 pegaspargase;门冬氨酸 aspartic acid

【量】静脉滴注,一次 500~1 500IU/m²,一周 3~7 次。不同疾病用量有较大差异。

【ADR】常见高血糖、糖耐受量异常、恶心、高胆红素血症和转氨酶异常。

【禁】皮肤试验阳性、有胰腺炎病史或现患胰腺炎、肝肾功能严重损害者以及妊娠早期妇女禁用。

【警】用药期间可出现暴发性肝衰竭、肝功能异常。

【妊】人类数据缺乏;动物数据提示有致畸性,妊娠期妇女使用可能有害。

蒙脱石散
【基】
【OTC】

montmorillonite powder [ˌmɔntməˈrilənait ˈpaudə]

【记】最初源于法国的 Montmorillon(地名)的一种具有双八面体结构的氢氧化硅铝,蒙脱石又称 smectite。

【类】消化道及代谢用药;止泻药

【药】对消化道内的病毒、病菌及其产生的毒素有固定、抑制作用,对消化道黏膜有覆盖能力,并通过与黏液糖蛋白相互结合,提高黏膜屏障对攻击因子的防御功能,用于成人及儿童急慢性腹泻。

【联】地芬诺酯 diphenoxylate;洛哌丁胺 loperamide

【量】口服,一次 3g,一日 3 次,儿童酌情调整剂量;急性腹泻时第 1 次剂量应加倍。

【ADR】常见便秘;偶见皮疹;罕见荨麻疹,可能出现血管性水肿和超敏反应。

【禁】对本品活性成分过敏者禁用。

【妊】因蒙脱石散不经胃肠道吸收,妊娠期必要时可以使用。

孟鲁司特
【B】
【L4】
【FDA】

montelukast [mɔnˈteljuˌkæst]

【记】monte(音"孟"),-lukast(鲁司特,白三烯受体拮抗剂)。

【类】平喘药;白三烯(leukotriene,LT)受体拮抗剂

【药】白三烯受体拮抗剂,作用与扎鲁司特类似,选择性高,仅作用于白三烯受体,半衰期较短(2.7~5.5小时),生物利用度较高(64%),且受进食影响小,用于防治成人及儿童哮喘及改善变应性鼻炎症状等。

【联】扎鲁司特 zafirlukast;曲尼司特 tranilast

【量】口服,一次5~10mg,一日1次,哮喘患者应在睡前服用。

【ADR】常见上呼吸道感染、发热、头痛、咳嗽和腹泻等;一般耐受性良好,不良反应轻微。

【禁】对本药过敏者禁用。

【警】使用后,有严重神经精神症状的须报告。

【妊】人类数据提示妊娠期使用不增加先天畸形的风险。

咪达唑仑
【基】
【精二】
【D】
【L2】
【FDA】

midazolam [miˈdæzəˌlæm]

【记】mida(imidazole 咪唑),-zolam(唑仑,BZ类衍生物)。

【类】镇静催眠药;苯二氮䓬(BZ)类药

【药】作用机制同地西泮,药动学特性与三唑仑相似,能迅速发挥镇静催眠作用,且具有较强的肌肉松弛作用,半衰期短,后遗效应小,用于失眠症、全身麻醉诱导和维持及操作性镇静等。

【联】三唑仑 triazolam;阿普唑仑 alprazolam

【量】口服,一次7.5~15mg,一日1次,睡前服用,使用不超过2周;肌内注射或静脉注射,一次10~15mg,视个体差异而定。

【ADR】常见咳嗽、反跳痛、注射时疼痛、潮气量和呼吸频率降低、呼吸暂停等。

【禁】重症肌无力、严重心肝肺功能不全、睡眠呼吸暂停综合征、严重抑郁患者,以及儿童、妊娠初期3个月内妇女禁用。

【警】与BZ类药和阿片类药同时使用,可能导致深度镇静、呼吸抑制、昏迷、死亡;3岁以下儿童或妊娠晚期妇女长时间使用可能影响儿童脑发育。

【妊】有限的人类数据提示未见致畸性,妊娠晚期和分娩期使用可引起新生儿镇静和戒断症状。

咪唑斯汀
【FDA】

mizolastine [mizəuˈlæsˌtiːn]

【记】mizol（imidazole 咪唑），-astine（斯汀，组胺 H$_1$ 受体拮抗剂）。

【类】抗组胺药；抗变态反应药

【药】属第二代长效、高选择性组胺 H$_1$ 受体拮抗剂，具有抗组胺和抗炎症介质双重作用，口干、镇静等副作用少，生物利用度较氮䓬斯汀高，用于荨麻疹等皮肤过敏、变应性鼻炎及花粉症等。

【联】阿司咪唑 astemizole；氮䓬斯汀 azelastine；依美斯汀 emedastine

【量】口服，成人和 12 岁以上儿童，推荐剂量一次 10mg，一日 1 次。

【ADR】常见腹泻、腹痛、口干、头痛、头晕、恶心、困意和乏力、食欲增加并伴有体重增加。

【禁】严重肝损伤、严重心脏病、有心律失常病史的患者禁用。禁与咪唑类抗真菌药或大环内酯类药及已知可延长 QT 间期的药物合用。

糜蛋白酶
【FDA】

chymotrypsin [ˌkaiməˈtripsin]

【记】chymo（糜，凝乳状，chymosin 凝乳酶），trypsin（胰蛋白酶）。又称"胰凝乳蛋白酶""Chymar"。

【类】蛋白水解酶类药；酶制剂

【药】由胰脏中分离得到的另一种蛋白水解酶，作用于胰蛋白酶类似，仅水解部位有差异，能促进血凝块、脓性分泌物和坏死组织的清除，促进伤口愈合，用于治疗创面的炎性水肿、炎性粘连、血肿、溃疡等。

【联】胰蛋白酶 trypsin；胃蛋白酶 pepsin；糜木瓜酶 chymopapain

【量】肌内注射，一次 4 000U；眼科注入后房，一次 800U；不可静脉注射。

【ADR】可能导致短期眼压增高、凝血功能障碍、局部注射部位疼痛等。

【禁】严重肝病或凝血功能不正常者、眼内压高或 20 岁以下患者禁用。

米氮平 | mirtazapine [mə'tæzə‚pi:n]
【基】
【C】
【L3】
【FDA】

【记】mirt(音"米"),-apine(氮平,氮杂䓬类衍生物,抗精神病药)。

【类】抗抑郁药

【药】四环类非典型抗抑郁药,可能通过拮抗中枢突触前 α_2 受体,增强去甲肾上腺素和 5- 羟色胺活性而起作用,对 M 受体具有中等强度拮抗作用,用于治疗各种抑郁症,在用药 1~2 周后起效。

【联】氯氮平 clozapine;奥氮平 olanzapine

【量】口服,一次 15~45mg,一日 1 次,有效剂量通常为一日 15~45mg,2~4 周应有疗效;若剂量增加 2~4 周仍无作用,应停用。

【ADR】十分常见口干、食欲增加、便秘、嗜睡和体重增加;常见乏力、头晕、震颤、思维异常、尿频等。

【禁】正在服用或 14 日内停止服用单胺氧化酶抑制剂的患者禁用。

【警】抗抑郁药增加儿童和年轻成人患者自杀念头和行为风险。

【妊】人类数据不足;动物数据未见致畸性。

米多君 | midodrine ['midɔ‚dri:n]
【C】
【L3】
【FDA】

【记】mido(音"米多",amide 酰胺),-drine(君,麻黄碱衍生物,拟交感神经药)。

【类】拟交感神经药;血管收缩药

【药】肾上腺素受体激动剂,激动外周 α_1 受体而使血管收缩,血压升高,不激动心脏 β 受体,不影响心率,也不影响中枢神经系统功能,用于各种原因导致的体位性低血压、压力性尿失禁及射精功能障碍等。

【联】麻黄碱 ephedrine;利托君 ritodrine

【量】口服,一次 2.5~10mg,一日 2~3 次。根据患者自主神经的张力和反应性进行治疗并作相应的调整。

【ADR】十分常见感觉异常(包括过敏和头皮感觉异常)、瘙痒和排尿困难;常见发冷、头痛、皮疹和仰卧位高血压等。

【禁】严重器质性心脏病、急性肾脏疾病、嗜铬细胞瘤或甲状腺功能亢进和持续性卧位高血压患者禁用。

【警】可造成卧位血压的显著升高。

【妊】尚无妊娠期妇女用药的充分良好对照的研究;动物数据未见致畸性。

M

米非司酮 | mifepristone [ˌmifəˈprisˌtəun]
【基】
【OTC】
【X】
【L3】
【FDA】

【记】mife（音"米非"），-pristone（司酮，孕激素受体拮抗剂，抗孕激素类药）。

【类】抗孕激素类药；抗早孕药

【药】首个口服抗早孕药，能与孕激素受体及糖皮质激素受体结合，有明显抗孕激素、抗着床、抗排卵与诱导月经作用，无性激素样作用，对皮质醇水平影响也较小，用于 72 小时内预防意外妊娠及终止妊娠等。

【联】卡前列素 carboprost；米索前列醇 misoprostol

【量】口服，顿服 200mg；或一次 25mg，一日 2 次，连续 3 日。方案视用药目的而定。

【ADR】十分常见恶心、呕吐、腹泻、发热、发冷、头痛和头晕等；常见产后感染、贫血、心动过速和呼吸急促等。

【禁】宫外孕、宫内节育器在位、慢性肾衰竭、长期伴随使用可的松治疗、出血异常、肾上腺皮质功能不全等患者及妊娠期妇女禁用。

【警】可致血管神经性水肿或严重的、有时是致命的感染或出血。

米拉贝隆 | mirabegron [miˈræbəˌgrɔn]
【L3】
【FDA】

【记】mira（音"米拉"），-begron（贝隆，β_3 受体激动剂）。

【类】调节膀胱功能药；β_3 受体激动剂

【药】为选择性 β_3 受体激动剂，通过作用于膀胱组织，使膀胱平滑肌松弛，用于膀胱过度活动症（overactive bladder，OAB）患者尿急、尿频和 / 或急迫性尿失禁的对症治疗。

【联】托特罗定 tolterrodine；索利那新 solifenacin；坦索罗辛 tamsulosin

【量】口服，推荐剂量一次 50mg，一日 1 次，餐后口服。

【ADR】常见高血压、心动过速、尿路感染、恶心、便秘、腹泻、头痛、头晕等；偶见心悸、心房颤动、关节肿胀、血压升高和阴道感染等。

【禁】控制不佳的重度高血压患者禁用。

【警】有引发高血压风险。

【妊】人类数据缺乏；动物数据提示未见致畸性。

米力农 | milrinone [ˈmilrəˌnəun]
【C】
【L4】
【FDA】

【记】mil(音"米",表 methyl 甲基),-rinone(力农,氨力农衍生物,抗心力衰竭药),即甲基氨力农。

【类】抗心力衰竭药;磷酸二酯酶抑制剂

【药】非苷类磷酸二酯酶抑制剂,作用与氨力农相似,兼有正性肌力和血管扩张作用,作用较氨力农强 20~30 倍,口服不良反应较多,不宜长期应用,用于各种原因引起的急慢性顽固性充血性心力衰竭。

【联】氨力农 amrinone;奥普力农 olprinone;地高辛 digoxin

【量】口服,一次 2.5~7.5mg,一日 4 次;静脉滴注,0.25~1μg/(kg·min)体重,一日极量 1.13mg/kg。

【ADR】常见头痛、室性心律失常、非持续性室性心动过速、室性异位性活动和低血压等;偶见低钾血症、震颤和肝功能异常等。

【禁】严重阻塞性主动脉或肺动脉患者禁用。

【妊】人类数据缺乏;动物数据未见致畸性。

米诺地尔 | minoxidil [miˈnɔksiˌdil]
【OTC】
【C】
【L3】
【FDA】

【记】mino(amino 氨基),oxi(oxide 氧化物),-dil(地尔,血管扩张药)。又称"长压定"。

【类】促生发剂;抗高血压药;血管扩张药

【药】外周血管扩张药,作用机制与肼屈嗪相似,能直接松弛外周血管平滑肌,但作用较强和持久,不引起体位性低血压;外用具有促进毛囊内皮生长作用,目前主要用于雄激素性脱发治疗,作为降血压治疗已少用。

【联】肼屈嗪 hydralazine;前列地尔 alprostadil;乌拉地尔 urapidil

【量】局部外用,一日 2 次,应在头发和头皮完全干燥时使用;口服,一次 2.5~10mg,一日 2~3 次,起始低剂量,维持量一日 10~40mg,一日极量 100mg。

【ADR】口服用药常见头痛、高血压、呼吸困难、外周水肿和呼吸困难等;外用常见头皮的轻度皮炎,偶见刺激性皮炎。

【禁】脑血管病、非高血压所致的心力衰竭、冠心病、嗜铬细胞瘤、肾功能不全等患者慎用。

【警】可引起心包积液、心包压塞、心绞痛。

【妊】有限的人类数据提示妊娠期使用有风险。

米诺环素	minocycline [ˌminəuˈsaikliːn]
【基】	【记】mino（amino 氨基），-cycline（环素，四环素衍生物，抗生素）。又称"美满霉素"。
【D】	
【L3】	【类】四环素类抗生素
【FDA】	【药】半合成四环素类抗生素，作用机制和抗菌谱与四环素类似，抗菌作用更强，耐药较少，口服吸收快且完全，半衰期较长（约 16 小时），对衣原体和支原体也有作用，用于各种敏感菌引起的感染。

【联】四环素 tetracycline；替加环素 tigecycline；多西环素 doxycycline

【量】口服，首次剂量 200mg，以后一次 50~100mg，一日 2~4 次。

【ADR】常见腹痛、恶心、厌食及胃肠道疾病等胃肠道症状、头晕等；可引起菌群失调、假丝酵母菌感染，也可发生艰难梭菌感染导致的假膜性小肠炎。

【禁】对本药及其他四环素类过敏者禁用。

【警】可能引发良性颅内压增高。

【妊】有限的人类数据提示妊娠早期使用不增加出生缺陷的风险，但增加自然流产的风险和影响胎儿牙齿发育。

米索前列醇	misoprostol [misəuˈprəusˌtɔl]
【基】	【记】miso（音"米索"），prost（前列，前列腺素类衍生物，抗血小板药），-ol（醇）。又称"前列环素""前列腺素 I$_2$"。
【X】	
【L2】	【类】前列腺素类药；抗早孕药；抗消化性溃疡药
【FDA】	【药】为前列腺素 E$_1$ 衍生物，具有强大的抑制胃酸分泌的作用，同时对妊娠子宫有收缩作用，可软化宫颈、增强子宫张力和宫内压，用于血液灌注时保护血小板功能、胃十二指肠溃疡及抗早孕等。

【联】依前列醇 epoprostenol；贝前列素 beraprost；卡前列素 carboprost

【量】口服，一次 200~400μg，一日 2~4 次，疗程及用量根据病情而定；用于抗早孕，一次 500μg，配合米非司酮使用。

【ADR】常见腹泻、腹痛、便秘、恶心和消化不良等；部分可见手心发痒、皮疹、体温升高等过敏反应。

【禁】心肝肾疾病患者或肾上腺皮质功能不全者、戴宫内节育器妊娠和怀疑宫外孕者禁用。治疗溃疡时禁用于妊娠期妇女或计划妊娠的妇女。

【警】可导致出生缺陷、流产或早产、子宫破裂；可导致对宫缩抑制无效的患者子宫快速收缩。

【妊】人类数据提示妊娠期使用有致畸风险。

米托蒽醌 | mitoxantrone [maitəu'zæn,trəun]
【D】
【L5】
【FDA】

【记】mito-(米托,mitosis 有丝分裂,抗肿瘤药),-(x)antrone(蒽醌,蒽醌类抗肿瘤药)。

【类】抗肿瘤抗生素

【药】结构及抗癌作用与阿霉素类似,抗肿瘤谱广,因其无氨基糖结构,不产生自由基,且有抑制脂质过氧化作用,故对心脏毒性较低,为细胞周期非特异性药物,用于恶性淋巴瘤、乳腺癌和各种急性白血病等多种肿瘤。

【联】丝裂霉素 mitomycin；吡柔比星 epirubicin；匹克生琼 pixantrone

【量】缓慢静脉滴注,一次 12~14mg/m² 体表面积,3~4 周 1 次；或 4~8mg/m²,一日 1 次,连用 3~5 日,间隔 2~3 周；不可皮下注射、肌内注射、动脉注射、鞘内注射。

【ADR】可见中度骨髓移植、心脏毒性、恶心、呕吐、腹泻、注射局部反应等；偶见乏力、脱发、食欲缺乏、口腔炎和尿路感染等。

【禁】妊娠期及哺乳期妇女、有骨髓抑制或肝功能不全者、呈恶液质并伴有心肺功能不全者禁用。

【警】仅可经静脉缓慢注射。可能导致致命的充血性心力衰竭、继发性急性髓系白血病。

【妊】人类数据缺乏；动物数据提示存在胚胎毒性。

莫诺拉韦 | molnupiravir ['mɔlnju:,pirəviə]
【FDA】

【记】molnu(音"莫诺"),-piravir(拉韦,抗病毒药)。

【类】抗病毒药；RNA 依赖性 RNA 聚合酶(RNA-dependent RNA polymerase,RdRp)抑制剂

【药】首个口服抗新型冠状病毒药,代谢为胞苷核苷类似物,经细胞内磷酸化后形成有药理活性的核糖核苷三磷酸酯(NHC-TP),通过病毒 RNA 聚合酶掺入新型冠状病毒 RNA,抑制病毒复制,用于伴有进展为重症高风险因素的轻中度新型冠状病毒感染。

【联】法匹拉韦 favipiravir;氘瑞米德韦 deuremidevir;阿兹夫定 azvudine

【量】口服,一次 800mg,12 小时 1 次,连续服用 5 日。应在确诊及出现症状后 5 日内尽快服用。

【ADR】常见腹泻、恶心和头晕;偶见呕吐、头痛、皮疹、荨麻疹等。

【禁】对本品中任何成分过敏者禁用。

【妊】人类数据缺乏;动物数据提示有胚胎毒性和致畸性,妊娠期使用可能会造成胎儿损害。

莫沙必利
【基】

mosapride [məusə'praid]

【记】mosa(音"莫沙"),-pride(必利,舒必利衍生物)。

【类】胃肠动力药物;5- 羟色胺(5-HT)激动剂

【药】选择性 5-HT$_4$ 受体激动剂,促进乙酰胆碱释放,增强胃肠道蠕动力,不影响胃酸分泌,与脑内多巴胺等神经递质受体无亲和力,锥体外系反应及心血管不良反应少,用于改善消化不良症状及胃食管反流性疾病等。

【联】伊托必利 itopride;多潘立酮 domperidone;甲氧氯普胺 metoclopramide

【量】口服,一次 5mg,一日 3 次,饭前或饭后口服。

【ADR】常见腹泻、稀便;偶见口干、皮疹、转氨酶升高、甘油三酯升高等。

【禁】胃肠道出血、穿孔、肠梗阻及刺激胃肠道可能引起危险的患者禁用。

莫西沙星
【基】
【C】
【L3】
【FDA】

moxifloxacin [ˌmɔksi'flɔksəsin]

【记】moxi(音"莫西"),-floxacin(沙星或氟沙星,氟喹诺酮类衍生物,喹诺酮类抗生素)。

【类】合成抗菌药;喹诺酮类抗生素

【药】新一代氟喹诺酮类药,口服生物利用度高,半衰期长,抗 G⁻

菌作用与诺氟沙星类似,但对多数 G⁺ 菌、厌氧菌、结核杆菌、衣原体等均有较强抗菌活性,用于呼吸道感染、肺炎、皮肤及软组织感染等。

【联】诺氟沙星 norfloxacin;加替沙星 gatifloxacin

【量】口服,一次 400mg,一日 1 次;静脉滴注,一次 400mg,一日 1 次。5~14 日为 1 个疗程,视疾病严重程度而定。

【ADR】常见恶心、腹泻、头痛、头晕、发热等,严重时可发生肌腱炎、周围神经病变、重症肌无力的加重等。

【禁】妊娠期和哺乳期妇女、严重肝损伤患者、18 岁以下患者禁用。

【警】可致肌腱炎、肌腱断裂、周围神经病变、中枢神经系统影响和重症肌无力。

【妊】有限的人类数据提示妊娠期使用增加呼吸系统畸形风险,除非无替代治疗方案。

M

那格列奈
【C】
【L3】
【FDA】

nateglinide [neiˈtegliˌnaid]

【记】nate（音"那"），-glinide（格列奈，胰岛素促分泌剂）。

【类】口服降糖药；胰岛素促分泌剂

【药】氨基酸衍生物，新型的非磺酰脲类促胰岛素分泌降糖药，作用机制同瑞格列奈，促进胰岛素分泌，作用快于磺酰脲类，口服生物利用度比瑞格列奈高（约 75%），用于饮食控制及运动锻炼不能有效控制的 2 型糖尿病。

【联】瑞格列奈 repaglinide；米格列奈 mitiglinide

【量】餐前 15 分钟内口服，一次 60~120mg，一日 3 次。以小剂量开始，逐步加量，根据糖化血红蛋白（HbA_{1c}）检测结果调整剂量。

【ADR】常见低血糖；罕见转氨酶升高与药物过敏。

【禁】1 型糖尿病、糖尿病酮症酸中毒患者，妊娠期和哺乳期妇女，以及儿童禁用。

【妊】人类数据不足；动物数据提示无致畸性。

纳布啡
【精二】
【B/D】
【L2】
【FDA】

nalbuphine [nælˈbufiːn]

【记】nal-（纳，去甲吗啡类衍生物，阿片受体激动 / 拮抗剂），-bu-（表 butyl，含丁烷基），-phine（啡，同 -orphine，吗啡类衍生物）。又称"叔丁啡"。

【类】麻醉性镇痛药

【药】为阿片 μ 受体部分激动剂，能激动剂 κ 受体，部分激动 / 拮抗 μ 受体，具有较强的阿片受体拮抗作用，其镇痛效果及呼吸抑制作用与吗啡基本相当，但具有天花板效应，用于复合麻醉时诱导麻醉的辅助用药。

【联】布托啡诺 butorphanol；丁丙诺啡 buprenorphine；地佐辛 dezocine

【量】静脉滴注，诱导麻醉一次 0.2mg/kg，应在 10~15 分钟内静脉滴注完。

【ADR】十分常见镇静;常见多汗、恶心、呕吐、眩晕、口干、头痛等。

【禁】纳布啡或对药物中其他成分过敏者禁用。

【警】可能会发生严重、危及生命、致命的呼吸抑制。

【妊】人类与动物数据提示未见致畸性,分娩时应用可引起新生儿呼吸窘迫。

纳洛酮
【基】
【B】
【L3】
【FDA】

naloxone [nəˈlɔkˌsəun]

【记】nal-(纳,去甲吗啡类衍生物,阿片受体激动/拮抗剂),ox-(含氧的,表 epoxymorphinan 环氧吗啡烷类衍生物),-one(酮)。

【类】阿片受体拮抗剂;解毒药

【药】吗啡结构类似物,吗啡拮抗剂,能阻止阿片类药物与受体结合,缓解呼吸抑制,并能对抗镇静作用及使血压上升,用于拮抗阿片类药呼吸抑制作用、镇静催眠药及急性酒精中毒和依赖性诊断。

【联】纳美芬 nalmefene;纳曲酮 naltrexone

【量】静脉注射,纠正呼吸抑制时 0.1~0.2mg,阿片类药过量时 0.4~2mg,2~3 分钟 1 次。因个体差异大,需根据具体情况确定剂量及是否多次给药。

【ADR】可引起低血压、高血压、室性心动过速、心室颤动、呼吸困难、肺水肿和心搏骤停。

【禁】对本品过敏的患者禁用。

【妊】人类数据不足;动物数据提示未见致畸性。

纳武利尤
单抗
【FDA】

nivolumab [naiˈvɔljuˌmæb]

【记】nivo(音"纳武"),-l(i)-(免疫系统),-u(全人源化),-mab(单抗,单克隆抗体)。

【类】抗肿瘤药;程序性死亡受体 1(PD-1)单抗

【药】PD-1 受体的人源化单克隆抗体(IgG4 亚型),可拮抗 PD-1 与其位于肿瘤细胞膜上的配体 PD-L1、PD-L2 的相互作用,解除 PD-1 通路介导的免疫应答抑制,用于治疗非小细胞肺癌(NSCLC)、头颈部鳞状细胞癌、胃癌等多种肿瘤。

N

【联】帕博利珠单抗 pembrolizumab；特瑞普利单抗 toripalimab；替雷利珠单抗 tislelizumab

【量】静脉注射，一次 3mg/kg；或 240mg，2 周 1 次；或 480mg，4 周 1 次。

【ADR】十分常见上呼吸道感染、食欲缺乏、头痛、咳嗽、呼吸困难、腹泻、呕吐、皮疹、肌肉骨骼疼痛、疲乏、发热、水肿。

【禁】对纳武利尤单抗或辅料过敏的患者禁用，妊娠期妇女禁用。

【警】存在自身免疫性溶血性贫血、再生障碍性贫血、细胞因子释放综合征风险。

【妊】人类数据缺乏；动物数据提示具有胚胎 - 胎儿毒性。

奈达铂　nedaplatin ['nedəˌpleitin]

【记】neda（音"奈达"），-platin（铂，铂类抗肿瘤药）。

【类】抗肿瘤药；烷化剂

【药】与顺铂作用相同，水溶性高，通过与 DNA 结合，抑制 DNA 复制，产生抗肿瘤活性，肾脏及消化道器官毒性较低，用于头颈部癌、小细胞肺癌、非小细胞肺癌（NSCLC）、食管癌、卵巢癌等实体瘤。

【联】顺铂 cisplatin；卡铂 carboplatin；奥沙利铂 oxaliplatin

【量】静脉滴注，一次 80~100mg/m²，3~4 周给药 1 次。

【ADR】十分常见骨髓抑制；常见恶心、呕吐等消化道症状、肝肾功能异常、耳毒性、脱发等。

【禁】有明显骨髓抑制及严重肝肾功能不全者，对其他铂制剂及右旋糖酐过敏者，有严重并发症的患者，以及妊娠期妇女和可能妊娠的妇女禁用。

【警】具有强骨髓抑制、肾功能抑制，应经常进行临床检查（血液、肝肾功能检查等）。

【妊】人类数据缺乏；动物数据提示具有致畸和引起胎儿死亡作用。

奈玛特韦　nirmatrelvir [nəˈmætrəlˌviə]
【FDA】

【记】nirma（音"奈玛"），-trelvir（特韦，3CL^pro 抑制剂），与利托那韦组成复方制剂。

【类】抗病毒药;3C 样蛋白酶(3CL^pro)抑制剂

【药】新型冠状病毒主要蛋白酶 Mpro(3CL^pro)的拟肽类抑制剂,抑制该蛋白酶使其无法处理多蛋白前体,从而阻止病毒复制,须与利托那韦联用,用于伴有进展为重症高风险因素的轻中度新型冠状病毒感染。

【联】先诺特韦 simnotrelvir;来瑞特韦 leritrelvir

【量】口服,一次 300mg,12 小时 1 次,连续服用 5 日。应在确诊及出现症状后 5 日内尽快服用。

【ADR】常见腹泻、味觉倒错;偶见消化不良、肌痛、头晕、转氨酶升高等。

【禁】不得与高度依赖 CYP3A 进行清除且血浆浓度升高会导致严重和 / 或危及生命的不良反应的药物联用。不得与强效 CYP3A 诱导剂联用,否则会显著降低奈玛特韦 / 利托那韦血浆浓度。

【妊】有限的人类数据提示未增加严重出生缺陷的风险,但已有数据不足以确定药物相关风险;动物数据提示未见致畸性。

萘普生 【OTC】 【B/D】 【L3】 【FDA】	naproxen [nəˈprɒksen] 【记】na(表 naphthyl 萘基),proxen(表 propanoic 丙酸,丙酸类衍生物)。 【类】非甾体抗炎药(NSAID) 【药】丙酸类非选择性 NSAID,作用与布洛芬类似,心血管风险较小,胃肠道副作用介于布洛芬和吲哚美辛,长期使用时可与质子泵抑制剂联合以保护胃黏膜,用于缓解各种轻中度疼痛。 【联】布洛芬 ibuprofen;氟比洛芬 flubiprofen 【量】口服,一次 250~500mg,一日 2~3 次,一日极量 1.25g;肌内注射,一次 100~200mg,一日 1 次。 【ADR】可见消化不良、头晕、耳鸣、呼吸急促、哮喘、皮肤瘙痒、视力减退、心慌、多汗等。 【禁】哮喘患者、鼻息肉综合征患者、对阿司匹林过敏者、胃十二指肠活动性溃疡患者,以及妊娠期妇女、哺乳期妇女和 2 岁以下儿童禁用。 【妊】人类数据提示妊娠早、晚期使用有风险。

尼尔雌醇
【基】

nilestriol [naiˈlestraiˌɔl]

【记】nil(音"尼尔"),-estriol(雌三醇,雌三醇衍生物)。

【类】雌激素类药

【药】为雌三醇衍生物,口服吸收优于雌三醇,药理作用与雌二醇相似,但生物活性低,刺激子宫内膜增生作用较弱,适合用作激素替代疗法,用于因雌激素缺乏引起的绝经期或更年期综合征。

【联】雌三醇 estriol;雌二醇 estradiol;炔雌醚 quinestrol

【量】口服,一次 2mg,2 周 1 次,症状改善后维持量为一次 1~2mg,一月 2 次,3 个月为 1 个疗程。

【ADR】轻度胃肠道反应、突破性出血、乳房肿胀、高血压;偶见肝损伤。

【禁】雌激素依赖性疾病(如乳腺癌、子宫内膜癌、宫颈癌、较大子宫肌瘤等)病史者、血栓病患者和高血压病患者禁用。

尼可刹米
【基】

nikethamide [niˈkeθəˌmaid]

【记】nik(音"尼可",表 nicotinic 烟碱的),eth-(ethyl 乙基),amide(酰胺)。又称"烟酸乙胺"。

【类】中枢神经兴奋药;解毒药

【药】选择性地兴奋延髓呼吸中枢,使呼吸加深加快,也作用于颈动脉体和主动脉体化学感受器反射性兴奋呼吸中枢,对阿片类中毒解救效力较戊四氮好,用于中枢性呼吸抑制、麻醉药及其他中枢抑制剂的中毒。

【联】洛贝林 lobeline;咖啡因 caffeine;甲氯芬酯 meclofenoxate

【量】皮下注射、肌内注射或静脉注射,一次 0.25~0.5g,必要时 1~2 小时重复用药,一次极量 1.25g。

【ADR】常见面部刺激症、烦躁不安、抽搐、恶心、呕吐等,大剂量时可见血压升高、出汗、震颤、心律失常、惊厥,甚至昏迷。

【禁】抽搐及惊厥患者禁用。

尼拉帕利
【FDA】

niraparib [niˈræpəˌrib]

【记】nira(音"尼拉"),-parib(帕利,多腺苷二磷酸核糖聚合酶抑制剂)。

【类】抗肿瘤药;多腺苷二磷酸核糖聚合酶(PARP)抑制剂

【药】PARP-1 和 PARP-2 的抑制剂,能抑制 PARP 酶活性、增加 PARP-DNA 复合物的形成,导致 DNA 损伤、细胞凋亡和细胞死亡,用于晚期上皮性卵巢癌、输卵管癌或原发性腹膜癌等的维持治疗。

【联】奥拉帕利 olaparib;氟唑帕利 fluzoparib;帕米帕利 pamiparib

【量】口服,一次 300mg,一日 1 次,进餐或空腹时服用。

【ADR】十分常见恶心、骨髓抑制、贫血、疲乏、便秘、肌肉骨骼疼痛、腹痛、呕吐、食欲缺乏、头痛、呼吸困难、皮疹、腹泻等。

【禁】对药物活性成分或任何辅料成分过敏者禁用。

【警】可能引起严重高血压和可逆性脑病综合征。

尼麦角林　nicergoline ['naisə,gəuli:n]

【记】nic-(尼或尼可,表 nicotinic 烟酸的),ergo-(ergot 麦角,麦角生物碱衍生物),-ine(素,生物碱)。

【类】脑功能改善药;促智药

【药】半合成麦角生物碱衍生物,具有 α 受体拮抗和扩血管作用,可加强脑细胞能量的新陈代谢,促进神经递质多巴胺的转换和传导,用于急慢性脑功能不全、周围血管性功能不全及血管性痴呆等。

【联】麦角胺 ergotamine;麦角新碱 ergometrine;丁苯酞 butylphthalide

【量】口服,一次 10~30mg,一日 2~3 次,连续给药足够的时间,至少 6 个月;肌内注射或静脉滴注,一次 2~4mg,一日 1~2 次。

【ADR】常见腹部不适;偶见精神异常、嗜睡、头晕、头痛、低血压、潮红、便秘、腹泻、血尿酸升高等。

【禁】近期的心肌梗死、急性出血、严重心动过缓、直立性调节功能障碍、出血倾向者禁用。

【妊】人类数据缺乏;动物数据未见致畸性。

尼美舒利　nimesulide [naimə'sju,laid]

【记】ni(表 nitro 硝基),me(表 methyl 甲基),-sulide(舒利,sulfon-amide 磺酰胺类衍生物)。

【类】非甾体抗炎药(NSAID)

【药】新型结构的 NSAID,作用比对乙酰氨基酚、布洛芬等略强或相当,选择性抑制 COX-2,对 COX-1 抑制作用弱,消化道副作用小,用于慢性疼痛、手术和急性创伤后的疼痛及上呼吸道感染引起的发热症状等。

【联】对乙酰氨基酚 acetaminophen；舒林酸 sulindac；依托考昔 etoricoxib

【量】口服，一次 50~100mg，一日 2 次，餐后服用，最大单次剂量不超过 100mg，疗程不超过 15 日。

【ADR】偶见胃灼热、恶心、胃痛等，但症状轻微、短暂；极少情况下会出现过敏性皮疹。

【禁】冠状动脉搭桥术（CABG）术后疼痛治疗、有活动性消化性溃疡、严重凝血障碍、严重心衰、严重肝肾功能损害患者禁用。

【警】不推荐哺乳期妇女使用。

尼莫地平 | nimodipine ['ni:məuˌdəpain]
【基】
【C】   【记】ni（表 nitro 硝基），mo（表 methoxyethyl 甲氧乙基），-dipine
【L2】   （地平，硝苯地平衍生物，钙通道阻滞药）。
【FDA】   【类】抗高血压药；钙通道阻滞药

【药】二氢吡啶类钙通道阻滞药，作用与硝苯地平类似，亲脂性较强，易透过血脑屏障，对脑血管选择性作用高，用于脑血液循环改善、缺血性神经障碍、偏头痛等，对血管性痴呆及突发性耳聋有一定疗效。

【联】硝苯地平 nifedipine；尼群地平 nitrendipine；氨氯地平 amlodipine

【量】口服，一次 20~60mg，一日 2~3 次，少量水送服，与饭时无关；静脉滴注，滴速 0.5~2mg/h，随时监测血压，病情稳定后改口服。

【ADR】常见血管扩张、低血压；少见心电图异常、皮疹、头痛、头晕等。

【禁】严重肝损伤者、心源性休克者、心肌梗死急性期者、妊娠期及哺乳期妇女禁用。

【妊】有限的人类数据提示未增加胎儿畸形的风险；动物数据提示有致畸性。

尿促性素
【X】
【FDA】

menotropins [menɔ'trɔpins]

【记】meno(表月经,与月经相关的),-trophin(促激素,促……激素)。又称"人绝经促性激素""HMG"。

【类】促性腺激素类药;性激素和生殖系统调节药

【药】源自绝经期妇女尿中提取制得,具有卵泡刺激素(FSH)作用,黄体生成素(LH)作用甚微,能促进卵泡发育成熟及分泌雌激素,与绒促性素合用增强排卵作用,用于促性腺激素分泌不足的闭经、无排卵性稀发月经及所致的不孕症等。

【联】绒促性素 chorionic gonadotrophin;尿促卵泡素 urofollitropin

【量】肌内注射,一次 75~150U,一日 1 次,7 日后视雌激素水平和卵泡发育情况调节剂量。

【ADR】可导致卵巢过度刺激综合征、卵巢增大,甚至卵巢囊肿破裂、多胎妊娠及流产等。

【禁】有原因不明的异常阴道出血、子宫肌瘤、卵巢囊肿、卵巢增大、肾上腺功能不全、甲状腺功能不全及原发性卵巢功能衰竭患者禁用,妊娠期妇女禁用。

【妊】有限的人类数据提示妊娠期使用有先天畸形和死胎的报道。

N

尿激酶
【基】
【B】
【FDA】

urokinase [jurəu'kai,neis]

【记】uro-(尿,泌尿的),-kinase(激酶,蛋白质磷酸化酶)。又称"u-PA"。

【类】溶栓药;纤溶酶原激活剂

【药】最初从人尿中分离得到的一种蛋白水解酶,能激活并催化裂解纤溶酶原转化成纤溶酶,降解纤维蛋白凝块,发挥溶栓作用,用于血栓栓塞性疾病的溶栓治疗及人工瓣膜术后预防血栓形成。

【联】链激酶 streptokinase;蚓激酶 lumbrokinase;瑞替普酶 reteplase

【量】静脉注射及静脉滴注,一次 20~50mg,应在症状发生后时间窗内尽可能早期使用。

【ADR】常见出血症状;可见过敏反应、头痛、恶心、呕吐、转氨酶升高等。

【禁】急性内出血、陈旧性脑梗死、近期(2周内)有活动性出血、颅内肿瘤、动静脉畸形或动脉瘤、出血倾向、严重难控制高血压的患者禁用。

【妊】人类数据缺乏；动物数据未见致畸性。

| 凝血酶 | thrombin [ˈθrɔmbin] |

凝血酶
【基】
【C】
【FDA】

thrombin [ˈθrɔmbin]

【记】thromb-(thrombus 血栓,血栓形成),-in(素,因子),从牛或猪血浆中提取凝血酶原经激活、精制而得。

【类】局部止血药

【药】从凝血酶原中分离的丝氨酸蛋白酶,是凝血级联反应中的主要效应蛋白酶,能使纤维蛋白原转化成纤维蛋白,发挥促凝和抗凝的作用,须直接与创面接触才能起止血作用,用于局部不易结扎的小血管止血及消化道出血等。

【联】凝血酶原 prothrombin；血凝酶 hemocoagulase

【量】用注射用水或生理盐水配制成适当浓度,局部喷洒于创伤表面。

【ADR】偶见过敏反应、低热等。

【禁】对本品有过敏史者禁用。严禁注射,如误入血管可导致血栓形成、局部坏死危及生命。

【妊】缺乏人类和动物数据,仅在必需时才能使用。

诺氟沙星
【基】
【C】
【FDA】

norfloxacin [nɔːˈflɔksəsin]

【记】nor-(去甲),-floxacin(沙星或氟沙星,氟喹诺酮类衍生物,喹诺酮类抗生素)。又称"氟哌酸""Noroxin"。

【类】合成抗菌药；喹诺酮类抗生素

【药】第 1 个用于临床的氟喹诺酮类药,通过抑制细菌 DNA 螺旋酶发挥作用,抗菌谱广,对大多数 G⁻ 杆菌作用强,但口服生物利用度低(35%~45%),对厌氧菌及支原体无效,适用于敏感菌所致胃肠道及尿路感染。

【联】左氧氟沙星 levofloxacin；莫西沙星 moxifloxacin

【量】口服,一次 100~200mg,一日 3~4 次,一般 3~8 日为 1 个疗程；静脉滴注,一次 200~400mg,一日 2 次,缓慢滴注,7~14 日为 1 个疗程。

【ADR】常见胃肠道反应;可见头晕、头痛、过敏反应等。

【禁】对氟喹诺酮类药过敏者、18岁以下青少年、妊娠期及哺乳期妇女禁用。

【警】可导致肌腱炎、肌腱断裂、周围神经病变、中枢神经系统异常等严重不良反应。

【妊】有限的人类数据提示妊娠期使用未增加致畸风险,但增加自然流产的风险。

诺西那生	nusinersen [njuˈsainəˌsən]
【FDA】	

【记】nusi(音"诺西"), -nersen(那生,靶向神经功能反义寡核苷酸类药)。

【类】反义寡核苷酸(antisense oligonucleotide, ASO)类药

【药】全球首个脊髓性肌萎缩(spinal muscular atrophy, SMA)靶向基因治疗药物,是一种反义寡核苷酸(ASO),用于治疗因染色体5q基因突变导致运动神经元存活蛋白缺失而引起的SMA。

【联】利司扑兰 risdiplam

【量】鞘内注射,一次12mg。于第0日、第14日、第28日和第63日给予4次负荷剂量,此后每4个月给予1次维持剂量。

【ADR】十分常见头痛、呕吐、背痛;常见血小板减少症、凝血功能异常、肾脏毒性等。

【禁】对本品的活性物质或其他任何辅料有过敏反应者禁用。

【警】可能出现血小板减少、凝血异常和肾毒性,建议在基线和每次给药前进行血小板和凝血检查以及尿蛋白检测。

【妊】人类数据缺乏;动物数据未显示生殖毒性,但妊娠期妇女尽量避免使用。

N

帕博利珠单抗
【C】
【FDA】

pembrolizumab [ˌpembrəuˈlizjuˌmæb]

【记】pembro（音"帕博"），-li-（immunomodulating，免疫调节），-zumab（珠单抗，人源化单克隆抗体）。

【类】抗肿瘤药；程序性死亡受体1（PD-1）单抗

【药】程序性死亡受体1（PD-1）受体结合的单克隆抗体，可拮抗PD-1与PD-L1、PD-L2的相互作用，解除PD-1通路介导的免疫应答抑制，用于黑色素瘤、非小细胞肺癌（NSCLC）、食管癌、头颈部鳞状细胞癌、结直肠癌、肝细胞癌以及三阴乳腺癌等。

【联】纳武利尤单抗 nivolumab；特瑞普利单抗 toripalimab

【量】静脉滴注，一次 2mg/kg 或 200mg，3 周 1 次；或一次 400mg，6 周 1 次；不得静脉注射或单次快速静脉注射。

【ADR】十分常见贫血、甲状腺功能减退、头痛、呼吸困难等；常见恶心、疲劳、中性粒细胞减少症、便秘等。

【禁】对帕博利珠单抗以及辅料过敏的患者禁用。

【妊】人类数据缺乏；动物数据提示有胚胎损害，但未见致畸性。

帕立骨化醇
【C】
【L3】
【FDA】

paricalcitol [pæriˈkælsiˌtɒl]

【记】pari（音"帕立"），-calci-（钙相关的，维生素 D 类似物，钙代谢调节药），-ol（醇）。

【类】抗骨质疏松药；钙代谢调节药；维生素类药

【药】人工合成的维生素 D 类似物（骨化三醇经侧链修饰），能与维生素 D 受体结合，抑制甲状旁腺激素（parathyroid hormone，PTH）的合成与分泌，降低 PTH 水平，用于治疗接受血液透析的慢性肾衰竭患者的继发性甲状旁腺功能亢进。

【联】阿法骨化醇 alfacalcidol；骨化三醇 calcitriol

【量】血液透析通路给药，一次 0.04~0.1μg/kg，给药频率不超过隔日一次。

【ADR】常见头痛、味觉障碍、瘙痒、甲状旁腺功能减退、高血钙症、高磷血症。

【禁】维生素 D 中毒、高钙血症患者禁用。

【妊】人类数据缺乏;动物数据未见致畸性。

帕利哌酮　paliperidone [pæli'perə,dəun]

【基】

【C】

【L3】

【FDA】

【记】pali(音"帕利"),-peridone(哌酮,利培酮类抗精神病药)。

【类】非典型抗精神病药

【药】系利培酮的主要活性代谢产物,作用机制及适应证与利培酮类似,具有对中枢多巴胺 D_2 受体和 5-HT_2 受体联合的拮抗作用,运动功能抑制及锥体外系副作用较少,用于精神分裂症急性期和维持期的治疗。

【联】利培酮 risperidone;多潘立酮 domperidone;齐拉西酮 ziprasidone

【量】口服,一次 6mg,一日 1 次,早上服用,一日最大推荐剂量为 12mg;肌内注射,首次 150mg,1 周后再次注射 100mg,维持治疗剂量为每月 75mg。

【ADR】常见注射部位局部反应、体重增加、头痛、上呼吸道感染、尿路感染、静坐不能、帕金森综合征等。

【禁】有严重胃肠道梗阻或狭窄的患者、心电图示及病史中有 QT 间期延长的患者及有心律失常病史的患者禁用。

【警】采用抗精神病药治疗阿尔茨海默病相关精神病患者时,死亡风险增加。

【妊】人类数据不足;动物数据未见致畸性。

P

帕罗西汀　paroxetine [pə'rɔksə,ti:n]

【基】

【D】

【L2】

【FDA】

【记】par(音"帕罗"),-oxetine(西汀,氟西汀衍生物,抗抑郁药)。

【类】抗抑郁药;选择性 5- 羟色胺再吸收抑制剂(SSRI)

【药】氟西汀类衍生物,作用机制和适应证与氟西汀类似,抑制脑神经细胞对 5- 羟色胺(5-HT)的再摄取,产生抗抑郁作用,对 NA 和 DA 等神经递质影响小,起效较三环类抗抑郁药快,用于抑郁症及相关症状和强迫症的治疗。

【联】氟西汀 fluoxetine;氟伏沙明 fluvoxamine;舍曲林 sertraline

【量】口服,一次 20mg,一日 1 次,早餐时顿服,一日极量 50mg。剂量调整间隔时间至少为 1 周。

【ADR】十分常见恶心、性功能异常；常见胆固醇水平升高、食欲缺乏、体重增加、视物模糊、腹泻等。

【禁】在以单胺氧化酶抑制剂进行治疗结束后 2 周内禁止使用。禁与单胺氧化酶抑制剂合用（如利奈唑胺等）。

【警】抗抑郁药增加儿童和年轻患者产生自杀意识和行为风险。

【妊】人类数据提示妊娠早期使用可增加先天畸形的风险。

帕洛诺司琼
【B】
【L3】
【FDA】

palonosetron [ˌpælə'nəuzəˌtrɔn]

【记】帕洛诺（音"palono"），-setron（司琼，5-HT$_3$ 受体拮抗剂，止吐药）。

【类】止吐药；5-HT 受体选择性拮抗剂

【药】亲和力较强的 5-HT$_3$ 受体选择性拮抗剂，拮抗中枢恶心、呕吐反射，对其他受体无亲和力或亲和力较低，锥体外系反应及镇静等副作用小，用于预防中毒致吐，防治手术与化疗引起的急性恶心、呕吐等。

【联】昂丹司琼 ondansetron；托烷司琼 tropisetron

【量】化疗前约 1 小时，单剂量口服 500mg；静脉注射，一次 250mg，注射时间应超过 30 秒。

【禁】对帕洛诺司琼或其他 5-HT$_3$ 受体拮抗剂显示过敏的患者禁用。

【ADR】常见非持续性心动过速、心动过缓、低血压、腹泻、无力、高钾血症、头晕、焦虑等。

【妊】人类数据缺乏；动物数据未见致畸性。

帕米帕利

pamiparib ['pæmiˌpærib]

【记】pami（音"帕米"），-parib（帕利，多腺苷二磷酸核糖聚合酶抑制剂）。

【类】抗肿瘤药；多腺苷二磷酸核糖聚合酶（PARP）抑制剂

【药】我国自主研发的一种强效选择性 PARP 抑制剂，能抑制 PARP 活性以及增加 PARP-DNA 复合物形成，诱发 DNA 损伤和癌细胞死亡，用于 BRCA 突变的复发性晚期卵巢癌、输卵管癌或原发性腹膜癌。

【联】奥拉帕利 olaparib；氟唑帕利 fluzoparib；尼拉帕利 niraparib

【量】口服,一次 60mg,一日 2 次,应持续治疗直至疾病进展或发生不可接受的不良反应。

【ADR】十分常见贫血、恶心、白细胞减少症、中性粒细胞减少症、呕吐、疲乏、血小板减少症、转氨酶升高、血胆红素升高等。

【禁】治疗期间和末次给药后 1 个月内停止哺乳。

帕瑞昔布

parecoxib [ˌpæriˈkɔksib]

【记】pare(音"帕瑞"),-coxib(昔布,选择性 COX-2 抑制剂)。

【类】非甾体抗炎药(NSAID)

【药】首个也是目前唯一的注射用选择性 COX-2 抑制剂,为伐地考昔的前体药物,主要通过抑制前列腺素合成发挥镇痛作用,可显著减少阿片类药用量及其不良反应的发生,用于中度或重度术后急性疼痛的短期治疗。

【联】塞来昔布 celecoxib;依托考昔 etoricoxib;艾瑞昔布 imrecoxib

【量】肌内注射或静脉注射,首剂量 40mg,随后视需要间隔 6~12 小时给予 20~40mg,一日极量 80mg。

【ADR】十分常见恶心、咽炎、牙槽骨炎、术后贫血、低钾血症、失眠、高血压或低血压、呼吸功能不全、背痛、外周水肿、血肌酐升高等。

【禁】活动性消化性溃疡或胃肠道出血、严重肝损伤、缺血性心脏疾病、冠状动脉搭桥术后镇痛等患者,以及妊娠后 1/3 孕程或正在哺乳期妇女禁用。

【妊】人类数据提示可导致胎儿动脉导管提前闭合或妊娠期子宫收缩无力,妊娠早中期不应使用。

帕妥珠单抗

【D】
【FDA】

pertuzumab [pəˈtjuːzjuˌmæb]

【记】per(音"帕"),tu(音"妥",表 tumour 肿瘤),-zumab(珠单抗,人源化单克隆抗体)。

【类】抗肿瘤药;人表皮生长因子受体 2(HER-2)单克隆抗体

【药】重组人源化单克隆抗体,与 HER-2 的细胞外二聚化结构域发生特异性结合,抑制细胞内信号转导通路,导致细胞生长停滞和细胞凋亡,与曲妥珠单抗和化疗联合用于具有高复发风险 HER-2 阳性早期乳腺癌。

【联】曲妥珠单抗 trastuzumab；恩美曲妥珠单抗 trastuzumab emtan-sine

【量】静脉滴注，初始一次 840mg，维持一次 420mg，3 周 1 次。

【ADR】十分常见中性粒细胞减少症、贫血、白细胞减少症、流泪增加、胃肠道反应等。

【禁】对帕妥珠单抗或辅料存在超敏反应的患者及妊娠期妇女禁用。

【妊】基于药物作用机制及动物数据，妊娠期间使用本品会对胚胎、胎儿造成伤害。

哌柏西利
【FDA】

palbociclib [pælˈbəusiˌklib]

【记】palbo（音"哌柏"），-ciclib（西利，细胞周期依赖激酶抑制剂）。

【类】抗肿瘤药；周期蛋白依赖性激酶（cyclin-dependent kinase，CDK）抑制剂

【药】首个上市的 CDK-4/6 靶向抑制剂，阻滞细胞从 G_1 期进入 S 期，能减少雌激素受体阳性乳腺癌细胞系的细胞增殖，用于激素受体阳性、人表皮生长因子受体 2（HER-2）阴性的局部晚期或转移性乳腺癌，应与芳香化酶抑制剂联合使用。

【联】阿贝西利 abemaciclib；利柏西利 ribociclib

【量】口服，一次 125mg，一日 1 次，连续服用 21 日，之后停药 7 日，28 日为 1 个周期。

【ADR】十分常见中性粒细胞减少、感染、白细胞减少、疲乏、恶心等。

【禁】禁止与含圣·约翰草的制品同时使用。

【妊】动物数据提示具有胚胎毒性，不建议妊娠期妇女使用。

哌甲酯
【精一】
【C】
【L2】
【FDA】

methylphenidate [meθilˈfeniˌdeit]

【记】methyl（甲基），phenid-（phenidyl 苯哌啶），-ate（酯或盐）。

【类】中枢神经兴奋药

【药】哌啶类衍生物，结构与作用机制类似苯丙胺和麻黄碱，能兴奋延髓呼吸中枢，拟交感作用较弱，成瘾性轻，用于小儿多动症及轻微脑功能失调，也可用于催眠药引起的嗜睡倦怠和呼吸抑制等。

【联】苯丙胺 amphetamine；托莫西汀 atomoxetine；麻黄碱 ephedrine

【量】口服。成人：一次 10mg，一日 2~3 次，一日极量 60mg。6 岁以上儿童：一次 5mg，一日 2 次，按需每周递增，一日极量 40mg。

【ADR】常见上腹痛、鼻咽炎、失眠、呕吐、发热、头晕、咳嗽、口咽疼痛等。

【禁】明显焦虑、紧张和激越症状患者,青光眼患者,正在或14日内使用过单胺氧化酶抑制剂治疗的患者(可能导致高血压)禁用。

【警】慎用于有药物依赖史或酒精依赖性患者。

【妊】有限的人类数据提示妊娠期使用可增加心血管畸形的风险。

哌拉西林
【基】
【B】
【L2】
【FDA】

piperacillin [paipərə'silin]

【记】pipera(音"哌拉",piperazin 哌嗪),-cillin(penicillin 盘尼西林,青霉素类衍生物,抗生素)。又称"氧哌嗪青霉素"。

【类】青霉素类抗生素

【药】半合成的氨脲苄类抗铜绿假单胞菌青霉素,对革兰氏阴性杆菌作用强,对铜绿假单胞菌作用强于羧苄西林,对革兰氏阳性菌的作用与氨苄西林相似,不耐酶,用于敏感菌所致尿路、呼吸道、胆道感染及败血症等。

【联】羧苄西林 carbenicillin;替卡西林 ticarcillin

【量】静脉滴注,一次 2~4g,一日 2~6 次,一日极量 24g。

【ADR】常见过敏反应;可见局部注射部位疼痛、消化道症状、头痛、头晕等。

【禁】有青霉素类药物过敏史或青霉素皮肤试验阳性患者禁用。

【妊】人类数据提示低风险,妊娠期使用不增加出生缺陷的风险。

哌仑西平

pirenzepine [pai'renzə,pi:n]

【记】piren(音"哌仑",piperazin 哌嗪),-zepine(西平,同 -azepine,二苯并氮杂䓬类衍生物)。

【类】抗胆碱药;抑酸药

【药】具有选择性的抗胆碱药,对胃壁细胞的 M_1 受体有高度亲和力,一般治疗剂量下仅能抑制胃酸分泌,很少有其他抗胆碱作用,不能透过血脑屏障,不影响中枢神经系统,用于胃十二指肠溃疡等。

【联】卡马西平 carbamazepine;奥卡西平 oxcarbazepine

【量】口服,一次 50mg,一日 2 次,早、晚餐前服用,疗程 4~6 周为宜。

P

【ADR】常见轻度口干、眼睛干燥及视力调节功能障碍等;偶见便秘、腹泻、头痛、精神错乱等。

【禁】青光眼患者、前列腺增生患者和妊娠期妇女禁用。

哌替啶	pethidine ['peθədi:n]
【基】	【记】苯基哌啶(phenylpiperidine)衍生物,-eridine(利定,哌替啶衍生物,镇痛药)。又称 "meperidine" "杜冷丁(dolantin)"。
【麻】	
【B/D】	【类】阿片类镇痛药
【L4】	【药】首个全人工合成的阿片类镇痛药,作用与吗啡相似,通过激
【FDA】	动中枢神经系统的阿片 μ 及 κ 受体而产生镇痛、镇静作用,效力约为吗啡的 1/10~1/8,维持时间较短,用于多种剧痛、麻醉前用药或人工冬眠等。

【联】阿尼利定 anileridine;舒芬太尼 sufentanil

【量】肌内注射或静脉注射,一次 25~100mg,一日 100~400mg,一日极量 600mg。

【ADR】可见轻度眩晕、出汗、口干、恶心、心动过速、体位性低血压等。

【禁】排尿困难、颅脑损伤、慢性阻塞性肺疾病(COPD)、支气管哮喘、严重肺功能不全、肺源性心脏病、室上性心动过速等患者禁用。

【警】存在阿片类药物成瘾、滥用和误用的风险;使用注射液可能会发生严重的、危及生命的呼吸抑制。

【妊】人类数据提示分娩期使用可能引起新生儿呼吸抑制。

哌唑嗪	prazosin ['preizəusin]
【基】	【记】pra(音"哌",piperazine 哌嗪),-azosin(唑嗪,哌唑嗪类衍生物)。
【C】	【类】抗高血压药;α 受体拮抗剂
【L3】	【药】选择性突触后 α₁ 受体拮抗剂,能使周围血管扩张,血管阻力
【FDA】	降低,对心排出量影响小,不引起明显的反射性心动过速,但初次使用易出现体位性低血压等首剂效应,用于高血压二线治疗及良性前列腺增生。

【联】特拉唑嗪 terazosin;多沙唑嗪 doxazosin;阿夫唑嗪 alfuzosin

【量】口服,一次 0.5~1mg,一日 3 次,逐渐按疗效调整为一日 6~15mg、分 2~3 次服。

【ADR】十分常见晕厥;常见体位性低血压、头痛、嗜睡、精神差、心悸、恶心等。

【禁】对本品过敏者禁用。

【妊】有限的人类数据提示未见导致胎儿或新生儿异常的报道;动物数据提示未见致畸性。

泮托拉唑	pantoprazole [ˌpæntəˈprəzəul]
【B】	【记】panto(音"泮托"),-prazole(拉唑,质子泵抑制剂)。
【L1】	【类】抗消化性溃疡药;抑酸剂;质子泵抑制剂
【FDA】	【药】奥美拉唑衍生物,有效抑制胃壁细胞 H^+-K^+-ATP 酶阻断胃酸分泌,生物利用度较高,半衰期虽短,但作用持久,且药物相互作用较少,用于胃十二指肠溃疡、胃泌素瘤和反流性食管炎等。

【联】兰索拉唑 lansoprazole;奥美拉唑 omeprazole;雷贝拉唑 rabeprazole

【量】口服,一次 40mg,一日 1~2 次;静脉滴注,一次 40mg,一日 1 次。一般 6~8 周为 1 个疗程。

【ADR】常见胃底腺息肉;偶见睡眠障碍、头痛、头晕、腹泻等。

【禁】婴幼儿、妊娠期妇女和哺乳期妇女禁用。

【妊】人类数据提示不增加先天畸形、自然流产和早产的风险。

培哚普利	perindopril [pəˈrindəˌpril]
【C/D】	【记】perindo(音"培哚"),-pril(普利,ACEI 类抗高血压药)。
【L3】	【类】抗高血压药;血管紧张素转化酶抑制剂(ACEI)
【FDA】	【药】羧酸类前体药物,不含巯基的强效、长效 ACEI,作用机制及适应证同依那普利,其抑制 ACE 的强度较依那普利强 3~11 倍,口服吸收快,食物会显著影响其生物利用度,必须饭前服用,用于高血压与充血性心力衰竭。

【联】卡托普利 captopril;依那普利 enalapril

【量】口服,一次 4~8mg,一日 1 次,最好在清晨餐前服用。

【ADR】常见头晕、头痛、感觉异常、视觉障碍、眩晕、耳鸣、低血压、咳嗽、呼吸困难、皮疹、肌肉痉挛等。

【禁】与使用 ACEI 有关的血管神经性水肿病史患者、妊娠期 4~9 个月的妇女和哺乳期妇女禁用。

【警】一旦发现妊娠,应尽快停用本药。

【妊】人类数据提示妊娠中晚期使用具有致畸性。

培美曲塞
【基】
【D】
【FDA】

pemetrexed [pə'metrəksit]

【记】peme(音"培美"),-trexed(曲塞,胸苷酸合成酶抑制剂,抗肿瘤药)。

【类】抗肿瘤药;叶酸拮抗剂

【药】多靶点叶酸拮抗剂,具有广谱抗肿瘤活性,通过破坏细胞内叶酸依赖性的正常代谢过程,抑制细胞复制,从而抑制肿瘤的生长,用于局部晚期或转移性非鳞状细胞型非小细胞肺癌(NSCLC)、膀胱癌、恶性胸腺瘤等。

【联】甲氨蝶呤 methotrexate;雷替曲塞 raltitrexed;卡培他滨 capecitabine

【量】静脉滴注,一次 500mg/m²,滴注 10 分钟以上,21 日为 1 个周期。

【ADR】十分常见乏力、恶心、食欲缺乏、呕吐、中性粒细胞减少症、贫血、口腔炎、咽炎、血小板减少症、便秘等。

【禁】严重肾功能不全(肌酐清除率小于 45ml/min)的患者、妊娠期及哺乳期妇女禁用。

【妊】人类数据缺乏;动物数据提示致畸性。

培唑帕尼
【L5】
【FDA】

pazopanib [ˌpæzə'pænib]

【记】pazop(音"培唑帕"),-anib(尼,血管生成抑制剂)。

【类】抗肿瘤药;血管内皮生长因子受体(VEGFR)抑制剂

【药】多靶点受体酪氨酸激酶抑制剂,抑制 VEGFR 等多种受体的配体诱导的自身磷酸化,阻断下游信号通路抑制血管生成,最终抑制肿瘤生长,用于晚期肾细胞癌患者的一线治疗及晚期肾细胞癌。

【联】呋喹替尼 fruquintinib;阿帕替尼 apatinib

【量】口服,一次 800mg,一日 1 次。不和食物一起服药(至少在进餐前 1 小时或后 2 小时),应根据个体耐受情况剂量调整。

【ADR】十分常见食欲缺乏、味觉障碍、高血压、毛发颜色改变、手足综合征等。

【禁】对活性成分或任何辅料过敏者禁用。

【警】观察到严重和致命的肝毒性。

【妊】人类数据缺乏；动物数据提示致畸性,妊娠期妇女使用可能引起胎儿损害。

喷他佐辛	pentazocine [pen'tæzəˌsi:n]

喷他佐辛
【精二】
【C/D】
【FDA】

pentazocine [pen'tæzəˌsi:n]

【记】pent(音"喷他",penta-,戊,五),-azocine(佐辛,吗啡烷类衍生物)。又称"镇痛新(talwin)"。

【类】麻醉性镇痛药

【药】首个阿片受体激动 / 拮抗剂,镇痛作用与吗啡相当,呼吸抑制作用为吗啡的 1/2,作用维持时间较短,成瘾性较小,用于各种急慢性疼痛,也可用手术前或麻醉前给药,手术后遗作用迅速消除。

【联】地佐辛 dezocine；布托啡诺 butorphanol；丁丙诺啡 buprenorphine

【量】皮下注射、肌内注射或静脉注射,一次 30mg；口服,一次 25~50mg。必要时 3~4 小时 1 次。

【ADR】可见视物模糊或复视、便秘、排尿困难、晕眩、中枢神经活动抑制、面部潮红、汗多、腹痛、难以入眠等。

【禁】中毒性腹泻、毒物聚集于肠腔尚未排尽、急性呼吸抑制、通气不足的患者禁用。

【警】存在阿片类药物成瘾、滥用和误用的风险；与苯二氮䓬类药或其他中枢神经系统抑制剂(含酒精)同时使用可能会导致深度镇静、呼吸抑制、昏迷和死亡。

【妊】人类数据未见致畸性；部分动物数据提示致畸性。

喷托维林
【基】
【OTC】

pentoxyverine [pen'tɔksivəˌri:n]

【记】pent(音"喷托",penta-,戊,五),-oxy(氧),-verine(维林,罂粟碱衍生物,解痉药)。

【类】镇咳药

【药】为非成瘾性镇咳药,对咳嗽中枢有选择性抑制作用,尚有轻度的阿托品样作用和局麻作用,大剂量对支气管平滑肌有解痉作用,镇咳强度是可待因的 1/3,用于各种原因引起的干咳,对小儿疗效优于成人。

【联】屈他维林 drotaverine；罂粟碱 papaverine

【量】口服。成人：一次 25mg,一日 3~4 次。5 岁以上儿童：一次 6.25~12.5mg,一日 2~3 次。

P

【ADR】偶见便秘、轻度头痛、头晕、口干、恶心、腹泻等。

【禁】对本品过敏者禁用。

硼替佐米
【D】
【FDA】

bortezomib [bɔ:təˈzəumib]

【记】borte（音"硼替"，borate 硼酸盐），-zomib（佐米，蛋白酶体抑制剂，抗肿瘤药），小分子的二肽硼酸盐。

【类】抗肿瘤药；蛋白酶体抑制剂

【药】首个哺乳动物蛋白酶体可逆性抑制剂，特异性作用于 26S 蛋白酶体，破坏癌细胞内环境稳定，导致肿瘤细胞周期停滞，诱导凋亡及抑制血管生成，并能增强放化疗的细胞毒性效应，用于复发或难治性多发性骨髓瘤。

【联】卡非佐米 carfilzomib；曲妥珠单抗 trastuzumab

【量】静脉注射或皮下注射，一次 1.3mg/m² 体表面积，剂量和疗程视不同方案而定；鞘内注射会导致死亡。

【ADR】十分常见血小板减少症、中性粒细胞减少症、周围神经病变、恶心、腹泻、神经痛、贫血、白细胞减少症等。

【禁】对硼替佐米、硼或者甘露醇过敏的患者及妊娠期妇女禁用。

【警】可能导致坏死性筋膜炎。

【妊】人类数据缺乏；动物数据提示有致畸性。

匹多莫德

pidotimod [pidəuˈtiməd]

【记】pido（音"匹多"，pyrrolidinyl 吡咯烷基），-imod（莫德，免疫调节药）。

【类】免疫调节药

【药】全合成的免疫调节药，通过刺激和调节细胞介导的免疫反应而起作用，可促进巨噬细胞及中性粒细胞的吞噬活性，可激活自然杀伤细胞，促进淋巴细胞增殖，增强特异性和非特异性免疫功能，用于机体免疫功能低下反复感染的患者。

【联】咪喹莫特 imiquimod；乌苯美司 ubenimex

【量】口服，一次 400~800mg，一日 1~2 次，常与抗感染药联合应用，疗程不超过 60 日。

【ADR】偶见恶心、呕吐、腹泻、腹痛、口干、食欲异常、皮肤过敏、头晕、头痛、眩晕等。

【禁】妊娠前 3 个月内禁用。妊娠期妇女、哺乳期妇女及 2 岁以下儿童不宜使用。

匹维溴铵　pinaverium bromide [pinə'veriəm 'brəumaid]
【基】

【记】pinaveri(音"匹维", -verine 维林, 罂粟碱衍生物, 解痉药), -ium(铵, 季铵盐类), bromide(溴化物)。

【类】肠道解痉药; 钙通道阻滞药

【药】合成的罂粟碱衍生物, 结构与曲美布汀类似, 对胃肠道具有高度选择性解痉作用的钙通道阻滞药, 防止肌肉过度收缩而达到解痉作用, 用于肠道功能紊乱有关的疼痛、排便异常和胃肠道不适及肠道准备等。

【联】曲美布汀 trimebutine; 屈他维林 drotaverine; 罂粟碱 papaverine

【量】口服, 一次 50~100mg, 一日 3 次, 宜在进餐时用水整片吞服, 不要在卧位时或临睡前服用。

【ADR】常见腹痛、便秘、口干、消化不良、恶心、头痛等; 偶见腹泻、呕吐、衰弱、嗜睡等。

【禁】过敏者禁用。

【妊】人类数据缺乏; 动物数据未见致畸性。考虑到溴的影响, 不建议妊娠期妇女使用。

P

泼尼松　prednisone ['predni,səun]
【基】
【OTC】
【C/D】
【L2】
【FDA】

【记】predni-(泼尼, 泼尼松衍生物, pregnadiene 孕甾二烯), sone(松, cortisone 可的松)。又称"强的松""去氢可的松"。

【类】糖皮质激素类药

【药】中效糖皮质激素类药, 具有抗炎、抗过敏、抗风湿、免疫抑制作用, 其水钠潴留及排钾作用比可的松小, 抗炎作用较强, 不良反应较少, 须在肝脏中转化为泼尼松龙而显活性, 用于过敏性与自身免疫性炎症疾病。

【联】可的松 cortisone; 泼尼松龙 prednisolone; 氢化可的松 hydrocortisone

【量】口服, 一般一次 5~10mg, 一日 10~60mg。推荐在上午九点前服用, 多次给药应在 1 日内相同的间隔时间进行。

【ADR】较大剂量易引起糖尿病、消化性溃疡、类库欣综合征以及并发感染等。

【禁】对本品及糖皮质激素类药有过敏史、真菌和病毒感染者禁用。

【警】增加系统性硬化症患者出现硬皮病肾危象的风险。

【妊】人类数据提示有引起胎儿唇腭裂的风险；动物数据提示有致畸性。

泼尼松龙
【C/D】
【L2】
【FDA】

prednisolone [predˈnisəˌləun]

【记】predni-（泼尼，泼尼松衍生物，pregnadiene 孕甾二烯），-solone（松龙，类固醇类衍生物）。又称"强的松龙"。

【类】糖皮质激素类药

【药】中效糖皮质激素类药，疗效与泼尼松相当，抗炎作用较强而水盐代谢作用弱，不宜作为激素替代治疗，口服易吸收，本身以活性形式存在，无须经肝脏转化即发挥其生物效应，用于过敏性与自身免疫性炎症性疾病。

【联】泼尼松 prednisone；甲泼尼龙 methylprednisolone

【量】口服，一日 15~60mg，分 3 次服用或每日晨起顿服，通常维持量 5~10mg；肌内注射或关节腔注射，一次 5~40mg；滴眼，一日 2~4 次。

【ADR】可能出现库欣综合征、内分泌系统异常、代谢和营养异常、精神异常、并发感染、停药综合征等。

【禁】严重精神病和癫痫、活动性消化性溃疡、创伤修复期、糖尿病、高血压、糖尿病、抗菌药不能控制的感染等患者以及妊娠期妇女应权衡利弊使用。

【警】增加系统性硬化症患者出现硬皮病肾危象的风险。

【妊】人类数据提示有引起胎儿唇腭裂的风险；动物数据提示有致畸性。

扑米酮
【D】
【L4】
【FDA】

primidone [ˈpraimidəun]

【记】primi（音"扑米"，primary amine 伯胺类衍生物），done（dione 二酮）。又称"扑痫酮""去氧苯比妥"。

【类】抗癫痫药

【药】苯巴比妥类似物，可视为苯巴比妥的前药，但作用和毒性均较低，与苯妥英钠及卡马西平有协同作用，用于全面性强直 - 阵挛发作、单纯部分性发作和复杂部分性发作，以及特发性震颤及老年性震颤。

【联】苯巴比妥 phenobarbital；氯巴占 clobazam；伊来西胺 ilepcimide

【量】口服，开始一次 50mg，1 周后逐渐增量至一次 250mg，一日 2~3 次，一日极量 1.5g。

【ADR】不能耐受或服用过量可产生视力改变、复视、眼球震颤、共济失调、认知迟钝、情感障碍、精神错乱、呼吸短促或障碍等。

【禁】卟啉症及对苯巴比妥类药物过敏的患者禁用。

【警】有引起骨折的风险。

【妊】人类数据提示有致畸风险。

葡醛内酯
【OTC】

glucurolactone [gluːˈkjurəuˌlæktəun]

【记】glucuro（glucuronic acid 葡萄糖醛酸），lactone（内酯），是葡萄糖醛酸内酯的简称。

【类】护肝药；肝胆疾病辅助用药

【药】人肝脏所产生的葡萄糖代谢物，是结缔组织的重要成分之一，能与羟基或羧基化合物结合，形成低毒或无毒水溶物随尿排出体外，具有保护肝脏及解毒作用，用于急慢性肝炎、肝硬化及肝中毒辅助解毒。

【联】谷胱甘肽 glutathione；硫普罗宁 tiopronin；苦参碱 matrine

【量】口服，一次 100~200mg，一日 3 次。

【ADR】偶见面部潮红、轻度胃肠道不适等。

【禁】对本品过敏者禁用。

普拉克索
【基】
【C】
【FDA】

pramipexole [præmiˈpekəˌsəul]

【记】prami（音"普拉"，propylamino 丙氨基），pexole（音"克索"，thiazole 噻唑类衍生物）。

【类】抗帕金森病药；多巴胺受体激动剂

【药】合成的非麦角类多巴胺（DA）受体激动剂，选择性作用于 D_3 受体，能兴奋纹状体 DA 受体来减轻帕金森病患者的运动障碍，对神经元有抗氧化保护作用，口服起效快，生物利用度高（90% 以上），用于帕金森病及不宁腿综合征。

【联】吡贝地尔 piribedil；培高利特 pergolide；溴隐亭 bromocriptine

【量】口服，起始剂量一日 0.375mg，逐渐增量，5~7 日增加 1 次剂量，一日极量 4.5mg。

【ADR】十分常见头晕、运动障碍、嗜睡、恶心等；常见梦异常、异常行为、意识混乱、头痛、视力损害、低血压等。

【禁】对本品过敏者、妊娠期妇女禁用。

【警】可出现多巴胺戒断综合征。

【妊】有限的人类数据提示妊娠期使用不增加严重畸形或其他不良妊娠结局的风险。

普拉洛芬 | pranoprofen [ˌprænəuˈprəufən]

【记】prano（音"普拉"，pyrane 吡喃类衍生物），-profen（洛芬，异丁芬酸类衍生物，抗炎镇痛药）。

【类】非甾体抗炎药（NSAID）；眼科用药

【药】布洛芬的苯并吡喃衍生物，作用机制同布洛芬，具有抑制前列腺素生成和稳定细胞膜作用，脂溶性较强，局部外用为主，用于结膜炎、角膜炎及术后眼部炎症等对症治疗。

【联】布洛芬 ibuprofen；酮洛芬 ketoprofen；洛索洛芬 loxoprofen

【量】滴眼，一次 1~2 滴，一日 3~5 次，根据症状适当增加次数。

【ADR】常见刺激感、结膜充血、瘙痒感、眼睑发红、肿胀、眼睑炎等。

【禁】服用阿司匹林或其他 NSAID 后诱发哮喘、荨麻疹或过敏反应的患者禁用。

普芦卡必利
【L3】
【FDA】

prucalopride [ˌpruːkəˈlɔpraid]

【记】prucalo（音"普芦卡"），-pride（必利，舒必利衍生物）。

【类】胃肠动力药；5- 羟色胺（5-HT）受体激动剂

【药】二氢苯并呋喃甲酰胺类化合物，为选择性、高亲和力的 5- 羟色胺（5-HT）受体激动剂，对多巴胺（DA）作用弱，用于治疗成年女性患者中通过轻泻剂难以充分缓解的慢性便秘症状。

【联】西尼必利 cinitapride；莫沙必利 mosapride

【量】口服，一次 2mg，一日 1 次，餐前餐后均可服用。

【ADR】十分常见头痛、恶心、腹泻、腹痛等；常见食欲缺乏、头晕、呕吐、消化不良、胃肠胀气、肠鸣音异常、疲劳等。

【禁】肾功能不全需要透析的、肠穿孔或梗阻、闭塞性肠梗阻、严重肠道炎性疾病患者，以及近期接受过肠部手术的患者禁用。

【妊】人类数据缺乏；动物数据未见致畸性。

普罗布考
【FDA】

probucol [prəuˈbukɔl]

【记】pro（音"普罗"，propyl 丙基），bucol（音"布考"，butylphenol 丁基酚）。又称"丙丁酚"。

【类】调节血脂药

【药】可降低血浆 LDL-C 和 HDL-C，对甘油三酯（triglyceride，TG）和极低密度脂蛋白（very low-density lipoprotein，VLDL）无影响，同时具有强大的抗氧化作用，口服生物利用度低（5%~10%），脂溶性强，易蓄积，可引起 QT 间期延长和严重室性心律失常，用于治疗高胆固醇血症。

【联】考来烯胺 colestyramine；依折麦布 ezetimibe

【量】口服，一次 0.5g，一日 2 次，早、晚餐时服用。

【ADR】十分常见胃肠道不适、腹泻；少见头痛、头晕、感觉异常、失眠、耳鸣、皮疹、皮肤瘙痒等。

【禁】心肌损害、严重室性心律失常、心源性晕厥或不明原因晕厥、QT 间期异常、血钾或血镁过低、感染等患者，以及妊娠期妇女禁用。

普罗雌烯

promestriene [prɔˈmesˌtriːn]

【记】pro（音"普罗"，propyl 丙基），m（表 methyl 甲基），-estr-（雌，雌激素衍生物，雌激素类药），-ene（烯，烯类衍生物）。

【类】雌激素类药；妇产科外用药

【药】雌二醇衍生物，通过局部作用，具有促进宫颈和阴道黏膜损伤的修复作用，仅约 1% 被吸收，无全身作用，用于由雌激素缺乏所致的外阴、前庭部及阴道环部萎缩性病变，也可用于脂溢性皮炎。

【联】己烯雌酚 diethylstibestrol；尼尔雌醇 nilestriol；氯喹那多 chlorquinaldol

【量】外用，一日 1~2 次；栓剂，一日 1 次，20 日为 1 个疗程。

【ADR】可能出现刺激、瘙痒、过敏反应等。

【禁】采用局部避孕法者及有雌激素依赖性肿瘤史者禁用。

普罗帕酮　propafenone [prəuˈpæfəˌnəun]

【基】

【C】

【L2】

【FDA】

【记】propa（propyl 丙基），-fenone（帕酮或非农，普罗帕酮类抗心律失常药）。

【类】Ⅰc 抗心律失常药；钠通道阻滞药

【药】广谱高效膜抑制性抗心律失常药，具有钠通道阻断作用，能直接稳定细胞膜及抑制钠离子内流，使传导速度减低，并具有一定的 β 受体拮抗作用，用于防治室性心动过速、预激综合征及心室颤动发作等。

【联】阿普非农 alprafenone；胺碘酮 amiodarone；莫雷西嗪 moracizine

【量】口服，一次 100~200mg，一日 3~4 次，宜在饭后与饮料或食物同服；静脉滴注，常用量 1~1.5mg/kg 或 70mg 缓慢注射，一日极量 350mg。

【ADR】十分常见味觉失调、恶心、呕吐等；常见头晕、视物模糊、呼吸困难、便秘、心动过缓、心悸、震颤等。

【禁】窦房结功能障碍、Ⅱ度或Ⅲ度房室传导阻滞、双束支传导阻滞（除非已有起搏器）、心源性休克、重症肌无力、严重低血压等患者禁用。

【警】接受普罗帕酮治疗的受试者死亡率或逆转心搏停止率增加。

【妊】有限的人类数据提示妊娠期使用未见对胎儿或新生儿有不良影响；动物数据未见致畸性，但提示有胚胎毒性。

普萘洛尔　propranolol [prəuˈprænəˌlɔl]

【基】

【C/D】

【L2】

【FDA】

【记】propranol（丙醇），-olol（洛尔，β 受体拮抗剂）。

【类】抗高血压药；β 受体拮抗剂

【药】非选择性 β 受体拮抗剂，拮抗心脏 $β_1$、$β_2$ 受体，拮抗交感神经兴奋和儿茶酚胺的作用，降低心脏的收缩力和收缩速度，不易引起体位性低血压，用于治疗多种原因所致的心律失常、心绞痛、高血压、嗜铬细胞瘤等。

【联】噻吗洛尔 timolol；美托洛尔 metoprolol；阿替洛尔 atenolol

【量】口服,一次 5~20mg,一日 2~4 次;静脉注射,一次 2.5~5mg,应根据需要及耐受程度调整用量。

【ADR】可见眩晕、神志模糊、精神抑郁、反应迟钝、头昏、心动过缓(<50 次/min)等。

【禁】支气管哮喘、心源性休克、Ⅱ度或Ⅲ度房室传导阻滞、重度或急性心力衰竭、窦性心动过缓等患者禁用。

【警】突然停药可能发生心绞痛、心肌梗死恶化。

【妊】人类数据提示可引起胎儿宫内生长过缓。

普瑞巴林	pregabalin [pri'gæbə‚lin]
【基】	【记】pre(音"普瑞"),-gab-(GABA 类似物)。
【C】	【类】抗癫痫药;抗神经痛药
【L3】	【药】γ- 氨基丁酸(GABA)衍生物,新型钙离子通道调节药,能阻
【FDA】	滞电压依赖性钙通道,减少神经递质的释放,作用机制与加巴喷丁类似但作用更强,用于带状疱疹后神经痛、纤维肌痛以及辅助性治疗局限性部分癫痫发作。

【联】加巴喷丁 gabapentin;卡马西平 carbamazepine

【量】口服,一次 50~150mg,一日 2~3 次,一日极量 600mg。肝损伤者无须调整剂量。

【ADR】常见头晕、嗜睡、口干、水肿、视物模糊、体重增加、思维异常、意识模糊、外周水肿、乏力、共济失调、步态异常等。

【禁】对普瑞巴林过敏者禁用。

【妊】有限的人类数据提示妊娠早期使用有致畸风险;动物数据提示有致畸性。

P

七叶皂苷钠
【OTC】

sodium aescinate [ˈsəudjəm ˈæsi:neit]

【记】源自七叶树(*Aesculus chinensis*)的一种活性皂苷的钠盐。又称"aescine"。

【类】改善微循环药

【药】刺激垂体前叶和肾上腺皮质,提高机体促肾上腺皮质激素和皮质醇水平,具有抗炎消肿、改善微循环等作用,用于脑水肿、创伤或手术等各种原因引起的肿胀,也可用于周围神经炎及静脉回流障碍性疾病。

【联】七叶苷(秦皮素苷)aesculin;七叶内酯(香豆素衍生物)aesculetin

【量】口服,一次 30~60mg,一日 2 次;静脉注射或静脉滴注,一日 5~10mg,一日极量 20mg,7~10 日为 1 个疗程。

【ADR】可见皮肤及其附件损害、疼痛、寒战、发热、水肿、过敏反应、输液部位红肿、凝血障碍、精神障碍等。

【禁】妊娠期妇女、肾衰竭患者禁用。

齐多夫定
【基】
【C】
【L5】
【FDA】

zidovudine [zaiˈdəuvju:ˌdi:n]

【记】zido(音"齐多",azide 叠氮化物),-vudine(夫定,齐多夫定衍生物,抗病毒药)。又称"叠氮胸苷"。

【类】核苷类抗病毒药;核苷类逆转录酶抑制剂(NRTI)

【药】首个上市的抗艾滋病药,核苷类似物,选择性抑制 HIV 逆转录酶,阻止 HIV 链合成及复制,常与其他抗逆转录病毒药物联合使用,用于艾滋病和相关综合征及 HIV 感染的治疗。

【联】拉米夫定 lamivudine;替比夫定 telbivudine;阿兹夫定 azvudine

【量】口服,一次 200~300mg,一日 2~3 次,推荐一日 600mg。常与其他抗逆转录酶病毒药联用。

【ADR】十分常见头痛、不适、厌食、发热、肝肿大、咳嗽、皮疹等；常见虚弱、便秘、恶心、呕吐、腹泻、口腔炎、脾肿大、耳炎等。

【禁】中性粒细胞计数异常低下（$<0.75 \times 10^9$/L）、血红蛋白水平异常低下（<7.5g/dl）患者禁用。

【警】对晚期 HIV 患者有中性粒细胞减少症和严重贫血等血液学毒性。药物导致的乳酸中毒和明显的肝毒性时，暂停治疗。

【妊】动物数据未见致畸性，但提示有胚胎毒性。

前列地尔
【C/X】
【FDA】

alprostadil [ælˈprɔstəˌdil]

【记】-prost（前列，前列腺素类衍生物，抗血小板药），-dil（地尔，血管扩张药），即前列腺素 E_1。

【类】前列腺素类药；血管保护药

【药】人工合成的前列腺素 E_1，具有增加红细胞柔韧性、抑制血小板聚集、提高血液流动性等作用，能改善缺血组织营养供应，扩张外周和冠脉血管，用于慢性动脉闭塞及微循环障碍等相关疾病。

【联】利马前列素 limaprost；贝前列素 beraprost；依前列醇 epoprostenol

【量】静脉滴注。脂微球：一次 5~10μg，一日 1 次；普通制剂：一次 40μg，一日 2 次；或一次 60μg，一日 1 次，缓慢静脉滴注。

【ADR】偶见休克，有时可见注射部位疼痛、血压下降、加重心衰、肺水肿等。

【禁】严重心功能不全患者、妊娠期或可能妊娠的妇女禁用。

【警】约 10%~20% 先天性心脏缺陷新生儿会出现呼吸暂停，最常见于出生时体重小于 2kg 的新生儿，需要监测患儿呼吸状态。

羟苯磺酸钙
【OTC】

calcium dobesilate [ˈkælsiəm ˈdəubəˌsileit]

【记】calcium（钙），do（hydroquinone 氢醌，对苯二酚），besilate（苯磺酸盐或酯）。

【类】改善微循环药；眼科用药

【药】血管保护药，具有调节微血管壁的生理功能，降低血浆黏稠度，减少血小板聚集、缓解微血管病变等作用，用于视网膜病变及肾小球硬化症等微血管病变、慢性静脉功能不全及其后遗症的辅助治疗。

Q

【联】苯磺酸盐 besylate；地奥司明 diosmin

【量】口服，一次 250~500mg，一日 2~3 次，进餐时服用。

【ADR】常见头痛、腹泻、腹痛、恶心、呕吐、关节痛、肌痛、ALT 升高。

【禁】妊娠期妇女、哺乳期妇女禁用。

羟基脲 hydroxycarbamide [haiˌdrɔksiˈkɑːbəˌmaid]

【基】

【D】

【L3】

【记】hydroxy-（羟基），carbamide（脲，碳酰胺，即尿素）。又称 "hydroxy-urea"。

【类】抗肿瘤药；免疫抑制药

【药】一种合成的核苷二磷酸还原酶抑制剂，通过清除酪氨酰自由基来抑制酶活性，选择性阻碍核苷酸还原为脱氧核苷酸，抑制 DNA 合成，对 RNA 及蛋白合成无作用，口服吸收良好，用于黑色素瘤、胃癌、恶性淋巴瘤、原发性肝癌及急慢性粒细胞白血病等。

【联】巯嘌呤 mercaptopurine；氟尿嘧啶 fluorouracil

【量】口服，一日 20~80mg/kg，一周 2 次，6 周为 1 个疗程，常需与放疗合用。

【ADR】可导致骨髓抑制、恶性肿瘤、血管炎、放射治疗回忆反应、巨红细胞症、肺毒性等。

【禁】严重骨髓抑制、严重肝肾功能受损、水痘、带状疱疹及各种严重感染患者，以及妊娠期、哺乳期妇女禁用。

【警】可导致严重的骨髓抑制和肿瘤发生，用药期间注意监测基线水平及治疗过程中的血细胞计数和肿瘤相关指标，并注意防晒。

【妊】人类数据缺乏；动物数据提示有胚胎毒性和致畸作用，妊娠期用药可能损害胎儿。

羟考酮 oxycodone [ɔksiˈkəʊˌdəun]

【麻】

【D】

【L3】

【FDA】

【记】oxy-（hydroxyl 羟基），-cod-（codeine 可待因衍生物），-one（酮）。

【类】麻醉性镇痛药

【药】半合成的中效阿片类镇痛药，纯阿片受体激动剂，主要激动 κ 受体，其代谢物羟吗啡酮可激动 μ 受体，镇痛作用是吗啡的 2~3 倍，无封顶效应，较为严重的副作用包括嗜睡、呼吸抑制等，用于治疗持续性中重度疼痛。

【联】氢可酮 hydrocodone；羟吗啡酮 oxymorphone；美沙酮 methadone

【量】口服，一次 5~200mg，一日 2 次，缓释片须整片吞服。须个体化滴定剂量。

【ADR】十分常见头晕、头痛、嗜睡、多寐、便秘、恶心、呕吐、瘙痒等；常见食欲缺乏、焦虑、意识模糊、失眠、震颤、镇静、呼吸困难等。

【禁】严重呼吸道疾病、颅脑损伤、肠梗阻、急腹症、肺源性心脏病、中重度肝功能障碍和重度肾功能不全等患者禁用。

【警】有成瘾、滥用和误用风险，可能导致过量使用和死亡；与 CYP3A4 抑制剂合用可导致羟考酮浓度升高；与苯二氮䓬类药/CNS 抑制剂合用会导致深度镇静、昏迷和死亡。

【妊】有限的人类数据提示致畸风险较低，妊娠期长期使用可引起戒断综合征，围产期使用可引起新生儿呼吸抑制。

青霉胺
【基】
【D】
【L4】
【FDA】

penicillamine [ˌpeni'siləˌmi:n]

【记】青霉素（penicillin）的代谢产物，含巯基的氨基酸，-amine（胺）

【类】解毒药；免疫抑制药

【药】能络合铜、铁、汞、铅、砷等重金属，形成的稳定且可溶性复合物由尿排出，口服吸收良好，作用较二巯丙醇强，用于重金属中毒、肝豆状核变性（Wilson disease，WD）及其他药物治疗无效的严重活动性类风湿关节炎。

【联】青霉素 penicillin；二巯丙醇 dimercaprol；去铁胺 deferoxamine

【量】口服，一日 0.5~1.5g，分 3~4 次服用。

【ADR】最初多为胃肠道功能紊乱、味觉减退、中等程度的血小板计数减少；长期大量服用可导致皮肤脆性增加。

【禁】对青霉素类药过敏者、粒细胞缺乏、再生障碍性贫血、肾功能不全、红斑狼疮及严重皮肤病、重症肌无力者，以及妊娠期或哺乳期妇女禁用。

【警】可导致严重的血液和肾脏的不良反应，须告诫患者及时上报所有可能毒性反应的症状。

【妊】人类数据提示有胎儿出生缺陷的病例。

Q

青霉素 benzylpenicillin [ˌbenzilˌpeniˈsilin]

【基】

【B】 【记】benzyl(苄基,苯甲基),penicillin 青霉素。因青霉菌在显微

【L1】 镜下像泡在水中的画笔(拉丁文 *Penicillus*)而得名。又称"青霉素

G""苄青霉素"。

【FDA】 【类】青霉素类抗生素;窄谱青霉素

【药】首个使用的抗生素,作用于细菌细胞膜上青霉素结合蛋白

(penicillin binding protein,PBP),使新生细胞壁产出缺陷而发挥抗

菌作用,抗菌谱较窄,不耐酶,主要对 G$^+$ 菌有效,可作为炭疽、破伤

风、梅毒、钩端螺旋体病的首选药物。

【联】阿莫西林 amoxicillin;苯唑西林 oxacillin;苄星青霉素 ben-

zathine benzylpenicillin

【量】肌内注射,一日 80 万 ~200 万 U,分 3~4 次给药;静脉滴注,

一日 200 万 ~2 000 万 U,分 2~4 次给药。

【ADR】常见过敏反应;偶见过敏性休克,可能导致青霉素脑病、

赫氏反应、二重感染等。

【禁】有青霉素类药物过敏史或青霉素皮肤试验阳性患者禁用。

【妊】人类数据提示不增加出生缺陷的风险,少量研究提示增加

哮喘风险。

氢化可的松 hydrocortisone [ˌhaidrəuˈkɔːtəˌsəun]

【基】

【OTC】 【记】hydro-(氢),cortisone(cort-,可的松,可的松衍生物)。又称

"皮质醇(cortisol)"。

【C/D】 【类】糖皮质激素类药

【L3】 【药】天然存在的糖皮质激素,抗炎作用为可的松的 1.25 倍,具有免

【FDA】 疫抑制、抗毒、抗休克等作用,有一定的盐皮质激素活性,具有留水、

留钠及排钾作用,用于肾上腺皮质功能减退、过敏性和炎症性疾病。

【联】泼尼松 prednisone;氟氢可的松 fludrocortisone

【量】口服,一次 10~20mg,一日 2 次;静脉滴注,一次 50~100mg,

一日 1 次;肌内注射,一日 20~40mg,一日 1 次;外用,一日 2 次。

【ADR】常见库欣综合征、精神症状、并发感染、骨质疏松和糖皮质

激素停药综合征等。

【禁】严重的精神病和癫痫、活动性消化性溃疡、肾上腺皮质功能

亢进症等患者禁用。

【妊】人类数据提示胎儿唇腭裂、低出生体重风险增加;动物数据提示致畸作用。

氢氯噻嗪
【基】
【B】
【L2】
【FDA】

hydrochlorothiazide [haidrəuˌklɔːrəˈθaiəˌzaid]

【记】hydro-(氢),chloro-(氯),-thiazide(噻嗪,噻嗪类衍生物,利尿药)。

【类】利尿药;抗高血压药

【药】噻嗪类中效利尿药,抑制远端小管前段和近端小管对水、Na^+的重吸收,增加远端小管和集合管的 K^+ 分泌,同时能减少肾源性尿崩症的尿量,用于各种水肿、高血压及尿崩症等,长期应用须适当补充钾盐摄入。

【联】氯噻酮 chlortalidone;吲达帕胺 indapamide

【量】口服,一次 25~50mg,一日 1~2 次,按疗效调整剂量,一日极量 200mg。

【ADR】十分常见高剂量导致的低钾血症和血脂升高;常见水和电解质紊乱、荨麻疹、轻度恶心和呕吐、体位性低血压、勃起功能障碍等。

【禁】对磺胺类药物过敏者禁用。

【警】氢氯噻嗪有胎儿毒性,可能导致发育中的胎儿受伤或者死亡,如监测到妊娠请尽快终止使用。

【妊】人类数据提示妊娠期早期使用可能引起胎儿损伤,不推荐妊娠期使用。

Q

庆大霉素
【基】
【OTC】
【C】
【L2】
【FDA】

gentamicin [dʒentəˈmaisin]

【记】genta(音"庆大"),-micin(米星,小单孢菌属抗生素)。

【类】氨基糖苷类抗生素

【药】作用机制与链霉素类似,抗菌活性强,抗菌谱广,对 G^- 菌作用强,对 G^+ 菌亦有效,曾广泛用于敏感菌所致的中枢外系统或局部感染,后因耳、肾毒性及神经肌肉阻断等药物不良反应(ADR)显著而少用。

【联】依替米星 etimicin;奈替米星 netilmicin;阿米卡星 amikacin

【量】静脉滴注或肌内注射。一次 80mg;或按体重一次 1~1.7mg/kg,一日 3 次;或一次 5mg/kg,一日 1 次。7~14 日为 1 个疗程。

【ADR】用药过程可能引起耳毒性反应、影响前庭功能、肾毒性反应、神经肌肉阻断等。

【禁】对本品或其他氨基糖苷类药物过敏者禁用。

【警】有潜在的神经毒性、耳毒性和肾毒性;肾功能损害、高龄、脱水以及大剂量或长疗程应用的患者发生毒性风险增加。

【妊】人类数据提示低风险,但仍存在损伤胎儿听力风险。

秋水仙碱
【基】
【C】
【L3】
【FDA】

colchicine [ˈkɔltʃiˌsiːn]

【记】colchic(colchicum 秋水仙属植物),-ine(素,生物碱),最初从百合科植物秋水仙中提取而得的生物碱。

【类】抗痛风药

【药】具有降低白细胞活动和吞噬作用,能减少乳酸形成从而减少尿酸结晶的沉积,减轻炎性反应,用于急性痛风,对一般疼痛、炎症和慢性痛风无效。另具有抑制有丝分裂、抑制 IL-6 等多重药理作用。

【联】秋水仙胺 demecolcine;丙磺舒 probenecid

【量】口服,一日 0.5~1.5mg,分次服用,一日极量 6mg。应从小剂量开始使用。

【ADR】常见腹痛、腹泻、呕吐及食欲缺乏;长期可见出血性胃肠炎或吸收不良综合征等;尚可见肌肉、周围神经病变和骨髓抑制等。

【禁】骨髓增生低下患者、肝肾功能不全患者、妊娠期妇女和 2 岁以下儿童禁用。

【警】对肝肾功能不全、胃肠道或心脏疾病的患者具有特殊毒性风险。毒性通常要延迟至少 6 个小时显现。

【妊】人类数据提示妊娠期使用未显著增加重大先天畸形和其他不良妊娠结局的风险,但可能导致男性精子异常;动物数据提示有致畸性。

巯嘌呤
【基】
【D】
【L3】
【FDA】

mercaptopurine [məˌkæptəuˈpjuəˌriːn]

【记】mercapto-(巯基,含巯基的),-purine(嘌呤)。又称 6- 巯基嘌呤(6-MP)。

【类】抗肿瘤药;抗代谢药

【药】抑制嘌呤合成途径的细胞周期特异性药物,能竞争性地抑制次黄嘌呤的转变过程,在细胞内由磷酸核糖转移酶转为 6-MP 核糖核苷酸后发挥活性,用于绒毛膜上皮癌、急性白血病、慢性粒细胞白血病的急变期等。

【联】硫鸟嘌呤 thioguanine;硫唑嘌呤 azathioprine;羟基脲 hydroxy-carbamide

【量】绒毛膜上皮癌:口服,一日 6~6.5mg/kg,分 2 次口服。白血病:口服,一日 2.5mg/kg 或 80~100mg/m²,4 周后加量至一日 5mg/kg;维持剂量为一日 1.5~2.5mg/kg 或 50~100mg/m²。

【ADR】较常见骨髓抑制;可见黄疸、厌食、恶心、腹泻、高尿酸血症;少见间质性肺炎及肺纤维化。

【禁】对本品高度过敏的患者禁用。

【警】重度骨髓移植反复发作患者应评估硫嘌呤甲基转移酶(thio-purine methyltransferase,TPMT)和 NUDT15 是否缺乏,若缺乏须大量减少剂量。

【妊】人类数据提示妊娠期使用可导致胎儿损害,增加流产和死产的风险。

曲安奈德
【OTC】
【C/D】
【L3】
【FDA】

triamcinolone acetonide [traiæmˈsinəˌləun əˈsetəuˌnaid]

【记】triamcinolone(曲安西龙,泼尼松龙类似物),acet(acetal 乙缩醛),-onide(奈德,缩醛类衍生物,外用糖皮质激素类药)。又称"去炎松"。

【类】糖皮质激素类药

【药】合成长效糖皮质激素类药,可通过口服、注射、吸入及局部使用等多种途径使用,抗炎作用强,是氢化可的松 20~40 倍,维持时间长,用于各种皮肤病、关节痛、支气管哮喘、肩周围炎及眼科炎症等。

【联】氟轻松 fluocinonide;哈西奈德 halcinonide;布地奈德 budesonide

【量】肌内注射:一次 20~100mg,一周 1 次。关节腔注射或皮下注射:一般一次 2.5~10mg,4~5 次为 1 个疗程。局部外用,一日 2~3 次,2~4 周为 1 个疗程。

【ADR】有肾上腺皮质激素可能产生的不良反应,如库欣综合征、代谢和营养异常、精神异常、并发感染等。

【禁】未控制的细菌性或真菌性感染、进行性病毒感染、痛风、胃十二指肠溃疡、精神病、急性病毒性肝炎、髋关节病患者和 6 岁以下儿童等禁用。血小板减少性紫癜是肌内注射用药的禁忌证。

【警】曲安奈德反复注射入肌腱可能会发生肌腱断裂。

【妊】人类数据提示有引起胎儿唇腭裂的风险；动物数据提示有致畸性。

曲马多	tramadol ['træmədɔl]
【精二】	【记】tram（音"曲马"），-adol（多，阿片受体激动剂）。
【C】	【类】麻醉性镇痛药
【L3】	【药】人工合成的阿片类镇痛药，作用强度约为吗啡的 1/10，其优
【FDA】	点是无抑制呼吸作用，长期应用依赖性小，兼有镇咳作用，且给药

剂型多样化，用于癌症疼痛、骨折或各种手术后疼痛等。

【联】地美庚醇 dimepheptanol；奈福泮 nefopam；罗通定 rotundine

【量】口服，一次 50~100mg，一日 2~3 次；静脉、肌内、皮下注射，一次 50~100mg。一般一日极量 400mg。

【ADR】十分常见眩晕、恶心；常见头痛、倦怠、呕吐、便秘、口干、出汗、疲乏等。

【禁】中枢神经系统作用药物急性中毒、严重脑损伤、呼吸抑制、戒毒治疗患者禁用。

【警】盐酸曲马多可能发生危及生命的呼吸抑制（特别是<18 周岁）。与苯二氮䓬类药或中枢神经系统抑制剂合用会导致严重的镇静、昏迷和死亡。

【妊】现有的人类数据提示致畸风险较低，围产期使用可引起新生儿呼吸抑制。

曲美布汀	trimebutine [traimə'bju:ti:n]
【L3】	【记】trime（音"曲美"，trimethoxy 三甲氧基），butine（音"布汀"，

butene 丁烯类衍生物）。

【类】胃肠解痉药；利胆药

【药】苯甲胺类衍生物，具有选择性 M 受体拮抗和 μ 受体弱激动作用，松弛胆道平滑肌并抑制胆道奥迪括约肌，降低胆总管与十二指肠汇合部位的阻力，用于胃肠运动功能紊乱及肠道易激惹综合征。

【联】曲匹布通 trepibutone；匹维溴铵 pinaverium bromide；屈他维林 drotaverine

【量】口服，一次 100~200mg，一日 3 次，根据年龄及症状适当增减剂量。

【ADR】偶见口渴、口内麻木、腹鸣、腹胀、便秘、心动过速、倦怠、眩晕、头痛、皮疹和转氨酶升高等。

【禁】对本品过敏者禁用。

【妊】人类数据不足；动物数据未见致畸性。

曲美他嗪　trimetazidine [traimə'tæziˌdi:n]

【记】trimetho(音"曲美他"，trimethoxy 三甲氧基)，azidine(嗪，piperazine 哌嗪类衍生物)。

【类】抗心绞痛药；血管扩张药

【药】新型的脂肪酸氧化抑制剂，阻止细胞内腺苷三磷酸(ATP)水平下降，利于心肌细胞在缺氧或缺血条件下的能量代谢，起效较硝酸甘油缓慢但作用维持时间长，用于一线抗心绞痛疗法控制不佳的稳定型心绞痛对症治疗。

【联】硝酸甘油 nitroglycerin；双嘧达莫 dipyridamole

【量】口服，一次 20~35mg，一日 2~3 次，进餐时服用，一般 3 个月为 1 个疗程；3 个月后评价疗效，若无效可停用。

【ADR】常见头晕、头痛、腹痛、腹泻、消化不良、恶心、呕吐、皮疹、瘙痒、荨麻疹、虚弱等。

【禁】帕金森病、帕金森综合征、震颤、不宁腿综合征以及其他相关的运动障碍、严重肾功能损害等患者禁用。

【妊】人类数据缺乏；动物数据未见致畸性。

曲美替尼　trametinib [træ'mətiˌnib]
【FDA】

【记】tra(音"曲")，-metinib(美替尼，酪氨酸激酶抑制剂)。

【类】抗肿瘤药；丝裂原活化细胞外信号调节激酶(mitogen-acti-vated extracellular signal-regulated kinase，MEK)抑制剂

【药】一种 MEK1/MEK2 激酶活性可逆性抑制剂，可抑制 BRAF V600 突变阳性黑色素瘤细胞生长，与达拉非尼联合用于突变阳性的不可切除或转移性黑色素瘤。

【联】司美替尼 selumetinib；达拉非尼 dabrafenib

【量】口服，一次 2mg，一日 1 次，空腹服用，用至出现疾病进展或不可耐受的毒性反应；BRAF V600 突变阳性患者方可使用。

【ADR】常见皮疹、腹泻、口腔炎、腹痛、淋巴水肿、高血压等。

【禁】对本品活性物质或辅料有过敏者以及妊娠期妇女禁用。

【妊】人类数据缺乏；动物数据提示有致畸性。

曲匹布通 | trepibutone ['trepiˌbju:təun]

【记】trepi（音"曲匹"，triethoxyphenyl 三乙氧苯基），butone（音"布通"，butanone 丁酮）。

【类】胃肠解痉药；利胆药

【药】曲美布汀结构类似物，具有选择性 M 受体拮抗和 μ 受体弱激动作用，松弛胆道平滑肌并抑制胆道奥迪括约肌，发挥解痉、镇痛及利胆的作用，作用略强于曲美布汀，用于胆囊炎及胆道疾病。

【联】苯丙醇 phenylpropanol（利胆醇）；曲美布汀 trimebutine；匹维溴铵 pinaverium bromide

【量】口服，一次 40mg，一日 3 次，饭后服用，2~4 周为 1 个疗程。

【ADR】尚未见有不良反应报道。

【禁】妊娠期妇女、严重肝肾功能不全患者禁用。

曲普瑞林
【X】
【L3】
【FDA】

triptorelin [triptəu'relin]

【记】tripto（音"曲普"，tryptophane 色氨酸），-relin（瑞林，促性腺激素释放激素激动剂，抗肿瘤药）。

【类】抗肿瘤药；促性腺激素释放激素（GnRH）激动剂

【药】人工合成的长效 GnRH 类似物，作用与戈那瑞林类似，通过持续刺激使脑垂体使其促性腺激素分泌受到抑制，从而降低性激素水平，用于转移性前列腺癌、女性不孕症、中枢性早熟及术前子宫肌瘤的预处理等。

【联】戈那瑞林 gonadorelin；戈舍瑞林 goserelin；丙氨瑞林 alarelin

【量】肌内注射，一次 3.75mg，4 周 1 次，4~6 个月为 1 个疗程。根据适应证有多种剂量方案。

【ADR】十分常见下肢感觉异常、潮热、多汗、背痛、无力等；常见抑郁、头晕、头痛、恶心、肌肉骨骼疼痛、性欲降低、注射部位反应等。

【禁】对 GnRH 及其类似物或药物任何一种成分过敏者、妊娠期妇女、哺乳期妇女及儿童禁用。

【妊】有限的人类数据提示妊娠期使用增加流产或胎儿畸形的风险;动物数据提示有胚胎毒性。

曲妥珠单抗 trastuzumab [ˌtræsˈtju:zjuˌmæb]
【基】
【B】
【L4】
【FDA】

【记】trastu(音"曲妥"),-tu-(表 tumor 肿瘤),-zumab(珠单抗,人源化单克隆抗体)。

【类】抗肿瘤药;人表皮生长因子受体2(HER-2)抑制剂

【药】重组 DNA 人源化抗 P185 糖蛋白单克隆抗体,通过选择性地作用于人表皮生长因子受体2(HER-2)的细胞外部位,从而阻断肿瘤细胞生长,用于 HER-2 过度表达的转移性乳腺癌。

【联】贝伐珠单抗 bevacizumab;西利珠单抗 cedelizumab

【量】静脉注射或皮下注射(专用剂型),一次 120mg,一周 1 次;或一次 360mg,3 周 1 次。治疗前,应进行 HER-2 检测。

【ADR】十分常见鼻咽炎、感染、骨髓抑制、体重改变、食欲缺乏、失眠、感觉异常、结膜炎、射血分数下降、呼吸困难等。

【禁】禁用于儿童肌内注射,因为本品使用苯甲醇作为溶媒。

【警】可能导致患者心力衰竭,用药前需评估患者的左心室功能。在输液过程中(24 小时内)可能出现严重的输液反应或呼吸困难。

【妊】有限的人类数据提示妊娠期使用可导致胎儿损害。

曲唑酮 trazodone [ˈtræzəˌdəun]
【C】
【L2】
【FDA】

【记】trazo(音"曲唑",triazole 三唑),done(one 酮)。

【类】抗抑郁药

【药】三唑吡啶类非典型抗抑郁药,作用机制与三环类抗抑郁药类似,副作用与三环类抗抑郁药及单胺氧化酶抑制剂类不同,无抗胆碱作用,用于治疗各种类型的抑郁症,尤适于失眠、焦虑及药物依赖戒断后情绪障碍。

【联】阿米替林 amitriptyline;丙米嗪 imipramine;舍曲林 sertraline

【量】口服,一次 50~100mg,一日 1~2 次,应从小剂量开始,逐渐增加剂量,一旦有足够的疗效,可逐渐减量,一日极量 400mg。

【ADR】十分常见口干、嗜睡、头晕、疲乏、神经质倾向等;常见水肿、视物模糊、便秘、晕厥、倦怠、腹泻、鼻塞、体重减轻等。

Q

【禁】严重肝损伤、严重的心脏疾病或心律失常、意识障碍者、服用单胺氧化酶抑制剂或停药 14 日者禁用。

【警】曲唑酮增加儿童和年轻成人患者的自杀行为风险。

【妊】有限的人类数据提示妊娠期使用未增加先天畸形的风险；动物数据提示有致畸性。

屈他维林 | drotaverine [ˌdrəutəˈvəri:n]

【记】drota（音"屈他"），-verine（维林，罂粟碱衍生物，解痉药）。又称"定痉灵"。

【类】胃肠解痉药

【药】异喹啉类衍生物，直接作用于平滑肌细胞的亲肌性解痉药，通过抑制磷酸二酯酶，增加细胞内环腺苷酸（cAMP）的水平，使平滑肌扩张从而解除痉挛，用于治疗胃肠道、胆道及尿道痉挛、应激性肠道综合征。

【联】罂粟碱 papaverine；喷托维林 pentoxyverine；匹维溴铵 pinaverium bromide

【量】口服，成人一次 40~80mg，儿童一次 20~40mg，一日 3 次；肌内注射，成人一日 40~240mg，分 1~3 次使用。

【ADR】罕见恶心、便秘、头痛、眩晕、失眠、心悸、低血压、过敏反应等。

【禁】严重肝肾功能不全者、严重心功能不全者、妊娠期妇女、哺乳期妇女和 1 岁以下儿童禁用。

去氨加压素
【基】
【B】
【L2】
【FDA】

desmopressin [ˌdesməuˈpresin]

【记】des（de-，去除），mo（amino，氨基），-pressin（加压素，垂体后叶加压素衍生物，抗利尿药）。

【类】抗利尿药

【药】作用机制与人体内加压素类似，抗利尿作用较强，对平滑肌作用很弱，避免了升高血压的不良作用，催产作用弱，作用维持时间较长，用于治疗中枢性尿崩症以及颅外伤或手术所致暂时性尿崩症。

【联】赖氨加压素 lypressin；抗利尿激素 antidiuretic hormone；特利加压素 terlipressin

【量】口服，一次 100~200μg，一日 3 次；静脉注射，一次 1~4μg，一日 1~2 次。根据患者的尿量和尿渗透压调整剂量。

【ADR】常见头痛、腹痛、恶心、腹泻、呕吐、一过性低血压、心率加快、面部潮红、疲乏等。

【禁】习惯性及精神性烦渴症、不稳定型心绞痛和代偿失调的心功能不全、中重度肾功能不全(肌酐清除率小于 50ml/min)、抗利尿激素分泌综合征、低钠血症患者禁用。

【警】有可引起低钠血症的风险。

【妊】有限人类数据和动物数据均未见重大致畸风险。

去甲肾上腺素
【基】
【C】
【FDA】

norepinephrine [nɔːˌrepiˈnefriːn]

【记】nor-(去甲，正)，epinephrine(肾上腺素)。又称 "noradrenaline" "正肾素"。

【类】拟交感神经药；α 受体激动剂

【药】儿茶酚胺类神经递质，主要由肾上腺髓质、肾上腺素能神经末梢合成和分泌，强效 α 受体激动剂，对 β 受体作用较弱，用于治疗急性心肌梗死、体外循环、血容量不足及嗜铬细胞瘤切除等各种原因引起的低血压。

【联】异丙肾上腺素 isoprenaline；麻黄碱 ephedrine

【量】静脉滴注，2~12μg/min，根据病情调整用量；口服，治疗消化道出血，一次 1~3ml(1~3mg)，一日 3 次，加入适量冷盐水服下。

【ADR】常见高血压、心动过缓；可能出现注射部位外渗性坏死、组织缺血和心律失常等。

【禁】完全性房室传导阻滞、高血压、动脉硬化、继发于未纠正的低血容量性低血压、无尿、可卡因中毒及心动过速患者禁用。

【警】与 5- 羟色胺和去甲肾上腺素再摄取抑制剂合用可致应激性心肌病。

【妊】有限的人类数据提示妊娠期使用有引起胎儿缺氧的风险；动物数据提示有胚胎毒性。

去羟肌苷
【B】
【L5】
【FDA】

didanosine [didəˈnəusain]

【记】又称 "dideoxyinosine"，简称 DDI。di-(双，两个的)，deoxy-(去羟基)，inosine(肌苷)。

【类】抗病毒药；核苷类逆转录酶抑制剂(NRTI)

Q

【药】核苷类 HIV 逆转录酶抑制剂,在体内形成有活性的代谢物三磷酸双脱氧腺苷(ddATP)而抑制 HIV-1 逆转录酶,嵌入病毒 DNA 而使其复制终止,常与其他抗逆转录酶病毒药合用,治疗 1 型 HIV 感染。

【联】阿德福韦 adefovir;恩替卡韦 entecavir

【量】口服,一次 200~400mg,一日 1~2 次,应在餐前至少 30 分钟或进餐 2 小时后给药。

【ADR】严重不良反应包括胰腺炎、乳酸性酸中毒、重症肝肿大伴脂肪变性、视网膜病变、视神经炎以及外周神经病变。

【禁】禁止与司坦夫定、别嘌醇和利巴韦林合用。

【警】可增加胰腺炎、乳酸中毒和肝脏肿大伴脂肪病变的患者严重或危及生命事件的发生风险,应暂停给药。

【妊】有限的人类数据提示妊娠期使用可能增加新生儿出生缺陷的风险;动物数据提示未见致畸性但有胚胎毒性。

去铁胺
【C】
【L3】
【FDA】

deferoxamine [defəˈrɔksəˌmiːn]

【记】de-(删除,去除),ferox(铁,含铁化合物),amine(胺)。又称"去铁敏"。

【类】解毒药;抗贫血药

【药】由链球菌发酵液中提取的含铁天然物经去铁化处理而得,属羟肟酸络合剂,与 Fe^{3+}、Al^{3+} 形成稳定无毒的水溶性络合物,与其他金属的亲和力小,用于慢性铁负荷过载、急性铁中毒的解毒等。

【联】青霉胺 penicillamine;地拉罗司 deferasirox;二巯丙醇 dimercaprol

【量】缓慢皮下注射、静脉滴注或肌内注射,平均日剂量通常为 20~60mg/kg。

【ADR】十分常见关节痛、肌痛、注射部位反应等;常见头痛、恶心、风疹、生长迟缓、骨骼肌疾病和发热等。

【禁】严重肾功能不良者、妊娠期妇女及 3 岁以下小儿(易引起眼和耳的损害)禁用。

【警】去铁胺可导致急性肾衰竭和肝衰竭。在血液系统恶性肿瘤加重和 / 或血小板计数低的老年患者中可致胃肠道出血。

【妊】人类数据不足;动物数据提示致畸性。

Q

去乙酰毛花苷	deslanoside [des'lænəuˌsaid]
【基】	【记】des(de-,去除),lanoside(lanotoside 毛花苷)。毛花苷 C 脱乙酰化衍生物,又称"西地兰 D(cedilanid D)"。
【C】	【类】抗心力衰竭药;强心苷类药
【FDA】	【药】理化性质与地高辛、毛花苷 C 类似,结构比较稳定,起效较快,具有正性肌力、负性频率作用,常以注射给药用于快速饱和,继后用其他慢速或中速强心苷作维持治疗,用于急性心力衰竭及心房颤动、心房扑动等。

【联】地高辛 digoxin;洋地黄毒苷 digitoxin;毛花苷 C lanatoside C(即西地兰)

【量】静脉注射,首剂 0.4~0.6mg,以后每 2~4 小时可再给 0.2~0.4mg,一日极量 1.6mg。

【ADR】常见新出现的心律失常、食欲缺乏、恶心、呕吐、下腹痛、异常的无力和软弱。

【禁】强心苷中毒、室性心动过速及心室颤动、梗阻性肥厚型心肌病、预激综合征伴心房颤动或心房扑动患者禁用。

【妊】有限人类数据与动物数据均未见致畸性。

炔雌醇	ethinylestradiol [ˌeθinilˌestrə'daiˌɔl]
【基】	【记】ethinyl(乙炔基),estradiol(雌二醇)。又称"乙炔雌二醇"。
【OTC】	【类】雌激素类药
【X】	【药】首个口服有效的强效合成雌激素类药,活性是雌二醇的 7~8
【L3】	倍,对下丘脑和垂体有双相调节作用,小剂量刺激促性腺素及催乳
【FDA】	素分泌,大剂量则抑制分泌,抑制排卵达到避孕目的,用于激素替代疗法、避孕、晚期乳腺癌等。

【联】雌二醇 estradiol;炔雌醚 quinestrol;己烯雌酚 diethylstilbestrol

【量】口服,根据适应证不同,一次 20~500μg,一日 1~3 次。

【ADR】可见恶心、呕吐、头痛、乳房胀痛、腹胀等;偶见阴道不规则流血、闭经、尿痛、头痛、血压升高、皮疹、乳腺小肿块等。

【禁】与雌激素有关的肿瘤(如乳腺癌、子宫颈癌)、血栓性静脉炎和肺栓塞患者禁用。

【妊】妊娠期不宜使用,可能有增加畸形的风险。

炔诺酮 【基】 【OTC】 【X】 【L3】 【FDA】	norethisterone [ˌnɔːrəˈθistəˌrəun] 【记】nor-(去甲),ethi(ethynyl 乙炔基),sterone(甾酮,睾酮衍生物),探亲避孕药主要成分。 【类】孕激素类药;避孕药 【药】口服合成孕激素类药,作用机制同黄体酮,抑制排卵作用更强,具有轻度的雄激素样和雌激素样活性,除与雌激素合用作为短效避孕药外,还用于功能性子宫出血、妇女不孕症、闭经痛经及子宫内膜异位症等。 【联】黄体酮 progesterone;甲地孕酮 megestrol;炔诺孕酮 norgestrel 【量】口服,一次 1.25~10mg,一日 1~3 次,一日极量 30mg。 【ADR】可见恶心、头晕、倦怠和突破性出血。 【禁】重症肝肾功能不全、乳房肿块患者禁用。 【妊】妊娠期不宜使用,可引起女婴男性化。

人促红素
【基】
【C】
【FDA】

human erythropoietin [ˈhjuːmən iˌriθrəuˈpɔiətin]

【记】 erythro-(红,红细胞的),poietin(-poetin 泊汀,促红细胞生成素,抗贫血药)。又称"EPO""epoetin alfa"。

【类】 抗贫血药;造血生长因子

【药】 促红细胞生成素,由肾脏和肝脏产生的一种糖蛋白类细胞刺激因子,能刺激骨髓的红系造血干细胞,促进其增殖和分化,用药期间应注意监测血压及血细胞比容,用于肾功能不全所致的贫血及围手术期的红细胞动员。

【联】 达依泊汀 darbepoetin;非格司亭 filgrastim

【量】 皮下注射,一次 75~150IU/kg,一周 3 次。

【ADR】 常见血压升高;偶见头痛、肝功能异常、高血压性脑病、脑出血、心肌梗死等。

【禁】 未控制的重度高血压、对人血清白蛋白过敏者禁用。

【妊】 人类数据提示对子代无不良影响。

人脑利钠肽
【L3】

human brain natriuretic peptide [ˈhjuːmən brein ˌneitrijuəˈretik ˈpeptaid]

【记】 natri-(natrium 钠,钠相关的),uretic(利尿的),peptide(肽)。

【类】 抗心衰药;扩血管药

【药】 人体分泌的一种内源性多肽,特异性与受体结合后扩张血管,同时作为 RAAS 的天然拮抗剂,提高肾小球滤过率,减少肾素和醛固酮的分泌,增强钠的排泄从而降低了心脏负荷,增加输出量,无正性肌力作用,用于急性失代偿心力衰竭。

【联】 硝酸甘油 nitroglycerin;硝普钠 sodium nitroprusside;沙库巴曲缬沙坦 sacubitril valsartan

【量】 静脉滴注,首先以 1.5μg/kg 静脉冲击后,以 0.007 5μg/(kg·min) 的速度连续静脉滴注。调整增加滴注给药速率需谨慎。

【ADR】 常见低血压、大汗、烦躁、头痛、恶心、呕吐、室性心动过速、血肌酐升高等。

【禁】心源性休克或收缩压<90mmHg 的患者禁用。

【妊】人类数据缺乏；动物数据提示低风险。

绒促性素 | chorionic gonadotrophin [kəuri'ɔ:nik ˌgəunædə'trəufin]
【基】
【X】
【FDA】

【记】chorionic（绒毛膜的），gonado-（生殖腺），-trophin（调理素，促……素）。又称"安胎素""HCG"。

【类】性激素和生殖系统调节药；促性腺激素类

【药】源自妊娠期妇女尿中提取的绒毛膜促性腺激素，现已利用基因重组技术制备，具有促进性激素正常分泌、维持男女性征、促进女性黄体功能及卵泡生成和成熟等作用，用于垂体功能低下、女性黄体功能不全及先兆流产等。

【联】尿促性素 menotropins；促肾上腺皮质激素 corticotropin；戈舍瑞林 goserelin

【量】肌内注射，一次 1 000~10 000U，视适应证不同按需给药。

【ADR】较多见卵巢囊肿或轻中度卵巢增大，轻度胃胀、胃痛、盆腔痛；偶见男性性早熟、注射部位疼痛等。

【禁】性早熟、血栓性静脉炎、怀疑有垂体增生或肿瘤、前列腺癌或其他与雄激素有关的肿瘤患者禁用。

【妊】妊娠期不宜使用。

柔红霉素 | daunorubicin [ˌdɔ:nə'ru:bisin]
【基】
【D】
【L5】
【FDA】

【记】有的音译为"道诺霉素"，-rubicin（柔比星，柔红霉素衍生物，抗生素）。从我国河北省正定县土壤放线菌株中获得同类物质，故又称"正定霉素"。

【类】抗肿瘤抗生素

【药】首个上市的蒽环类抗肿瘤抗生素，能嵌入 DNA 双链相邻碱基对之间，抑制其解链后再复制，抗瘤谱较为窄，毒副作用大，用于各种类型的急性白血病、恶性淋巴瘤、尤因肉瘤和肾母细胞瘤等。

【联】多柔比星 doxorubicin；表柔比星 epirubicin

【量】静脉滴注，一次 0.5~3mg/kg，一日 1 次，按需调整用药频度，总剂量不超过 20mg/kg。

【ADR】十分常见感染、脓毒症、骨髓抑制、心肌病、出血、腹泻、食管炎、口腔炎、脱发、红斑、疼痛、转氨酶升高等。

【禁】持续骨髓抑制、严重的肝脏或肾脏功能损伤、心肌功能不全、严重感染等患者及哺乳期妇女禁用。

【警】严禁以肌内注射或皮下注射给药。可致严重的心肌毒性反应和骨髓抑制。

【妊】有限的人类数据提示妊娠期使用可能引起胎儿骨髓抑制或染色体畸变;动物数据提示有胚胎毒性和致畸性。

瑞巴派特　rebamipide [ribæmi'paid]

【记】rebami(音"瑞巴",chlorobenzoylamio 氯苯甲酰胺基),pide(音"派特",propanoic 丙酸类衍生物)。

【类】抗消化性溃疡药;胃黏膜保护药

【药】喹啉酮的氨基酸衍生物,具有增强黏膜防御、清除自由基及激活环氧合酶-2 基因表达等多种作用,不影响基础胃酸分泌,口服吸收好,餐后吸收较缓慢,用于胃溃疡、胃炎急性加重期胃黏膜病变的改善。

【联】吉法酯 gefarnate;替普瑞酮 teprenone;硫糖铝 sucralfate

【量】口服,一次 100mg,一日 3 次,早、晚及睡前口服。

【ADR】可见休克、过敏反应、白细胞减少(<0.1%)、血小板减少、肝功能异常(<0.1%)等。

【禁】对本品成分有过敏既往史的患者禁用。

瑞格列奈　repaglinide [ri'pægli,naid]
【基】
【C】　【记】repa(音"瑞"),-glinide(格列奈,胰岛素促分泌剂)。
【L3】　【类】口服降糖药;胰岛素促分泌剂
【FDA】　【药】首个餐时服用的降糖药,与胰岛 β 细胞膜上的特异性受体结合,促进胰岛素分泌,可以模拟胰岛素的生理性分泌,作用快于磺酰脲类,用于饮食控制及运动锻炼不能有效控制的 2 型糖尿病。

【联】那格列奈 nateglinide;美格列奈 meglitinide;罗格列酮 rosiglitazone

【量】一次 0.5~2mg,餐前 30 分钟内服用,最大单次剂量为 4mg,一日极量 16mg。

【ADR】十分常见低血糖；常见鼻炎、支气管炎、呕吐、腹泻、关节痛、背痛、头痛、感觉异常、胸部疼痛、尿路感染、严重心血管事件等。

【禁】1 型糖尿病、糖尿病酮症酸中毒、严重肝肾功能不全者，妊娠期或哺乳期妇女及 12 岁以下儿童禁用。

【警】与氯吡格雷合用可致血糖显著降低。

【妊】人类数据不足；动物数据未见致畸性。

瑞马唑仑　remimazolam [ˌremiˈmæzəuˌlæm]

【精二】

【FDA】

【记】rem（音"瑞马"），-im-（imidazole，咪唑），-azolam（唑仑，苯二氮䓬类衍生物）。

【类】镇静催眠药；苯二氮䓬（BZ）类药

【药】BZ 类药中枢神经系统抑制剂，可与中枢 $GABA_A$ 受体结合，其羧酸代谢物（CNS7054）对受体的亲和力较瑞马唑仑低 300 倍，在 $GABA_A$ 受体亚型之间没有表现出明显的选择性，用于胃镜、结肠镜检查的镇静作用。

【联】阿普唑仑 alprazolam；三唑仑 triazolam；地西泮 diazepam

【量】静脉注射，初始负荷剂量 7mg、给药 1 分钟，后每间隔 2 分钟根据情况追加 2.5mg/ 次，15 分钟内追加不超过 5 次。

【ADR】十分常见血压降低、头晕、步态障碍等；常见胆红素升高、心率降低、尿常规异常、心电图异常、呼吸抑制、眩晕等。

【禁】重症肌无力患者禁用。禁止与血、血清、血浆等血液制品经同一路径给药。

【警】可导致患者缺氧、心动过缓和低血压等不良反应，联用阿片类镇痛药和其他镇静催眠药时可加深患者的镇静深度和呼吸抑制。

【妊】人类数据提示妊娠晚期使用可能引起胎儿镇静、新生儿戒断症状。

瑞舒伐他汀　rosuvastatin [rəusjuːˈvæstəˌtin]

【基】

【X】

【L3】

【FDA】

【记】rosu（音"瑞舒"），-vastatin（伐他汀，洛伐他汀衍生物，调节血脂药）。

【类】调节血脂药；羟甲基戊二酰辅酶 A（HMG-CoA）还原酶抑制剂

【药】抑制内源性胆固醇的合成，作用较其他他汀类药均强，是阿托伐他汀抑制强度的 7 倍,抑制时间也长,起效较快,能降低 VLDL-C、LDL-C,升高 HDL-C,用于原发性高胆固醇血症及混合型血脂异常等。

【联】阿托伐他汀 atorvastatin;洛伐他汀 lovastatin;普伐他汀 pravastatin

【量】口服,一次 5~20mg,一日 1 次,一日极量 20mg。可在一日中任何时候给药,进食或空腹时服用均可。

【ADR】常见糖尿病、头痛、头晕、便秘、恶心、腹痛、肌痛、无力等;偶见瘙痒、皮疹、荨麻疹等。

【禁】活动性肝炎患者、严重肾功能损害(肌酐清除率小于 30ml/min)患者、肌病患者、同时使用环孢素的患者,以及妊娠期、哺乳期妇女禁用。

【妊】人类数据提示妊娠期使用通常不增加先天畸形的风险,但显著增加自然流产的风险。

瑞替普酶
【C】
【FDA】

reteplase [ri:tip'læz]

【记】re(音"瑞",recombinant 重组的),-teplase(普酶或替普酶,组织型纤溶酶原激活物)。

【类】溶栓药;组织型纤溶酶原激活物(t-PA)

【药】通过基因重组技术生产的 t-PA,作用与阿替普酶类似,渗透性好,溶栓作用更强,半衰期较长(13~16 分钟),用于由冠状动脉栓塞引起的急性心肌梗死的溶栓疗法,能够改善心肌梗死后的心功能。

【联】阿替普酶 alteplase;度替普酶 duteplase;血凝酶 hemocoagulase

【量】静脉注射,一次 10MU,必要时重复,仅限静脉使用,在症状发生后 12 小时内尽可能早期使用。

【ADR】常见内脏出血(包括颅内、腹膜后或消化道、泌尿道、呼吸道)和浅表出血;尚可见过敏反应等。

【禁】活动性内出血、出血性脑卒中病史、新近颅脑或脊柱手术及外伤史、颅内肿瘤、动静脉畸型或动脉瘤已知的出血体质等患者禁用。

【妊】人类数据提示妊娠期使用可能增加流产风险。

R

瑞维鲁胺	rezvilutamide [rezvi'lu:tə‚maid]

【记】rezvi（音"瑞维"），-lutamide（鲁胺或他胺，氟他胺类抗雄激素类药）。

【类】抗肿瘤药；抗雄激素类药

【药】首个自主研发全新二代 AR 抑制剂，可竞争性抑制雄激素与 AR 结合，从而抑制 AR 核移位及 DNA 结合，降低 AR 介导的基因转录，用于治疗高瘤负荷的转移性激素敏感性前列腺癌。

【联】阿帕他胺 apalutamide；比卡鲁胺 bicalutamide

【量】口服，一次 240mg，一日 1 次，在进餐后或空腹时均可服用。

【ADR】十分常见疼痛、外周水肿、疲乏、高血压、血尿、尿频、排尿困难、体重增加、上呼吸道感染、尿路感染、心律失常等。

【禁】妊娠期或计划妊娠的妇女禁用。

【妊】人类数据缺乏，妊娠期使用可能会对胎儿造成伤害。

塞来昔布	celecoxib [ˌseləˈkɔksib]
【C/D】	**【记】** cele（音"塞来"）,-coxib（昔布,COX-2 抑制剂）。
【L2】	**【类】** 非甾体抗炎药(NSAID); COX-2 抑制剂
【FDA】	**【药】** 首个上市的选择性 COX-2 抑制剂,阻止炎性前列腺素产生从而发挥抗炎镇痛及退热作用。相对于 COX-1 抑制剂,COX-2 抑制剂作用小,胃肠道副作用少,用于缓解骨关节炎、类风湿关节炎症状及各类轻中度疼痛。

【联】 依托考昔 etoricoxib; 帕瑞昔布 parecoxib

【量】 口服,一次 100~400mg,一日 1~2 次。根据个体情况决定治疗最低剂量,进食时间对剂量无影响。

【ADR】 十分常见头痛; 常见腹痛、腹泻、背痛、外周水肿、意外损伤、头晕、失眠、上呼吸道感染、鼻窦炎、皮疹等。

【禁】 磺胺过敏、NSAID 诱发哮喘或过敏、重度心力衰竭、有活动性消化性溃疡 / 出血、冠状动脉搭桥术(CABG)患者禁用。

【妊】 人类数据提示妊娠早、晚期使用有风险。

噻氯匹定	ticlopidine [taiˈklɔpiˌdiːn]
【B】	**【记】** ti-（同 thi-,硫,含硫的,thiophene 噻吩）,-clo（氯,含氯的）,pidine（pyridine 吡啶）。
【L4】	
【FDA】	**【类】** 抗血小板药

【药】 首个上市的腺苷二磷酸(ADP)受体拮抗剂,具有抑制血小板聚集作用,有罕见但严重的粒细胞减少和血小板减少性紫癜等反应,用于防治因血小板高聚集状态引起的心脑及其他动脉循环障碍。目前较少用。

【联】 双嘧达莫 depyridamole; 氯吡格雷 clopidogrel; 西洛他唑 cilostazol

【量】口服，一次 250mg，一日 1~2 次，宜就餐时服用，以减少轻微的胃肠道反应。

【ADR】常见粒细胞减少或缺乏、血小板减少、胃肠道功能紊乱及皮疹；偶见轻微胃肠道反应。

【禁】血友病或其他出血性疾病、粒细胞或血小板减少、溃疡及活动性出血、严重肝损伤患者禁用。

【警】可引起危及生命的血液不良反应。

【妊】人类数据不足；动物数据未见致畸性。

噻托溴铵
【基】
【C】
【L3】
【FDA】

tiotropium bromide [taiəu'trəupiəm 'brəumaid]

【记】tio-（同 thio-，硫，含硫的），trop-（托品，阿托品衍生物，抗胆碱药），-ium（铵，季铵类衍生物），bromide（溴化物）。

【类】平喘药；抗胆碱药

【药】长效、特异性 M 受体拮抗剂，作用机制同异丙托溴铵，拮抗支气管平滑肌 M 受体，抑制乙酰胆碱引起的支气管收缩，用于防治慢性阻塞性肺疾病（COPD）及相关支气管炎和肺气肿的维持治疗，对急性哮喘发作无效。

【联】阿托品 atropine；异丙托溴铵 ipratropium bromide；苯环喹溴铵 bencycloquidium bromide

【量】吸入，一次 18μg，一日 1 次。

【ADR】常见口干；偶见头晕、头痛、味觉异常、视物模糊、心房颤动、咽炎、发声困难、咳嗽、胃食管反流、皮疹等。

【禁】乳糖过敏者、阿托品及其衍生物过敏者禁用。

【妊】人类数据不足；动物数据未见致畸性。

赛庚啶
【基】
【OTC】
【B】
【L3】
【FDA】

cyproheptadine [ˌsaiprəu'heptəˌdi:n]

【记】cypro（cyclopropyl 环丙基），hept（heptyl 庚基），-tadine（他定，三环类衍生物，组胺 H_1 受体拮抗剂）。

【类】抗变态反应药；抗组胺药；组胺 H_1 受体拮抗剂

【药】组胺 H_1 受体拮抗剂，可与组织中释放出来的组胺竞争效应细胞上的 H_1 受体，从而阻止过敏反应的发作，作用较氯苯那敏、氯丙嗪强，用于荨麻疹、皮肤瘙痒等过敏性疾病。

【联】氯雷他定 loratadine；阿扎他定 azatadine；异丙嗪 promethazine

【量】口服,一次 2~4mg,一日 2~3 次。

【ADR】可见嗜睡、口干、乏力、头晕和恶心等。

【禁】青光眼、尿潴留、幽门梗阻患者,以及妊娠期妇女和哺乳期妇女禁用。

【妊】有限人类数据未见致畸性。

赛沃替尼 | savolitinib [sə'vəliti₍nib]

【记】savoli(音"赛沃"),-tinib(替尼,酪氨酸激酶抑制剂)。

【类】抗肿瘤药;细胞间质表皮转化因子(mesenchymal to epithelial transition factor,MET)激酶抑制剂

【药】首个获批的特异性靶向 MET 激酶的小分子抑制剂,抑制 MET 激酶的磷酸化,对 MET 基因扩增以及 MET 14 号外显子跳变的肿瘤细胞增殖有明显的抑制作用,用于具有 MET 14 号外显子跳变的晚期非小细胞肺癌(NSCLC)。

【联】卡马替尼 capmatinib;特泊替尼 tepotinib

【量】餐后口服,一次 600mg,一日 1 次,直到疾病进展或出现不可耐受的毒性反应。

【ADR】常见水肿、恶心、呕吐、发热、肝功能异常、疲乏、食欲缺乏、贫血、皮疹、严重过敏反应等。

【禁】妊娠期、哺乳期妇女禁用。

【妊】人类数据缺乏;动物数据提示有胚胎毒性,妊娠期不建议使用。

三氟拉嗪
【C】
【FDA】

trifluoperazine [₍traifluə'perəzi:n]

【记】tri-(三,三倍的),fluo-(氟,含氟的),perazine(音"拉嗪",培拉嗪,吩噻嗪类衍生物)。

【类】抗精神病药

【药】吩噻嗪类抗精神病药,作用与氯丙嗪类似,抗精神作用和镇吐作用较强,作用快且持久,镇静及催眠作用较弱,锥体外系反应明显(发生率约 60%),用于各型精神分裂症、抑郁症的躁狂状态、中毒性精神病等。

【联】氯丙嗪 chlorpromazine;奋乃静 perphenazine;硫利达嗪 thioridazine

【量】口服，镇吐，一次 1~2mg，一日 2 次；抗精神病，一次 5~15mg，一日 2~3 次，一日极量 45mg。

【ADR】多见锥体外系反应，长期大量使用可发生迟发性运动障碍；还可发生心悸、视物模糊、排尿困难、男性乳房发育、月经失调等。

【禁】基底神经节病变、帕金森病、骨髓抑制、青光眼、昏迷及对吩噻嗪类药物过敏者禁用。

【警】三氟拉嗪不被批准用于痴呆相关精神病的治疗。

【妊】人类数据不足；动物数据提示低风险。

三乙醇胺
【L3】
【FDA】

trolamine [trəulə'main]

【记】tr（同 tri，三，三个的），ol（ethanol 乙醇），amine（胺）。又称"triethanolamine"。

【类】皮肤科用药

【药】一种碱性化工原料，常用作乳化剂和表面活性剂，对皮肤有水合作用，能增加皮肤血流速度，具有清洁和引流的作用，用于放射治疗引发的继发性红斑、轻度烧伤及未感染的皮肤创伤等。

【联】水杨酸 salicylic acid；辣椒碱 capsaicin

【量】外用，一日敷用 2~4 次，每次敷用间隔相等，轻轻按摩以使皮肤吸收。

【ADR】可能出现轻微疼痛和接触性过敏反应。

【禁】禁用于对本品任一成分有过敏反应、出血性伤口、被感染的伤口者。

三唑仑
【精一】
【X】
【L3】
【FDA】

triazolam [traiə'zəulæm]

【记】tri（三，三倍的），-azolam（唑仑，BZ 类衍生物）。

【类】镇静催眠药；苯二氮䓬（BZ）类药

【药】短效的 BZ 类药，作用机制同地西泮，起效快、作用强且维持时间较短，是常见的"迷幻药"之一，药物依赖性较强，不宜长期使用，用于各型不眠症，尤适于入睡困难、醒觉频繁或早醒等睡眠障碍，也可用于焦虑、紧张等。

【联】地西泮 diazepam；咪达唑仑 midazolam；艾司唑仑 estazolam

【量】睡前口服,一次 0.25~0.5mg,仅适用于短期治疗,疗程不超过 2 周。

【ADR】常见头晕、头痛、倦怠;少见恶心、呕吐、头昏眼花等。

【禁】禁止与强细胞色素 P450(CYP3A)酶抑制剂合用。

【警】与阿片类药同时使用可能导致严重镇静、呼吸抑制、昏迷和死亡。

【妊】有限的人类数据提示妊娠早期使用可能增加先天畸形的风险,妊娠晚期使用可导致新生儿戒断症状及其他不良反应。

沙丁胺醇
【基】
【OTC】
【C】
【L1】
【FDA】

salbutamol [sæl'bju:təmɔl]

【记】sal-(沙或柳或水杨,水杨酸衍生物),but(丁,butyl 丁基),am(胺,amine 胺类衍生物),-ol(醇)。

【类】支气管扩张药;β_2 受体激动剂

【药】首个上市的选择性 β_2 受体激动剂,选择性作用于支气管 β_2 受体,起效快,作用维持时间短,能快速缓解支气管痉挛状态,改善可逆性气道阻塞疾病,用于缓解哮喘及慢性阻塞性肺疾病(COPD)的相关症状。

【联】沙美特罗 salmeterol;特布他林 terbutaline

【量】吸入,一次 0.1~0.2mg,必要时每 4 小时重复一次;口服,一次 2~4mg,一日 3 次;肌内注射或静脉注射,一次 0.4mg,必要时每 4 小时重复一次。

【ADR】常见震颤、头痛、心动过速等;少见心悸、口腔及喉部刺激、肌肉痉挛等。

【禁】不得用于预防非复杂性早产或先兆流产。

【妊】有限的人类数据提示妊娠期使用未见致畸性。

沙格列汀
【FDA】

saxagliptin ['sæksə,gliptin]

【记】saxa(音"沙"),-gliptin(格列汀,4 型二肽基肽酶抑制剂)。

【类】口服降糖药;4 型二肽基肽酶(DPP-4)抑制剂

【药】DPP-4 竞争性抑制剂,可降低肠促胰岛激素的失活速率,增高其血液浓度,从而以葡萄糖依赖性的方式减少 2 型糖尿病患者空腹和餐后的血糖浓度,可用于改善 2 型糖尿病患者的血糖控制。

【联】利格列汀 linagliptin；阿格列汀 alogliptin；维格列汀 vildagliptin

【量】口服，一次 5mg，一日 1 次，服药时间不受进餐影响。肝损伤的患者无须进行剂量调整。

【ADR】常见上呼吸道感染、尿路感染、头痛、低血糖、肾功能不全、鼻咽炎、过敏反应等。

【禁】有严重超敏反应史（如速发过敏反应、血管性水肿或剥脱性皮肤损害）的患者禁用。

【妊】尚无妊娠期妇女用药的充分良好对照研究；动物数据未见致畸性。

沙利度胺

【X】

【FDA】

thalidomide [θəˈlidəuˌmaid]

【记】thali（音"沙利"，phthalein 酞，酞类衍生物），domide（音"度胺"，piperidone 哌啶酮，amide 酰胺类衍生物），即酞胺哌啶酮。又称"反应停""thalomid"。

【类】镇静催眠药；免疫抑制药；抗麻风病药

【药】20 世纪 50 年代上市的一种非巴比妥类镇静催眠药，强致畸性，具有免疫调节、抗肿瘤等多种作用，能稳定溶酶体膜，抑制中性粒细胞趋化性，产生抗炎作用，用于控制瘤型麻风病及相关难治性免疫疾病。

【联】来那度胺 lenalidomide；泊马度胺 pomalidomide

【量】口服，一次 25~50mg，一日 3~4 次，剂量及疗程应个体化。

【ADR】常见口鼻黏膜干燥、倦怠、嗜睡、眩晕、皮疹、便秘、恶心、腹痛、面部浮肿等。

【禁】对本品有过敏反应的患者、妊娠期妇女、哺乳期妇女、儿童、驾驶员和机器操纵者禁用。

【警】妊娠期间服用可导致严重的先天性缺陷或者胎儿死亡，多发性骨髓瘤患者服用可增加 VTE 发生的风险，联合地塞米松会增加血栓形成风险。

【妊】人类数据提示妊娠期使用可致严重出生缺陷、胎儿死亡。

山莨菪碱
【基】
【OTC】

anisodamine [æniˈsədəˌmiːn]

【记】aniso-(异,各向异性的),amine(胺,胺类)。我国特产植物山莨菪(*Anisodus tanguticus*)中提取得到的一种生物碱,现用其人工合成的消旋体。又称"654-2"。

【类】抗胆碱药;M受体拮抗剂

【药】M受体拮抗剂,作用与阿托品类似,但不易通过血脑屏障,中枢抗胆碱作用弱,外周作用较强,解除外周血管痉挛,极少引起中枢神经兴奋症状,用于感染中毒性休克、有机磷中毒、平滑肌痉挛、眩晕及假性近视等。

【联】樟柳碱 anisodine;东莨菪碱 scopolamine;消旋山莨菪碱 raceanisodamine

【量】口服,一次5~10mg,一日3次;肌内注射或静脉注射,一次5~40mg,一日1~2次;滴眼,一次1~2滴,一日2次,3个月为1个疗程。

【ADR】常见口干、面红、视物模糊等;少见心率加快、排尿困难等,用量过大时可见阿托品样中毒症状。

【禁】颅内压增高、脑出血急性期、青光眼及眼内压增高、幽门梗阻、肠梗阻及前列腺肥大患者禁用。

舍曲林
【C】
【L2】
【FDA】

sertraline [ˈsəːtrəlain]

【记】ser(音"舍",serotonin 5-羟色胺相关的),traline(音"曲林",naphthalenamine 萘胺类衍生物)。

【类】抗抑郁药;选择性5-羟色胺再摄取抑制剂(SSRI)

【药】新型结构SSRI,作用与氟西汀类似,强效选择性抑制中枢神经元对5-羟色胺(5-HT)的再摄取,提高细胞外5-HT水平,对去甲肾上腺素(NA)和多巴胺(DA)影响小,用于治疗抑郁症相关症状及强迫症等。

【联】氟西汀 fluoxetine;西酞普兰 citalopram;文拉法辛 venlafaxine

【量】口服,一次50~200mg,一日1次,一日极量200mg,调整剂量的时间间隔不应短于1周。

【ADR】十分常见失眠、头痛、腹泻、恶心等;常见食欲改变、肌张力增高、视觉损害、耳鸣、心悸、胃肠道不适、体重增加等。

【禁】禁与单胺氧化酶抑制剂合用,禁与匹莫齐特类抗精神病药合用。

S

【警】儿童、青少年和年轻成人服用后可能会加重抑郁状态。

【妊】有限的人类数据提示妊娠晚期使用可能引起新生儿停药综合征、增加肺动脉高压的风险。

肾上腺色腙 | carbazochrome [ˈkɑːbəzəuˌkrəum]

【记】carb-(碳,含碳的),azo(唑,偶氮类衍生物),chrome(铬,含铬黄的),肾上腺素衍生物,因其颜色呈铬黄色而得名。曾用通用名"卡巴克洛"。

【类】促凝血药;止血药

【药】为肾上腺素的氧化衍生物,无肾上腺素作用,能修复受损的毛细血管并降低其通透性,具有良好的止血作用且不影响凝血过程,用于因毛细血管损伤及通透性增加所致的出血,也用于血小板减少性紫癜。

【联】细胞色素 cytochrome;肾上腺素 epinephrine

【量】口服,一次 2.5~5mg,一日 3 次;肌内注射,一次 5~10mg,一日 2~3 次;严重出血,一次 10~20mg,2~4 小时 1 次。

【ADR】可产生水杨酸反应、对癫痫患者可引起异常脑电活动、注射部位有痛感。

【禁】对水杨酸过敏者禁用。肌内注射禁用于儿童。

肾上腺素 | epinephrine [epiˈnefrin]
【基】
【C】 　【记】epi-(表,在……外面的),nephr-(肾,肾脏的),-ine(素,与……
【L2】 　相关的)。又称"adrenaline""副肾素"。

【FDA】 　【类】拟交感神经药;α、β 受体激动剂

【药】肾上腺素能受体激动剂,直接激动 α、β 受体,使交感神经兴奋,引起心脏收缩增强、收缩压上升、皮肤黏膜血管收缩等,用于过敏性休克及心搏骤停抢救,与局部麻醉药合用有利于局部止血和延长药效。

【联】去甲肾上腺素 norepinephrine;麻黄碱 ephedrine

【量】静脉注射、皮下注射或肌内注射,一次 0.1~1mg;皮下注射,一次极量 1mg。

【ADR】可见心悸、头痛、血压升高、震颤、眩晕、呕吐、四肢发凉、心律失常、注射部位水肿、充血、炎症等。

【禁】高血压、器质性心脏病、冠状动脉疾病、糖尿病、甲状腺功能亢进、洋地黄中毒、外伤性及出血性休克、心源性哮喘等患者禁用。

【妊】有限人类数据未提示致畸性,但妊娠期使用可能减少胎盘血流量。

生长激素
【基】
【B】
【L3】
【FDA】

somatropin [sə'meitrəpin]

【记】soma-(生长素,生长激素类药),-tropin(促······激素)。通过DNA重组制得的生长激素。又称"r-HGH"。

【类】垂体激素及其有关药物

【药】人工合成的生长激素,能促进除神经组织以外的各种组织生长,促进机体蛋白质合成、脂肪分解,对胰岛素有阻断作用,用于内源性生长激素分泌不足所致的生长障碍、性腺发育不全所致的生长障碍(特纳综合征)。

【联】生长抑素 somatostatin;促肾上腺皮质激素 corticotropin;尿促性素 menotropin

【量】皮下注射。用于促儿童生长,一次 0.1~0.15IU/kg,一日 1 次;用于重度烧伤,一次 0.2~0.4IU/kg,一日 1 次。

【ADR】常见注射部位局部一过性反应和体液潴留的症状;可引起一过性高血糖。

【禁】骨骺闭合的儿童、妊娠期和哺乳期妇女、有肿瘤进展症状的患者、严重全身感染等危重患者在机体急性休克期内均禁用。

【警】生长激素可增加继发性肿瘤发生风险,最常见的为颅内肿瘤。

【妊】尚无妊娠期妇女用药的充分良好对照研究;动物数据未见致畸性。

生长抑素
【B】
【FDA】

somatostatin [ˌsəumətə'stætin]

【记】somato-(身体的,同 soma-,生长激素类药),-statin(他汀或他丁,酶抑制剂)。

【类】生长激素类药;消化科用药

【药】人工合成环状多肽,结构和功能与天然的生长抑素相同,抑制生长激素、甲状腺素及胰岛素等多种激素的分泌,并抑制胃泌素、胃酸、胃蛋白酶的分泌,用于严重急性的内脏出血及防治胰腺术后并发症等。

【联】奥曲肽 octreotide；兰瑞肽 lanreotide；生长激素 somatropin

【量】静脉滴注，每小时 100~500µg，应持续输注，当两次输液给药间隔大于 3~5 分钟时，应重新静脉注射 0.25mg。

【ADR】少见恶心、眩晕、面部潮红等。当滴注速度高于 50µg/min 时，可能出现恶心、呕吐。

【禁】妊娠期、产后或哺乳期妇女禁用。

石杉碱甲
【基】

huperzine A ['hupəzi:n 'ei]

【记】从石杉属植物千层塔（*Huperzia serrata*）中分离得到的一种生物碱。

【类】拟胆碱药；乙酰胆碱酯酶（AChE）抑制剂

【药】可逆性 AChE 抑制剂，生物活性高、分子量小、脂溶性强，口服生物利用度 96%，易透过血脑屏障，对中枢 AChE 有强大的抑制作用，具有提高认知和增强记忆作用，用于中老年良性记忆障碍、各型痴呆及情绪行为障碍等。

【联】多奈哌齐 donepezil；加兰他敏 galanthamine；利斯的明 rivastigmine

【量】口服，一次 0.1~0.2mg，一日 2 次，一日极量 0.45mg。

【ADR】剂量过大可引起头晕、恶心、胃肠道不适、乏力等反应。

【禁】严重心动过缓、低血压、哮喘、尿路梗阻、癫痫、肾功能不全、机械性肠梗阻及心绞痛患者禁用。

舒巴坦
【L1】
【FDA】

sulbactam [sʌl'bæktəm]

【记】sul-（sulf-，硫，硫取代的），-bactam（巴坦，β- 内酰胺酶抑制剂）。

【类】β- 内酰胺酶抑制剂

【药】青霉烷砜类 β- 内酰胺酶抑制剂，作用机制类似克拉维酸，本身抗菌活性弱，但对细菌产生的 β- 内酰胺酶有不可逆抑制作用，且随时间延长作用增强，用于与其他 β- 内酰胺类药合用增强抗菌作用。

【联】克拉维酸 clavulanic acid；他唑巴坦 tazobactam

【量】静脉注射，一次 0.25~1g，一日 3~4 次，一日极量 4g，多与氨苄西林、头孢哌酮等 β- 内酰胺类抗菌药联合使用。

【ADR】常见注射部位疼痛;偶见静脉炎、腹泻、恶心、皮疹、一过性嗜酸性粒细胞增多、血清转氨酶升高等。

【禁】对青霉素类药物过敏者禁用。

【妊】人类数据缺乏;动物数据未见致畸性。

舒必利 | sulpiride [ˈsʌlpiraid]

【基】
【L3】
【FDA】

【记】sul-(音"舒",同 sulf-,硫,含硫的),-piride(必利,舒必利衍生物)。

【类】抗精神病药;多巴胺(DA)受体拮抗剂

【药】多巴胺受体拮抗剂,拮抗中脑边缘系统的 DA_2 受体,对 DA 受体选择性不高,但对其他神经递质影响小,镇静和抗胆碱作用较氯丙嗪弱,用于各型精神分裂症及抑郁症,也用于止吐及其他消化道疾病。

【联】舒托必利 sultopride;硫必利 tiapride;伊托必利 itopride

【量】口服,一次 100~200mg,一日 3 次,一日极量 1.2g;肌内注射或静脉滴注,一次 100~300mg,一日 2~4 次。

【ADR】常见失眠、早醒、头痛、烦躁、乏力、食欲缺乏等;日剂量大于 600mg 时可见锥体外系反应。

【禁】嗜铬细胞瘤、高血压、严重心血管疾病和严重肝病、同时服用左旋多巴或抗帕金森病药的患者禁用。

【妊】有限的人类数据提示妊娠晚期可增加新生儿不良结局的风险;动物数据无致畸性但有生殖毒性。

舒芬太尼 | sufentanil [sjuːˈfentənil]

【麻】
【C/D】
【FDA】

【记】su-(音"舒",sulf- 硫,硫取代的),-fentanil(fentanyl 芬太尼,芬太尼衍生物,阿片类镇痛药)。

【类】麻醉性镇痛药;阿片类镇痛药

【药】强效麻醉性镇痛药,芬太尼衍生物,亲脂性强,易通过血脑屏障,镇痛强度是芬太尼的 5~7 倍,代谢物具镇痛活性,安全范围大,作用持续时间长,适用于复合麻醉中镇痛、大手术的麻醉诱导和维持。

【联】阿芬太尼 alfentanil;瑞芬太尼 remifentanil

【量】静脉注射或静脉滴注,0.1~5.0μg/kg,按需给药。

【ADR】可见阿片样症状、注射部位瘙痒及疼痛、肾上腺皮质功能不全、过敏反应、雄激素缺乏症、5- 羟色胺综合征等。

【禁】呼吸抑制疾病、低血容量症、低血压、重症肌无力患者,以及新生儿和妊娠期、哺乳期妇女禁用。

【警】可致成瘾风险,开处方前需评估患者的使用风险。

【妊】人类数据提示临近分娩时使用可引起胎儿呼吸抑制;动物数据未见致畸性。

舒更葡糖
【L3】
【FDA】

sugammadex [ˌʃugæməˈdeks]

【记】sugamma(音"舒更",表 sugar 糖),-dex(dextrin 糊精、葡聚糖),一种经化学修饰的 γ- 环糊精。

【类】神经肌肉阻断药

【药】通过选择性结合季铵盐类神经肌肉阻断药,与其在血浆中形成复合物,降低在神经肌肉接头处与烟碱受体结合的肌松药数量,发挥肌松阻断作用,用于阻断罗库溴铵或维库溴铵诱导的神经肌肉阻断。

【联】新斯的明 neostigmine;碘解磷定 pralidoxime iodide;氟马西尼 flumazenil

【量】静脉注射,一次 2~4mg/kg,应单剂量静脉内快速注射给药,需在 10 秒内注入已有静脉通路。

【ADR】十分常见疼痛、恶心、呕吐等;常见低血压、高血压、头痛、头晕、腹痛、口咽痛等。

【禁】对本品活性成分或其中任何辅料过敏者禁用。

【妊】人类数据缺乏;动物数据未见致畸性。

舒马普坦
【C】
【L3】
【FDA】

sumatriptan [sjuməˈtripˌtæn]

【记】suma(音"舒马"),-triptan(普坦或曲普坦,5-HT$_1$ 受体激动剂,抗偏头痛药)。

【类】抗偏头痛药;5- 羟色胺(5-HT)受体激动剂

【药】选择性 5-HT 受体激动剂,能激动脑内 5-HT$_1$ 受体,引起脑内相应血管收缩,逆转偏头痛时颅内血管扩张,改善脑血流量,缓解偏头痛症状,用于成人有先兆或无先兆偏头痛的急性发作。

【联】利扎曲普坦 rizatriptan;佐米曲普坦 zolmitriptan

【量】口服，一次 50~100mg，一次极量 100mg，一日极量 200mg。若服用一次无效，不必加服。

【ADR】常见感觉异常、疼痛和压迫感、胃肠道反应、嗜睡等；还可见急性心肌梗死、心律失常、脑出血、脑梗死和血压升高等。

【禁】缺血性心脏病、缺血性脑血管病、缺血性外周血管病、严重肝损伤患者禁用。

【妊】有限的人类数据提示妊娠期使用未见致畸性。

舒尼替尼
【D】
【L4】
【FDA】

sunitinib [sjuni'tinib]

【记】suni（音"舒尼"），-tinib（替尼，酪氨酸激酶抑制剂）。

【类】抗肿瘤药；多靶点受体酪氨酸激酶抑制剂

【药】一种抑制多个受体型酪氨酸激酶的小分子，能抑制 PDGFR、VEGFR、KIT 等多个激酶的磷酸化进程，抑制肿瘤生长、病理性血管形成和肿瘤转移等，用于胃肠道间质瘤（gastrointestinal stroma tumor，GIST）、肾细胞癌（renalcell carcinoma，RCC）及胰腺神经内分泌瘤（pancreatic neuroendocrine tumor，PNET）等。

【联】培唑帕尼 pazopanib；阿昔替尼 axitinib；索拉非尼 sorafenib

【量】口服，一次 37.5mg 或 50mg，一日 1 次，服药 4 周，停用 2 周，直至疾病进展或出现不能耐受的毒性反应。

【ADR】十分常见乏力、发热、腹泻、恶心、黏膜炎、口腔炎、呕吐、腹痛、便秘、高血压、外周水肿、手足综合征、疼痛等。

【禁】对本品或药物的非活性成分严重过敏者禁用。

【警】可能出现严重肝毒性，甚至死亡。

【妊】根据动物生殖研究及药物作用机制，妊娠期妇女使用本品时，可对胎儿造成危害。

双醋瑞因

diacerein [dai'æsəˌrin]

【记】di-（双，两个的），ace（acetoxy-，醋酸基，乙酰氧基），rein（音"瑞因"）。

【类】非甾体抗炎药（NSAID）

【药】具有抑制骨关节炎 IL-1 的 NSAID，可诱导软骨生成、具有镇痛、抗炎及解热作用，不抑制前列腺素合成，对骨关节炎有延缓疾病进程的作用，用于治疗退行性关节疾病。

【联】双氯芬酸 diclofenac；塞来昔布 celecoxib

【量】口服，一次 50mg，一日 1~2 次，餐后服用，需长期治疗（不短于 3 个月）。

【ADR】十分常见腹泻、腹痛、尿液变色；常见排便频繁、胃肠胀气、瘙痒、皮疹、湿疹等。

【禁】15 岁以下儿童、任何肝病或肝病史的患者、炎症性肠病或肠梗阻患者和对蒽醌类衍生物过敏者禁用。

【警】存在严重腹泻的风险，只用于治疗髋部或膝盖关节炎的症状。

双环醇　bicyclol [bai'saiklɔl]

【记】bi-（双，两倍的），cyclo-（环，环状的），-ol（醇或酚）。

【类】降酶护肝药

【药】联苯双酯衍生物，作用与联苯双酯类似，具有清自由基、保护肝细胞膜和线粒体、防止肝纤维化等作用，口服易吸收，用于治疗慢性肝炎所致的转氨酶升高。

【联】联苯双酯 bifendate；水飞蓟宾 silibinin

【量】口服，一次 25~50mg，一日 3 次，最少服用 6 个月或遵医嘱。

【ADR】偶见皮疹、头晕、腹胀、恶心等；罕见头痛、血清转氨酶升高、睡眠障碍、胃部不适、血小板下降、脱发等。

【禁】对本品过敏者禁用。

双氯芬酸　diclofenac [ˌdaiklɔfe'næk]

【基】
【OTC】
【C/D】
【L2】
【FDA】

【记】di-（双，两个的），clo-（氯，含氯的），-fenac（芬酸，芳香酸类衍生物）。

【类】解热镇痛药；非甾体抗炎药（NSAID）

【药】苯乙酸类 NSAID，主要通过抑制前列腺素合成而产生镇痛、抗炎、解热作用，口服吸收迅速且完全，起效快，用于缓解肌肉、软组织和关节的轻中度疼痛，应用最广的 NSAID 药物之一。

【联】异丁芬酸 ibufenac；醋氯芬酸 aceclofenac；溴芬酸 bromfenac

【量】口服，一次 50~75mg，一日 2~3 次；深部肌内注射，一次 50mg，一日 2~3 次；外用，按照疼痛部位面积，一日 3~4 次。

【ADR】常见头痛、头晕、恶心、呕吐、腹泻、腹痛、胃胀气、食欲缺乏、转氨酶升高、皮疹等。

【禁】胃肠道溃疡、冠脉动脉搭桥术围手术期、重度心力衰竭患者以及妊娠 3 个月内妇女禁用。

【警】可增加严重心血管血栓性疾病发生风险、严重胃肠道不良事件发生的风险,尤其是老年和有消化性溃疡、消化道出血病史的患者。

【妊】人类数据提示妊娠早、晚期使用有风险。

双嘧达莫 | dipyridamole [dai'piridə,məul]
【B】
【L3】
【FDA】

【记】di-(双,两个的),pyrid-(pyridine,嘧啶),amole(amino-alcohol,胺基醇)。

【类】抗血小板药;扩血管药

【药】作用于血小板的 A_2 受体,刺激腺苷酸环化酶,使血小板内环腺苷酸(cAMP)增多,还对冠状血管有较强的扩张作用,可显著增加冠脉血流,增加心肌供氧量,用于抗血小板聚集、预防血栓形成及冠心病等辅助治疗。

【联】阿司匹林 aspirin;贝前列素 beraprost

【量】口服,一次 25~50mg,一日 3 次,餐前服用。常与阿司匹林联合使用。

【ADR】常见头晕、头痛、呕吐、腹泻、脸红、皮疹、瘙痒等;罕见心绞痛、肝功能不全、喉头水肿、肌痛等。

【禁】休克患者禁用。

【妊】有限的人类数据和动物数据均未提示有发育毒性。

水飞蓟素 | silymarin ['siləmərin]
【基】
【L3】

【记】sily(silybum 水飞蓟属植物),marin(marianum 水飞蓟,菊科植物)。

【类】护肝药;抗氧化剂

【药】从菊科植物水飞蓟提取的黄酮类标准提取物,主要成分有水飞蓟宾、水飞蓟宁和水飞蓟亭等,具有抗氧化、稳定肝细胞膜等作用,毒性低,用于慢性肝炎、肝硬化及化学物质引起肝损伤的治疗。

【联】水飞蓟宾 silibinin;水飞蓟宁 silydianin

【量】口服,一次 70~140mg,一日 2~3 次,饭前用适量液体吞服。

【ADR】偶见恶心、轻度腹泻、皮疹、瘙痒、呼吸困难。

【禁】对本品过敏者禁用。

水合氯醛
【麻】
【C】

chloral hydrate ['klɔrəl 'haidreit]

【记】chloral（氯醛，三氯乙醛），hydrate（水化合物）。

【类】镇静催眠药；其他类药

【药】作用机制可能与巴比妥相似，广泛的中枢抑制作用，抑制作用与其代谢产物三氯乙醇有关，不易蓄积中毒，醒后无不适感，外用对神经痛具有轻度止痛作用，用于神经性失眠、兴奋性精神病及破伤风惊厥等。

【联】氯醛糖 chloralose；苯巴比妥 phenobarbital

【量】口服或灌肠，一次 0.5~1.5g，一次极量 2g，一日极量 4g，小儿极量为一次 1g。

【ADR】易引起恶心、呕吐，大剂量能抑制心肌收缩力，并抑制延髓的呼吸及血管运动中枢；可引起肝肾功能损害。

【禁】对氯化物过敏、显著肝肾功能损害、严重心脏病、胃溃疡、间歇性血卟啉病患者禁用。

【警】治疗时间不超过 2 周，长期治疗后停药需要缓慢减量，突然停药可导致谵妄。

【妊】人类数据提示妊娠期使用可能不增加畸形的风险，但长期使用可导致新生儿出现停药综合征。

顺铂
【基】
【D】
【L5】
【FDA】

cisplatin [sis'plætin]

【记】cis-（顺式），-platin（铂，铂类抗肿瘤药）。又称"顺氯氨铂""DDP"。

【类】抗肿瘤药；烷化剂

【药】铂类抗肿瘤药，能与 DNA 链间及链内交联破坏其结构和功能，干扰 DNA 复制和转录，对 RNA 影响小，属细胞周期非特异性药，对多种实体瘤有效，用于肺癌、卵巢癌、恶性淋巴瘤及各种鳞状上皮癌。

【联】卡铂 carboplatin；奥沙利铂 oxaliplatin

【量】单药治疗用剂量为 50~100mg/m^2，3~4 周静脉滴注一次，或一日静脉滴注 15~20mg/m^2，连用 5 日，3~4 周重复用药。

【ADR】十分常见耳毒性、肾毒性、恶心、呕吐；可见骨髓抑制、神经毒性等。

S

【禁】对含铂化合物有过敏史、肾功能不良患者,以及妊娠期妇女或哺乳期妇女禁用。

【警】顺铂引起的肾毒性和剂量相关,重复使用顺铂可引起剂量相关的周围神经病变,严重时可致骨髓抑制。

【妊】人类数据提示妊娠期使用可能会造成胎儿伤害。

司可巴比妥
【精一】
【FDA】

secobarbital [sekəuˈbaːbitəl]

【记】seco(音"司可"),barbital(巴比妥)。

【类】镇静催眠药;巴比妥类药

【药】作用机制同巴比妥,属短效巴比妥类药,随剂量加大产生镇静、催眠、抗惊厥和抗癫痫作用,过量可麻痹延髓呼吸中枢致死,用于难入眠型失眠及破伤风等引起的惊厥等。目前临床已较少使用。

【联】苯巴比妥 phenobarbital;异戊巴比妥 amobarbital

【量】口服。催眠用,一次 50~200mg,睡前一次顿服;镇静用,一次 30~50mg,一日 3~4 次。成人一次极量 300mg。

【ADR】可见皮疹、哮喘、药物依赖、停药综合征等;偶见粒细胞减少、面部水肿、幻觉、低血压、肝损伤等。

【禁】严重肺功能不全、肝硬化、血卟啉病史、贫血、哮喘史、未控制的糖尿病等患者禁用。

【妊】有限的人类数据未见致畸性,但长期服用可能引起新生儿停药综合征。

司库奇尤
单抗
【L3】
【FDA】

secokinumab [sekəuˈkinjuˌmæb]

【记】secu(音"司库"),-kin-(音"奇",表 interleukin 白介素),-umab(尤单抗,人源化单抗)。又称"苏金单抗"。

【类】免疫抑制药;白介素 -17(IL-17)抑制药

【药】全人源化 IgG1 单抗,选择性结合 IL-17A(人体正常炎症和免疫应答过程中天然形成的细胞因子)并抑制其与 IL-17 受体相互作用,抑制促炎细胞因子和趋化因子的释放,用于治疗银屑病和强直性脊柱炎。

【联】依奇珠单抗 ixekizumab;贝利尤单抗 belimumab

【量】皮下注射，一次 150mg 或 300mg，分别在第 0、1、2、3、4 周给药 1 次，随后维持 4 周 1 次。

【ADR】十分常见上呼吸道感染；常见口腔疱疹、流涕、腹泻等；偶见口腔假丝酵母菌病、足癣、炎症性肠炎。

【禁】对司库奇尤单抗或任何类似药物有严重的超敏反应的患者、活动性感染（如活动性结核）患者禁用。

司来吉兰　selegiline [sə'ledʒli:n]

【C】

【L4】

【FDA】

【记】sele（音"司来"，理解为 selective 选择性的），-giline（吉兰，MAOI）。

【类】抗帕金森病药；单胺氧化酶抑制剂（MAOI）

【药】不可逆性中枢选择性单胺氧化酶 B（MAO-B）抑制剂，能阻断多巴胺（DA）代谢，抑制其降解，增加中枢 DA 浓度，增强左旋多巴的作用并减轻相关运动障碍，常与左旋多巴等药物联用，用于原发性帕金森病及其综合征。

【联】雷沙吉兰 rasagiline；恩他卡朋 entacapone；吡贝地尔 piribedil

【量】口服，一日 5~10mg，早晨 1 次顿服或分早、晚 2 次服用。

【ADR】常见意识模糊、幻觉、运动异常、头痛、眩晕、心动过缓、恶心、转氨酶升高等。

【禁】严重精神病、严重痴呆、迟发性异动症、有消化性溃疡及病史者禁用。

【妊】尚无妊娠期妇女用药充分良好对照的研究；动物数据未见致畸性。

司美格鲁肽　semaglutide [simei'glutaid]

【L3】

【FDA】

【记】sema（音"司美"），-glutide（格鲁肽或糖肽，GLP 类似物）。

【类】降糖药；胰高血糖素样肽 1（GLP-1）类似物

【药】GLP-1 类似物，可选择性地结合并激活 GLP-1 受体，刺激胰岛素分泌，降低胰高血糖素分泌，具有葡萄糖依赖性特点，用于 2 型糖尿病、降低相关心血管不良事件风险及治疗肥胖。

【联】利拉鲁肽 liraglutide；度拉糖肽 dulaglutide

【量】皮下注射，起始剂量为 0.25mg，一周 1 次，4 周后增至 0.5mg，不推荐一周剂量超过 1mg。

【ADR】十分常见低血糖(与胰岛素或磺脲类药联用)、恶心、腹泻等;常见食欲缺乏、糖尿病视网膜病变并发症等。

【警】有引起剂量依赖性和治疗时间依赖性的甲状腺 C 细胞肿瘤的风险;有出现低血糖和胃肠道梗阻的风险。

【禁】有甲状腺髓样癌既往病史或家属病史的患者、多发性内分泌肿瘤综合征 Ⅱ 型患者禁用。

【妊】尚无妊娠期妇女用药充分良好对照的研究,妊娠期不宜使用,计划妊娠者建议停用 2 个月以上;动物数据未见致畸性。

司维拉姆
【C】
【L3】
【FDA】

sevelamer [ˌsevəˈləmə:]

【记】sevela(音"司维拉",可理解为 several 数个),-mer(姆,polmer 聚合物),数个大小不等的高度交联聚合物(每个都可视作一个分子)。

【类】高磷血症治疗药;磷酸盐螯合剂

【药】一种含多个胺基的非吸收磷酸螯合剂,通过离子键和氢键与磷酸分子相互作用,结合消化道中的磷酸根并降低其吸收,亦能结合胆汁酸,影响脂肪吸收,用于控制慢性肾脏病(CKD)患者的高磷血症。

【联】碳酸镧 lanthanum carbonate;醋酸钙 calcium acetate

【量】口服,一次 0.8g 或 1.6g,一日 3 次,随餐服用,根据血磷水平确定单次剂量。

【ADR】十分常见恶心、呕吐、上腹痛、便秘等;常见腹泻、消化不良、腹胀、腹痛等。

【禁】禁用于低磷血症患者和肠梗阻患者。

【妊】人类数据缺乏;有限的动物数据提示生殖毒性,部分原因可能为脂溶性维生素吸收减少。

S

四环素
【D】
【FDA】

tetracycline [ˌtetrəˈsaikliːn]

【记】tetra-(四,四个的),-cycline(环素,四环素衍生物,抗生素)。

【类】四环素类抗生素

【药】为链霉菌所产生天然广谱抑菌剂,能特异性地与细菌核糖体 30S 亚基结合,从而阻止细菌蛋白质合成,口服吸收快,体内分布广,但不良反应多,现主要用于立克次体、衣原体、寄生虫及敏感菌所致感染。

【联】多西环素 doxycycline；米诺环素 minocycline；替加环素 tigecycline

【量】口服。成人，一次 0.25~0.5mg，一日 3~4 次；8 岁以上儿童，一日 30~40mg/kg，分 3~4 次服用。

【ADR】可见胃肠道症状、肝毒性、变态反应、肾毒性、维生素 B 缺乏；偶见溶血性贫血、血小板减少、颅内压增高等。

【禁】对四环素类药物过敏者禁用。

【妊】有限的人类数据提示妊娠早期使用不增加出生缺陷，但有唇腭裂和流产的风险，中晚期使用可致乳牙变色。

羧苄西林
【B】
【FDA】

carbenicillin [ˌkɑːbeniˈsilin]

【记】carb（carboxyl 羧基衍生物），enicillin（西林，penicillin 青霉素）。又称"羧苄青霉素"。

【类】抗铜绿假单胞菌青霉素类抗生素

【药】广谱青霉素，不耐酸，口服无效，抗菌谱与氨苄西林相似，但对 G⁻ 杆菌作用强，尤其对铜绿假单胞菌有效，用于铜绿假单胞菌及其他敏感肠道杆菌引起的系统性感染。

【联】哌拉西林 piperacillin；磺苄西林 sulbenicillin

【量】中度感染，一日 8g，分 2~3 次肌内注射或静脉注射；重度感染，一日 10~30g，分 2~3 次静脉注射。

【ADR】可导致过敏反应、消化道反应，大剂量可见抽搐等神经系统反应、高血钠和低血钾等。

【禁】有青霉素类药物过敏史或青霉素皮肤试验阳性患者禁用。

【妊】有限的人类数据提示妊娠期使用未见致畸性，为低风险。

羧甲司坦
【基】
【OTC】

carbocisteine [kɑːˈbəusisˌtain]

【记】carbo（carboxyl 羧基衍生物），-cisteine（-cysteine 司坦，半胱氨酸衍生物，黏痰溶解剂）。

【类】祛痰药

【药】为黏痰溶解剂，作用与乙酰半胱氨酸类似，可影响支气管腺体的分泌，使痰液黏滞性降低，用于慢性支气管炎、COPD 等疾病引起的痰黏稠、咳痰困难等，仅对咳痰症状有一定作用。

【联】乙酰半胱氨酸 acetylcysteine；美司坦 mecysteine；桃金娘油 myrtol

【量】口服，一次 250~500mg，一日 3 次。用药 7 日后，如症状未缓解应调整方案。

【ADR】可见恶心、胃部不适、腹泻、轻度头痛、皮疹等。

【禁】消化性溃疡活动期的患者禁用。

缩宫素 　oxytocin [ˌɔksiˈtəusin]
【基】
【X】
【L2】
【FDA】

【记】oxy-(hydroxy 羟基),-tocin(缩宫素,宫素类衍生物,催产药)。又称"催产素""pitocin"。

【类】催产药；促排乳药

【药】神经垂体分泌的一种多肽类激素,能引起妊娠子宫节律性收缩,频率和强度增加,还能使乳腺导管收缩,促进排乳,用于引产、催产、产后出血和子宫复原不全等,喷鼻用于促排乳,也可用于催产素激惹试验。

【联】卡贝缩宫素 carbetocin；垂体后叶素 pituitrin；麦角新碱 ergometrine

【量】肌内注射或静脉滴注,一次 2.5~10U；喷鼻,哺乳前 2~3 分钟使用 1 次。

【ADR】偶见恶心、呕吐、头痛、发热、皮疹、呼吸困难、心率增快、心律失常、过敏性休克。

【禁】明显头盆不称及胎位异常者、脐带先露或脱垂者、严重的妊娠高血压综合征者、产前出血者禁用。

【警】有导致过敏反应的风险。

【妊】妊娠早中期无使用指征。

S

索凡替尼 　surufatinib [ˌsərufiˈtinib]

【记】surufa(音"索凡"),-tinib(替尼,酪氨酸激酶抑制剂)。

【类】抗肿瘤药；多靶点受体酪氨酸激酶抑制剂

【药】自主研发的一种血管内皮生长因子受体(VEGFR)和成纤维细胞生长因子受体 1(FGFR-1)的小分子抑制剂,兼有抗血管生成和免疫调节双重活性,用于非胰腺来源的神经内分泌瘤。

【联】舒尼替尼 sunitinib；仑伐替尼 lenvatinib

【量】口服，一次 300mg，一日 1 次，4 周为 1 个周期，直至疾病进展或出现不可耐受的毒性反应。

【ADR】十分常见蛋白尿、高血压、出血、腹泻、腹痛、便秘、疲乏 / 乏力、外周水肿、甲状腺功能减退症、头痛等。

【禁】严重活动性出血、活动性消化性溃疡未愈合的胃肠穿孔或消化道瘘患者禁用。重度肝功能不全患者禁用。妊娠期、哺乳期妇女禁用。

【妊】人类数据缺乏；根据动物研究及药物作用机制，妊娠期使用可能导致对胎儿的伤害。

索拉非尼　sorafenib [ˌsɔræˈfinib]

【D】

【L4】

【FDA】

【记】so（音"索"），-rafenib（拉非尼，RAF 激酶抑制剂）。

【类】抗肿瘤药；快速加速性纤维肉瘤（RAF）激酶抑制剂

【药】第二代抗肝癌靶向药，首个用于肝癌的多靶点、多激酶抑制剂，包括 CRAF、BRAF、c-Kit、VEGFR、PDGFR 等，同时作用于肿瘤细胞和血管，用于不能手术的晚期肾细胞癌或无法手术或远处转移的肝细胞癌，也可用于晚期难治性分化型甲状腺癌等。

【联】瑞戈非尼 regorafenib；多纳非尼 donafenib；仑伐替尼 lenvatinib

【量】口服，一次 400mg，一日 2 次，应持续治疗直至患者不能获得临床受益或出现不可耐受的毒性反应。

【ADR】十分常见感染、淋巴细胞减少、厌食、低磷血症、出血、高血压、胃肠道反应、皮疹、脱发、关节痛、乏力、体重减轻等。

【禁】索拉非尼与紫杉醇、卡铂联合方案禁用于肺鳞状细胞癌患者。

【警】有诱发血栓性微血管病变的潜在风险。

【妊】根据动物研究及药物作用机制，妊娠期使用可能导致对胎儿的伤害。

索利那新　solifenacin [səuliˈfiːnæˌsin]

【C】

【L4】

【FDA】

【记】soli（音"索利"），-fenacin（那辛或那新，选择性 M_3 受体拮抗剂）。

【类】抗胆碱药；M 受体拮抗药；尿路解痉药

【药】竞争性 M 受体拮抗剂,能选择性拮抗膀胱平滑肌的 M_3 受体,抑制逼尿肌的过度活动,缓解膀胱过度活动症伴随的急迫性尿失禁、尿急和尿频症状,用于膀胱过度活动症(OAB)。

【联】托特罗定 tolterodine;达非那新 darifenacin

【量】口服,一次 5~10mg,一日 1 次,餐前或餐后均可服用。最早可在服药 4 周后确定最大疗效。

【ADR】十分常见口干;常见视物模糊、便秘、恶心、消化不良、腹痛等。

【禁】尿潴留、严重胃肠道疾病、重症肌无力或闭角型青光眼、严重肝功能障碍的患者禁用。

【妊】人类数据缺乏;动物数据提示增加唇腭裂风险。

索磷布韦 | sofosbuvir [səu'fɔsbjuvə]

【基】
【L3】
【FDA】

【记】so(音"索"),fos-(磷,含磷的),-buvir(布韦,-vir,抗病毒药)。

【类】抗丙型肝炎病毒药;核苷类逆转录酶抑制剂(NRTI)

【药】核苷酸前体药物,是 HCV NS5B RNA 依赖性 RNA 聚合酶(为病毒复制所必需)抑制剂,在体内代谢为具有活性的尿苷类似物,可被 NS5B 聚合酶嵌入病毒 RNA 中而终止其复制,用于慢性丙型肝炎病毒(hepatitis C virus,HCV)感染。

【联】达拉他韦 daclatasvir;达塞布韦 dasabuvir

【量】口服,一次 400mg,一日 1 次,随食物服用,应与其他药物合用,不推荐单药治疗。12~24 周为 1 个疗程。

【ADR】联合用药方案十分常见血红蛋白减少、失眠、头痛、恶心、血胆红素升高、疲劳等。

【禁】禁止与强效 P 糖蛋白(P-glycoprotein,P-gp)诱导剂合用。

【妊】人类数据缺乏;动物数据提示低风险(利巴韦林合用时禁用)。

S

他达拉非	tadalafil ['teidələ,fil]
【B】	【记】tadal（音"他达"），-afil（拉非，5 型磷酸二酯酶抑制剂）。
【L3】	【类】治疗勃起功能障碍药；5 型磷酸二酯酶（PDE₅）抑制剂
【FDA】	【药】环磷酸鸟苷（cGMP）特异性 PDE₅ 的选择性、可逆性抑制剂，能使阴茎海绵体内 cGMP 水平提高，导致平滑肌松弛，血液流入阴茎组织，产生勃起，用于治疗男性勃起功能障碍及合并良性前列腺增生。

【联】西地那非 sildenafil；伐地那非 vardenafil；达泊西汀 dapoxetine

【量】口服，一次 5~10mg，一日 1 次，在进行性活动之前服用或每日在大约相同时间服用。

【ADR】常见头痛、消化不良、背痛、肌痛、鼻充血、潮红、肢体痛等。

【禁】服用任何形式的硝酸盐类药患者、不宜进行性活动的心脏病患者、有心血管疾病史（如心肌梗死、心绞痛、Ⅱ级心衰、脑卒中等）患者禁用。

【妊】人类数据缺乏；动物数据未见致畸性。

他克林	tacrine ['tækri:n]
【C】	【记】ta（音"他"），-crine（克林，acridine 吖啶类衍生物）。
【FDA】	【类】抗老年痴呆药；乙酰胆碱酯酶（AChE）抑制剂

【药】新型可逆性中枢 AChE 抑制剂，脂溶性高，易透过血脑屏障，增加乙酰胆碱（ACh）含量，同时能激动脑内 M、N 受体，促进 ACh 释放，口服可吸收，但生物利用度及血药浓度个体差异大，用于轻中度阿尔茨海默病。

【联】多奈哌齐 donepezil；加兰他敏 galanthamine；卡巴拉汀 rivastigmine

【量】口服，起始剂量 40mg/d，逐渐增量至 160mg/d，分 4 次服用。

【ADR】常见轻度胃肠道反应；可见转氨酶升高、共济失调、恶心、呕吐、腹泻等。

【禁】对本品过敏者、严重肝功能不全者、胆红素大于 3mg/dl 患者禁用。

【妊】人类数据缺乏；动物数据未见致畸性。

他克莫司　　tacrolimus ['teikrəliməs]

【C】

【L3】

【FDA】

【记】tac(音"他克",macrolide 大环内酯类衍生物),-rolimus(莫司,雷帕霉素衍生物,免疫抑制药)。又称"FK506"。

【类】免疫抑制药；钙调神经蛋白抑制剂(calcineurin inhibitor, CNI)

【药】源自链霉菌属真菌中的一种具有强效免疫抑制作用的大环内酯类抗生素,免疫机制与环孢素类似,作用更强,肝毒性较小,且有刺激干细胞再生作用,用于移植术后的免疫排斥反应,外用可治疗特应性皮炎。

【联】西罗莫司 sirolimus(即雷帕霉素 rapamycin); 依维莫司 everolimus; 环孢素 cyclosporin

【量】口服,一次 3.0~9.0mg,一日 2 次,需监测药物浓度调整个体化剂量；外用,一日 2 次。

【ADR】十分常见震颤、头痛、腹泻、恶心等；常见心动过速、贫血、意识障碍、视物模糊、肾衰竭、皮疹、背痛等。

【禁】妊娠期妇女、对他克莫司或其他大环内酯类药物过敏者禁用。

【警】服用他克莫司或其他免疫制剂导致严重感染和恶性肿瘤的风险增加,可能导致住院或死亡。

【妊】人类数据提示妊娠期使用可能增加早产、出生缺陷、新生儿高血钾的风险。

他莫昔芬　　tamoxifen [tə'mɔ:ksi,fen]

【基】

【D】

【L5】

【FDA】

【记】tamo(音"他莫",ethylamino 乙胺基),-(x)ifene(芬或昔芬,氯米芬及他莫昔芬衍生物,雌激素受体调节剂)。

【类】抗肿瘤药；雌激素受体调节剂

【药】选择性非甾体类雌激素受体调节剂,雌激素的部分激动剂,具有组织特异性,在乳腺中具有抗雌激素作用,但在胆固醇代谢、骨密度及子宫内膜细胞增殖方面具有雌激素样作用,用于治疗晚期乳腺癌和卵巢癌。

T

【联】氯米芬 clomifene；雷洛昔芬 raloxifene；来曲唑 letrozole

【量】口服，日剂量 20~40mg，可单次服用，也可分成 2 个相等剂量服用。

【ADR】十分常见恶心、皮疹等；常见子宫肌瘤、贫血、绝经期潮红、月经失调、白带异常等。

【禁】妊娠期或哺乳期妇女禁用，使用香豆素类抗凝血药、深静脉血栓形成或肺栓塞病史的女性禁用。

【警】对于患有乳腺导管原位癌（ductal carcinoma in situ of the breast，DCIS）的女性和乳腺癌高危女性使用他莫昔芬可增加子宫恶性肿瘤、脑卒中和肺栓塞的风险。

【妊】有限的人类数据提示妊娠期使用有导致自然流产、出生缺陷和胎儿死亡的风险。

泰它西普 | telitacicept [teli'ta:si¸sept]

【记】teli（音"泰"），-taci-（人跨膜激活剂及钙调亲环素配体相互作用因子），-cept（西普，天然、修饰或合成的受体分子或膜配体）。

【类】免疫抑制药

【药】我国自主研发的 B 淋巴细胞刺激因子（B-lymphocyte stimulator，BLyS）受体相关融合蛋白，阻止 BLyS 和增殖诱导配体（a proliferation inducing ligand，APRIL）与 B 细胞膜受体之间的相互作用，阻断 B 淋巴细胞的增生和 T 淋巴细胞的成熟，用于活动性、自身抗体阳性的系统性红斑狼疮。

【联】阿巴西普 abatacept；贝利尤单抗 belimumab

【量】皮下注射，一次 160mg/ 次，一周 1 次。

【ADR】十分常见上呼吸道感染、注射部位反应；常见尿路感染、带状疱疹和免疫球蛋白减少等。

【禁】对任何辅料存在过敏反应的患者禁用。

【妊】人类数据缺乏；动物数据未见致畸性。

坦度螺酮
【基】 | tandospirone [¸tændəu'spairəun]

【记】tando（音"坦度"），-spirone（螺酮或环酮，丁螺环酮衍生物，抗焦虑药）。

【类】抗焦虑药

【药】新型非 BZ 类抗焦虑药,作用与丁螺环酮类似,通过选择性激活脑内 5-HT$_{1A}$ 受体发挥抗焦虑作用,无镇静、肌肉松弛和抗惊厥作用,用于各种神经症所致的焦虑状态,尤适于原发性高血压、消化性溃疡等躯体疾病伴发的焦虑状态。

【联】丁螺环酮 buspirone;替螺酮 tiosprone;氯美扎酮 chlormeza-none

【量】口服,一次 10~20mg,一日 3 次,一日极量 60mg。

【ADR】常见倦怠、眩晕;偶见步态蹒跚、食欲缺乏和头痛等。

【禁】对本品中任何成分过敏者、妊娠期妇女和哺乳期妇女禁用。

【妊】人类数据缺乏;动物数据提示大鼠出现可恢复的波状肋骨增加,但未见致畸性。

坦索罗辛 tamsulosin [tæmsjuˈlɔsin]

【基】

【B】

【L3】

【FDA】

【记】tam(音 "坦",ethylamino 乙胺基),sulosin(音 "索罗辛",sul-fonamide 磺酰胺)。又称 "坦洛新"。

【类】α 受体拮抗剂;治疗良性前列腺增生用药

【药】选择性 α$_1$ 受体拮抗剂,能有效拮抗前列腺中的 α$_1$ 受体,松弛前列腺平滑肌,改善良性前列腺增生所致的排尿困难等症状,用于良性前列腺增生引起的排尿障碍。

【联】特拉唑嗪 terazosin;多沙唑嗪 doxazosin;阿夫唑嗪 alfuzosin

【量】口服,一次 0.2mg,一日 1 次,餐后服用。

【ADR】偶见头晕、蹒跚感、血压下降、心率加快和皮疹等。

【禁】对本品过敏者、肾功能不全者禁用。

【妊】人类数据缺乏;动物数据未见致畸性。

碳酸镧 lanthanum carbonate [ˈlænθənəm ˈkɑːbənət]

【FDA】

【记】lanthanum(镧),carbonate(碳酸盐)。

【类】高磷血症治疗药

【药】磷酸盐结合剂,镧离子与磷酸盐具有高亲和性,与消化道内食物中的磷结合,形成不溶性磷酸镧配合物,从而减少对磷的吸收,用于血液透析或持续非卧床腹膜透析的慢性肾衰竭患者高磷血症的治疗。

【联】司维拉姆 sevelamer

【量】口服咀嚼,一日 1.5~3.0g,分 3 次服用,应与食物同服或餐后立即服用。

【ADR】十分常见头痛、腹泻等;常见低钙血症、便秘、消化不良、腹胀等;少见高钙血症、肠梗阻和粪便嵌塞等。

【禁】低磷血症、肠道阻塞、肠梗阻和粪便嵌塞患者禁用。

【警】碳酸镧治疗存在严重胃肠道梗阻、胃肠道穿孔及粪便嵌塞的风险。

【妊】人类数据缺乏,因其生物利用度很低,影响胎儿的可能性较低。

特比萘芬
【OTC】
【B】
【L3】
【FDA】

terbinafine [tə'binəˌfain]

【记】terbi(音 "特比"),-nafine(萘芬,naphthaline 萘类衍生物,抗真菌药),-ine(生物碱和有机碱)。

【类】抗真菌药

【药】烯丙胺类合成抗真菌药,抑制真菌细胞麦角固醇合成过程中的角鲨烯环氧化酶,使鲨烯在细胞中蓄积而起杀菌作用,亲脂性强,抗真菌谱广,用于浅表真菌引起的皮肤、指甲感染及皮肤假丝酵母菌感染。

【联】布替萘芬 butenafine;阿莫罗芬 amorolfine

【量】口服,一次 250mg,一日 1 次,疗程 1~6 周不等;外用,一日 1~2 次,1~2 周为 1 个疗程。

【ADR】常见头痛、眩晕、消化不良、皮疹和瘙痒等。

【禁】严重肾功能不全患者、慢性或活动性肝炎患者禁用。

【妊】人类数据缺乏;动物数据未见致畸性。

特布他林
【C】
【L2】
【FDA】

terbutaline [tə'bju:təli:n]

【记】ter-(音 "特",同 -terol 特罗,苯乙胺类衍生物,支气管扩张药),butaline(音 "布他林",butylamine 丁胺)。

【类】β 受体激动剂;支气管扩张药

【药】选择性 β₂ 受体激动剂,作用机制类似沙丁胺醇,支气管扩张作用较沙丁胺醇弱或相近,对心脏兴奋作用比沙丁胺醇小 7~10 倍,可松弛子宫平滑肌,用于支气管哮喘、喘息性支气管炎及 COPD 等,也用于缩宫。

【联】沙丁胺醇 salbutamol；班布特罗 bambuterol；克仑特罗 clenbuterol

【量】吸入，一次 0.25~0.50mg，一日 3~4 次；口服，开始 1~2 周，一次 1.25mg，一日 2~3 次，逐渐可加至一次 2.5mg、一日 3 次。

【ADR】可见震颤、紧张、头晕、心悸、恶心、呕吐等；偶见血糖及乳酸升高。

【禁】对拟交感神经胺药物和该药任何成分过敏者、严重心功能损伤者禁用。

【妊】有限人类数据提示妊娠早期使用可能增加哮喘和心脏缺陷的风险。

特非那定
【C】

terfenadine [tə,fenə'di:n]

【记】terfen（音 "特非"，tert-butylphenyl，叔哌丁醇），-ine（生物碱和有机碱）。

【类】抗组胺药；H₁ 受体拮抗剂

【药】哌啶类 H₁ 受体拮抗剂，具有特异的外周 H₁ 拮抗作用，有抗 5-羟色胺、抗胆碱和肾上腺素的作用，作用较阿司咪唑快而短，用于变应性鼻炎、荨麻疹等。因严重的潜在心脏安全风险，现已少用。

【联】赛庚啶 cyproheptadine；非索非那定 fexofenadine；氯雷他定 loratadine

【量】口服，一次 60mg，一日 2 次，饭后口服。

【ADR】偶见头痛、胃肠道功能紊乱、皮疹、肝功能异常等；大剂量可见心律失常、心室颤动，甚至心搏骤停。

【禁】患有严重心血管功能障碍和严重肝功能障碍的患者禁用。禁止与延长 QT 间期的药物、三环类抗抑郁药、西沙必利、酮康唑、伊曲康唑、克拉霉素或红霉素联用。

【妊】人类数据不足，妊娠期慎用。

特拉唑嗪
【基】
【C】
【L4】
【FDA】

terazosin [terə'zəusin]

【记】ter（音 "特"），-azosin（唑嗪，哌唑嗪类衍生物，抗高血压药）。

【类】抗高血压药；α 受体拮抗剂；治疗良性前列腺增生用药

【药】外周选择性突触后膜 α₁ 受体拮抗剂，作用机制同哌唑嗪，松

T

弛外周血管和尿道平滑肌,作用时间较长,对心排血量影响小,较少引起反射性心率加快,首剂效应较少,用于良性前列腺增生及高血压二线治疗。

【联】哌唑嗪 prazosin;多沙唑嗪 doxazosin;阿夫唑嗪 afluzosin

【量】口服,开始时一次 1mg,睡前服用,逐渐增量,常用维持剂量一次 5~10mg,一日 1 次,一日极量 20mg。

【ADR】常见头痛、体虚、体位性低血压、嗜睡、鼻充血和阳痿等。

【禁】已知对 α 受体拮抗剂敏感者、严重肝肾功能不全者、12 岁以下儿童、妊娠期妇女和哺乳期妇女禁用。

【妊】人类数据缺乏;动物数据未见致畸性。

特立帕肽
【C】
【L3】
【FDA】

teriparatide [tə'ripərə‚taid]

【记】teri(音"特立"),para(parathyroid,甲状旁腺的),-tide(多肽和糖肽,激素类似物)。

【类】抗骨质疏松药;钙代谢调节药;甲状旁腺激素类药

【药】人内源性甲状旁腺激素(PTH)的活性片段,直接作用于成骨细胞刺激骨骼形成,间接增加肠道钙的吸收,增加肾小管钙的重吸收和增强磷酸盐在肾脏的排泄,增加骨质形成,用于有骨折高发风险的绝经妇女骨质疏松症的治疗。

【联】降钙素 calcitonin;依降钙素 elcatonin

【量】皮下注射,一次 20μg,一日 1 次,注射部位应选大腿或腹部。

【ADR】常见心悸、贫血、头晕、呼吸困难、恶心、呕吐、出汗增加、低血压、抑郁等。

【禁】妊娠期及哺乳期妇女、高钙血症患者、严重肾功能不全患者、除原发性骨质疏松症和糖皮质激素诱导的骨质疏松症以外的其他骨骼代谢疾病患者、恶性骨肿瘤或伴有骨转移的患者禁用。

【警】可引起骨肉瘤发病率增加,不应用于骨肉瘤风险增加的患者。

【妊】人类数据缺乏;动物数据提示有生殖毒性。

特瑞普利
单抗

toripalimab [tɔːri'pæli‚mæb]

【记】特瑞普(音"toripa"),-li-(immune,免疫系统),-mab(单抗,单克隆抗体)。

【类】抗肿瘤药;程序性死亡受体 1(PD-1)单抗

【药】国产首个与 T 细胞表面的 PD-1 结合,阻断其与配体 PD-L1 和 PD-L2 的结合,促进 T 细胞增殖,激活 T 细胞功能,用于各种晚期黑色素瘤、鼻咽癌、尿路上皮癌、非小细胞肺癌(NSCLC)等。

【联】纳武利尤单抗 nivolumab;帕博利珠单抗 pembrolizumab

【量】静脉滴注,一次 3mg/kg 或 240mg 固定剂量,2~3 周 1 次,常用至疾病进展或发生不可耐受的毒性反应。

【ADR】十分常见贫血、ALT 和 AST 升高、血糖升高、TSH 升高、甲状腺功能减退症等多个系统不良反应。

【禁】对特瑞普利单抗或辅料存在超敏反应的患者禁用。

【妊】人类数据缺乏;动物数据提示有胚胎 - 胎儿毒性。

替比夫定 | telbivudine [tel'bivju̠di:n]

【B】

【L3】

【FDA】

【记】telbi(音"替比"),-vudine(夫定,齐多夫定衍生物,抗病毒药)。

【类】抗病毒药;核苷类逆转录酶抑制剂(NRTI)

【药】胸腺嘧啶核苷类似物,作用机制及适应证类似拉米夫定,但耐药率较低,且吸收不受食物影响,对 CYP450 酶无影响,半衰期长(40~99 小时),用于乙型肝炎病毒复制活跃或血清转氨酶 ALT 持续升高的慢性乙型肝炎。

【联】拉米夫定 lamivudine;齐多夫定 zidovudine;替诺福韦 tenofovir

【量】口服,一次 600mg,一日 1 次,不受进食影响。

【ADR】常见眩晕、头痛、腹泻、恶心、皮疹、疲劳和肌酸激酶升高等。

【禁】使用聚乙二醇干扰素的患者禁用,因会增加外周神经毒性。

【妊】人类数据提示妊娠期使用未增加出生缺陷或自然流产的风险;动物数据未见致畸性。

替勃龙 | tibolone [ˌtaibəˈləun]

【记】ti(音"替"),bol-(勃,同化激素类),-olone(龙,类固醇)。

【类】孕激素类药

【药】甲基异炔诺酮衍生物,口服后迅速代谢成 3 种化合物,兼有雌激素、孕激素及弱雄激素等多种生物活性,能够稳定更年期卵巢

T

功能衰退后的下丘脑 - 垂体系统,用于妇女绝经后骨质疏松及各种相关症状。

【联】孕酮 progesterone;美曲勃龙 metribolone

【量】口服,一次 2.5mg,一日 1 次,如症状消失可减量服用,连续服用 3 个月或更长时间。

【ADR】偶见体重增加、下腹痛、异常毛发生长、绝经后出血和阴道出血。

【禁】已确诊或怀疑的激素依赖性肿瘤、血栓性静脉炎,血栓栓塞形成等心血管病或脑血管病、原因不明的阴道流血、严重肝病患者以及妊娠期妇女禁用。

【妊】人类数据缺乏;动物数据提示有生殖毒性,妊娠期间不宜使用。

替戈拉生 | tegoprazan [ˌtegəˈprəzæn]

【记】tego(音"替戈"),-prazan(拉生,非酸依赖的质子泵抑制剂)。

【类】抗消化性溃疡药;抑酸剂;钾离子竞争性酸阻滞剂(P-CAB)

【药】新型机制的质子泵抑制剂,无须依赖酸激活,通过钾离子竞争性方式可逆性抑制 H^+、竞争性抑制 K^+-ATP 酶活性,对静息泵和活化泵均有可逆性的抑制作用,可抑制胃酸分泌,用于治疗反流性食管炎。

【联】伏诺拉生 vonoprazan;奥美拉唑 omeprazole

【量】口服,一次 50mg,一日 1 次,4~8 周为 1 个疗程,可空腹或餐后服用。

【ADR】常见血胃泌素升高、肝功能异常、高尿酸血症、高甘油三酯血症和肾功能损害。

【禁】正在服用阿扎那韦、奈非那韦或者利匹韦林的患者,妊娠期妇女及哺乳期妇女禁用。

【妊】人类数据缺乏;动物数据提示有致畸性。

替格瑞洛 | ticagrelor [tikəˈgrelə:]
【基】| 【记】tica(音"替"),-grel(格瑞,血小板凝集抑制剂)。
【C】| 【类】抗血小板药
【L4】| 【药】首个可逆的结合型口服 P2Y12 腺苷二磷酸受体拮抗剂,能
【FDA】| 可逆性地与血小板 P2Y12 ADP 受体相互作用,阻断信号转导和血

小板活化,用于急性冠脉综合征(acute coronary syndrome,ACS)或有心肌梗死病史且伴有至少一种动脉粥样硬化血栓形成事件高危因素的患者。

【联】氯吡格雷 clopidogrel;沙格雷酯 sarpogrelate

【量】口服,起始剂量为单次负荷量180mg,然后维持给药,维持剂量为一次90mg,一日2次。有心肌梗死病史:一次60mg,一日2次。

【ADR】十分常见血液疾病出血、高尿酸血症、呼吸困难;常见痛风、眩晕、低血压等。

【禁】活动性病理性出血者、有颅内出血病史者、重度肝损伤患者禁用,禁止替格瑞洛与强效CYP3A4抑制剂联合用药。

【警】可导致严重出血,有时甚至是致命的出血。每日服用超过100mg的阿司匹林维持剂量会降低替格瑞洛的有效性,应避免使用。

【妊】人类数据不足;动物数据提示有致畸性。

替加氟 | tegafur ['tegæfə:]

【记】tega(音"替加",tetrahydrofuran 四氢呋喃),-fur(氟,氟尿嘧啶)。与吉美嘧啶、奥替拉西钾组成复方制剂"替吉奥"。

【类】抗肿瘤药;抗代谢药

【药】四氢呋喃修饰的氟尿嘧啶前体药物,在体内缓慢转化为氟尿嘧啶而起抗肿瘤作用,主要作用于细胞增殖周期的S期,化疗指数为氟尿嘧啶的2倍,且毒性较小,对免疫的影响较轻,用于乳腺癌及消化道肿瘤等。

【联】氟尿嘧啶 fluorouracil;卡莫氟 carmofur

【量】口服,一次200~400mg,一日3次,总量20~40g为1个疗程;静脉滴注,一次800~1 200mg,一日1次。

【ADR】常见中性粒细胞减少症、白细胞减少症、血小板减少症、周围神经病变和腹泻等。

【禁】严重肝损伤者、妊娠期妇女及哺乳期妇女禁用。

【妊】有限的人类数据提示可能增加先天畸形的风险;动物数据提示有致畸性。

T

替加环素
【D】
【L4】
【FDA】

tigecycline [taigəˈsaikliːn]

【记】tige（音"替加"），-cycline（环素，四环素衍生物，抗生素）。俗称"老虎素"。

【类】四环素类抗生素

【药】具有甘氨酰结构新型四环素，由米诺环素结构改造而得，主要优点为克服四环素类常见耐药机制的影响，抗菌谱广，耐药率低，且肝肾毒性小，用于成年患者敏感菌所致的复杂性腹腔内感染等。

【联】米诺环素 minocycline；四环素 tetracycline；多西环素 doxycycline

【量】静脉滴注，首剂量 100mg，然后一次 50mg，12 小时给药 1 次，一般 5~14 日为 1 个疗程。

【ADR】十分常见恶心、呕吐、腹泻；常见感染、低血糖、眩晕、静脉炎等。

【禁】对本品任何成分过敏的患者禁用。

【警】注射用替加环素含有麦芽糖或乳糖，可能导致血糖浓度偏高，从而导致无法识别低血糖症或不适当的胰岛素给药。

【妊】妊娠中晚期使用可能引起乳牙永久性变色和可逆性抑制骨生长。

替考拉宁

teicoplanin [teikəuˈplænin]

【记】teico（音"替考"，teichomyceticus 浮游菌株），-planin（拉宁，放线菌属抗生素）。

【类】糖肽类抗生素

【药】从放线菌属分离得到的糖肽类抗生素，作用机制及适应证与万古霉素类似，但其毒性较小，半衰期长，用于各种严重的 MRSA 等革兰氏阳性菌感染及青霉素、头孢菌素不适用的感染。

【联】万古霉素 vancomycin；阿克拉宁 actaplanin；特拉万星 telavancin

【量】静脉注射或肌内注射，一次 200~400mg，一日 1 次。根据感染类型和严重程度以及患者功能状态调整剂量和治疗持续时间。

【ADR】常见皮疹、红斑、瘙痒、注射部位疼痛和发热；偶见白细胞减少、头晕、静脉炎、腹泻等。

【禁】对替考拉宁有过敏史者禁用。

【妊】人类数据缺乏。动物数据提示高剂量存在生殖毒性,不排除潜在胎儿耳毒性、肾毒性。

替雷利珠
单抗

tislelizumab [tis'lelizu‚mæb]

【记】tisle(音"替雷"),-li-(immune,免疫系统),-zumab(珠单抗,人源化单克隆抗体)。

【类】抗肿瘤药;程序性死亡受体 1(PD-1)单抗

【药】一款人源化重组 IgG4 抗 PD-1 单克隆抗体,作用机制同纳武利尤单抗与帕博利珠单抗,可与 PD-1 受体结合,阻断其与 PD-L1/2 的相互作用,阻断 PD-1 通路介导的免疫抑制反应,用于经典型霍奇金淋巴瘤、尿路上皮癌、非小细胞肺癌(NSCLC)和肝癌等。

【联】纳武利尤单抗 nivolumab;帕博利珠单抗 pembrolizumab

【量】静脉滴注,一次 200mg,3 周 1 次,直至疾病进展或出现不可耐受的毒性反应。

【ADR】常见肺部感染、输血相关反应、食欲缺乏、甲状腺功能减退、关节痛和蛋白尿等。

【禁】对替雷利珠单抗或辅料存在超敏反应的患者禁用。

【妊】人类数据缺乏;动物数据提示有胚胎 - 胎儿毒性。

替罗非班
【B】
【FDA】

tirofiban [tairəu'faibæn]

【记】tiro(音"替罗",tyrosine 络氨酸),-fiban(非班,纤维蛋白原受体拮抗剂)。

【类】抗血小板药

【药】非肽类血小板糖蛋白 Ⅱb/ Ⅲa 受体的可逆性拮抗剂,阻止纤维蛋白原与糖蛋白 Ⅱb/ Ⅲa 结合,从而拮抗血小板的交联和聚集,用于不稳定型心绞痛或非 Q 波心肌梗死、冠脉内斑块切除术等。

【联】利伐沙班 rivaroxaban;拉米非班 lamifiban;阿昔单抗 abciximab

【量】静脉滴注,一次 12.5mg,一日 1 次,2~5 日为 1 个疗程,可与普通肝素联用,从同一液路输入。

【ADR】与肝素联用,十分常见恶心、大便隐血、头晕;常见血尿、发热,咳血等。

【禁】活动性内出血、颅内出血史、颅内肿瘤、动静脉畸形、恶性高血压、凝血障碍（凝血酶原时间>1.3倍正常值，或 INR>1.5）及动脉瘤患者禁用。

【妊】人类数据缺乏；动物数据未见致畸性。

替米沙坦 | telmisartan [telmi'sa:tæn]
【C/D】
【L4】
【FDA】

【记】tel（音"替"），-mi-（米，imidazol，咪唑），-sartan（沙坦，血管紧张素Ⅱ受体拮抗剂，抗高血压药）。

【类】抗高血压药；血管紧张素Ⅱ受体拮抗剂（ARB）

【药】一种口服特异性血管紧张素Ⅱ受体（AT_1型）拮抗剂，能使与 AT_1 受体血管紧张素Ⅱ从结合部位上解离，作用持久，且无部分激动效应，可用于成年人原发性高血压的治疗，降低心血管风险。

【联】奥美沙坦 olmesartan；阿齐沙坦 azilsartan；坎地沙坦 candesartan

【量】口服，应个体化给药，推荐起始剂量一次 40mg，一日 1 次，日剂量在 20~80mg 的范围内，在餐时或餐后服用均可。

【ADR】常见腹痛、腹泻、胀气；偶见贫血、抑郁、心动过缓、关节炎等。

【禁】胆道阻塞性疾病患者、严重肝损伤患者、妊娠中晚期（第 2 个及第 3 个三月期间）妇女和哺乳期妇女禁用。

【警】当发现妊娠时，应尽快停用替米沙坦。

【妊】人类数据提示妊娠中晚期使用有致畸性。

替莫唑胺 | temozolomide [timəu'zəulə,maid]
【D】
【L5】
【FDA】

【记】tem（音"替莫"），-ozolomide（唑胺，咪唑甲酰胺类烷化剂）。

【类】抗肿瘤药；烷化剂

【药】具有甲酰胺类结构的前体烷化剂，转化为活性化合物 MTIC 发挥烷化作用，抗肿瘤谱广，耐酸，可口服，易透过血脑屏障，与其他化疗药物合用无叠加毒性，用于治疗胶质母细胞瘤和间变性星形细胞瘤。

【联】达卡巴嗪 dacarbazine；米托唑胺 mitozolomide

【量】口服，一次 100~300mg，一日 1 次。服用前后常需使用止吐药。

【ADR】十分常见恶心、呕吐、头痛、疲劳、脱发、皮疹等;常见高血糖、血小板减少等。

【禁】对本药及达卡巴嗪过敏者(均代谢为 MTIC)、严重骨髓抑制患者和妊娠期妇女禁用。

【警】有包括致命性肝衰竭在内的肝损伤风险,请配合医生及时进行肝功能检测。

【妊】人类数据缺乏,基于药物作用机制及动物数据,妊娠期使用可能导致胎儿伤害。

替尼泊苷　teniposide [teni'pəusaid]

【D】
【L4】
【FDA】

【记】teni(音"替尼",thienyl 噻吩),-poside(泊苷,鬼臼毒素糖苷类衍生物抗肿瘤药)。

【类】植物来源抗肿瘤药;拓扑异构酶抑制剂

【药】半合成的鬼臼毒素糖苷类衍生物,作用机制、适应证与依托泊苷类似,属周期特异性细胞毒性药物,抑制拓扑异构酶 II,引起 DNA 断裂,阻断有丝分裂于 S 期和 G_2 期,用于淋巴瘤、中枢神经系统肿瘤及膀胱癌等。

【联】依托泊苷 etoposide;鬼臼毒素 podophyllotoxin;托泊替康 topotecan

【量】静脉滴注,一次 50~100mg,一日 1 次,连用 3~5 日,3~4 周重复。老年及骨髓功能欠佳、多次化疗患者酌情减量。

【ADR】常见恶心、呕吐、贫血、脱发;偶见肾功能不全、高血压、头痛等。

【禁】严重白细胞减少或血小板减少患者禁用。

【警】初次或者重复使用可能出现超敏反应和骨髓抑制导致的感染。

【妊】人类数据缺乏;动物数据提示有胚胎毒性和致畸性。

替诺福韦　tenofovir ['tænəu,fəvə:]

【基】
【B】
【L5】
【FDA】

【记】teno(音"替诺"),-fovir(福韦,膦酸类衍生物,抗病毒药),常制备成酯前体药物,如富马酸替诺福韦二吡呋酯。

【类】核苷类抗病毒药;核苷类逆转录酶抑制剂(NRTI)

【药】磷酸腺苷的开环核苷膦化二酯结构类似物,在体内形成二磷酸替诺福韦(链末端终止剂),与天然底物三磷酸脱氧腺苷竞争嵌

T

入病毒 DNA 中,导致 DNA 链终止,同时能抑制 HIV-1 逆转录酶和 HBV 逆转录酶的活性,用于 HIV-1 感染和慢性乙型肝炎。

【联】丙酚替诺福韦 tenofovir alafenamide；艾米替诺福韦 tenofovir amibufenamide

【量】口服,一次 300mg,一日 1 次,不受食物影响。

【ADR】十分常见低磷血症、腹泻、皮疹、乏力、头晕；常见胀气、转氨酶升高等。

【禁】禁用于先前对本药物中任何一种成分过敏的患者。

【警】乙型肝炎治疗后急性加重。对于终止抗乙型肝炎治疗的 HBV 感染患者,应密切监测肝功能至少几个月。

【妊】有限的人类数据提示妊娠期使用未见致畸性。

替普瑞酮 | teprenone [ˈteprənəun]

【记】tepren（音"替普瑞",terprene 萜烯）,-one（酮）。注意与 -renone（利酮,螺内酯类醛固酮拮抗剂）区别。

【类】抗胃溃疡药；胃黏膜保护剂

【药】具有广谱抗溃疡作用的一种萜烯类衍生物,作用机制与吉法酯类似,可促进胃黏膜、胃黏液中主要的再生防御因子、高分子糖蛋白、磷脂的合成与分泌,用于急性胃炎、慢性胃炎急性加重期及胃溃疡等。

【联】吉法酯 gefarnate；麦滋林 marzulene

【量】餐后口服,一次 50mg,一日 3 次。

【ADR】可见瘙痒、头痛、恶心、呕吐和便秘等。

【禁】对本品中替普瑞酮及其他成分过敏者禁用。

替硝唑 | tinidazole [tiˈnidəˌzəul]
【基】
【OTC】
【C】
【L3】
【FDA】

【记】ti-（音"替",同 thi-,硫,硫取代的）,-nidazole（硝唑,硝基咪唑类衍生物,抗菌药）。

【类】合成抗菌药；硝基咪唑类抗菌药

【药】甲硝唑的磺酰衍生物,口服吸收迅速完全,抗厌氧菌和抗阿米巴等原虫的作用更强,其抗原虫的机制为抑制其氧化还原反应,使其氮链发生断裂,从而杀死原虫,用于厌氧菌感染及泌尿生殖道毛滴虫病等。

【联】甲硝唑 metronidazole；奥硝唑 ornidazole；塞克硝唑 secnidazole

【量】口服，一次 1 000~2 000mg，一日 1 次，建议饭后服用减少上腹部不适等；静脉滴注，一次 800mg，一日 1 次。

【ADR】可见口腔金属味、厌食、恶心、呕吐、中性粒细胞减少、双硫仑样反应、黑尿等。

【禁】有活动性中枢神经疾病和血液病患者、妊娠早期及哺乳期妇女禁用。

【警】长期使用具有致癌性。

【妊】有限的人类数据提示妊娠期使用未见畸形风险增加。

替扎尼定 | tizanidine ['tizənaiˌdiːn]
【C】 | 【记】tiza（音"替扎"），-nidine（乐定或尼定，可乐定衍生物）。
【L4】 | 【类】骨骼肌松弛药
【FDA】 | 【药】中枢性肌松药，可选择性地抑制与肌肉过度紧张有关的多突触机制，减少中间神经元释放兴奋性氨基酸，用于疼痛性肌痉挛，神经性强直状态，对传统疗法不能控制的慢性紧张性头痛可能也有作用。

【联】乙哌立松 eperisone；美索巴莫 methocarbamol

【量】口服，一次 2~4mg，一日 3 次，严重疼痛者，可于晚间加用 2~4mg；需个体化剂量滴定，一日极量 36mg。

【ADR】常见疲乏、嗜睡、口干、痉挛程度或张力增加、头昏、眩晕和虚弱等。

【禁】服用强效 CYP1A2 抑制剂（如氟伏沙明或环丙沙星）的患者禁用。

【妊】人类数据不足；动物数据提示胚胎毒性，但无致畸性。

酮咯酸 | ketorolac [ketəuˈrɔlæk]
【C/D】 | 【记】keto（酮，酮基），rol（pyrrole 吡咯类衍生物），-ac（酸，异丁芬酸类或芳酸类衍生物）。
【L2】 |
【FDA】 | 【类】非甾体抗炎药（NSAID）

【药】吡咯酸的衍生物,主要通过抑制环氧合酶,阻断前列腺素合成,发挥镇痛、抗炎、解热及抑制血小板聚集作用,尤其镇痛作用为强,注射给药镇痛作用近似吗啡 6~12mg,用于中重度疼痛(如术后、骨折、牙痛及癌性疼痛等)的止痛等。

【联】阿司匹林 aspirin;双氯芬酸 diclofenac;舒林酸 sulindac

【量】口服,一次 10~30mg,一日 1~4 次;肌内注射或静脉注射,一次 10~60mg,一日极量 120mg。口服或注射液用药时间一般不超过 5 日。

【ADR】十分常见恶心、消化不良、头痛;常见腹痛、嗜睡、便秘、高血压等。

【禁】有活动性或既往曾复发消化性溃疡 / 出血、肝肾疾病、心脏病、高血压患者禁用。禁用于冠状动脉搭桥术(CABG)围手术期疼痛的治疗。

【警】治疗中重度急性疼痛,仅限于短期使用(≤ 5 日);对于老年患者(体重<50kg)和血清肌酐升高患者的使用剂量不超过 60mg/d。

【妊】人类数据提示妊娠早期使用可能增加流产风险,妊娠晚期使用可能引起胎儿肾功能损害、肺动脉导管早闭。

酮康唑
【C】
【L2】
【FDA】

ketoconazole [ˌkiːtəʊˈkəʊnəˌzəʊl]

【记】keto(酮,酮基),-conazole(康唑,咪康唑衍生物,抗真菌药)。

【类】咪唑类抗真菌药

【药】咪唑类广谱抗真菌药,作用机制同克霉唑,抑制真菌细胞膜成分麦角固醇的合成,因难以透过血脑屏障,不用于脑部真菌感染,全身应用肝脏毒性明显,主要外用治疗局部真菌感染。

【联】克霉唑 clotrimazole;氟康唑 fluconazole

【量】局部外用,一日 1~3 次,用药后可快速见效,但为减少复发,应连续使用 2~6 周。口服,一次 200mg,一日 1 次(2015 年退市)。

【ADR】常见用药部位红斑、瘙痒、皮肤烧灼感;偶见用药部位炎症、干燥等。

【禁】对酮康唑、咪唑类药物或亚硫酸盐过敏者禁用,对本品任何组分过敏者禁用。

【警】避免将酮康唑片用于治疗皮肤和指甲真菌感染,可能导致严重的肝损伤、肾上腺素问题。

【妊】有限的人类数据提示妊娠期使用未增加先天畸形的风险；动物数据未见致畸性。

酮洛芬	ketoprofen [keˈtɔprəuˌfen]
【OTC】【B/D】【FDA】	

【记】keto(酮,酮基),-profen(洛芬,异丁芬酸类衍生物,抗炎镇痛药)。

【类】非甾体抗炎药(NSAID)

【药】酮基布洛芬,作用与酮洛芬类似,作用更强,但不良反应也较多,有一定的中枢性镇痛作用,用于风湿性或类风湿关节炎、骨关节炎、痛风、痛经等,也用于关节扭伤、软组织损伤及术后疼痛等。

【联】布洛芬 ibuprofen;芬布芬 fenbufen;酮替芬 ketotifen

【量】口服,一次 50mg,一日 3~4 次,一日极量 200mg,宜饭后服或与食物同服;局部外用,一日 1~2 次。

【ADR】常见胃烧灼感、胃痛、头痛及眩晕;偶见恶心、呕吐、腹泻、便秘、瘙痒、焦虑等。

【禁】对阿司匹林或其他非甾体抗炎药有过敏者、有活动性消化性溃疡者、妊娠期妇女及哺乳期妇女禁用。禁用于冠状动脉旁路移植术。

【妊】人类数据提示妊娠早期使用可能增加流产风险,妊娠晚期使用可能引起胎儿肾功能损害、肺动脉导管早闭。

酮替芬	ketotifen [keˈtəutiˌfen]
【OTC】【C】【L3】【FDA】	

【记】keto(酮,酮基),-tifen(音"替芬",thiophene 噻吩类衍生物)。

【类】抗组胺药;过敏介质阻滞药

【药】强效抗组胺和过敏介质阻滞药,抗组胺作用约为氯苯那敏的 10 倍,且长效,还有抑制白三烯的功能、一定的中枢抑制作用及抗胆碱作用,用于防治多种类型的支气管哮喘、过敏性炎症及急慢性荨麻疹等。

【联】色甘酸钠 sodium cromoglicate;氮䓬斯汀 azelastine;曲尼司特 tranilast

【量】口服,一次 1mg,一日 1~2 次,早、晚服用;滴鼻,一次 1~2 滴,一日 1~3 次。

【ADR】常见嗜睡、倦怠、口干、恶心等;偶见头痛、头晕、迟钝以及体重增加。

【禁】对本品过敏者禁用。

【妊】尚无妊娠期妇女用药的充分良好对照的研究；动物数据未见致畸性。

头孢氨苄　cefalexin [sefəˈleksin]

【基】

【B】

【L1】

【FDA】

【记】cef-（头孢，头孢菌素类抗生素），alexin（补体，杀菌素）。又称"先锋 4 号"。

【类】第一代头孢菌素类抗生素

【药】首个半合成口服头孢菌素，耐酸，口服吸收良好，吸收率可达 90%，抗菌谱与头孢噻吩相似，耐药率高，对铜绿假单胞菌无作用，用于呼吸道、尿路、皮肤、软组织及妇产科等轻度感染，也常用于中耳炎。

【联】头孢羟氨苄 cefadroxil；头孢拉定 cefradine

【量】口服，一次 250~500mg，一日 3~4 次，肾功能减退患者酌情减量。

【ADR】偶见恶心、呕吐、腹泻、软便、腹痛、食欲缺乏、胃部不适感等。

【禁】对头孢菌素过敏者及有青霉素过敏性休克或即刻反应史者禁用。

【妊】多数人类数据提示妊娠期使用未增加先天畸形的风险。

头孢吡肟　cefepime [sefəˈpaim]

【B】

【L2】

【FDA】

【记】cef-（头孢，头孢菌素类抗生素），epime（音"吡肟"，具有吡咯烷基肟结构）。

【类】第四代头孢菌素类抗生素

【药】第四代头孢菌素，抗革兰氏阳性和革兰氏阴性菌谱较为平衡，对金黄色葡萄球菌和铜绿假单胞菌都有很好的抗菌活性，对 β- 内酰胺酶特别是 AMPC 酶也更加稳定，对厌氧菌作用较弱，用于敏感细菌引起的中重度感染。

【联】头孢匹罗 cefpirome；头孢噻利 cefoselis

【量】静脉滴注，一次 1~2g，一日 2~3 次；给药剂量和给药途径随致病微生物的敏感性、感染严重程度、患者整体状况的不同而有所改变。

【ADR】常见过敏、皮疹、腹泻；偶见恶心、呕吐、口腔假丝酵母菌感染等。

【禁】对 L- 精氨酸、头孢菌素、青霉素或其他 β- 内酰胺类抗生素有即刻过敏反应的患者禁用。

【妊】多数人类数据提示妊娠期使用未增加先天畸形的风险,妊娠期使用头孢菌素通常认为较安全。

头孢地嗪 | cefodizime [sefəˈdizaim]

【记】cefo-(cef-,头孢,头孢菌素类抗生素),dizine(音"地嗪")。

【类】第三代头孢菌素类抗生素

【药】长效第三代头孢菌素,半衰期较长(2.5~4 小时),组织分布广泛,是唯一具有生物反应调节作用的头孢菌素类抗菌药,用于敏感菌引起的呼吸道、尿路感染及淋病等,尤适用于免疫缺陷患者合并感染的治疗。

【联】头孢曲松 ceftriaxone;头孢噻肟 cefotaxime

【量】静脉滴注,一次 1~2g,一日 1~2 次。

【ADR】可见荨麻疹、恶心、呕吐、腹泻、血清转氨酶及胆红素升高等。

【禁】对头孢菌素类药物过敏者禁用。

【妊】人类数据缺乏;动物数据未见致畸性。妊娠期使用头孢菌素通常认为较安全。

头孢呋辛 | cefuroxime [ˌsefjuˈrɔksiːm]
【基】
【B】　　　【记】cef-(头孢,头孢菌素类抗生素),ur(furan 呋喃),oxime(肟,
【L2】　　肟类衍生物)。
【FDA】
【类】第二代头孢菌素类抗生素

【药】第二代头孢菌素代表品种,较第一代头孢菌素具有较强的抗革兰氏阴性菌的活性,特别是抗流感嗜血杆菌作用较强,对多数 β- 内酰胺酶稳定,用于敏感细菌造成的感染及有术后感染风险外科手术感染预防。

【联】头孢孟多 cefamandole;头孢替安 cefotiam

【量】口服,一次 250~500mg,一日 2 次;肌内注射或静脉注射,一次 0.75~1.5g,一日 3 次。

【ADR】常见中性粒细胞减少症、嗜酸粒细胞增多、一过性转氨酶升高、注射部位疼痛及血栓性静脉炎等。

【禁】对头孢菌素类药物过敏者禁用。

T

【妊】多数人类数据提示妊娠期使用未增加先天畸形的风险,妊娠期使用头孢菌素通常认为较安全。

头孢克洛　cefaclor ['sefəklɔ:]
【B】　【记】cefa-(cef-,头孢,头孢菌素类抗生素),-clor(clo-,含氯的)。
【FDA】　系头孢氨苄的氯取代物,又称"头孢氯氨苄"。
　　　　【类】第二代头孢菌素类抗生素
　　　　【药】第二代头孢菌素代表品种,口服吸收良好,抗菌谱较其他的第一代头孢菌素略广,与头孢唑林相似,对葡萄球菌、肺炎链球菌、大肠埃希菌等有良好抗菌作用,用于敏感菌所致的呼吸道、尿路、皮肤及软组织感染。
　　　　【联】头孢丙烯 cefprozil;头孢呋辛酯 cefuroxime axetil
　　　　【量】口服,一次 250~500mg,一日 3 次,一日极量 4g。
　　　　【ADR】常见超敏反应、腹泻、转氨酶水平升高、一过性淋巴细胞减少等。
　　　　【禁】对头孢菌素类药物过敏者禁用。
　　　　【妊】多数人类数据提示妊娠期使用未增加先天畸形的风险,妊娠期使用头孢菌素通常认为较安全。

头孢克肟　cefixime [seˈfiksaim]
【B】　【记】cefi-(cef-,头孢,头孢菌素类抗生素),xime(oxime,肟,肟类)。
【L2】　【类】第三代头孢菌素类抗生素
【FDA】　【药】口服第三代头孢菌素,抗菌谱广,对 β- 内酰胺酶具有较强的稳定性,对革兰氏阴性抗菌作用强于第一、二代头孢菌素,对革兰氏阳性菌作用较弱,用于敏感菌所致的支气管炎、肾盂肾炎、胆囊炎、尿道炎、鼻窦炎等。
　　　　【联】头孢地尼 cefdinir;头孢妥仑匹酯 cefditoren pivoxil
　　　　【量】口服,一次 50~200mg,一日 2 次。
　　　　【ADR】常见皮疹、荨麻疹、红斑;少见瘙痒、发热、浮肿等。
　　　　【禁】对头孢菌素类药物过敏者禁用。
　　　　【妊】多数人类数据提示妊娠期使用未增加先天畸形的风险,妊娠期使用头孢菌素通常认为较安全。

T

头孢拉定
【基】
【B】
【L1】
【FDA】

cefradine [seˈfreidiːn]

【记】cef-(头孢,头孢菌素类抗生素),radine(音"拉定")。又称"先锋6号"。

【类】第一代头孢菌素类抗生素

【药】口服第一代头孢菌素,作用与头孢氨苄相当,较头孢噻吩、头孢噻啶弱,对于金黄色葡萄球菌、溶血性链球菌、大肠埃希菌、肺炎克雷伯菌等有抗菌作用,用于敏感菌所致的呼吸道、泌尿生殖系统及软组织感染。

【联】头孢氨苄 cefalexin;头孢唑林 cefazolin

【量】口服,一次250~500mg,一日3~4次;肌内注射、静脉注射或滴注,一次0.5~1g,一日4次。

【ADR】常见舌炎、恶心、呕吐、腹泻、上腹部不适、腹痛以及结肠炎等。

【禁】对头孢菌素类药物过敏者、有青霉素过敏性休克或即刻反应史者禁用。

【妊】多数人类数据提示妊娠期使用未增加先天畸形的风险,妊娠期使用头孢菌素通常认为较安全。

头孢米诺

cefminox [sefmiˈnɔks]

【记】cef-(头孢,头孢菌素类抗生素),minox(音"米诺",含 amino 氨基和 methoxy 甲氧基)。

【类】头孢菌素类抗生素;头霉素类

【药】半合成的头霉素衍生物,唯一在国内上市的第三代头霉素类,作用近似第三代头孢菌素,对厌氧菌具有很强的抗菌活性,用于对敏感菌引起的呼吸系统、泌尿生殖系统感染及败血症等。

【联】头孢西丁 cefoxitin;头孢美唑 cefmetazole

【量】静脉滴注,一次1g,一日3~4次;对于败血症、难治性或重症感染症,日剂量可增至6g。

【ADR】偶见肝损伤、嗜酸粒细胞增多、皮疹、腹泻、恶心等。

【禁】对头孢烯类抗生素有过敏既往史者建议禁用,必要时慎用。

【妊】有限的人类数据提示妊娠期使用未增加先天畸形的风险;动物数据未见致畸性。

T

头孢哌酮
【B】
【FDA】

cefoperazone [ˌsefəuˈperəˌzəun]

【记】cefo（cef-,头孢,头孢菌素类抗生素）,-peraz-（piperazine 哌嗪）,-one（酮）。

【类】第三代头孢菌素类抗生素

【药】第三代头孢菌素代表性品种,对假单胞菌有效,对铜绿假单胞菌和肠道杆菌等革兰氏阴性菌和革兰氏阳性菌有较强的抗菌活性,组织穿透力强、分布广,用于敏感菌引起的皮肤、软组织、呼吸道、泌尿生殖系统、胆道和腹腔内感染等。

【联】头孢他定 ceftazidime；舒巴坦 sulbactam

【量】静脉注射或静脉滴注,一次 1~3g,一日 2~3 次,一日极量 9g,肾功能损害患者酌情减量。

【ADR】十分常见中性粒细胞减少、血红蛋白下降、转氨酶升高；常见凝血障碍、腹泻、皮疹、发热等。

【禁】对头孢菌素类药物过敏者禁用。

【妊】有限的人类数据提示妊娠期使用未增加先天畸形的风险。

头孢曲松
【基】
【B】
【L1】
【FDA】

ceftriaxone [ˌseftraiˈæksəun]

【记】cef-（头孢,头孢菌素类抗生素）,-tria-（triazine,三嗪类）,-one（酮）。

【类】第三代头孢菌素类抗生素

【药】第三代头孢菌素,抗菌谱与头孢噻肟近似,对革兰氏阳性菌有中度抗菌作用,对革兰氏阴性菌作用强,半衰期长（6~8 小时）,用于肺炎、耳鼻喉感染、生殖系统等各种感染及术前预防性应用。

【联】头孢地嗪 cefodizime；头孢哌酮 cefoperazone

【量】肌内注射、静脉注射或静脉滴注,一次 1~2g,一日 1 次；危重或敏感菌感染,可增至 4g,一日 1 次。

【ADR】常见嗜酸性粒细胞增多、白细胞减少、血小板减少、皮疹和转氨酶升高等。

【禁】对头孢菌素类药物过敏者、高胆红素血症的新生儿和早产儿禁用。

【警】与含钙剂或含钙产品合用可能导致致死性结局。

【妊】人类数据提示妊娠期使用不增加胎儿先天畸形或不良反应的风险,妊娠期使用头孢菌素通常认为较安全。

头孢噻吩
【B】
【FDA】

cefalotin [sefə'ləutin]

【记】cef-(头孢,头孢菌素类抗生素),alo(acetyloxymethyl,乙酰氧甲基)。又称"先锋 1 号"。

【类】第一代头孢菌素类抗生素

【药】第 1 个上市头孢菌素,通过与细菌细胞壁上的青霉素结合蛋白(PBP)结合,干扰细菌细胞壁合成从而发挥抗菌作用,用于耐青霉素金黄色葡萄球菌和敏感革兰氏阴性杆菌所致的呼吸道、尿路等感染。肾毒性较大,现已少用。

【联】头孢噻啶(先锋 2 号) cefaloridine;头孢来星(先锋 3 号) cefaloglycin

【量】肌内注射或静脉注射,一次 0.5~1g,一日 3~4 次;严重感染,一日剂量可加至 6~8g。

【ADR】常见注射部位局部疼痛、皮疹、嗜酸性粒细胞增多、药物热;偶见粒细胞减少和溶血性贫血等。

【禁】有头孢菌素类药物过敏和有青霉素过敏性休克史者禁用。

【妊】多数人类数据提示妊娠期使用未增加先天畸形的风险,妊娠期使用头孢菌素通常认为较安全。

头孢噻肟
【B】
【L2】
【FDA】

cefotaxime [ˌsefə'tæksi:m]

【记】cefo(cef-,头孢,头孢菌素类抗生素),taxime(噻肟,thia- 噻,oxime 肟,肟类衍生物)。

【类】第三代头孢菌素类抗生素

【药】第三代头孢菌素代表品种,较之第一、二代头孢菌素,抗革兰氏阴性菌作用更强,对 β- 内酰胺酶更稳定,抗菌谱更广,用于敏感菌引起的脑膜炎、败血症及呼吸道、尿路、腹腔感染等。

【联】头孢唑肟 ceftizoxime;头孢甲肟 cefmenoxime

【量】肌内注射或静脉滴注,一次 0.5~2g,一日 2~3 次,一日极量 12g。

【ADR】常见皮疹、药物热、静脉炎、恶心、呕吐、食欲缺乏;偶见头痛、麻木、呼吸困难和面部潮红等。

【禁】对头孢菌素类药物过敏者及有青霉素过敏性休克或即刻反应史者禁用。

【妊】多数人类数据提示妊娠期使用未增加先天畸形的风险,妊娠期使用头孢菌素通常认为较安全。

T

头孢他啶 | ceftazidime [sef'tæzidi:m]

【基】 | 【记】cef-(头孢,头孢菌素类抗生素),tazi(音"他"),di-(pyridin,
【B】 | 吡啶),me(methyl,甲基)。
【L1】 | 【类】第三代头孢菌素
【FDA】 | 【药】半合成的第三代头孢菌素,对革兰氏阳性菌的作用与第一代
头孢菌素近似或略弱,对革兰氏阴性菌作用较强,抗铜绿假单胞菌
作用突出,用于由敏感细菌引起的单一感染及由 2 种或 2 种以上
的敏感菌引起的混合感染。

【联】头孢哌酮 cefoperazone;头孢曲松 ceftriaxone

【量】肌内注射或静脉滴注,一次 0.5~1g,一日 2~3 次。剂量依病
情严重程度而定,一日极量 6g。

【ADR】常见瘙痒、皮疹、发热等;偶见头痛、眩晕和感觉异常等。

【禁】对头孢菌素类药物过敏者禁用。

【妊】多数人类数据提示妊娠期使用未增加先天畸形的风险,妊娠
期使用头孢菌素通常认为较安全。

头孢西丁 | cefoxitin ['sefɔksitin]

【B】 | 【记】cefo(cef-,头孢,头孢菌素类抗生素),xitin(音"西丁")。
【L1】 | 【类】头孢菌素类抗生素;头霉素类
【FDA】 | 【药】第二代头霉素类,结构母核、抗菌性能与第二代头孢菌素类
似,对革兰氏阴性菌及厌氧菌有较强的抗菌作用,对 β- 内酰胺酶
稳定,用于敏感菌所致的呼吸道、泌尿生殖系统、骨和关节、皮肤和
软组织等感染。

【联】头孢美唑 cefmetazole;头霉素 cephamycin

【量】静脉滴注,一次 1~2g,一日 3~4 次。肾功能不全者需按肌酐
清除率调整剂量。

【ADR】常见皮疹、瘙痒、嗜酸性粒细胞增多;偶见低血压、腹泻、
恶心、呕吐、白细胞减少等。

【禁】对头孢菌素类药物过敏者禁用。避免用于有青霉素过敏性
休克病史者。

【妊】多数人类数据提示妊娠期使用未增加先天畸形的风险,妊娠
期使用头孢菌素通常认为较安全。

头孢唑林　　cefazolin [ˈsefəzəulin]

【基】

【B】

【L1】

【FDA】

【记】cef-(头孢,头孢菌素类抗生素),azolin(azoline 唑啉)。又称"先锋 5 号"。

【类】第一代头孢菌素

【药】第一代头孢菌素,抗菌谱类似于头孢氨苄,对革兰氏阳性菌作用较强,半衰期和峰浓度为其他第一代头孢菌素的 2~3 倍,是第一代头孢菌素中最优越品种,用于敏感细菌所致的多种感染,也可作为外科手术前的预防用药。

【联】头孢乙腈 cephacetrile;头孢硫脒 cefathiamidine

【量】肌内注射或静脉注射,一次 500~1 000mg,一日 3~4 次。肾功能不全者需按肌酐清除率调整剂量。

【ADR】常见药疹、嗜酸性粒细胞增高等。

【禁】对头孢菌素类药物过敏者禁用。

【妊】多数人类数据提示妊娠期使用未增加先天畸形的风险,妊娠期使用头孢菌素通常认为较安全。

托吡卡胺　　tropicamide [ˌtrɔ:pikəˈmaid]

【C】

【L3】

【FDA】

【记】trop-(音"托吡",阿托品衍生物,抗胆碱药),-amide(酰胺)。

【类】抗胆碱药;M 受体拮抗剂;眼科用药

【药】托品酸酰胺衍生物,作用与阿托品类似,脂溶性较高,组织扩散力强,能阻滞乙酰胆碱引起的虹膜括约肌及睫状肌兴奋作用,起效快而作用维持时间短,用于散瞳、调节麻痹及屈光检查等,也可用于防治假性近视。

【联】阿托品 atropine;后马托品 homatropine;噻托溴铵 tiotropium bromide

【量】滴眼,一次 1~2 滴,间隔 3~5 分钟滴第 2 次,根据症状适当增减。

【ADR】可见眼睑炎、瘙痒感、眼压上升、口渴、恶心、面部潮红、心率加快等。

【禁】闭角型青光眼患者禁用。婴幼儿有脑损伤、痉挛性麻痹及 21-三体综合征反应强烈的患者应禁用。

【妊】人类数据缺乏;动物数据未见致畸性。

T

托吡酯	topiramate [tɔˈpirəmeit]
【C】	【记】topira（音"托吡"，fructopyranose，吡喃果糖），-mate
【L3】	（sulfamate，磺酸酯）。
【FDA】	【类】抗癫痫药

【药】磺酸基取代的吡喃果糖类衍生物，新型广谱抗癫痫药，抑制电压依赖性 Na$^+$ 通道，并能抑制谷氨酸介导的神经细胞兴奋作用，远期疗效好，无明显耐受，用于局限性发作和大发作，尤适于辅助药物治疗难治性癫痫。

【联】奥卡西平 ocarbazepine；乙琥胺 ethosuximide；拉莫三嗪 lamotrigine

【量】口服，初始剂量每晚 25~50mg，每周增加 25mg，常用有效剂量 200~300mg/d。

【ADR】常见嗜睡、头晕、疲乏、体重下降、厌食症、抑郁、记忆障碍、味觉障碍等。

【禁】服用本药缓释制剂 6 小时内禁止饮酒。禁用于服用二甲双胍的代谢性酸中毒患者。

【警】导致神经发育障碍风险增加。

【妊】人类数据提示妊娠期使用可增加先天畸形的风险。

托泊替康	topotecan [təuˈpɒtəˌkæn]
【D】	【记】topo（音"托泊"，topoisomerase 拓扑异构酶），-tecan（替康，喜
【FDA】	树碱衍生物，抗肿瘤药）。

【类】植物来源抗肿瘤药；拓扑异构酶抑制剂

【药】半合成喜树碱衍生物，首个上市的拓扑异构酶 I 抑制剂，能诱导 DNA 单链可逆性断裂从而发挥抗肿瘤作用，适用于初始化疗或序贯化疗失败的卵巢癌、子宫癌及一线化疗失败的小细胞肺癌。

【联】喜树碱 camptothecin；伊立替康 irinotecan；依托泊苷 etoposide

【量】静脉滴注，一次 1~2mg，一日 1 次，连续用药 5 日，通常 3 周为 1 个疗程。

【ADR】常见骨髓抑制、头痛、呼吸困难、胃肠道反应、脱发、转氨酶升高等。

【禁】妊娠期或哺乳期妇女、严重骨髓抑制患者禁用。

【警】可导致严重的骨髓抑制。

【妊】根据动物研究及药物作用机制,妊娠期使用可能导致对胎儿的伤害。

托伐普坦
【C】
【FDA】

tolvaptan [tɔl'væptæn]

【记】托(音"tol"),-vaptan(普坦,血管加压素受体拮抗剂)。

【类】利尿药;血管加压素受体拮抗剂

【药】选择性的血管加压素 V_2 受体拮抗剂,与受体亲和力是天然精氨酸血管加压素[arginine vasopression,AVP,又称"抗利尿激素(ADH)"]的 1.8 倍,能拮抗 AVP 的作用,促进水、尿液排泄,降低尿渗透压,提高血钠浓度,用于低钠血症及心力衰竭引起的体液潴留等。

【联】布美他尼 bumetanide;利伐普坦 lixivaptan

【量】口服,起始剂量为 15mg,一日 1 次;24 小时后可增加至 30mg 或者 60 mg,一日 1 次。

【ADR】常见口渴、口干、尿频、尿量增加、恶心、头晕、血钠升高、血尿酸升高、血肌酐升高等。

【禁】急需快速升高血清钠浓度,无法正常感知口渴及反应,无尿,高钠血症,难以给予适当补水的肝性脑病患者禁用。禁与强 CYP3A4 抑制剂合用。

【警】密切监测血清钠水平。不用于常染色体显性遗传多囊肾病。

【妊】人类数据缺乏;动物数据提示有胚胎毒性。

托法替布
【L4】
【FDA】

tofacitinib [təu'fæsiti̩nib]

【记】tofa(音"托法"),-citinib(替布或替尼,酪氨酸激酶抑制剂)。

【类】抗肿瘤药;免疫抑制药;JAK 抑制剂

【药】首个国内上市的 JAK 抑制剂,在 JAK 信号转导通路进行调节,阻断 STAT 磷酸化和激活,用于中重度活动性类风湿关节炎(RA),可与甲氨蝶呤或其他非生物改善病情抗风湿药(DMARD)联合使用。

【联】芦可替尼 ruxolitinib；巴瑞替尼 baricitinib；阿布昔替尼 abrocitinib

【量】口服，一次 5mg，一日 1~2 次。根据肝肾功能、淋巴细胞及中性粒细胞计数等剂量调整。

【ADR】可见头痛、上呼吸道感染、肌酸磷酸激酶升高或发热、痤疮、胆固醇水平升高。

【禁】勿在淋巴细胞绝对计数低于 500 细胞 /mm^3、中性粒细胞绝对计数（ANC）低于 1 000 细胞 /mm^3 或血红蛋白水平低于 9g/dl 的患者中用药。

【警】严重感染的风险；与肿瘤坏死因子 α 抑制药比较，全因死亡率、恶性肿瘤发生率、主要不良心血管事件发生率以及血栓形成风险较高。

【妊】人类数据缺乏、动物数据提示低风险（与甲氨蝶呤合用时禁用）。

托拉塞米　　torasemide [təurə'semaid]
　【B】
【FDA】　　【记】tora（音 "托拉"），-semide（塞米，呋塞米衍生物，利尿药）。

【类】高效利尿药；袢利尿药

【药】高效袢利尿药，作用机制及适应证与呋塞米类似，口服吸收快且生物利用度较高（80%~90%），通过双通道途径代谢，在肾功能不全时很少产生蓄积，用于各种水肿性疾病、高血压、急慢性肾衰、肝硬化腹水及药物中毒等。

【联】呋塞米 furosemide；布美他尼 bumetanide

【量】口服或静脉注射，初始剂量一次 5~10mg，一日 1 次，递增至一次 10~20mg，一般维持剂量为 5mg，一日极量 40mg。

【ADR】常见头痛、眩晕、食欲缺乏、肌肉痉挛、代谢异常、便秘、腹泻等。

【禁】磺酰脲类药物过敏、肾衰竭的无尿期、肝性昏迷前期或昏迷、低血压、血容量不足、低钠血症、低钾血症、严重排尿障碍等的患者禁用。

【妊】人类数据不足，动物数据未见致畸性。

托莫西汀
【C】
【L4】
【FDA】

atomoxetine [ætə'mɔksi̩tain]

【记】atom(音"托莫"),-oxetine(西汀,氟西汀衍生物,抗抑郁药)。

【类】抗抑郁药;去甲肾上腺素再摄取抑制剂(NARI)

【药】甲苯氧苯丙胺类衍生物,为选择性去甲肾上腺素(NA)再摄取抑制剂,对 NA 转运体具有较高亲和力和选择性,增强脑内 NA 功能,促进认知的完成和注意力的集中,确切机制尚待明确,用于儿童和青少年的注意缺陷多动障碍(attention deficit hyperactivity disorder,ADHD)。

【联】哌甲酯 methylphenidate;瑞波西汀 reboxetine;帕罗西汀 paroxetine

【量】口服,一次 0.7~1.4mg/kg,一日 2 次,一日极量 100mg,通常需长期用药。

【ADR】常见食欲缺乏、腹痛、胃部不适、头痛、嗜睡、心率加快等。

【禁】闭角型青光眼、嗜铬细胞瘤和严重心血管疾病患者禁用。禁止与单胺氧化酶抑制剂合用。

【警】儿童和青少年患者出现自杀意识的风险增加。

【妊】有限的人类数据提示妊娠期使用可增加不良结局的风险。

托瑞米芬
【D】
【L4】
【FDA】

toremifene [tɔrə'mifi:n]

【记】tore(音"托瑞"),-(x)ifene(芬或昔芬,氯米芬及他莫昔芬衍生物,抗雌激素类药)。

【类】抗肿瘤药;抗雌激素类药

【药】他莫昔芬类衍生物,可与雌激素受体结合,并根据机体不同状态产生雌激素样作用、抗激素作用或同时产生两种作用,用于绝经后妇女雌激素受体阳性或不详的转移性乳腺癌。

【联】氯米芬 clomifene;他莫昔芬 tamoxifen;雷洛昔芬 raloxifen

【量】口服,一次 60mg,一日 1 次。肝损伤者应谨慎服用。

【ADR】十分常见潮热、多汗;常见子宫出血、白带、疲劳、皮疹、抑郁等。

【禁】有血栓史、QT 间期延长、未得纠正的低钾或低镁患者禁用。子宫内膜增生或严重肝衰竭患者禁止长期服用。

【警】可导致 QT 间期延长。

T

【妊】人类数据缺乏；动物数据提示有胚胎毒性，妊娠期使用可能导致胎儿损害。

托特罗定
【C】
【L3】
【FDA】

tolterodine [təul'tərəu‚di:n]

【记】tol（音"托特"，toluene 甲苯，甲苯类衍生物），-rodine（罗定，哌替啶衍生物，尿路解痉药）。

【类】抗胆碱药；M 受体拮抗剂；尿路解痉药

【药】特异性 M 受体拮抗剂，对膀胱 M_2、M_3 受体的选择性作用高，而对其他神经递质的受体的作用或亲和力很弱，用于因膀胱过度兴奋引起的尿频、尿急或紧迫性尿失禁症状的治疗。

【联】哌替啶 pethidine；索利那新 solifenacin；阿法罗定 alphaprodine

【量】口服，一次 2~4mg，一日 1 次，根据患者的疗效和耐受性选择剂量。

【ADR】常见口干、头痛、便秘、腹痛、干眼症、焦虑、排尿困难等。

【禁】尿潴留、胃潴留、未得控制的闭角型青光眼、重症肌无力、严重溃疡性结肠炎、中毒性巨结肠患者禁用。

【妊】尚无妊娠期妇女用药的充分良好对照的研究；动物数据提示无致畸性。

托烷司琼

tropisetron [trəu'pisə‚trɔn]

【记】tropi-（trop- 托品，阿托品衍生物，抗胆碱药），-setron（司琼，5-HT$_3$ 受体拮抗剂，止吐药）。

【类】止吐药；5-HT 受体拮抗剂

【药】强效、高选择性 5-HT$_3$ 受体拮抗剂，抑制外周神经元和中枢神经系统内 5-HT$_3$ 受体而抑制呕吐反射，作用较昂丹司琼强 3~5 倍，较格拉司琼弱，用于放化疗引起的恶心、呕吐症状及预防手术后恶心、呕吐。

【联】昂丹司琼 ondansetron；格拉司琼 granisetron；帕洛诺司琼 palonosetron

【量】口服，一次 5mg，一日 1 次；或第 1 日（应用细胞毒性药物之前）采用静脉途径给药，以后一日口服 5mg；2~6 日为 1 个疗程。

【ADR】常见头痛、便秘、头晕、疲乏、胃肠道功能紊乱等。

【禁】对托烷司琼过敏或其他 5-HT₃ 受体拮抗剂过敏的患者、妊娠期妇女禁用。

【妊】人类数据不足;动物数据提示有胚胎毒性。

托珠单抗
【C】
【L3】
【FDA】

tocilizumab [təusiˈlizjuˌmæb]

【记】toci(音"托"),-li-(immune,免疫系统),-zumab(珠单抗,人源化单克隆抗体)。

【类】免疫抑制药;白介素 -6(IL-6)抑制药

【药】首个免疫球蛋白 IgG1 亚型的重组人源化抗白介素 -6 受体单体,阻断 IL-6 的多功能促炎作用,用于类风湿关节炎(systemic juvenile idiopathic arthritis rheumatoid arthritis,RA)、全身型幼年特发性关节炎(systemic juvenile idiopathic arthritis,sJIA)、细胞因子释放综合征(cytokine release syndrome,CRS)。

【联】托法替布 tofacitinib;英夫利西单抗 infliximab

【量】静脉滴注或皮下注射(专属制剂),一次 8~12mg/kg,2~4 周 1 次;根据病情及实验室检查结果调整剂量与疗程。

【ADR】十分常见上呼吸道感染;常见蜂窝织炎、单纯疱疹性口炎、带状疱疹、口腔溃疡、外周水肿、呼吸困难等。

【禁】对于托珠单抗过敏的患者禁用。

【警】严重感染风险增加,可能导致住院或死亡。

【妊】人类数据提示妊娠期使用未增加先天畸形和自然流产的风险,但可能影响婴儿的免疫应答。

妥布霉素
【B/D】
【L2】
【FDA】

tobramycin [təubrəˈmaisin]

【记】tobra(音"妥布",*S.tenebrarius* 黑暗链霉素),-mycin(霉素,抗生素)。

【类】氨基糖苷类抗生素

【药】从黑暗链霉素分离的氨基糖苷类窄谱抗生素,作用机制及抗菌谱类似于庆大霉素,抗铜绿假单胞菌作用较强,抗其他革兰氏阴性菌、革兰氏阳性菌活性较低,用于眼部感染、眼科手术预防性使用及抗铜绿假单胞菌感染。

【联】庆大霉素 gentamicin;卡那霉素 kanamycin;阿米卡星 amika-cin

T

【量】滴眼,一日 3~5 次,一次 1~2 滴;肌内注射或静脉滴注,一次 60~100 mg,一日 2~3 次,按体重给药,7~14 日为 1 个疗程。

【ADR】全身给药可能引起腿部抽搐、皮疹、发热、全身痉挛、听力减退(耳毒性)、血尿、口渴(肾毒性)等。

【禁】肾衰竭、家族史中有因使用链霉素引起耳聋的患者禁用。

【妊】人类数据提示可能增加胎儿听力受损的风险。

万古霉素	vancomycin [ˌvænkəuˈmaisin]
【B/C】	【记】vanco（音"万古"），-mycin（霉素，抗生素）。
【L1】	【类】糖肽类抗生素
【FDA】	【药】糖肽类抗生素的代表药之一，能与细菌细胞壁成分肽聚糖结合，阻断细胞壁的合成而起杀菌作用，耳、肾毒性较大，曾一度少用，对 MRSA、MRSE 等敏感，限用于 G⁺ 菌感染所致的严重系统感染和肠道感染。

【联】去甲万古霉素 norvancomycin；替考拉宁 teicoplanin；特拉万星 telavancin

【量】静脉滴注，一次 500~1 000mg，一日 2~4 次，每次静脉滴注在 60 分钟以上；应根据年龄、体重、肾功能调整剂量。

【ADR】可见过敏、转氨酶升高、贫血、发热、皮疹、面部潮红、腹泻、静脉炎等。

【禁】对本品有既往过敏性休克史的患者、肾功能不全者禁用。

【妊】有限的人类数据提示妊娠期使用未增加先天畸形的风险。

维 A 酸	tretinoin [tretiˈnɔin]
【基】	【记】retino（维 A，视黄醇衍生物，皮肤科用药），-in（素，因子）。维生素 A 的代谢中间体。又称"视黄醇酸""维甲酸"。
【OTC】	
【C/D】	【类】抗肿瘤药；皮肤科用药
【L3】	【药】细胞分化诱导剂，能维持正常上皮细胞的分化作用，使白血
【FDA】	病细胞分化为具有正常表现型功能的血细胞，用于急性早幼粒细胞白血病的维持治疗及痤疮和银屑病等角质分化异常疾病。

【联】异维 A 酸 isotretinoin；维胺酯 viaminate

【量】口服，皮肤病，一次 10mg，一日 2~3 次；白血病，一日 45mg/m²，分 2~4 次服用，一日极量 120mg，4~8 周为 1 个疗程。局部外用，一日 1~3 次，用毕应洗手。

【ADR】可见唇炎、黏膜干燥、结膜炎、脱发、高脂血症、头晕、关节痛,停药后消失。

【禁】妊娠期妇女、哺乳期妇女及严重肝肾功能损害者禁用。

【妊】人类数据提示妊娠期使用具有强致畸性,可产生一系列的出生缺陷。

维胺酯 | viaminate [vai'æmineit]

【记】viamin(vitamin 维生素),-ate(盐或酯),维生素 A 衍生物。又称"痤疮王"。

【类】抗痤疮药

【药】维 A 酸酰胺衍生物,作用机制与维 A 酸相似,具有使角化异常恢复正常、减少皮脂分泌及抑制痤疮丙酸杆菌生长等作用,口服有效,且副作用较轻,用于中重度痤疮,对鱼鳞病、银屑病及某些角化异常性皮肤病也有效。

【联】维 A 酸 tretinoin;阿维 A acitretin;阿维 A 酯 etretinate

【量】口服,一次 25~50mg,一日 2~3 次,4~6 周为 1 个疗程;外用,一日 2~3 次,均匀涂搽,睡前使用更佳。

【ADR】口服用药常见皮肤干燥、瘙痒、皮疹、继发感染、结膜炎等;外用偶见皮肤刺激如烧灼感,或过敏反应如皮疹、瘙痒等。

【禁】重症糖尿病、脂质代谢障碍、肝肾功能不全者,以及妊娠期妇女、哺乳期妇女禁用。

【警】有致畸作用。

【妊】人类数据提示妊娠期使用有致畸性。

维迪西妥 | disitamab vedotin [di'sitə,mæb 'vedəutin]
单抗

【记】vedotin(音"维迪",-dotin,微管蛋白聚合抑制剂 dolastatin 的衍生物),-ta-(表 tumour 肿瘤),-mab(单抗,单克隆抗体)。

【类】抗肿瘤药;HER-2 单抗;抗体药物偶联物(antibody-drug conjugate,ADC)

【药】自主研发的新型靶向 HER-2 的 ADC 类药,单抗通过连接子与微管抑制剂 MMAE 偶联,连接子经酶切后释放出 MMAE,破坏细胞内微管网络,阻止有丝分裂,同时也具有抗体依赖性细胞介导的细胞毒作用(antibody-dependent cell-mediated cytotoxicity,

ADCC)作用,用于 HER-2 过表达局部晚期或转移性胃癌。

【联】恩美曲妥珠单抗 trastuzumab emtansine;维布妥昔单抗 brentuximab vedotin

【量】静脉滴注,一次 2.5mg/kg,2 周 1 次,直至疾病进展或出现不可耐受的毒性反应。

【ADR】十分常见脱发、乏力、恶心、食欲缺乏;常见血常规异常(白细胞减少、中性粒细胞减少)、转氨酶(AST、ALT)升高、乏力、感觉减退等。

【禁】对本品活性成分或辅料存在超敏反应的患者禁用。

【妊】人类数据缺乏;基于动物研究及作用机制,妊娠期使用可能导致胎儿伤害。

维格列汀　vildagliptin [vildæg'liptin]

【L3】

【记】vil(音"维"),-da-(adamantyl,金刚烷基),-gliptin(格列汀,4 型二肽基肽酶抑制剂)。

【类】口服降糖药;4 型二肽基肽酶(DPP-4)抑制剂

【药】一种选择性 DPP-4 抑制剂,能使空腹和餐后内源性肠降血糖素 GLP-1 和 GIP 的水平升高,增加 β 细胞对葡萄糖的敏感性,促进葡萄糖依赖性胰岛素的分泌,可用于改善 2 型糖尿病患者的血糖控制。

【联】利格列汀 linagliptin;阿格列汀 alogliptin;沙格列汀 saxagliptin

【量】单药或与二甲双胍或与胰岛素联用,口服,一次 50mg,早晚各一次;或与磺脲类药物合用,一次 50mg,一日 1 次,早晨给药。

【ADR】常见眩晕、震颤;偶见头痛、低血糖、便秘、外周水肿等。

【禁】对本品或其中任一成分过敏者禁用。

【妊】人类数据缺乏;动物数据未见致畸性,提示低风险。

W

维库溴铵　vecuronium bromide [vekju'rəuniəm 'brəumaid]

【基】

【C】

【FDA】

【记】ve(音"维"),-curonium(库铵,非去极化型肌松药),bromide(溴化物)。

【类】神经肌肉阻断药;非去极化型骨骼肌松弛药;N 受体拮抗剂

【药】筒箭毒碱衍生物,具有甾体结构的季铵类中效肌松药,通过与乙酰胆碱竞争横纹肌上 N 受体而拮抗神经末梢与横纹肌间的传导,作用较泮库溴铵强,维持时间较短,用于气管内插管术及各类手术所需的肌肉松弛。

【联】筒箭毒碱 tubocurarine;泮库溴铵 pancuronium bromide;阿曲库铵 atracurium

【量】静脉滴注,插管剂量 0.08~0.1mg/kg,维持剂量 0.02~0.03mg/kg,必要时追加维持剂量。

【ADR】可见过敏反应、组胺释放、类组胺反应、低血压、潮红等。

【禁】对溴离子有过敏史患者禁用。

【警】应由足够熟悉药物作用、特点及危害的有经验的临床医生使用。

【妊】有限的人类数据提示妊娠中晚期使用未见对胎儿不良影响的报道。

维拉帕米
【基】
【C】
【L2】
【FDA】

verapamil [vəˈræpəˌmil]

【记】vera(音"维拉"),-pamil(帕米,维拉帕米衍生物,钙通道阻滞药)。

【类】钙通道阻滞药;Ⅳ类抗心律失常药

【药】非二氢吡啶类钙通道阻滞药,作用与地尔硫䓬类似,能选择性减少心肌细胞及冠状动脉血管平滑肌细胞钙离子内流,抑制心肌和平滑肌收缩,且不改变血清钙浓度,用于原发性高血压、心律失常、心绞痛等。

【联】地尔硫䓬 diltiazem;阿尼帕米 anipamil;硝苯地平 nifedipine

【量】口服,一次 40~120mg,一日 3 次,一日极量 480mg;静脉注射或静脉滴注,一次 0.075~0.15mg/kg,症状控制后改用口服维持。

【ADR】常见低血压、头痛、头晕、神经病变、心动过缓、皮疹等。

【禁】严重左心室功能不全、低血压(收缩压小于 90mmHg)、心源性休克、Ⅱ度或Ⅲ度房室传导阻滞等患者禁用。

【妊】有限的人类数据提示妊娠期使用未增加先天畸形的风险,但妊娠早中期不宜使用。

维奈克拉
【FDA】

venetoclax [venə'tɔklæks]

【记】vene(音"维奈"),-toclax［克拉,2 型 B 细胞淋巴瘤(B cell lymphoma 2,BCL-2)抑制剂］。

【类】抗肿瘤药；BCL-2 抑制剂

【药】首个选择性、口服吸收的 BCL-2(一种抗凋亡蛋白)小分子抑制剂,直接与 BCL-2 蛋白结合,促进恢复凋亡过程,对过度表达 BCL-2 的肿瘤细胞有细胞毒作用,用于不适合接受强诱导化疗的成人急性髓系白血病。

【联】奥巴克拉 obatoclax；利沙托克 lisaftoclax

【量】口服,一日 100~400mg,一日 1 次,低剂量开始用,4 周为 1 个疗程；须与阿扎胞苷联合使用。

【ADR】十分常见恶心、腹泻、便秘、中性粒细胞减少、血小板减少、出血、外周水肿等。

【警】肿瘤溶解综合征是维奈克拉的已知风险。

【妊】人类数据缺乏；基于动物研究及作用机制,妊娠期使用可能导致胎儿伤害。

文拉法辛
【基】
【C】
【L2】
【FDA】

venlafaxine [ˌvenlə'fæksi:n]

【记】venla(音"文拉"),-faxine(音"法辛",同 -oxetine 西汀,SNRI 类抗抑郁药)。

【类】抗抑郁药；5- 羟色胺去甲肾上腺素再摄取抑制剂(SNRI)

【药】苯乙胺类衍生物,非三环类新型结构的抗抑郁药,作用机制与度洛西汀类似,具有 5-HT 和 NA 再摄取双重抑制剂作用,且抑制作用强,镇静作用弱,用于各种类型抑郁症,对重度抑郁、强迫症等也有效。

【联】度洛西汀 duloxetine；帕罗西汀 paroxetine；去甲文拉法辛 desvenlafaxine

【量】口服,开始剂量为一次 25mg,一日 2~3 次,逐渐增至一日 75~225mg,一日极量 350mg。

【ADR】十分常见恶心、口干、头痛、出汗(包括盗汗)等；常见意识模糊、人格解体、性欲减退、静坐不能、视力受损、心动过速、呼吸困难、潮热等。

【禁】正在服用单胺氧化酶抑制剂的患者禁用。

W

【警】发生过自杀意念和行为,或抑郁症的恶化。

【妊】人类数据提示妊娠期使用未见致畸性,但妊娠晚期使用可能引起新生儿停药综合征。

乌苯美司 | ubenimex [juːbeniˈmeks]

【记】uben(音"乌苯"),-imex(美司或美克,免疫调节药)。

【类】免疫调节药;抗肿瘤辅助用药

【药】最初从链霉菌属培养液中分离而得的亮氨酸衍生物,能抑制氨肽酶 B 及亮氨酸肽酶,具有加强 T 细胞及 NK 细胞功能、促进 G-CSF 合成等免疫增强作用,用于肿瘤化放疗的辅助治疗及老年性免疫功能缺陷等。

【联】福酚美克 forfenimex;罗喹美克 roquinimex

【量】口服,一日 30mg,1 次(早晨空腹口服)或分 3 次口服,症状减轻或长期服用,也可一周服用 2~3 次,10 个月为 1 个疗程。

【ADR】常见转氨酶升高、皮疹、瘙痒、头痛、口腔内异物感等。

【禁】未进行该项试验且无可靠参考文献。

乌拉地尔 | urapidil [juərəˈpidil]
【基】

【记】ura(音"乌拉",uracil 尿嘧啶,尿嘧啶衍生物),-pi(piperazine,哌嗪类衍生物),-dil(地尔,血管扩张药)。

【类】抗高血压药;α_1 受体拮抗剂

【药】交感神经抗高血压药,拮抗外周 α_1 受体,阻止儿茶酚胺引起的缩血管作用,同时能激动中枢 5-HT$_1$ 受体,降低中枢交感反馈,具有外周和中枢双重作用,用于严重高血压、高血压危象及围手术期血压控制等。

【联】硝普钠 sodium nitroprusside;米诺地尔 minoxidil;前列地尔 alprostadil

【量】静脉滴注,一次 10~50mg,若降压效果不够满意,5 分钟后可重复用药;口服,一次 30~60mg,一日 2 次。

【ADR】可见血管性水肿、荨麻疹、鼻塞、阴茎异常勃起、头痛等。

【禁】主动脉狭窄或动静脉分流者、妊娠期妇女及哺乳期妇女禁用。

乌司他丁 | ulinastatin [juːlaiˈnæstəˌtin]
【记】ulina(音"乌",urinary 尿,泌尿的),-statin(他汀或他丁,stat 司他,酶抑制剂)。
【类】蛋白酶抑制剂
【药】源自人尿提取精制的一种糖蛋白,具有抑制胰蛋白酶等各种胰酶活性的作用,同时有稳定溶酶体膜、抑制溶酶体酶释放等作用,用于急慢性胰腺炎的治疗,也可用于急性循环衰竭的抢救治疗。
【联】生长抑素 somatostatin;尤瑞克林 urinary kallidinogenase;西维来司他 sivelestat
【量】静脉滴注,一次 10 万 U,一次静脉滴注 1~2 小时,一日 1~3 次,随症状消退而减量。
【ADR】偶见恶心、呕吐、腹泻、过敏性休克、白细胞减少等。
【禁】对本品过敏者禁用。

五氟利多 【基】 | penfluridol [penˈfluriˌdɔl]
【记】pen-(penta-,戊,五),flu-(氟),-ridol(同 -peridol,哌啶醇,氟哌啶醇类衍生物,抗精神病药)。
【类】典型抗精神病药
【药】丁酰苯类结构,作用机制同氟哌利多,口服有效,作用持续时间长,口服一次可维持数日至一周,可理解为长效、口服的氟哌利多,用于治疗各型精神分裂症,尤适用于病情缓解者的维持治疗。
【联】氟哌利多 droperidol;氟哌啶醇 haloperidol;匹莫齐特 pimozide
【量】口服,一次 20~120mg,一周 1 次,开始一周 10~20mg,逐渐增量。
【ADR】主要为锥体外系反应,长期大量使用可发生迟发性运动障碍,也可发生嗜睡、乏力、口干、月经失调、溢乳、焦虑或抑郁反应等。
【禁】基底神经节病变、帕金森病、帕金森综合征、骨髓抑制患者禁用。

W

X

西地那非 | sildenafil [sil'denəfil]
【B】 | 【记】silden(音"西地那"),-afil(非,PDE₅ 抑制剂)。又称"伟哥"。
【L3】 | 【类】治疗勃起功能障碍药；5 型磷酸二酯酶(PDE₅)抑制剂
【FDA】 | 【药】首个上市的 PDE₅ 抑制剂,选择性阻断阴茎海绵体内分解 cGMP 的 PDE₅,增加一氧化氮(nitric oxide,NO)作用,导致平滑肌松弛、阴茎内血流量增加,勃起功能得以改善,用于治疗男性勃起功能障碍及早期肺动脉高压。

【联】伐地那非 vardenafil；他达拉非 tadalafil

【量】口服,一次 25~100mg,性活动前约 1 小时按需服用,最大推荐剂量 100mg。

【ADR】十分常见头痛；常见潮红、消化不良、视觉异常、鼻充血、视物模糊等。

【禁】服用任何剂型硝酸酯类药的患者禁用。

【妊】有限的人类数据提示妊娠期使用未增加先天畸形的风险,但可能增加新生儿不良结局的风险。

西格列汀 | sitagliptin [sitə'gliptin]
【基】 | 【记】sita(音"西"),-gliptin(格列汀,DPP-4 抑制剂)。
【B】 | 【类】口服降糖药；4 型二肽基肽酶(DPP-4)抑制剂
【L3】 | 【药】首个上市的 DPP-4 抑制剂,通过增加活性肠促胰岛素(incretin)的水平,改善胰腺 β 细胞对葡萄糖的反应性,促进胰岛素的合成与释放,改善血糖控制,适用于改善 2 型糖尿病患者的血糖控制。
【FDA】 |

【联】沙格列汀 saxagliptin；维格列汀 vildagliptin

【量】口服,一次 100mg,一日 1 次,可与或不与食物同服。肾功能损害的患者需根据 GFR 调整剂量。

【ADR】十分常见低血糖、头痛、上呼吸道感染、鼻咽炎、周围性水肿、恶心、呕吐等。

X

【禁】1 型糖尿病患者或糖尿病酮症酸中毒患者禁用。

【妊】人类数据缺乏；动物数据未见致畸性。

西甲硅油
【L3】

simethicone [si'meθikəun]

【记】si(silica 硅，二氧化硅)，meth(mehtyl 甲基)，icone(silicone 硅酮，硅氧树脂)。

【类】消泡剂；检查前用药

【药】聚二甲基硅氧烷和水合硅胶的混合物，具有润滑、消泡作用的表面活性剂，能改变消化道中气泡表面张力使之易于排出，属物理性作用，消泡能力较二甲硅油强，口服不吸收，用于胃肠胀气、急性肺气肿及影像学检查的辅助用药。

【联】二甲硅油 dimethicone；聚乙二醇 macrogol

【量】口服，一日 3~5 次，一次 2ml(相当于 50 滴)。可在就餐时或餐后服用，如果需要，也可睡前服用。

【ADR】未观察到与服用西甲硅油乳剂有关的不良反应。

【禁】对西甲硅油或山梨酸及其盐类过敏的患者禁用。

西罗莫司
【C】
【L4】
【FDA】

sirolimus [sai'rɔliməs]

【记】siro(音"西罗")，-imus(莫司，雷帕霉素衍生物，免疫抑制药)。又称"雷帕霉素(rapamycin)"。

【类】免疫抑制药；大环内酯类抗生素

【药】作用机制独特的强效免疫抑制药，抑制 T 细胞活化及增殖，并通过 mTOR 调节激酶发挥作用，免疫抑制活性优于环孢素及他克莫司，用于预防肾移植术后的免疫排斥反应。

【联】他克莫司 tacrolimus；依维莫司 everolimus；乌苯美司 ubeni-mex

【量】口服，一次 6mg，随后维持量一日 2mg，一日 1 次。与或不与食物同服。

【ADR】十分常见血小板减少、心动过速、头痛、腹痛、低血钾、关节痛、蛋白尿、发热等。

【禁】对大环内酯类抗生素过敏者禁用。禁与活疫苗同时使用。

【警】可能导致对感染的易感性增加，且可能导致淋巴瘤和其他恶性肿瘤的发展。在肺移植患者中，可能出现支气管吻合口裂开。

【妊】人类数据缺乏；基于动物研究及作用机制，妊娠期使用可能导致胎儿伤害。

西洛他唑
【C】
【FDA】

cilostazol [sə'ləustəˌzɔl]

【记】cilos（cyclohexyl 环己基），tazol（tetrazol 戊四唑）。

【类】抗血小板药

【药】抑制血小板及平滑肌上磷酸二酯酶活性，使其环腺苷酸（cAMP）浓度增加，发挥抗血小板聚集及血管扩张作用，用于改善慢性动脉闭塞综合征引起的溃疡、肢痛、间歇性跛行等症状及预防脑梗死复发。

【联】噻氯匹定 ticlopidine；氯吡格雷 clopidogrel

【量】口服，一次 50~100mg，一日 2 次。可根据年龄、症状适当增减。

【ADR】常见发疹、心悸、心动过速、头痛、失眠、皮下出血、腹痛、恶心等；偶见瘙痒、血压升高、贫血等。

【禁】出血性疾病、充血性心力衰竭患者禁用。

【警】禁用于任何程度的心力衰竭。

【妊】人类数据缺乏；动物数据提示有致畸性。

西咪替丁
【OTC】
【B】
【L1】
【FDA】

cimetidine [sai'metiˌdi:n]

【记】ci（cyano 氰基），me（methyl 甲基），-tidine（替丁，西咪替丁衍生物，组胺 H_2 受体拮抗剂）。

【类】抗胃溃疡药；组胺 H_2 受体拮抗剂

【药】组胺 H_2 受体拮抗剂，主要作用于壁细胞 H_2 受体，竞争性抑制组胺作用，从而抑制胃酸分泌，另有抗雄激素样作用，用于消化性溃疡、反流性食管炎、应激性溃疡及胃泌素瘤等。

【联】雷尼替丁 ranitidine；法莫替丁 famotidine

【量】口服，一次 200~400mg，一日 2 次；静脉滴注或肌内注射，一次 200~600mg，一日 2 次。

【ADR】常见头痛、头晕、腹泻、皮疹、肌痛、疲劳等；偶见白细胞减少、抑郁、精神错乱、心动过缓等。

【禁】对本品及其他组胺 H_2 受体拮抗剂过敏者禁用。

【妊】人类数据提示妊娠期使用不增加先天畸形或其他不良事件的风险，但可能增加儿童哮喘的风险。

西那卡塞 | cinacalcet ['sinəkæl,sət]
【基】 | 【记】cina(音"西那"),-calcet(卡塞,钙敏受体拮抗剂)。
【C】 | 【类】钙代谢调节药;抗甲状腺药
【L3】 | 【药】作用于甲状旁腺细胞表面存在的钙受体,抑制甲状旁腺激素(PTH)的分泌而降低血清PTH浓度,有药物性甲状旁腺切除功效,用于慢性肾脏病(CKD)维持性透析患者的继发性甲状旁腺功能亢进症及甲状旁腺癌的高钙血症等。
【FDA】 |

【联】帕立骨化醇paricalcitol;降钙素calcitonin

【量】口服,一次25~75mg,一日1次,一日极量100mg。随餐服用,或餐后立即服用。

【ADR】十分常见恶心、呕吐、胃部不适;常见食欲缺乏、腹胀、低钙血症、QT间期延长等。

【禁】对本品成分有过敏史的患者禁用。

【妊】人类数据不足;动物数据提示有发育毒性。

西沙必利 | cisapride [sisə'praid]
【C】 | 【记】cisa(cis-,顺式),-pride(必利,舒必利衍生物)。
【L4】 | 【类】胃肠动力药;5-羟色胺(5-HT)受体激动剂
【FDA】 | 【药】新型胃动力药,选择性5-HT$_4$受体激动剂,通过促进肠道释放乙酰胆碱而增强动力,中枢拟胆碱作用弱,用于其他药物治疗不佳的严重胃肠道动力性疾病,如慢性胃轻瘫、假性肠梗阻、胃食管反流等。

【联】西尼必利cinitapride;伊托必利itopride;莫沙必利mosapride

【量】口服,一次5~10mg,一日3次。于饭前15分钟或睡前(如需第4次给药)服用。不可与西柚汁同服。

【ADR】常见一过性的腹部痉挛、肠鸣和腹泻等;偶尔发生过敏反应。

【禁】心动过缓患者、QT间期延长患者、哺乳期妇女和婴幼儿禁用。禁止与氟康唑类、红霉素类等CYP3A4酶强效抑制剂合用。

【警】可能出现严重心律失常、QT间期延长、尖端扭转型室性心动过速、心搏骤停和猝死。不推荐超剂量使用。

【妊】人类数据缺乏;动物数据未见致畸性。

X

西酞普兰
【C】
【L2】
【FDA】

citalopram [saitəˈləupræm]

【记】citalo（音"西酞"），-pram（普兰，抗抑郁药）。

【类】抗抑郁药；选择性 5- 羟色胺再摄取抑制剂（SSRI）

【药】一种强效 SSRI，能选择性抑制中枢 5- 羟色胺摄取，能增强中枢 5-HT 神经功能，对胆碱受体几乎无作用，不良反应较小，用于各种抑郁症、焦虑性神经症状、强迫症、经前期心境障碍等神经症。

【联】舍曲林 sertraline；艾司西酞普兰 escitalopram；丙米嗪 imipramine

【量】口服，一次 20~60mg，一日 1 次，可以与食物同服。需停用时，应该至少在 1~2 周内逐渐减少剂量，以避免出现停药综合征。

【ADR】常见食欲改变、焦虑、烦乱不安、鼻窦炎、腹泻、便秘、关节痛、肌痛等。

【禁】QT 间期延长或先天性长 QT 间期综合征患者禁用。禁止与单胺氧化酶抑制剂合用。

【警】对于重度抑郁症和其他精神障碍的患者可增加自杀风险，尤其是在治疗的前几个月或改变用药剂量期间；不适用于儿童和 18 岁以下青少年。

【妊】人类数据提示妊娠期使用未见致畸性，但妊娠晚期使用可能增加新生儿持续性肺动脉高压的风险。

西替利嗪
【OTC】
【B】
【L2】
【FDA】

cetirizine [siˈtirəˌzi:n]

【记】ceti（音"西替"），-rizine（利嗪，二苯基哌嗪类衍生物）。

【类】抗变态反应药；抗组胺药；H_1 受体拮抗剂

【药】羟嗪的代谢产物，选择性组胺 H_1 受体拮抗剂，作用强而持久，无明显抗胆碱或抗 5- 色胺作用，不能通过血脑屏障，中枢抑制作用较弱，用于变应性鼻炎、荨麻疹及过敏引起的皮肤瘙痒等。

【联】氟桂利嗪 flunarizine；布替利嗪 buterizine

【量】口服，一次 10mg，一日 1 次，晚餐时服用。若对不良反应敏感，可一日分早、晚 2 次服用。

【ADR】可见头痛、头晕、恶心、激动不安、口干和咽炎等。

【禁】对羟嗪过敏、严重肾功能损害患者禁用。

【妊】人类数据提示妊娠期使用未增加先天畸形或其他不良结局的风险。

西妥昔单抗 | cetuximab [ˈsitʌksiˌmæb]
【C】
【L4】
【FDA】

【记】cetu(音"西妥"),-ximab(昔单抗,鼠/人嵌合单克隆抗体)。

【类】抗肿瘤药;表皮生长因子受体(EGFR)抑制剂

【药】针对 EGFR 的 IgG1 单克隆抗体,能与肿瘤细胞 EGFR 特异性结合,抑制酪氨酸激酶作用,阻断细胞内信号转导通路从而抑制肿瘤生长,用于 EGFR 过度表达的转移性直肠癌、头颈部鳞状细胞癌等。

【联】贝伐珠单抗 bevacizumab;帕妥珠单抗 pertuzumab

【量】静脉滴注,一周给药 1 次。初始剂量为 400mg/m² 体表面积,之后每周给药剂量按体表面积为 250mg/m²。

【ADR】十分常见低镁血症、转氨酶升高、皮肤反应;常见头痛、皮疹、黏膜炎、低钙血症、脱水、疲乏等。

【禁】已知对西妥昔单抗有严重超敏反应(Ⅲ级或Ⅳ级)的患者禁用。

【警】可引起严重输液反应。头颈部鳞状细胞癌患者可能引起心脏停搏或猝死,应监测电解质。

【妊】人类数据缺乏;基于动物研究及作用机制,妊娠期使用可能导致胎儿伤害。

西维来司他 | sivelestat [ˈsaivləˌstæt]

【记】siv(音"西维"),-elestat(来司他,弹性蛋白酶抑制剂)。

【类】弹性蛋白酶抑制剂

【药】首个中性粒细胞弹性蛋白酶(即胰肽酶 E,一种蛋白分解酶)的选择性抑制剂,具有抑制弹性蛋白酶分解肺结缔组织作用,维持正常肺血管通透性,用于全身炎症反应综合征的急性肺损伤、急性呼吸窘迫综合征。

【联】乌司他丁 ulinastatin;奥曲肽 octreotide

【量】静脉给药,一日 4.8mg/kg,24 小时持续给药,应在肺损伤发生后尽早使用,5~14 日为 1 个疗程。

【ADR】常见肝功能异常;偶见白细胞减少、嗜酸性粒细胞升高、血小板减少等。

【禁】对本品成分过敏者禁用。

X

烯丙雌醇 | allylestrenol [ælil'estrenɔl]
【记】allyl（烯丙基），estren（estr- 雌，雌激素类衍生物），-ol（醇或酚）。
【类】孕激素类药
【药】合成孕激素类药，具有促进内源性孕酮及人绒毛膜促性腺激素（human chorionic gonadotropin，HCG）分泌、维护胎盘功能、降催产素水平等多重作用，大剂量对垂体没有抑制作用，且半衰期长（16~18 小时），用于习惯性流产、先兆流产及早产。
【联】尼尔雌醇 nilestriol；己烯雌酚 diethylstilbestrol；孕酮 progesterone
【量】口服，一次 5~15mg，一日 1 次，需要时可增加剂量。
【ADR】偶见体液潴留、恶心和头痛。
【禁】严重肝功能障碍、杜宾 - 约翰逊综合征、罗托综合征、妊娠毒血症或感染疱疹病毒者禁用。

腺苷
【C】
【L2】
【FDA】 | adenosine [ə'denəˌsi:n]
【记】adeno-（腺，腺体的），-sine（苷，苷类衍生物）。
【类】抗心律失常药；改善心肌代谢药
【药】非洋地黄类强心剂，为一种能改善机体代谢的辅酶，同时又是体内能量的主要来源，能激活蛋白激酶，降低心肌耗氧量改善心肌代谢，用于治疗阵发性室上性心动过速及室上性心动过速的鉴别诊断。
【联】腺苷三磷酸 adenosine triphosphate；鸟苷 guanosine
【量】快速静脉注射（2 秒内完成），成人初始剂量 3mg，第二次给药剂量 6mg，第三次给药剂量 12mg，每次间隔 1~2 分钟。
【ADR】常见面部潮红、呼吸困难、支气管痉挛、胸部紧压感、恶心等；罕见不适感、出汗、心悸、过度换气、头部压迫感等。
【禁】Ⅱ度或Ⅲ度房室传导阻滞、病态窦房结综合征、支气管狭窄或支气管痉挛的肺部疾病等患者禁用。
【妊】已有的人类数据提示妊娠期使用未见对子代有损害；动物数据未见致畸性。

腺苷蛋氨酸 | ademetionine [ædə'miʃəˌni:n]
【记】ade（adenosine 腺苷），metionine（methionine 蛋氨酸）。

375

【类】肝病辅助用药；护肝药

【药】氨基酸衍生物，是一种内源性生理活性因子，作为甲基、巯基供体参与体内重要生化反应，保护细胞膜，发挥抗胆汁淤积作用，用于肝硬化前和肝硬化所致肝内胆汁淤积及肝炎辅助治疗。

【联】蛋氨酸（又称"甲硫氨酸"）methionine；谷胱甘肽 glutathione

【量】口服，一次 500~1 000mg，一日 1~2 次；静脉滴注或肌内注射，一次 500~1 000mg，一日 1 次。

【ADR】常见恶心、腹痛、腹泻、过敏反应、焦虑；偶见口干、消化不良、发热、寒战等。

【禁】对本品过敏者禁用。

【妊】人类数据提示妊娠晚期短期使用可能是安全的。

腺苷钴胺　cobamamide [kəu'ba:mə‚maid]
【基】
【OTC】　【记】cobam（cobalt 钴，cobalamin 钴胺），amide（酰胺）。又称"辅酶维生素 B_{12}"。

【类】维生素类药

【药】氰钴型维生素 B_{12} 的同类物，为细胞合成核苷酸的重要辅酶，对细胞生长繁殖和维持神经系统髓鞘完整有重要作用，用于贫血、各种神经炎及放射线或药物引起的白细胞减少症。

【联】甲钴胺 mecobalamin；氰钴胺（即维生素 B_{12}）cyanocobalamin

【量】口服，一次 0.5~1.5mg，一日 3 次；肌内注射，一次 0.5~1.5mg。

【ADR】口服常见过敏反应（皮疹）；肌内注射偶可引起皮疹、瘙痒、腹泻及过敏性哮喘。

【禁】对本品过敏者禁用。

腺嘌呤　adenine ['ædəni:n]
【FDA】　【记】aden-（腺，腺体的），-ine（素，与……相关的），曾称"维生素 B_4"，但不属于维生素 B 类。

【类】促白细胞增生药

【药】核酸合成的前体化合物，构成嘌呤核苷酸的一种碱基，在体内参与 RNA 和 DNA 合成，当白细胞缺乏时，能促进白细胞增生，用于防治放化疗及其他原因引起的白细胞减少症、急性粒细胞减少症。

X

【联】嘌呤 purine；鸟嘌呤 guanine；腺苷 adenosine

【量】口服。成人：一次 10~20mg，一日 3 次。小儿：一次 5~10mg，一日 2 次。

【ADR】推荐剂量下，未见明显不良反应。

【禁】对本品过敏者禁用。

硝苯地平　nifedipine [naiˈfediˌpiːn]

【基】　【记】ni（nitro 硝基），fe（phenyl 苯基），-dipine（地平，硝苯地平衍生

【C】　物，钙通道阻滞药）。又称"心痛定"。

【L2】　【类】抗高血压药；二氢吡啶类钙通道阻滞药

【FDA】　【药】首个二氢吡啶类钙通道阻滞药，特异性作用于心肌、冠状动

脉及外周阻力血管平滑肌细胞，抑制细胞外钙离子内流，扩张阻力

血管，降低血压，用于各型高血压、冠心病及心绞痛等。

【联】氨氯地平 anlodipine；拉西地平 lacidipine；尼莫地平 nimodipine

【量】口服，一次 5~10mg，一日 3 次，或一次 30~60mg，一日 1 次。

尽可能按个体情况用药。

【ADR】常见水肿、头痛、便秘、血管扩张；偶见变态反应、焦虑、睡

眠障碍等。

【禁】心源性休克患者、妊娠 20 周内妇女和哺乳期妇女禁用。

【妊】有限的人类数据提示妊娠期使用未增加先天畸形的风险。

硝普钠　sodium nitroprusside [ˈsəudiəm naitrəˈprusaid]

【基】　【记】sodium（钠），nitro（硝基），prusside（prussiate 氰化物），常缩写

【C】　为"SNP"。

【L4】　【类】抗高血压药；血管扩张药

【FDA】　【药】亚硝基铁氰化物，作为一氧化氮（NO）供体，对动脉和静脉平

滑肌均有直接扩张作用，降低血压，降低心脏前后负荷，用于治疗

高血压急症及急性心力衰竭。

【联】硝酸甘油 nitroglycerin；氢氰酸 prussic acid

【量】静脉滴注，每分钟 0.5~3μg/kg 体重，用药不宜超过 72 小时。

在避光输液瓶中静脉滴注。

【ADR】可见心动过缓、皮疹、甲状腺功能减退症、肠梗阻、血小板

减少等。

【禁】代偿性高血压(如动静脉分流或主动脉缩窄)患者、妊娠期妇女禁用。

【警】不宜直接注射。可导致血压剧烈下降,可能导致氰化物中毒。

【妊】有限的人类数据提示妊娠期使用可能引起胎儿心动过缓,此外存在氰化物蓄积的风险。

硝酸甘油	nitroglycerin [ˌnaitrəuˈglisərin]
【基】	【记】nitro(硝基),glycerin(甘油)。
【C】	【类】抗心绞痛药;血管扩张药
【FDA】	【药】有机硝酸酯类血管扩张药,通过释放一氧化氮(NO)刺激鸟苷酸环化酶使细胞内钙含量降低,血管平滑肌松弛,以静脉扩张作用为主,用于防治冠心病、心绞痛及治疗充血性心力衰竭和降低血压等。

【联】硝酸异山梨酯 isosorbide dinitrate;硝普钠 sodium nitroprusside

【量】舌下含服,一次 0.25~2mg,每 5 分钟可重复 1 片,直至疼痛缓解;静脉滴注,10~200μg/min,用量应根据患者的个体需要进行调整。

【ADR】舌下含服可见嗜睡、眩晕、虚弱、心悸等;静脉滴注可见头痛恶心、低血压、心动过速、干呕等。

【禁】心肌梗死、青光眼、颅内压增高、严重贫血等患者禁用。

【妊】人类数据提示妊娠期使用未增加先天畸形的风险。

小檗胺	berbamine [ˈbəːbəmiːn]

【记】源自毛茛科小檗属(R.berberis)植物的一种生物碱,amine(胺,胺类衍生物)。

【类】促白细胞增生药

【药】一种异喹啉类生物碱,具有刺激骨髓细胞增殖作用,提高造血干细胞集落刺激因子的含量,促进造血干细胞和粒细胞的增殖,用于防治由于放化疗及其他各种原因引起的白细胞减少症。

【联】小檗碱 berberine;利可君 leucogen

【量】口服,一次 50mg,一日 3 次,或遵医嘱。

【ADR】少数患者服药后会出现头昏、无力、便秘、口干伴有阵发性腹痛、腹胀等症状。

【禁】溶血性贫血者、葡萄糖 -6- 磷酸脱氢酶缺乏儿童禁用。

小檗碱
【基】
【OTC】

berberine [ˈbə:bəri:n]

【记】源自毛茛科小檗属（*R.berberis*）黄连的一种生物碱,-ine（素,生物碱）。又称"黄连素"。

【类】植物来源抗感染药

【药】异喹啉类季铵生物碱,对多种 G⁺ 和 G⁻ 菌、真菌、寄生虫均具有抑制作用,抗痢疾志贺菌、大肠埃希菌作用强,无交叉耐药性,系统毒性大,不宜注射,仅供口服,用于治疗细菌性痢疾、肠胃炎等肠道感染。

【联】小檗胺 berbamine；大蒜素 allitride；鱼腥草素 houttuynin

【量】口服,一次 100~300mg,一日 3 次；儿童根据体重调整剂量。

【ADR】偶有恶心、呕吐、皮疹、药物热,停药后消失。

【禁】溶血性贫血者、葡萄糖 -6- 磷酸脱氢酶缺乏的儿童禁用。

缬沙坦
【基】
【C/D】
【L3】
【FDA】

valsartan [vəlˈsa:tæn]

【记】val-（valine 缬氨酸）,-sartan（沙坦,血管紧张素 Ⅱ 受体拮抗剂,抗高血压药）。

【类】抗高血压药；血管紧张素 Ⅱ 受体拮抗剂（ARB）

【药】血管紧张素 Ⅱ 受体拮抗剂,作用机制及适应证与氯沙坦类似,口服吸收迅速,生物利用度低（约 20%）,且吸收受食物影响,但其药物代谢性相互作用较少,用于轻中度原发性高血压和慢性心力衰竭。

【联】氯沙坦 losartan；厄贝沙坦 irbesartan；替米沙坦 telmisartan

【量】口服,一次 80~160mg,一日 1 次,可以在进餐时或空腹服用,用药 2 周内达确切降压效果,4 周后达最大疗效。

【ADR】可见血管炎、咳嗽、眩晕、高钾血症、皮疹、肾功能损害、疲劳等。

【禁】妊娠期妇女、哺乳期妇女禁用。

【警】可能损伤胎儿,妊娠期妇女应避免使用。

【妊】人类数据提示妊娠中晚期使用有风险,可导致胎儿损害。

辛伐他汀	simvastatin [simvəˈstætin]
【基】	【记】sim(音"辛"),-vastatin(伐他汀,洛伐他汀衍生物,调节血脂药)。
【X】	
【L3】	【类】调节血脂药;羟甲基戊二酰辅酶 A(HMG-CoA)还原酶抑制剂
【FDA】	

【药】作用机制同洛伐他汀,首过效应较高(生物利用度约 5%),抑制内源性胆固醇的合成,降低极低密度脂蛋白胆固醇(VLDL-C)和低密度脂蛋白胆固醇(LDL-C)水平,用于治疗高胆固醇血症及冠心病。

【联】阿托伐他汀 atorvastatin;瑞舒伐他汀 rosuvastatin;洛伐他汀 lovastatin

【量】口服,一次 10~40mg,一日 1 次,晚间一次服用,一日极量 80mg。

【ADR】常见腹痛、便秘和胃肠胀气;偶见疲乏无力和头痛等。

【禁】活动性肝炎或无法解释的持续血清转氨酶升高者、妊娠期妇女和哺乳期妇女禁用。

【妊】人类数据提示妊娠期使用可能导致胎儿伤害。

新霉素	neomycin [ˌniːəuˈmaisin]
【C】	【记】neo-(新,新的),-mycin(霉素,抗生素),可理解为一种从弗氏链霉菌中新发现的"链霉素"。
【L3】	
【FDA】	【类】氨基糖苷类抗生素

【药】作用机制与链霉素类似,抗菌谱广,对革兰氏阳性或阴性菌均有效,但肾毒性及耳毒性大,且不可逆,故多限外用,与其他氨基糖苷类交叉耐药,常与其他类抗菌药联合用于敏感菌引起的局部感染。

【联】链霉素 streptomycin;庆大霉素 gentamicin;卡那霉素 kanamycin

【量】外用或滴眼,一日 2~6 次;口服,成人一次 250~500mg,一日 4 次。

【ADR】口服,可见食欲缺乏、恶心、腹泻等;外用,个别患者可能引起皮肤过敏。

【禁】口服禁用于溃疡性肠病、肠梗阻患者。

【警】和潜在的神经毒性、耳毒性和肾毒性相关。

【妊】人类数据提示妊娠期使用不增加先天畸形的风险,但存在损伤胎儿听力的风险。

新斯的明	neostigmine [niːəuˈstigmiːn]
【基】	【记】neo-(新,新的),-stigmine(斯的明,毒扁豆碱衍生物,抗胆碱药)。又称"prostigmin""proserin"。
【OTC】	【类】拟胆碱药;胆碱酯酶抑制剂
【C】	【药】M胆碱酯酶特异性抑制剂,作用与毒扁豆碱类似,中枢系统
【FDA】	的毒性较小,缩瞳作用弱,能激动骨骼肌细胞的N胆碱受体,促进

胃肠收缩,用于重症肌无力及手术后功能性肠胀气及尿潴留等。

【联】毒扁豆碱 physostigmine;吡斯的明 pyridostigmine

【量】口服,一次15mg,一日3次,一日极量100mg;皮下注射或肌内注射,一次0.25~1mg,一日1~3次,一日极量5mg。

【ADR】大剂量可见药疹、流泪、流涎、共济失调、语言不清、焦虑不安,甚至心脏停搏。

【禁】癫痫、心绞痛、室性心动过速、机械性肠梗阻、哮喘、心律失常、血压下降和迷走神经张力升高患者禁用。

【妊】有限的人类数据提示妊娠期使用未增加出生缺陷的风险。

信迪利单抗	sintilimab [ˈsiltiliˌmæb]

【记】信迪(音"sinti"),-li-(immunomodulating,免疫调节),-mab(单抗,单克隆抗体)。

【类】抗肿瘤药;程序性死亡受体1(PD-1)单抗

【药】自主研发的重组全人源化免疫球蛋白G4(IgG4)型PD-1单克隆抗体类,通过结合PD-1并阻断其与PD-L1和PD-L2的结合,激活T细胞功能,增强T细胞对肿瘤的免疫监视能力和杀伤能力,用于治疗经典型霍奇金淋巴瘤、非小细胞肺癌(NSCLC)、肝细胞癌等。

【联】特瑞普利单抗 toripalimab;卡瑞利珠单抗 camrelizumab

【量】静脉滴注,一次200mg,每3周1次,直至出现疾病进展或产生不可耐受的毒性反应。

【ADR】十分常见尿路感染、带状疱疹、血小板减少症、甲状腺功能检查异常、低钙血症等。

【禁】对本品或辅料存在过敏反应的患者禁用。

胸腺法新 【C】	thymalfasin [θaiˈmælfəˌsin] 【记】thym-(thymus 胸腺,胸腺分泌的),alfa(字母 α),-sin(肽或素,蛋白)。又称"胸腺肽 α_1"。 【类】免疫调节药 【药】从胸腺肽中分离得到的一种具有非特异性免疫效应的小分子多肽,能促进 T 细胞的成熟,增加干扰素及白介素 -2 等因子的分泌,增强免疫功能,用于慢性肝炎辅助治疗及提高机体免疫力。 【联】胸腺五肽 thymopentin;胸腺肽(或胸腺素)thymosin 【量】皮下注射,一次 1.6mg,一周 2 次,2 次剂量大约相隔 3~4 日。 【ADR】可见注射部位疼痛、红肿、短暂性肌肉萎缩、多关节痛伴有水肿和皮疹等。 【禁】器官移植受者禁用。 【妊】人类数据缺乏;动物数据提示对胚胎无影响。
熊去氧胆酸 【基】 【B】 【L3】 【FDA】	ursodeoxycholic acid [əsəuˈdiəuksiˌkɔlik ˈæsid] 【记】urso(熊,熊属的),deoxy-(去氧,脱氧的),cholic(胆,胆的),acid(酸)。又称"ursodiol"。 【类】胆结石增溶药;利胆药 【药】在熊肠道中首先发现的一种胆酸成分,系肠道细菌代谢产物,能增加胆汁酸的分泌,抑制肝脏胆固醇合成,增加胆固醇在胆汁中的溶解度,用于防治胆固醇性胆结石及结石引起的胆囊炎、消化不良及黄疸等。 【联】鹅去氧胆酸 chenodeoxycholic acid;腺苷蛋氨酸 ademetionine;亮菌甲素 armillarisin A 【量】口服,一次 250~500mg,一日 1 次,治疗胆汁反流性胃炎一般服用 10~14 日,用于溶石治疗一般需 6~24 个月。 【ADR】常见稀便、腹泻;罕见便秘、过敏、瘙痒、头痛、头晕、胃痛等。 【禁】消化性溃疡活动期、急性胆囊炎和胆管炎、胆道完全梗阻者禁用。 【妊】人类数据提示妊娠期使用对胎儿较为安全,未观察到胎儿不良反应。

X

溴己新
【基】
【OTC】

bromhexine [brɔm'heksi:n]

【记】brom-(溴,含溴的),hex(六,hexane 己烷类衍生物),-exine(克新,溴己新衍生物,祛痰药)。

【类】黏痰溶解剂

【药】含溴的环己烷衍生物,作用机制同氨溴索,可使痰中的多糖纤维素裂解,稀化溶解痰液,减低痰黏度,同时具有恶心性祛痰作用,用于慢性支气管炎、哮喘等引起的黏痰不易咳出的患者。

【联】氨溴索 ambroxol;愈创甘油醚 guaifenesin

【量】口服,一次 1~2 片,一日 3 次;静脉滴注或肌内注射,一次 4mg,一日 2~3 次;气雾吸入,一次 2ml,一日 2~3 次。

【ADR】可见震颤、皮疹、血管神经性水肿、支气管痉挛、呼吸困难、呼吸急促、咳嗽等。

【禁】对本品过敏者禁用。

溴莫尼定
【B】
【L3】
【FDA】

brimonidine [brimə'naidi:n]

【记】brim(bromo- 溴代,溴基),-nidine(乐定或尼定,可乐定衍生物)。

【类】拟肾上腺素药;α 受体激动剂;治疗青光眼用药

【药】眼科专用的选择性 α_2 受体激动剂,具有减少房水生成、增加葡萄膜巩膜外流的双重作用,对心肺功能的影响小,用于降低开角型青光眼及高眼压症患者的眼内压。

【联】可乐定 clonidine;替扎尼定 tizanidine

【量】滴眼,一次 1~2 滴,一日 2 次。眼压需额外控制的患者,下午可增加 1 次。

【ADR】十分常见口干、眼部充血、烧灼感、头痛、视物模糊、结膜滤泡增加等。

【禁】使用单胺氧化酶抑制剂治疗的患者禁用。

【妊】人类数据缺乏;动物数据无致畸性,提示低风险。

溴隐亭
【基】
【B】
【L5】
【FDA】

bromocriptine [brəumə'kripti:n]

【记】bromo-(溴,含溴的),-criptine(隐亭,多巴胺受体激动剂)。又称"麦角溴胺"。

【类】多巴胺受体激动剂;抗帕金森病药;回乳药

【药】半合成麦角胺衍生物,小剂量可抑制催乳素及生长激素分泌用于治疗闭经、溢乳、肢端肥大等,大剂量可激动黑质纹状体通路 D_2 受体,发挥抗震颤麻痹作用,用于月经不调、催乳素瘤、肢端肥大、帕金森病等内分泌系统和神经系统两类疾病。

【联】表隐亭 epicriptine;甲麦角隐亭 mergocriptine;甲麦角林 metergoline

【量】口服,一次 1.25~2.5mg,一日 2~3 次,餐中服用。需个体化剂量与疗程。

【ADR】常见头痛、嗜睡、鼻充血、恶心、便秘、呕吐等。

【禁】未控制的高血压、冠心病及严重精神障碍者禁用。

【妊】人类数据提示妊娠期使用未见致畸性。

血凝酶　hemocoagulase [ˌhiməkəuˈægjuleis]

【记】hemo-(血),coagul(coagulate 凝结),-ase(酶)。源自巴西矛头蝮蛇(*Bothrops atrox*)毒液中分离精制所得,又称"蛇毒血凝酶""巴曲酶"等。

【类】促凝血药

【药】作用机制同凝血酶,具有类凝血酶样作用及类凝血激酶样作用,促进在出血部位的血栓形成和止血,在完整无损的血管内无促进凝血作用,不影响凝血酶含量,血栓形成风险低,用于防治多种原因引起的出血。

【联】巴曲酶 batroxobin;凝血酶 thrombin;瑞替普酶 reteplase

【量】一般出血,静脉注射、肌内注射或皮下注射 1~2KU;紧急出血,立即静脉注射 0.25~0.5KU,同时肌内注射 1KU。

【ADR】偶见过敏样反应。

【禁】对本品或同类药物过敏者、弥散性血管内凝血(DIC)及血液病所致的出血、有血栓或栓塞病史者禁用。

X

亚胺培南
【C】
【L3】
【FDA】

imipenem [ˌiməˈpenəm]

【记】imi-（imine 亚胺），-penem（培南，碳青霉烯类抗生素）。又称"亚胺硫霉素"。

【类】碳青霉烯类抗生素

【药】首个碳青霉烯类广谱抗生素，结构与青霉素类似，对青霉素结合蛋白亲和力强、抗菌谱广，作用强且耐酶，易被肾脏脱氢肽酶水解，需与西司他丁组成复方使用，用于 G⁺、G⁻ 需氧菌和厌氧菌及 MRSA 所致的各种严重感染。

【联】美罗培南 meropenem；西司他丁 cilastatin；厄他培南 ertapenem

【量】静脉滴注或肌内注射，一次 0.25~1mg，一日 2~4 次。肾功能损害患者根据肌酐清除率调整剂量。

【ADR】可见皮疹、血栓性静脉炎、假膜性结肠炎、白细胞减少症、感觉异常、听觉丧失、味觉异常等。

【禁】对 β- 内酰胺类药有过敏性休克史患者禁用。

【妊】有限的人类数据不足以评估妊娠期使用风险；动物数据未见致畸性和胚胎毒性，提示低风险。

亚叶酸钙
【基】
【C】
【L3】
【FDA】

calcium folinate [ˈkælsiəm ˈfɔlineit]

【记】calcium（钙，钙元素），folinate（亚叶酸盐或酯）。

【类】抗贫血药；解毒药

【药】四氢叶酸的甲酰衍生物，作用机制同叶酸，系叶酸在体内的活化形式，在叶酸还原酶作用下转变为四氢叶酸，用于预防高剂量甲氨蝶呤等叶酸拮抗剂的毒性及巨幼细胞贫血。

【联】叶酸 folic acid；亚叶酸钠 disodium folinate

【量】口服，一次 5~15mg，一日 3~4 次；静脉滴注，一次 20~500mg/m²，一日 1 次。需个体化剂量。

【ADR】偶见皮疹、荨麻疹、哮喘急性发作等。

【禁】恶性贫血、维生素 B_{12} 缺乏引起的巨幼细胞贫血患者禁用。

【妊】人类数据提示妊娠期使用未见致畸性。

伊布替尼

【FDA】

ibrutinib [i'brutə̩nib]

【记】i(音"伊"),-brutinib(布替尼,布鲁顿酪氨酸激酶抑制剂)。

【类】抗肿瘤药;布鲁顿酪氨酸激酶(BTK)抑制剂

【药】首个小分子 BTK 抑制剂,与 BTK 活性位点的半胱氨酸残基形成共价键,抑制 BTK 的酶活性,阻断 B 细胞受体(B cell receptor,BCR)和细胞因子受体通路,使 B 细胞迁徙、趋化和黏附的激活受阻,用于慢性淋巴细胞白血病、套细胞淋巴瘤等。

【联】泽布替尼 zanubrutinib;奥布替尼 orelabrutinib

【量】口服,一次 420mg 或 560mg,一日 1 次,直至疾病进展或出现不可耐受的毒性反应。

【ADR】十分常见血小板减少、腹泻、出血、骨骼肌肉疼痛、恶心、上呼吸道感染等。

【禁】禁用于已经对本品或辅料有超敏反应的患者。

【妊】人类数据缺乏;根据动物研究及药物作用机制,妊娠期使用可能导致对胎儿的伤害。

伊达比星

【D】

【FDA】

idarubicin ['aidə̩rubisin]

【记】ida(音"伊达"),-rubicin(柔比星,柔红霉素衍生物,抗生素)。

【类】抗肿瘤药;蒽环类抗生素

【药】DNA 嵌入剂,为抗有丝分裂和细胞毒制剂,作用于拓扑异构酶 II,抑制核酸合成,与多柔比星等相比具有高亲脂性,提高了细胞对药物的摄入,具有更高的活性,用于急性非淋巴细胞白血病复发和难治性急性淋巴细胞白血病、晚期乳腺癌等。

【联】多柔比星 doxaurubicin;表柔比星 epirubicin

【量】静脉注射,一次 $12mg/m^2$,连续使用 3~5 日,剂量应根据患者的血象以及在联合用药方案中其他细胞毒性药物的使用剂量而调整。

【ADR】十分常见感染、贫血、白细胞、中性粒细胞减少、血小板减少等。

Y

【禁】严重肝肾功能损害、严重心肌病、心律失常、近期发生过心肌梗死、持续骨髓抑制、曾使用伊达比星和 / 或其他蒽环类药、蒽二酮类药达最大累积剂量者禁用。

【警】可引起心肌毒性，可能导致骨髓抑制。

【妊】有限的人类数据提示妊娠期使用有导致胎儿死亡的报道；动物数据提示有致畸性和胚胎毒性。

伊伐布雷定	ivabradine [aiˈvæbrəˌdi:n]
【基】	【记】iva（音"伊伐"），-bradine（布雷定，窦房结抑制剂）。
【FDA】	【类】心衰治疗药物

【药】一种单纯降低心率的药物，通过选择性、特异性抑制窦房结心脏起搏 I_f 电流，降低心率作用，对房室传导无明显影响，用于窦性心律、伴有收缩功能障碍的慢性心力衰竭，常与 β 受体拮抗剂联用。

【联】西洛雷定 cilobradine；普罗帕酮 propafenone

【量】口服，一次 5mg，一日 2 次，早晚进餐时服用。肾功能不全且肌酐清除率大于 15ml/min 的患者无须调整剂量。

【ADR】十分常见光幻视（闪光现象）；常见头痛、头晕、视物模糊、心动过缓、血压控制不佳等。

【禁】治疗前静息心率低于 70 次 /min、心源性休克、急性心肌梗死、重度低血压（<90/50mmHg）、重度肝功能不全、病态窦房结综合征等患者禁用。

【妊】人类数据缺乏；动物数据提示有致畸性。

伊立替康	irinotecan [airəˈnəutəˌkæn]
【D】	【记】irino（音"伊立"），-tecan（替康，喜树碱衍生物）。
【FDA】	【类】植物来源抗肿瘤药；拓扑异构酶抑制剂

【药】半合成喜树碱衍生物，作用机制与托泊替康类似，为前体药物，在体内抑制 I 型拓扑异构酶，诱导肿瘤细胞 DNA 单链可逆性断裂，作用细胞周期的 S 期，属于细胞周期特异性药物，用于晚期大肠癌的治疗。

【联】喜树碱 camptothecin；托泊替康 topotecan；依托泊苷 etoposide

【量】静脉滴注,一次 300~600mg,3 周 1 次。滴注时间大于 90 分钟。

【ADR】常见腹泻、恶心、呕吐、失眠、头晕、结肠溃疡、胆碱能危象等。

【禁】慢性炎性肠病和 / 或肠梗阻、胆红素超过正常值上限的 1.5 倍、严重骨髓抑制患者,以及妊娠期、哺乳期妇女禁用。

【妊】人类数据缺乏;动物数据提示有致畸性。

伊马替尼
【基】
【D】
【L4】
【FDA】

imatinib [i'mætə‚nib]

【记】ima(音"伊马"),-tinib(替尼,酪氨酸激酶抑制剂)。

【类】抗肿瘤药;酪氨酸激酶抑制剂

【药】首个小分子酪氨酸激酶抑制剂,选择性抑制费城染色体阳性和 BCR-ABL 阳性细胞增殖并诱导其凋亡,口服有效,安全性高,用于慢性髓细胞性白血病(CML)及胃肠道间质瘤(GIST)等。

【联】厄洛替尼 erlotinib;达沙替尼 dasatinib;氟马替尼 flumatinib

【量】口服,一次 400mg 或 600mg,一日 1~2 次。应在进餐时服用,并饮一大杯水,以使胃肠道紊乱的风险降到最小。

【ADR】十分常见体液潴留、水肿、疲劳、中性粒细胞减少;常见中性粒细胞减少、血小板减少、贫血、头痛、消化不良等。

【禁】妊娠期妇女或可能妊娠的或正在进行母乳喂养的妇女禁用。

【妊】人类数据缺乏;动物数据提示有致畸性。

伊匹木单抗
【L4】
【FDA】

ipilimumab [i'pilimju‚mæb]

【记】伊匹(音"ipi"),-li-(immunomodulating,免疫调节),-mumab(木单抗,人源化单克隆抗体)。

【类】抗肿瘤药;细胞毒性 T 淋巴细胞相关抗原 4(CTLA-4)单抗

【药】首个用于临床的免疫检查点抑制剂,阻断 CTLA-4 通路诱导的 T 细胞抑制信号,增加活性效应 T 细胞的数量(能针对肿瘤细胞直接发起 T 细胞免疫攻击),导致肿瘤细胞死亡,用于治疗恶性胸膜间皮瘤。(2011 年,美国 FDA 批准第 1 个用于肿瘤治疗的免疫检查点抑制剂。)

【联】纳武利尤单抗 nivolumab;替西利姆单抗 tremelimumab

【量】静脉滴注,一次 1mg/kg,6 周 1 次,输注时间为 30 分钟。

【ADR】十分常见腹泻、恶心、皮疹、疲乏、腹泻、瘙痒等；常见甲状腺功能亢进、肝炎、便秘等。

【禁】对本品或辅料存在超敏反应的患者禁用。

【妊】人类数据缺乏；基于动物研究及作用机制，妊娠期使用可能导致胎儿伤害。

伊曲康唑　itraconazole [itrə'kɔnəzəul]

【基】

【C】

【L3】

【FDA】

【记】itra（triazole 三唑），-conazole（康唑，咪康唑衍生物，抗真菌药）。

【类】深部抗真菌药；三唑类广谱抗真菌药

【药】三唑类广谱抗真菌药，作用机制和抗菌谱与氟康唑相似，可抑制真菌细胞膜麦角固醇的合成，对深部及浅表真菌均有抗菌作用，口服有效，半衰期较长（约 64 小时），用于深部真菌引起的感染。

【联】氟康唑 fluconazole；伏立康唑 voriconazole

【量】口服，一次 100~200mg，一日 1~2 次，应餐后立即给药，1~2 周为 1 个疗程；静脉滴注，一次 200~400mg，一日 1~2 次。

【ADR】十分常见恶心、皮疹、呕吐、便秘等；偶见头痛、可逆性转氨酶升高、月经紊乱、头晕和过敏反应。

【禁】充血性心力衰竭的患者禁用。禁与三唑仑、辛伐他汀、麦角生物碱尼索地平等合用。除危及生命的病例外，禁用于妊娠期妇女。

【警】具有充血性心力衰竭、负性肌力效应，与多种药物具有相互作用。

【妊】人类数据提示大多研究未增加先天畸形的风险，但可能增加流产风险。

伊沙佐米　ixazomib ['aikszə‚mib]

【FDA】

【记】ixa（音"伊沙"），-zomib（佐米，蛋白酶体抑制剂，抗肿瘤药）。

【类】抗肿瘤药；蛋白酶体抑制剂

【药】首个口服可逆性蛋白酶体抑制剂，作用机制同硼替佐米，可优先结合 20S 蛋白酶体 β5 亚基并抑制其糜蛋白酶样活性，可诱导多发性骨髓瘤细胞凋亡，用于成人晚期多发性骨髓瘤。

【联】硼替佐米 bortezomib；卡非佐米 carfilzomib

【量】口服,一次 4mg,一周 1 次,28 日为 1 个周期。在进餐前至少 1 小时或进餐后至少 2 小时服用。须与来那度胺和地塞米松联用。

【ADR】十分常见腹泻、便秘、血小板减少、中性粒细胞减少、周围神经病变、恶心、外周水肿等。

【禁】对本品活性成分或任何辅料过敏者禁用。

【妊】人类数据缺乏;基于动物研究及作用机制,可能导致胎儿伤害。

依达拉奉
【FDA】

edaravone [iˈdærəˌvəun]

【记】吡唑酮(pyrazolone)类衍生物。

【类】脑保护药;自由基清除剂

【药】具有大脑保护作用的自由基清除剂,抑制黄嘌呤氧化酶和次黄嘌呤氧化酶的活性,还能刺激前列环素的生成,减少白三烯生成,降低氧自由基水平,用于改善急性脑梗死所致的神经症状及功能障碍。

【联】长春西汀 vinpocetine;丁苯酞 butylphthalide;曲克芦丁 troxerutin

【量】静脉滴注,一次 30mg,一日 2 次,14 日为 1 个疗程。尽可能在发病后 24 小时内开始给药。

【ADR】可见肝功能异常、皮疹、低钾血症、代谢及营养类疾病、心脏不适、注射部位皮疹等。

【禁】重度肾衰竭患者、妊娠期及哺乳期妇女禁用。

【妊】人类数据缺乏;动物数据提示存在胚胎毒性。

依库珠单抗
【L2】
【FDA】

eculizumab [ikjuːˈlizjuˌmæb]

【记】ecu(音 "依库"),-li-(immue,免疫系统),-zumab(珠单抗,人源化单克隆抗体)。

【类】免疫抑制药;C5 补体抑制剂

【药】首个人源化末端补体单抗类抑制剂,选择性抑制末端补体 C5 蛋白的激活,降低补体介导的溶血来发挥作用,用于阵发性睡眠性血红蛋白尿症(PNH)、非典型溶血尿毒症综合征(atypical hemolytic uremic syndrome, aHUS)及抗乙酰胆碱受体抗体阳性的

Y

难治性全身型重症肌无力（generalized myasthenia gravis，gMG）。

【联】依奇珠单抗 ixekizumab（一种针对 IL-17 受体的单抗，注意区分）

【量】静脉滴注，前 4 周一次 600mg 或 900mg，一周 1 次；第 5 周一次 900mg 或 1 200mg，2 周 1 次维持。

【ADR】十分常见头痛；常见肺炎、鼻咽炎、贫血、失眠、高血压、咳嗽、腹泻、发热等。

【禁】未控制的脑膜炎双球菌感染者，未针对脑膜炎双球菌进行免疫接种的患者禁用。

【警】可能导致严重的脑膜炎球菌感染。

【妊】有限的人类数据提示妊娠期使用未增加不良结局的风险。动物数据提示有风险。

依洛尤单抗
【L3】
【FDA】

evolocumab [ivəˈləukjuˌmæb]

【记】依洛（音"evolo"），-c-（cardiovascular，心血管的），-umab（尤单抗，人源化单克隆抗体）。

【类】调节血脂药；前蛋白转化酶枯草溶菌素 9（proprotein convertase subtilisin/kexin type 9，PCSK9）抑制剂

【药】首个 PCSK9 抑制剂，通过抑制 PCSK9 与低密度脂蛋白受体（LDLR）结合，阻止能够清除血液中 LDLR 降解，从而降低 LDL-C 水平，用于家族性高胆固醇血症、原发性高胆固醇血症和混合型血脂异常等。

【联】阿利西尤单抗 alirocumab；托莱西单抗 tafolecimab；英克司兰 inclisiran

【量】皮下注射，一次 140mg，2 周 1 次或一次 420mg，一月 1 次，每次注射时应轮换使用注射部位。

【ADR】常见上呼吸道感染、流行性感冒、胃肠炎、鼻咽炎、背痛；偶见皮疹、湿疹、红斑、荨麻疹等。

【禁】对本品有严重过敏史的患者禁用。

【妊】人类数据缺乏，妊娠早期预计不会通过胎盘屏障，可权衡利弊使用。

依那普利
　【基】
　【C/D】
　【L2】
　【FDA】

enalapril [iˈnæləˌpril]

【记】enala(音"依那"),-pril(普利,ACEI 类抗高血压药)。

【类】抗高血压药;血管紧张素转化酶抑制剂(ACEI)

【药】羧酸类 ACEI 类前体药物,作用机制及适应证类似卡托普利,需在体内代谢为依那普利酸才有活性,其作用强度比卡托普利强约 10 倍,其特点是起效缓慢、作用强、维持时间长,用于高血压和心力衰竭。

【联】赖诺普利 lisinopril,卡托普利 captopril

【量】口服,一次 5~10mg,一日 1 次,一日极量 40mg。肾功能严重受损患者需调整剂量。

【ADR】可见头昏、嗜睡、口干、疲劳、上腹不适、恶心、胸闷、咳嗽、面部潮红、皮疹和蛋白尿等,必要时减量。

【禁】严重双侧肾动脉狭窄患者及妊娠期妇女禁用。

【警】具有胎儿毒性。

【妊】人类数据提示妊娠中晚期使用有致畸风险。

依那西普
　【L2】
　【FDA】

etanercept [iˈtænəˌsept]

【记】eta(ethyl 乙基),-nercept(那西普,肿瘤坏死因子 α 抑制药)。

【类】改善病情的抗风湿药(DMARD);免疫抑制药

【药】合成的蛋白融合型肿瘤坏死因子 α 抑制药,生物类 DMARD 药物,作用与英夫利昔单抗类似,肝肾功能损害患者无须进行剂量调整,用于类风湿关节炎、强直性脊柱炎及银屑病等自身免疫性疾病。

【联】来那西普 lenercept;英夫利昔单抗 infliximab

【量】皮下注射,一次 25mg,一周 2 次(间隔 72~96 小时),或一次 50mg,一周 1 次。

【ADR】十分常见感染、头痛、注射部位反应;常见瘙痒、皮疹、发热、变态反应等。

【禁】脓毒血症患者或存在脓毒血症风险的患者禁用。

【警】发生感染风险较高。

【妊】人类数据提示妊娠期使用未增加先天畸形和不良结局的风险。

Y

依诺肝素
【基】
【B】
【L2】
【FDA】

enoxaparin [iˌnɔksəˈpærin]

【记】enoxa（音"依诺"），-parin（肝素，肝素衍生物，抗凝血药）。又称"低分子量肝素"。

【类】抗凝血药

【药】首个用于临床的低分子量肝素，具有选择性抗凝血因子Xa活性，而对凝血酶及其他凝血因子影响较小，抗血栓形成作用强而持久，且出血风险小，用于防治深静脉血栓、肺栓塞及某些手术有关的栓塞。

【联】肝素 heparin；达肝素 dalteparin；那曲肝素 natroparin

【量】皮下注射，一次20~40mg，一日1次；禁止肌内注射。

【ADR】常见出血、血小板减少症、血小板增多症、过敏反应、头痛等。

【禁】禁用于严重出血疾患、组织器官损伤出血、细菌性心内膜炎、急性消化道出血和脑出血等患者。

【警】使用低分子量肝素或类肝素进行抗凝治疗并接受椎管内麻醉或接受脊髓穿刺的患者可能会出现硬膜外或脊髓血肿。

【妊】人类数据提示妊娠期使用未增加先天畸形或其他不良结局的风险。

依帕司他

epalrestat [ipælˈrestæt]

【记】epal（音"依帕"），-stat（司他，酶抑制剂）。

【类】醛糖还原酶抑制剂

【药】可逆性醛糖还原酶非竞争性抑制剂，抑制葡萄糖转化为山梨醇的醛糖还原酶活性，减少糖尿病性外周神经病变患者红细胞中山梨醇的蓄积，改善自觉症状和神经功能障碍，用于糖尿病神经性病变。

【联】甲钴胺 mecobalamine；硫辛酸 thioctic acid

【量】口服，一次50mg，一日3次，饭前服用。连续服用12周无效者应考虑改换其他疗法。

【ADR】偶见肝功能异常、腹痛、恶心、倦怠、腹痛、食欲缺乏、肌酐升高等。

【禁】对本品中任何成分过敏者禁用。

依沙吖啶
【基】
【OTC】

ethacridine [iˈθækriˌdi:n]

【记】eth(ethyl,乙基),acridine(吖啶,吖啶类衍生物)。

【类】消毒防腐药;引产药

【药】外用杀菌防腐剂,主要能抑制革兰氏阳性球菌,多用于外科创伤、皮肤黏膜的洗涤和湿敷消毒。该药能刺激子宫肌肉收缩,子宫肌紧张度增加,可用于妊娠中期(12~26 周)引产,成功率高。

【联】安吖啶 amsacrine;呋喃西林 nitrofurazone

【量】外用灭菌,0.1%~0.2% 溶液局部洗涤或湿敷;羊膜腔内注射,一次 1% 溶液 5~10ml(50~100mg)。

【ADR】外用偶见皮肤刺激如烧灼感,或过敏反应皮疹、瘙痒等;羊膜腔内注射可见妊娠期妇女发热、苍白、乏力、恶心等。

【禁】肝肾心功能不全、严重贫血、急性传染病及生殖器官炎症患者禁用。

依替膦酸
【B/C】
【L3】
【FDA】

etidronate [itəˈdrɔneit]

【记】eti(音"依替",ethyl 乙基),-dronate(膦酸盐,钙代谢调节药)。

【类】抗骨质疏松药;双膦酸盐类药

【药】双膦酸类衍生物,作用与阿仑膦酸、唑来膦酸类似,对体内磷酸钙有较强的亲和力,能抑制人体异常钙化和过量骨吸收,减轻骨痛,口服有效,但生物利用度较低(3%),用于绝经妇女骨质疏松症和增龄性骨质疏松症。

【联】阿仑膦酸 alendronate;唑来膦酸 zoledronic acid

【量】口服,一次 200mg,一日 2 次,两餐间服用。需间隙、周期服药。

【ADR】可见腹部不适、腹泻、便软、呕吐、口腔炎、咽喉灼热感、头痛、皮疹等。

【禁】严重肾功能损害患者、骨软化症患者禁用。

【妊】已有的人类数据提示未见显著增加胎儿不良事件的风险,动物数据提示可能引起胎儿骨骼异常。

Y

依替米星 | etimicin [i'timicin]

【记】eti（音"依替"，ethyl 乙基），-micin（米星，小单孢菌属抗生素）。又称"乙基庆大霉素"。

【类】氨基糖苷类抗生素

【药】国内首创的半合成氨基糖苷类抗生素，作用与庆大霉素类似，抗菌谱较广，对多种病原菌抗菌更强，对部分假单胞杆菌及不动杆菌具有一定活性，耳、肾毒性与奈替米星相当，用于敏感菌引起的各种感染。

【联】庆大霉素 gentamicin；奈替米星 netilmicin；异帕米星 isepamicin

【量】静脉滴注，一次 100~150mg，一日 1~2 次。肾功能受损的患者不宜使用。必要时应调整剂量。

【ADR】可见肝肾功能指标轻度升高及耳毒性。耳毒性和前庭毒性主要发生于肾功能不全的患者、剂量过大或过量的患者，表现为眩晕、耳鸣等。

【禁】对本品及其他氨基糖苷类抗生素过敏者禁用。

【妊】人类数据缺乏，妊娠期使用不排除潜在耳毒性风险。

依托泊苷 | etoposide [itəu'pəusaid]
【基】
【D】　【记】eto（音"依托"，ethyl 乙基），-poside（泊苷，鬼臼毒素糖苷类
【L5】　衍生物，抗肿瘤药）。又称"足叶乙苷"。
【FDA】
【类】植物来源抗肿瘤药；拓扑异构酶抑制剂

【药】半合成的鬼臼毒素糖苷类衍生物，能选择性抑制肿瘤细胞拓扑异构酶 II 活性，引起 DNA 断裂，阻断有丝分裂于 S 期和 G_2 期，口服有效，用于小细胞肺癌、恶性淋巴瘤、白血病、卵巢癌等多种癌症。

【联】替尼泊苷 teniposide；托泊替康 topotecan

【量】口服：一日 175~200mg，连续服用 5 日，停药 3 周；静脉滴注：$60~100mg/m^2$，一日 1 次，连续用 3~5 日，停 3~4 周重复 1 次。药量及疗程根据病情和症状适当调整。

【ADR】常见脱发、腹泻、食欲缺乏、恶心、呕吐、白细胞及血小板减少等。

【禁】骨髓抑制者、白细胞及血小板明显低下者、心肝肾功能有严重障碍者禁用。

【警】可能会发生严重的骨髓抑制并导致感染或出血。

【妊】有限的人类数据提示妊娠期使用有胎儿损害；动物数据提示有强致畸性，不排除胎儿致畸性。

依托度酸
【C/D】
【L3】
【FDA】

etodolac [itəuˈdəulæk]

【记】eto(音"依托"，ethyl 乙基)，dol(indol 吲哚)，-ac(酸，acetic 醋酸类衍生物)。

【类】非甾体抗炎药(NSAID)

【药】吲哚乙酸类 NSAID，作用机制和适应证与双氯芬酸类似，通过阻断环氧合酶，抑制前列腺素的合成，发挥消炎及止痛作用，用于骨关节炎、类风湿关节炎等对症治疗及轻中度疼痛。

【联】酮咯酸 ketorolac；双氯芬酸 diclofenac；依托芬那酯 etofenamate

【量】口服，一次 200~400mg，一日 2~3 次，一日极量 1 200mg。

【ADR】常见腹痛、便秘、腹泻、胃肠道溃疡、肾功能异常、头晕、头痛、感染等。

【禁】活动期消化性溃疡、与应用另一种 NSAID 有关的胃肠道溃疡或出血史者禁用。

【警】增加心血管血栓事件风险与胃肠道风险。

【妊】人类数据提示妊娠早、晚期使用有风险。

依托考昔

etoricoxib [iːˈtɔːriˌkɔksib]

【记】etori(音"依托")，-coxib(考昔或昔布，COX-2 抑制剂)。

【类】非甾体抗炎药(NSAID)；COX-2 抑制剂

【药】选择性 COX-2 抑制剂，作用与塞来昔布类似，阻止炎性前列腺素合成从而发挥抗炎镇痛及退热作用，镇痛作用较强，用于急慢性骨关节炎、急性痛风性关节炎的对症治疗。

【联】塞来昔布 celecoxib；帕瑞昔布 parecoxib

【量】口服，一次 30~120mg，一日 1 次，可与食物同服或单独服用。应予一日最低剂量，并尽量最短期给药。

【ADR】可见消化不良、恶心、感染、肾结石、乏力、面部水肿、免疫系统异常、神经系统异常等。

【禁】有活动性或既往曾复发消化性溃疡/出血患者、NSAID诱发哮喘或过敏反应的患者、充血性心衰患者和缺血性心脏病等患者禁用。

【妊】人类数据提示妊娠晚期使用可引起动脉导管早闭的风险,妊娠早、晚期使用有风险。

依托咪酯
【C】
【FDA】

etomidate [iˈtɔmideit]

【记】eto(音"依托",ethyl乙基),mid(midazole咪唑),-ate(盐或酯)。

【类】静脉麻醉药

【药】非巴比妥类短效静脉麻醉药,对中枢神经抑制作用较强,有镇静、催眠和遗忘作用,无镇痛与肌松作用,起效和苏醒快,对循环和呼吸抑制轻,常与肌松药及镇痛药连用,用于全麻诱导,以及短时手术麻醉。

【联】丙泊酚propofol;氯胺酮ketamine;苯巴比妥phenobarbital

【量】静脉注射,成人一次按体重静脉注射0.3mg/kg(范围0.2~0.6mg/kg),于30~60秒内注射完毕。

【ADR】常见皮质醇水平下降、运动障碍、肌阵挛、低血压、呼吸暂停、恶心、呕吐、皮疹等。

【禁】癫痫患者、肝肾功能严重不全者禁用。有免疫抑制、脓毒血症及行器官移植的患者禁用或慎用。

【妊】有限的人类数据提示单次、短时间使用对胎儿无明显损害;动物数据提示存在胚胎毒性。

依西美坦
【D】
【L5】
【FDA】

exemestane [ˌeksəˈmestein]

【记】exe(音"依西",diene二乙烯基),-mestane(美坦,芳香化酶抑制剂)。

【类】抗肿瘤药;芳香化酶抑制剂

【药】不可逆性甾体类芳香化酶抑制剂,通过抑制芳香化酶阻止雌激素生成,降低血液循环中雌激素水平,对肾上腺皮质类固醇、醛固酮等合成影响小,用于他莫昔芬等治疗后病情进展的绝经后晚期乳腺癌。

【联】福美坦 formestane;来曲唑 letrozole;他莫昔芬 tamoxifen

【量】口服,一次 25mg,一日 1 次,餐后服用。晚期乳腺癌患者应持续服用直至肿瘤进展。

【ADR】十分常见潮热、关节痛、疲劳、头痛、失眠、出汗增多等;常见厌食、腕管综合征、呕吐、腹泻等。

【禁】妊娠期及哺乳期妇女禁用。

【妊】人类数据缺乏;基于动物研究及作用机制,妊娠期使用可能导致胎儿伤害。

依折麦布 | ezetimibe [i'zetimaib]
【C】
【L3】 | 【记】ezet(音"依折",azetidinone 氮杂环丁酮类),-imibe(麦布,胆固醇酰基转移酶抑制剂)。
【FDA】

【类】调节血脂药;胆固醇吸收抑制剂

【药】首个使用的脂肪酰辅酶 A- 胆固醇酰基转移酶(ACAT)抑制剂,选择性抑制肠道胆固醇转运蛋白—酰基转移酶,减少胆固醇吸收和利用,不影响甘油三酯、脂肪酸的吸收,常与他汀类调节血脂药联合,用于原发性高胆固醇血症。

【联】阿伐麦布 avasimibe;辛伐他汀 simvastatin;考来烯胺 colestyramine

【量】口服,一次 10mg,一日 1 次,可空腹或与食物同时服用。

【ADR】常见腹痛、腹泻、胃肠胀气、倦怠、头痛、周围性水肿、肌痛等。

【禁】活动性肝炎或不明原因的血清转氨酶持续升高患者,以及妊娠期妇女、哺乳期妇女禁用。

【妊】人类数据缺乏;动物数据提示低风险。然而,妊娠期妇女、哺乳期妇女仍不宜用本品。

胰岛素 | insulin ['insjulin]
【基】
【B】 | 【记】insul(insula 岛,胰岛),-in(素,因子)。又称"正规胰岛素
【L2】 | (regular insulin,RI)"。
【FDA】

【类】降糖药;内分泌激素

【药】由胰岛 β 细胞分泌的一种重要蛋白质激素,通过与靶细胞膜上的特异受体结合而发挥作用,是体内降低血糖的最主要激素,同时具有促进糖原、脂肪、蛋白质合成等作用,用于各型糖尿病及其并发症。

Y

【联】门冬胰岛素 insulin aspart；甘精胰岛素 insulin glargine

【量】皮下注射，一般一日 3 次，餐前 15~30 分钟静脉注射；根据血糖变化调整剂量。

【ADR】常见过敏反应、低血糖反应、胰岛素抵抗、注射部位脂肪萎缩或增生、眼屈光失调、腹泻等。

【禁】对胰岛素过敏者禁用。

【妊】妊娠期妇女可以使用。

乙胺丁醇　ethambutol [eˈθæmˈbjutɔl]

【基】
【B】
【L3】
【FDA】

【记】etham（ethamine 乙胺），butol（butanol 丁醇），一种金属螯合剂。

【类】抗结核药；合成抗菌药

【药】口服合成抑菌抗结核药，能干扰多胺和金属离子的功能，抑制分枝杆菌 RNA 合成，无交叉耐药性，只对繁殖期分枝杆菌有效，常与异烟肼、利福平等抗结核药联合，用于抗结核治疗，尤适于对链霉素和对氨基水杨酸疗效不佳患者。

【联】异烟肼 isoniazid；利福平 rifampicin；吡嗪酰胺 pyrazinamide

【量】口服，一次 750~1250mg，一日 1 次顿服。13 岁以下儿童不宜应用。

【ADR】可见心肌炎、恶心、视物模糊、咽痛、红绿色盲或视力减退、畏寒、关节肿痛等。

【禁】已知视神经炎患者、乙醇中毒者及婴幼儿禁用。

【妊】人类数据提示妊娠期使用未增加先天畸形的风险，但有引起眼部损伤的报道。

乙胺嘧啶　pyrimethamine [pairəˈmeθəˌmi:n]

【基】
【C】
【L4】
【FDA】

【记】pyrim（pyrimidine 嘧啶），eth（ethyl 乙基），amine（胺）。又称"息疟定""Daraprim"。

【类】抗疟疾药；抗原虫病药

【药】嘧啶类似物，叶酸拮抗类抗疟药，抑制疟原虫的二氢叶酸酶，干扰虫体的叶酸正常代谢，阻碍其 DNA 合成，对恶性疟及间日疟原虫红外期有效，用于防治恶性疟疾及弓形虫等原虫病。

【联】乙胺丁醇 ethambutol；吡嗪酰胺 pyrazinamide

【量】口服，预防用，一次 25mg，一周 1 次，进入疫区前 1~2 周服用，一般服至离开疫区后 6~8 周；抗复发，一日 25~50mg，连用 2~3 日。

【ADR】一般抗疟治疗量时,毒性很低,较为安全。大剂量(25mg/d,连服 1 个月以上)可见厌食、血液 / 淋巴系统异常、萎缩性舌炎等。

【禁】妊娠期及哺乳期妇女禁用。

【警】可能出现 Stevens-Johnson 综合征和有毒的表皮坏死。

【妊】有限的人类数据提示妊娠期使用未见胎儿损害;动物数据提示有致畸作用。

乙琥胺
【C】
【L4】
【FDA】

ethosuximide [iːθəˈsʌksiˌmaid]

【记】etho(ethyl 乙基),suximide(succinimide 琥珀酰亚胺)。又称"柴伦丁"。

【类】抗癫痫药

【药】琥珀酰亚胺类抗癫痫药,结构与苯巴比妥相似,能明显抑制大脑皮层神经传递,减少阵挛性惊厥,用于失神小发作,疗效与氯硝西泮及丙戊酸相当,因其特质性肝损伤等副作用小,常作为单纯性癫痫失神小发作的首选药。

【联】甲琥胺 methsuximide;氯硝西泮 clonazepam;丙戊酸 valproic acid

【量】口服,一次 250~500mg,一日 2 次。4~7 日后可酌情渐增剂量至满意控制症状而不良反应最小。

【ADR】常见厌食症、胃部不适、白细胞减少、过敏反应、头痛;偶见粒细胞减少、白细胞减少肾功能损害等。

【禁】对琥珀酰亚胺类药物(如甲琥胺及苯琥胺)过敏者禁用。

【妊】人类数据提示妊娠期使用可能增加胎儿畸形的风险。

乙哌立松

eperisone [ˈepəriˌsəun]

【记】e(ethyl 乙基),peri(piperidyl 哌啶基),-sone(同 -one,酮)。

【类】中枢性肌松药

【药】中枢性骨骼肌肉松弛药,具有抑制神经元冲动、类似钙通道阻滞药扩张血管而改善循环等多种药理作用,用于改善颈肩臂综合征、肩周炎、腰痛症的肌紧张状态及各种痉挛性麻痹。

【联】氯唑沙宗 chlorzoxazone;丹曲林 dantrolene;巴氯芬 baclofen

【量】口服,一次 50mg,一日 3 次,饭后口服,可视年龄、症状酌情增减。

Y

【ADR】可见恶心、呕吐、皮疹、倦怠、失眠、头痛、四肢麻木、头晕等。可能导致严重皮肤病。

【禁】严重肝肾功能不全、伴有休克患者，以及哺乳期妇女禁用。

乙酰胺
【基】
【FDA】

acetamide [ə'setəˌmaid]

【记】acet（acetyl 醋，乙酰基），amide（酰胺）。又称"解氟灵"。

【类】解毒药

【药】为含氟杀虫剂氟乙酰胺（最强的有机氟杀鼠药之一）的解毒药，可通过阻断酰胺酶，使氟乙酰胺不能转变为其毒性代谢产物氟乙酸，从而发挥解毒作用，用于氟乙酸胺、氟醋酸钠及甘氟中毒特效解毒。

【联】氟乙酰胺 fluoroacetamide；去铁胺 deferoxamine

【量】肌内注射，一次 2.5~5g，一日 2~4 次，或按一日 0.1~0.3g/kg，一般连续注射 5~7 日。

【ADR】注射部位疼痛、血尿，大量使用可能引起血尿。

【禁】对本品成分过敏者禁用。

乙酰半胱
氨酸
【基】
【OTC】
【B】
【L3】
【FDA】

acetylcysteine [æsətil'sisti:n]

【记】acetyl（醋，乙酰基），cysteine（半胱氨酸），胱氨酸的 N- 乙酰化衍生物。

【类】祛痰药；解毒药

【药】含巯基（—SH）的氨基酸衍生物，还原性谷胱甘肽的前体化合物，能使痰液中糖蛋白多肽裂解而降低痰液黏度，促进痰液排出，具有肝脏保护作用，用于黏稠分泌物过多的咳痰困难、对乙酰氨基酚中毒解毒等。

【联】胱氨酸 cystine；谷胱甘肽 glutathione；羧甲司坦 carbocisteine

【量】口服，一次 200mg，一日 2~3 次；静脉滴注，一次 8g，一日 1 次。

【ADR】注射剂：可见恶心、呕吐、皮疹、支气管痉挛、头晕、头痛。口服剂型：偶见超敏反应、头痛、耳鸣、心动过速、胃肠道反应等。

【禁】支气管哮喘者禁用。

【妊】有限的人类数据提示妊娠期短期使用未见胎儿损害；动物数据未见致畸性。

乙酰螺旋霉素

acetylspiramycin [æsitil'spairə'maisin]

【记】acetyl(醋,乙酰基),spira(spiral 螺旋形),-mycin(霉素,抗生素),螺旋霉素的乙酰化物。

【类】大环内酯类抗生素

【药】属16元环大环内酯,抗菌谱及适应证与红霉素相似,对酸稳定,口服易吸收,经胃肠道吸收后脱乙酰基转变为螺旋霉素而起抗菌作用,较红霉素具有更好的抗生素后效应,用于敏感菌引起的轻中度感染。

【联】螺旋霉素 spiramycin;红霉素 erythromycin;阿奇霉素 azithromycin

【量】口服,一次 200~300mg,一日 4~6 次,首次加倍。小儿剂量,每日按体重 20~30mg/kg,分 4 次服用。

【ADR】可见腹痛、恶心、呕吐、药疹,停药后可自行消退。

【禁】对红霉素及其他大环内酯类药物过敏的患者禁用。

【妊】有限人类数据提示妊娠期使用未见致畸性。

乙酰唑胺
【基】
【C】
【L2】
【FDA】

acetazolamide [æsitə'zəuləˌmaid]

【记】aceta(acetyl 醋,乙酰基),-zolamide(唑胺或佐胺,碳酸酐酶抑制剂)。又称"醋氮酰胺"。

【类】治疗青光眼用药;碳酸酐酶抑制剂

【药】碳酸酐酶抑制剂,抑制 CO_2 与 H_2O 结合为碳酸,减少碳酸解离为 H^+ 和 HCO_3^-,能抑制房水生成(减少 50%~60%),具有强力的降低眼压作用,用于各种类型青光眼、脑水肿,亦用于癫痫小发作。

【联】布林佐胺 brinzolamide;多佐胺 dorzolamide

【量】口服,一次 250mg,一日 1~3 次。尽量使用较小剂量控制眼压。

【ADR】常见四肢麻木及刺痛、全身不适综合征、胃肠道反应、肾脏反应;偶见电解质紊乱、听力减退、造血系统障碍。

【禁】肝、肾功能不全致低钠血症、低钾血症、高氯性酸中毒患者,肾上腺皮质功能减退患者,肝昏迷及磺胺过敏患者禁用。

【妊】有限的人类数据提示妊娠期使用通常不增加先天畸形的风险,但有胎儿先天畸形的个例报道;动物数据提示有致畸性。

Y

异丙嗪
【基】
【OTC】
【C】
【L3】
【FDA】

promethazine [prəʊˈmeθəˌziːn]

【记】pro（propyl 丙基），meth（methyl 甲基），thazine（thiazide 噻嗪，噻嗪类衍生物，利尿药）。

【类】抗组胺药；H₁ 受体拮抗剂

【药】首个组胺 H₁ 受体拮抗剂，作用较苯海拉明强且持久，中枢镇静作用明显但较氯丙嗪弱，能增强麻醉药、催眠药等的作用，降低体温，用于抗过敏、晕动病、止吐及镇静催眠等，也可与氯丙嗪等联合用于人工冬眠。

【联】苯海拉明 diphenhydramine；氯丙嗪 chlorpromazine；丙米嗪 imipramine

【量】口服，一次 12.5~25mg，一日 3~4 次；肌内注射，一次 25~50mg，必要时 2 小时后重复，最高量不得超过 100mg。

【ADR】可见嗜睡、视物模糊、头晕、定向障碍和锥体外系症状、光敏性皮肤。

【禁】新生儿、早产儿禁用。

【警】儿科患者可出现呼吸抑制。可引起严重的组织损伤。

【妊】人类数据提示妊娠期使用可能诱发婴儿的黄疸和锥体外系症状。

异丙托溴铵
【基】
【B】
【L2】
【FDA】

ipratropium bromide [iprəˈtrəʊpiəm ˈbrəʊmaid]

【记】ipra（isopropyl 异丙基），trop-（托品，阿托品衍生物，抗胆碱药），-ium（铵，季铵盐），bromide（溴化物）。又称"异丙阿托品"。

【类】平喘药；M 受体拮抗剂

【药】非选择性 M 受体拮抗剂，作用机制与阿托品类似，不易通过生物屏障，全身副作用相对小，适合局部吸入扩张支气管，用于治疗急性或慢性哮喘引起的可逆性气道阻塞、慢性支气管炎、肺气肿、哮喘等。

【联】阿托品 atropine；噻托溴铵 tiotropium bromide；苯环喹溴铵 bencycloquidium bromide

【量】吸入，一次 40~80μg，一日 2~4 次。不能口服或注射。

【ADR】常见神经紧张、头痛、震颤、头晕、心悸等；偶见视物模糊、心悸、支气管痉挛、皮疹等。

【禁】对阿托品或其衍生物过敏者禁用。

【妊】人类数据提示妊娠期使用未明显增加胎儿不良结局的风险。

异氟烷	isoflurane [ˌaisəuˈfluərein]
【C】 【FDA】	【记】iso-(异),-flurane(氟烷,烷烃类吸入麻醉药)。又称"异氟醚"。

【类】吸入麻醉药

【药】恩氟烷的异构体,作用与机制与恩氟烷类似,具有良好的麻醉作用,诱导麻醉和苏醒均较快,骨骼肌松弛作用亦较好,在体内很少被分解,以原形由呼吸道排出,用于各种全身麻醉的诱导及维持。

【联】恩氟烷 enflurane;七氟烷 sevoflurane;地氟烷 desflurane

【量】雾化吸入,吸入量视手术需要而定,吸入气体浓度 1%~3%。

【ADR】偶见心律失常、白细胞增多、寒战、恶心、呕吐、肠梗阻等。

【禁】已知或怀疑患有遗传性的易感恶性高热者禁用。

【妊】有限的人类数据提示妊娠晚期反复或长时间使用可能影响胎儿的大脑发育;动物数据未见致畸性。

异烟肼	isoniazid [ˌaisəuˈnaiəzid]
【基】 【C】 【L3】 【FDA】	【记】iso-(异),ni(nicotinic 烟酸的),azid(azide 肼,叠氮化物)。又称"雷米封(rimifon)"。

【类】抗结核药

【药】抗结核一线用药,高选择性抑制细菌分枝菌酸合成而使细胞壁破裂,口服有效,单用耐药率较高,常与利福平、吡嗪酰胺等药联用,用于各型结核病及部分非结核分枝杆菌病的治疗。

【联】利福平 rifampicin;吡嗪酰胺 pyrazinamide

【量】口服,一次 200~300mg,一日 1 次;静脉滴注,一次 200~400mg,一日 1~2 次。

【ADR】常见周围神经炎、深色尿、眼或皮肤黄染、肝毒性、食欲不佳等。

【禁】肝功能异常者、精神病患者和癫痫患者禁用。

【警】可导致致命的肝炎。

【妊】人类数据缺乏;动物数据提示有胚胎毒性。

Y

吲达帕胺 indapamide [inˈdæpəˌmaid]

【基】
【B/D】
【L3】
【FDA】

【记】inda（indol 吲哚），-pamide（帕胺，磺胺苯甲酸衍生物，利尿药）。

【类】利尿药；抗高血压药

【药】中效利尿药，结构和作用与氢氯噻嗪类似，利尿作用较后者强10倍，兼有钙通道阻断作用，半衰期长（13小时），能发挥长效降压作用，且肾功能损害时不易蓄积，用于治疗轻中度高血压及心力衰竭。

【联】氢氯噻嗪 hydrochlorothiazide；阿利帕胺 alipamide；氯噻酮 chlortalidone

【量】口服，一次 1.25~2.5mg，一日 1 次，一日极量 2.5mg。最好早晨服用。

【ADR】偶见腹痛、食欲缺乏、失眠、反胃、超敏反应、斑丘疹、低血钾等。

【禁】对磺胺过敏者、严重肾衰竭、肝性脑病或严重肝衰竭、低钾血症等患者禁用。

【警】存在导致有毒性表皮坏死的风险。

【妊】有限的人类数据提示妊娠期使用未见致畸性，但可能导致胎盘缺血。

吲哚布芬 indobufen [indəuˈbjuːfen]

【基】

【记】indo（音"吲哚"），-bufen（布芬，芳基丁酸类衍生物，非甾体抗炎药）。

【类】抗血小板药

【药】吲哚啉基苯基丁酸衍生物，主要通过可逆性抑制血小板环氧合酶，使血栓素 B_2（血小板聚集的强效激活剂）生成减少，同时具有抑制腺苷二磷酸（ADP）、肾上腺素和血小板活化因子（PAF）等作用，用于缺血性心脑血管病变及预防静脉血栓等。

【联】芬布芬 fenbufen；阿司匹林 aspirin

【量】口服，一次 100~200mg，一日 2 次，饭后服用。老年患者及肾功能不全患者宜减半。

【ADR】常见消化不良、腹痛、便秘、恶心、呕吐、头晕、皮肤过敏反应等。如出现荨麻疹样皮肤过敏反应，应立即停药。

【禁】先天或后天性出血疾病患者、妊娠期妇女及哺乳期妇女禁用。

吲哚美辛
【基】
【OTC】
【B/D】
【L3】
【FDA】

indometacin [ɪndəʊˈmeθəsin]

【记】indo(indol 吲哚),-metacin(美辛,解热镇痛药)。

【类】解热镇痛药;非甾体抗炎药(NSAID)

【药】乙酸类 NSAID,作用机制与对乙酰氨基酚、布洛芬相似,通过抑制环氧合酶阻断前列腺素合成发挥作用,作用强、生物利用度高(近100%),直肠较口服易吸收,用于解热及缓解各种炎性疼痛等。

【联】对乙酰氨基酚 acetaminophen;布洛芬 ibuprofen;吲哚布芬 indobufen

【量】口服,一次 25~50mg,一日 2~3 次,一日极量 150mg;塞肛,一日 1 次,一日极量 2 栓。

【ADR】十分常见消化不良、胃烧灼感、恶心反酸、头痛、头晕、焦虑等;可见溃疡、胃出血、胃穿孔、水肿、过敏等。

【禁】活动性溃疡、溃疡性结肠炎及病史者,癫痫、帕金森病及精神病患者等禁用。在进行冠状动脉搭桥术(CABG)的情况下禁用。

【妊】人类数据提示妊娠晚期使用可引起动脉导管早闭,妊娠早、晚期使用有风险。

茚达特罗
【C】
【FDA】

indacaterol [ɪndəˈkætərɒl]

【记】indaca(音"茚达",indene,茚),-terol(特罗,苯乙胺类衍生物,支气管扩张药)。

【类】支气管扩张药;长效 β₂ 受体激动剂(LABA)

【药】作用机制同沙丁胺醇,β₂ 受体是支气管平滑肌中的主要肾上腺素受体,通过使环腺苷酸(cAMP)水平升高引起支气管平滑肌松弛,起效快、作用维持时间长,用于成人慢性阻塞性肺疾病(COPD)。

【联】沙丁胺醇 salbutamol;特布他林 terbutaline;福莫特罗 formoterol

【量】吸入,一次 150μg,一日 1 次,推荐在每日相同的时间使用。

【ADR】十分常见上呼吸道感染、鼻咽炎;常见咳嗽、头痛、肌肉痉挛、胸痛、外周水肿等。

Y

【禁】未使用长期哮喘控制药物的哮喘患者不宜使用。

【妊】人类数据缺乏；动物数据未见致畸性。

英夫利昔
单抗
【B】
【L3】
【FDA】

infliximab [in'fliksi,mæb]

【记】infli（音"英夫利"）,-ximab（昔单抗,鼠/人嵌合单克隆抗体）。

【类】免疫抑制药；肿瘤坏死因子 α 抑制药

【药】首个合成单抗类肿瘤坏死因子 α 抑制药,能与 TNF-α 结合抑制其作用于受体,减少炎症介质对滑膜、关节等组织侵蚀,用于类风湿关节炎、强直性脊柱炎及克罗恩病等自身免疫性疾病。

【联】依那西普 etanercept；阿达木单抗 adalimumab；戈利木单抗 golimumab

【量】静脉滴注,首次给予 3~5mg/kg,在首剂后的第 2 周和第 6 周及以后每隔 6 周或 8 周各给予一次相同剂量。

【ADR】可见输液相关反应、感染、中性粒细胞减少、白细胞减少、过敏性呼吸道症状等。

【禁】剂量高于 5mg/kg 时,禁用于中重度心力衰竭患者。

【警】可能导致严重感染、恶性肿瘤。

【妊】人类数据提示妊娠期使用不增加不良结局的风险,但可能增加胎儿感染的风险。

右雷佐生
【D】
【FDA】

dexrazoxane ['deksrə,zɔksin]

【记】dex（右旋体）,-oxane（佐生,苯并二噁烷类衍生物）。又称"右丙亚胺"。

【类】抗肿瘤药；解毒药

【药】与多柔比星联合应用的心脏保护剂,为 EDTA 的环状衍生物,具有螯合作用,能干扰蒽环类抗生素产生心脏毒性的铁离子中介的自由基的形成,用于减少多柔比星的心脏毒副作用。对刚开始使用多柔比星患者不推荐使用。

【联】氨磷汀 amifostine；亚叶酸钙 calcium folinate

【量】静脉滴注,剂量比为 10:1（例如右雷佐生 500mg/m²:多柔比星 50mg/m²）,静脉滴注给药 15 分钟以上,不得使用静脉注射方式给药。

【ADR】可见脱发、恶心、呕吐、厌食症、神经毒性发热、感染、腹泻等。

【禁】禁用于不含有蒽环类药的化学治疗患者。

【妊】动物数据提示致畸性,基于动物研究及作用机制,妊娠期使用可能导致胎儿伤害。

右美沙芬 dextromethorphan [dekstrəumiˈθɔːfən]

【OTC】
【C】
【L3】
【FDA】

【记】dextro-(右的,右旋的),meth(methyl,甲基),-orphan(啡烷,-orph 啡,吗啡烷类衍生物)。

【类】中枢镇咳药

【药】非成瘾性中枢镇咳药,通过抑制延髓咳嗽中枢起作用,其镇咳作用强度与可待因相似,但无镇痛及呼吸抑制作用,无成瘾性且毒性低,用于各种咳嗽症状的控制,尤其是干咳及手术后无法进食的咳嗽患者。

【联】苯丙哌林 benproperine;右丙氧芬 dextropropoxyphen

【量】口服,一次 10~20mg,一日 3~4 次;肌内注射,一次 5~10mg,一日 1~2 次。

【ADR】可见头晕、头痛、嗜睡、易激动、嗳气、食欲缺乏、便秘、恶心、皮肤过敏等。

【禁】妊娠 3 个月内妇女、有精神病史者、停用单胺氧化酶抑制剂不满 2 周的患者禁用。

【妊】人类数据提示妊娠早期标注剂量使用未增加致畸风险。

右美托咪定 dexmedetomidine [ˈdeksməˌditɔmiˌdiːn]

【C】
【L2】
【FDA】

【记】dex-(dextro- 右旋的),medeto(音"美托"),midine(咪唑类衍生物)。

【类】镇静催眠药

【药】为选择性 α_2 受体激动剂,对 α_2 受体的亲和力比可乐定高,在较高剂量下对 α_1 和 α_2 受体均有作用,具有镇静、镇痛和抗焦虑作用,用于行全身麻醉的手术患者气管插管和机械通气时的镇静。

【联】可乐定 clonidine;咪达唑仑 midazolam

【量】静脉滴注,4μg/ml 浓度以 1μg/kg 剂量缓慢滴注,时间超过 10 分钟。

【ADR】常见低血压、心动过缓、口干；可见发热、头晕、腹痛、心律失常等。

【禁】对药物本身及组成成分过敏者禁用。

【妊】有限的人类数据提示妊娠期使用不排除新生儿镇静、低血压的风险；动物数据提示有胚胎毒性。

右旋糖酐 | dextran ['dekstrən]
【基】
【C】
【L2】

【记】dextr(o)-(右的，右旋的)。又称"葡聚糖""gentran"。

【类】血容量扩充药

【药】系蔗糖经细菌发酵后生成的高分子葡萄糖聚合物，分子量有10 000~40 000不等，有提高胶体渗透压、增加血浆容量等作用，用作血浆代用品，用于出血性休克、创伤性休克等。

【联】聚糖酐 dextranomer；羟乙基淀粉 hydroxyethyl starch

【量】静脉滴注，一次2~3g/kg(以右旋糖酐40计)，一日或隔日1次，7~14日为1个疗程。

【ADR】可见过敏反应、发热、寒战、淋巴结肿大、关节炎等。

【禁】充血性心力衰竭、血小板减少症、出血性疾病、少尿或无尿者禁用。

【妊】人类数据缺乏；动物数据提示有致畸性和胚胎毒性。

鱼精蛋白 | protamine ['prəutəmi:n]
【基】
【FDA】

【记】prot(protein 蛋白质)，amine(胺)，对鱼类精子形成和稳定起关键作用的小分子蛋白，故得名。

【类】肝素拮抗剂

【药】从鱼类成熟精子中提取的富含精氨酸的碱性蛋白，能与肝素形成稳定的盐而使其失去抗凝作用，是目前唯一的肝素特异性拮抗剂，用于治疗因注射肝素过量引起的出血及自发性出血(如咯血)等。

【联】氨甲环酸 tranexamic acid；凝血酶 thrombin；精蛋白锌胰岛素 protamine zinc insulin

【量】静脉注射或静脉滴注，1mg可阻断100U肝素，一次极量50mg，不得加大剂量。

【ADR】可见血压下降、心动过缓、胸闷、呼吸困难、过敏性休克、呕吐、恶心等。

【禁】对本品过敏者禁用。

【警】可导致严重的低血压、心血管衰竭、非心源性肺水肿、灾难性肺血管收缩和肺动脉高压。

鱼石脂　ichthammol [ikˈθæməl]
【基】
【OTC】

【记】ichth(ichthyo-,鱼,像鱼的; ichthyosulfonate 鱼石脂磺酸盐), amm(ammonium 氨盐),-ol(醇或酚)。

【类】消毒防腐药; 皮肤科用药

【药】一种源自天然页岩油干馏后加硫酸和氨制成的化工原料,具有温和刺激性以及消炎、防腐、消肿及抑制分泌作用,用于各种皮肤炎症及软组织炎症、脓肿、疮疖等。

【联】水杨酸 salicylic acid; 甲酚 cresol; 间苯二酚 resorcinol

【量】外用,一日 2 次,涂患处。

【ADR】偶见皮肤刺激和过敏反应。

【禁】对本品过敏者禁用。

愈创甘油醚　guaifenesin [gwəˈfeniˌsin]
【OTC】
【C】
【L3】
【FDA】

【记】guai(guaiacyl 愈创木基),fen(phenol 苯酚),esin(resin 树脂)。系源自愈创木脂树的合成祛痰药,又称"愈创木酚甘油醚"。

【类】祛痰药

【药】刺激性祛痰药,具有刺激支气管及胃黏膜黏液分泌、促使痰液易于咳出的作用,较氯化铵等祛痰药刺激性小,常与氯化铵及抗组胺等药物合用,用于各种多痰咳嗽、哮喘及其他黏液不易咳出的情况。

【联】愈创司坦 guaisteine; 愈创木酚 guaiacol; 氨溴索 ambroxol

【量】口服,一次 100~400mg,一日 3~4 次,饭后服用。

【ADR】可见恶心、胃肠道不适、头晕、嗜睡、过敏等。

【禁】肺出血、胃出血、急性胃肠炎、肾炎及肾功能减退、妊娠 3 个月内妇女禁用。

【妊】有限的人类数据提示妊娠期使用不增加先天畸形的风险。

Y

Z

泽布替尼 **zanubrutinib** [ˌzənjuˈbrutinib]

【FDA】

【记】zanu（音"泽"），-brutinib（布替尼，布鲁顿酪氨酸激酶抑制剂）。

【类】抗肿瘤药；布鲁顿酪氨酸激酶（BTK）抑制剂

【药】我国自主研发 BTK 选择性抑制剂，通过与位于 B 细胞表面的 BTK 半胱氨酸残基形成共价键从而抑制 223 位点磷酸化，抑制 BTK 活性，用于套细胞淋巴瘤、慢性淋巴细胞白血病、瓦尔登斯特伦巨球蛋白血症等。

【联】阿卡替尼 acalabrutinib；伊布替尼 ibrutinib；奥布替尼 orelabrutinib

【量】口服，一次 160mg，一日 2 次，直到发生疾病进展或出现不可耐受的毒性反应。

【ADR】十分常见中性粒细胞减少、血小板减少、淋巴细胞减少、上呼吸道感染、肌肉骨骼疼痛、皮疹等。

【禁】对泽布替尼或辅料存在超敏反应的患者禁用。

【妊】人类数据缺乏，基于药物作用机制及动物数据，可能导致胎儿伤害。

扎鲁司特 **zafirlukast** [ˈzæfəˌluːkæst]

【B】

【L3】

【FDA】

【记】zafir（音"扎"），-lukast（鲁司特，白三烯受体拮抗剂）。

【类】平喘药；白三烯（LT）受体拮抗剂

【药】美国 FDA 批准的首个 LT 受体拮抗剂，预防 LT 引起的气道水肿和炎症，选择性高，起效缓慢温和，不改变平滑肌对 β₂ 受体的反应，耐受性好，不良反应少，用于哮喘的预防和长期治疗。

【联】孟鲁司特 montelukast；曲尼司特 tranilast；齐留通 zileuton

【量】口服，一次 20~40mg，一日 2 次，应空腹服用，因食物会大幅降低（约 40%）其口服生物利用度，一次极量 40mg。

【ADR】可能出现皮疹、过敏反应、轻微的肢体水肿、挫伤后出血障碍、粒细胞缺乏症、转氨酶升高等。

【禁】哮喘持续发作状态、肝损伤及肝硬化患者禁用。

【妊】人类数据缺乏；动物数据未见致畸性。

制霉素	nystatin ['nistətin]
【OTC】	【记】nystat(New York State,纽约州的缩写,最初发现与纽约州的
【A/C】	一种链霉菌属抗生素有关),-in(素)。又称"制霉菌素"。
【L1】	【类】抗真菌药
【FDA】	【药】多烯类抗真菌药,与真菌细胞膜特异甾醇相结合,导致膜破

坏以致细胞死亡,抗真菌谱广,对假丝酵母菌最敏感,对滴虫也有
抑制作用,对细菌无效,口服几乎不吸收,用于黏膜及消化道假丝
酵母菌病、真菌性甲沟炎、阴道炎及鹅口疮等。

【联】两性霉素 amphotericin；特比萘芬 terbinafine

【量】口服,一次 50 万~100 万 U,一日 3 次；阴道给药,一次 10 万 U,
一日 1~2 次；外用,涂擦患处,一日 2~3 次。

【ADR】大剂量时可发生腹泻、恶心、呕吐和上腹疼痛等消化道反
应；局部用偶见过敏、烧灼感及发痒。

【禁】对本品过敏的患者禁用。

【妊】人类数据提示妊娠期使用未增加先天畸形的风险。

紫杉醇	paclitaxel [ˌpækli'tæksəl]
【基】	【记】pacli(pacific yew,太平洋紫杉,短叶紫杉),-taxel(他赛,紫杉
【D】	醇衍生物,抗肿瘤药)。
【L5】	【类】植物来源抗肿瘤药；有丝分裂抑制剂
【FDA】	【药】源自紫杉树皮中提取的活性物质,新型抗微管药物,促进微

管蛋白聚合、抑制解聚,保持微管蛋白稳定,抑制细胞有丝分裂,阻
止肿瘤细胞的繁殖,用于卵巢癌、乳腺癌、非小细胞肺癌(NSCLC)
等恶性肿瘤。

【联】多西他赛 docetaxel；长春新碱 vincristine；优替德隆 utide-
lone

【量】静脉滴注,一次 135~200mg/m²,3~4 周重复 1 次,滴注时间
大于 3 小时。

【ADR】十分常见感染、骨髓抑制、过敏反应、潮热、神经毒性、心
电图异常、低血压、胃肠道反应、脱发、关节痛等。

Z

【禁】严重骨髓抑制、白细胞计数低于 1.5×10^9/L 感染者,以及妊娠期妇女、哺乳期妇女禁用。

【警】可导致过敏性休克和严重超敏反应,也可导致骨髓抑制,尤其是中性粒细胞减少。

【妊】动物数据提示有致畸性和胚胎毒性,基于作用机制可能导致胎儿损害。

左甲状腺素	levothyroxine [ˌliːvəʊθaiˈrɔksiːn]
【基】	【记】levo-(左,左旋),thyr-(甲状腺的),oxine(oxindole,羟吲哚类
【A】	衍生物)。
【L1】	【类】甲状腺激素类药
【FDA】	【药】人工合成的四碘甲状腺原氨酸,具有维持正常生长发育、促进代谢和增加产热、提高交感系统的感受性等作用,用于非毒性的甲状腺肿、甲状腺肿切除术后、甲状腺功能减退的替代治疗及甲状腺抑制试验等。

【联】促甲状腺素 thyrotrophin;碘塞罗宁 liothyronine(人工合成的三碘甲状腺原氨酸钠)

【量】口服,初始剂量一日 25~50μg,逐渐增量,维持量 75~125μg,应于早餐前半小时服用,需个体化剂量。

【ADR】可能出现甲状腺功能亢进的临床症状、心律失常、头痛、肌无力、发热、失眠、多汗、体重下降、过敏和血管性水肿等。

【禁】未经治疗的肾上腺功能不足、垂体功能不足和甲状腺毒症、急性心肌梗死、急性心肌炎、急性全心炎患者禁用。

【警】不适用于治疗肥胖或减肥。

【妊】妊娠期妇女可安全使用。

左卡尼汀	levocarnitine [levəʊˈkaːniˌtiːn]
【L3】	【记】levo-(左,左旋的),carnitine(音"卡尼汀",又称"肉毒碱")。
【FDA】	【类】维生素类药

【药】人体内能量代谢必需的一种辅酶,由赖氨酸在肝脏合成,是辅助脂肪酸进入细胞线粒体氧化的载体,对细胞中能量的产生和转运起重要作用,用于防治原发性的或肾衰长期血液透析患者卡尼汀缺乏症。

【联】毒蕈碱 muscarine;泛癸利酮 ubidecarenone

【量】口服,一次 500~1 000mg,一日 2~3 次。静脉注射,一次 10~20mg/kg,每次血液透析后使用。

【ADR】主要表现为消化道症状,包括呃逆、恶心、腹胀,还有头晕、肝功能异常、体重下降等。

【禁】对本品过敏者禁用。

【警】可致严重超敏反应。

左西孟旦 levosimendan [ˌlevəusiˈmendæn]

【记】levo-(左,左旋的),simendan(西孟旦),-bendan(本旦或旦,匹莫苯旦衍生物,抗心力衰竭药)。

【类】抗心力衰竭药;钙离子增敏剂

【药】钙离子增敏剂,与肌钙蛋白结合并使其稳定,促进钙离子诱导的心肌收缩力增加,但不影响心室扩张,同时开放血管平滑肌的 ATP 敏感性的钾离子通道,用于常规治疗疗效不佳的急性失代偿心力衰竭的短期治疗。

【联】匹莫苯旦 pimobendan;氨力农 amrinone

【量】静脉滴注,初始负荷剂量为 6~12μg/kg,时间应大于 10 分钟,之后持续输注 0.1μg/(kg·min),持续给药 24 小时。

【ADR】十分常见头痛、室性心动过速、低血压等;常见低钾血症、失眠、头晕、心房颤动、心动过速、胃肠道反应、血红蛋白减少等。

【禁】心室充盈、射血功能的机械性阻塞性疾病、严重低血压、严重肝肾功能损害及有尖端扭转型室性心动过速病史患者禁用。

【妊】动物数据提示有致畸性和胚胎毒性,基于作用机制可能导致胎儿损伤。

左旋多巴
【C】
【L4】
【FDA】

levodopa [ˌlevəuˈdəupə]

【记】levo-(左,左旋的),-dopa(多巴,多巴胺受体激动剂)。又称“L-多巴(L-dopa)”,为酪氨酸的羟化物。

【类】抗帕金森病药;多巴胺(DA)受体激动剂

【药】合成 DA 及肾上腺素的前体药物,自身无活性,进入脑内经多巴脱羧酶作用转化成 DA,激活 DA 受体而发挥作用,常与卡比多巴等多巴脱羧酶合用,用于帕金森病及其相关综合征,小剂量可用于改善儿童屈光不正。

【联】多巴胺 dopamine；卡比多巴 carbidopa；苄丝肼 benserazide

【量】口服，一次 250~1 000mg，一日 2~6 次，从低剂量开始应用，一日极量 6g。

【ADR】常见恶心、呕吐、心悸、体位性低血压等；偶见眼睑痉挛、高血压、胃痛等。

【禁】严重精神疾病、严重心律失常、心力衰竭、青光眼、消化性溃疡及有惊厥史者禁用。

【警】含左旋多巴产品有导致闭角型青光眼的风险。

【妊】有限的人类数据提示妊娠期使用未增加严重畸形或不良结局的风险；动物数据提示致畸性和剂量相关毒性。

左旋咪唑
【C】
【FDA】

levamisole[ləˈvæməˌsəul]

【记】leva（levo- 左旋），misole（imidazole 咪唑），为抗寄生虫药四咪唑（tetramisol）的左旋体。

【类】抗寄生虫药；免疫调节药

【药】一种咪唑类广谱驱肠虫药，抑制虫体内琥珀酸脱氢酶，引起神经肌肉麻痹；另具有免疫促进作用，能增强巨噬细胞趋化性及 T 淋巴细胞免疫应答，用于驱蛔虫、钩虫等寄生虫病及类风湿关节炎等免疫性疾病。

【联】阿苯达唑 albendazole；甲苯达唑 mebendazole

【量】增强免疫：口服，一次 50mg，一日 2~3 次；驱虫：口服，一次 100~300mg，一日 1~2 次，连用 3 日。

【ADR】有恶心、呕吐、腹痛等，但较轻；少数可见味觉障碍、疲惫、头痛、关节酸痛、皮疹等。

【禁】肝肾功能不全、肝炎活动期、原有血吸虫病者和妊娠早期妇女禁用。

【妊】相关数据缺乏。

左氧氟沙星
【基】
【C】
【L2】
【FDA】

levofloxacin [ˌlevəuˈflɔksəsin]

【记】levo-（左，左旋的），-floxacin（沙星或氟沙星，氟喹诺酮类衍生物，喹诺酮类抗生素）。

【类】合成抗菌药；喹诺酮类抗生素

【药】氧氟沙星的左旋体，口服生物利用度接近 100%，抗菌活性是氧氟沙星的 2 倍,不良反应相对少且轻微,但抗铜绿假单胞菌作用低于环丙沙星,用于敏感菌所致的各种急慢性、难治性感染。

【联】环丙沙星 ciprofloxacin;氧氟沙星 ofloxacin;莫西沙星 moxifloxacin

【量】口服,一次 250~750mg,一日 1 次;静脉滴注,一次 250~750mg,一日 1 次,需缓慢滴注。5~14 日为 1 个疗程。

【ADR】常见恶心、头痛、腹泻、失眠、便秘、头晕、皮疹、注射部位反应、假丝酵母菌病、呼吸困难、水肿、胸痛等。

【禁】喹诺酮类药过敏者、妊娠期妇女、哺乳期妇女及 18 岁以下患者禁用。

【警】严重不良反应包括肌腱炎、肌腱断裂、周围神经病变、影响中枢神经系统和加重重症肌无力。

【妊】人类数据提示可能引起胎儿软骨损伤和关节病变。

佐匹克隆
【基】
【精二】
【C】
【L2】
【FDA】

zopiclone [ˌzɔpi'kləun]

【记】zopi(音"佐匹",表 zolpidem 唑吡坦),-clone(克隆,佐匹克隆衍生物,镇静催眠药)。

【类】镇静催眠药;非苯二氮䓬类药

【药】新型非苯二氮䓬类安眠药,作用机制与唑吡坦类似,以不同的结合方式作用于 BZ 受体,起效时间快,能有效延长睡眠时间,减少夜间觉醒和早醒次数,次晨残余作用低,用于各种类型失眠症。

【联】唑吡坦 zolpidem;帕戈隆 pagoclone;右佐匹克隆 eszopiclone

【量】口服,一次 3.75~7.5mg,一日 1 次,一日极量 7.5mg,临睡前服用,同一晚不得多次服用。

【ADR】常见味觉障碍(苦味)、嗜睡、口腔干燥等;偶见梦魇、激动、头晕、头痛、恶心、疲劳等。

【禁】失代偿的呼吸功能不全、重症肌无力、重症睡眠呼吸暂停综合征患者禁用。

【妊】人类数据提示低风险,妊娠晚期使用可能存在呼吸抑制的风险。

唑吡坦
【基】
【精二】
【B】
【L3】
【FDA】

zolpidem [zɔl'piːdəm]

【记】zol(音"唑",azole 唑,唑类),-pidem(吡坦,唑吡坦类镇静催眠药)。

【类】镇静催眠药;非苯二氮䓬类药

【药】新型非苯二氮䓬类安眠药,作用机制与苯二氮䓬(BZ)类药类似,但抗焦虑、中枢性骨骼肌松弛和抗惊厥作用弱,起效快、后遗效应、耐受性及药物依赖性较轻,用于偶发性、暂时性和慢性失眠症。

【联】佐匹克隆 zopiclone;扎来普隆 zaleplon;阿吡坦 alpidem

【量】口服,一次 5~10mg,一日 1 次,在临睡前服药或上床后服用,一晚只服用一次,疗程不超过 4 周。

【ADR】常见幻觉、共济失调、精神错乱、嗜睡、失眠加剧、认知障碍、视力异常、消化不良、关节痛、肌痛、呼吸道感染、尿路感染等。

【禁】严重呼吸功能不全、睡眠呼吸暂停综合征、严重急慢性肝功能不全、肌无力等患者禁用。

【警】可能发生复杂睡眠行为。

【妊】人类数据提示妊娠期使用未增加致畸风险增,但可能增加早产、低体重儿的风险。

唑来膦酸
【D】
【FDA】

zoledronic acid [ˌzəʊləˈdrɒnik ˈæsid]

【记】zole(音"唑来",azole 唑,唑类衍生物),-dronic(膦酸,钙代谢调节药),acid(酸)。

【类】抗骨质疏松药;双膦酸盐类药

【药】含氮双膦酸类衍生物,对骨吸收部位特别是破骨细胞作用的部位有高亲嗜性,能抑制破骨细胞活性从而减少骨吸收,用于治疗绝经妇女骨质疏松症、畸形性骨炎、恶性肿瘤引起的高钙血症等。

【联】阿仑膦酸 alendronate;伊班膦酸 ibandronate

【量】静脉滴注,一次 4~5mg,单次输注,滴注时间不得少于 15 分钟,3~4 周 1 次或 1 年 1 次,根据疾病不同决定给药频次。

【ADR】十分常见发热;常见肌痛、流感样症状、关节痛、头痛、头晕、恶心、呕吐、腹泻等。

【禁】严重肾功能不全、低钙血症患者,以及妊娠期妇女、哺乳期妇女禁用。

【妊】人类数据缺乏;动物数据提示可能引起胎儿骨骼异常。

附 录

附录1 常用药名词干中英文
对照、定义及举例

常用药名词干	中文译名及定义	举例
-abine（arabine，-citabine）	拉宾或他滨，阿拉伯糖呋喃类衍生物，抗肿瘤药或抗病毒药	cytarabine 阿糖胞苷；capecitabine 卡培他滨
-ac	酸，酸类衍生物，非甾体抗炎药	ketorolac 酮咯酸；etodolac 依托度酸
-adol	多，阿片受体激动剂，镇痛药	tramadol 曲马多；methadone 美沙酮
-afil	非，5型磷酸二酯酶抑制剂，治疗勃起功能障碍药	sildenafil 西地那非；tadalafil 他达拉非
-al-	铝，抗酸药	almagate 镁加铝；hydrotalcite 铝碳酸镁
-amivir	米韦，神经氨酸酶抑制剂，抗病毒药	zanamivir 扎那米韦；oseltamivir 奥司他韦
-antrone（xantrone）	蒽醌，蒽醌类衍生物，抗肿瘤药	mitoxantrone 米托蒽醌；pixantrone 匹克生琼
-apine（-tiapine）	氮平或硫平或噻平，氮杂䓬类衍生物，抗精神病药	clozapine 氯氮平；quetiapine 喹硫平
-arone	隆，酮类衍生物	amiodarone 胺碘酮；benziodarone 苯碘达隆
-astine	斯汀，组胺 H_1 受体拮抗剂，抗过敏药	azelastine 氮䓬斯汀；emedastine 依美斯汀
-azenil	西尼，苯二氮䓬受体拮抗剂	flumazenil 氟马西尼；bretazenil 溴他西尼
-azepam	西泮，地西泮衍生物，镇静催眠药	diazepam 地西泮；clonazepam 氯硝西泮

常用药名词干	中文译名及定义	举例
-azocine	佐辛,吗啡烷类衍生物,阿片类镇痛药	dezocine 地佐辛; pentazocine 喷他佐辛
-azolam	唑仑,苯二氮䓬类衍生物,镇静催眠药	estazolam 艾司唑仑; midazolam 咪达唑仑
-azoline	唑啉,唑啉类衍生物,抗组胺药	antazoline 安他唑啉; naphazoline 萘甲唑啉
-azosin	唑嗪,哌唑嗪类衍生物,抗高血压药	prazosin 哌唑嗪; terazosin 特拉唑嗪
-bactam	巴坦,β-内酰胺酶抑制剂	sulbactam 舒巴坦; tazobactam 他唑巴坦
-barbital	巴比妥,巴比妥类衍生物,镇静催眠药	phenobarbital 苯巴比妥; secobarbital 司可巴比妥
-bendan	本旦或旦,匹莫苯旦衍生物,抗心力衰竭药	pimobendan 匹莫苯旦; levosimendan 左西孟旦
-bendazole	苯达唑,噻苯达唑类衍生物,抗寄生虫药	albendazole 阿苯达唑; mebendazole 甲苯达唑
bl-(-bol-)	勃或勃龙,合成代谢类固醇激素,孕激素类药	metribolone 美曲勃龙; tibolone 替勃龙
-bufen	布芬,芳基丁酸类衍生物,解热镇痛药	fenbufen 芬布芬; indobufen 吲哚布芬
-caine	卡因,可卡因衍生物,局部麻醉药	cocaine 可卡因; ropivacaine 罗哌卡因
calci-	钙相关的,维生素 D 类似物,钙代谢调节药;维生素类药	alfacalcidol 阿法骨化醇; calcitriol 骨化三醇
-capone	卡朋,COMT 抑制剂	tolcapone 托卡朋; entacapone 恩他卡朋
-cavir	卡韦,碳环核苷类似物,抗病毒药	entecavir 恩替卡韦; abacavir 阿巴卡韦
cef-	头孢,头孢菌素类抗生素	cefradine 头孢拉定; cephalexin 头孢氨苄

常用药名词干	中文译名及定义	举例
-ciclovir(-cyclovir)	昔洛韦,阿昔洛韦衍生物,抗病毒药	aciclovir 阿昔洛韦; ganciclovir 更昔洛韦
-cillin	西林,青霉素类衍生物,抗生素	amoxicillin 阿莫西林; ampicillin 氨苄西林
-cisteine(-cysteine)	司坦,半胱氨酸衍生物,黏痰溶解剂	carbocisteine 羧甲司坦; acetylcysteine 乙酰半胱氨酸
-clone	克隆,佐匹克隆衍生物,镇静催眠药	zopiclone 佐匹克隆; pagoclone 帕戈隆
-conazole	康唑,咪康唑衍生物,抗真菌药	miconazole 咪康唑; fluconazole 氟康唑
-cort-	可的,可的松衍生物,皮质激素类药	cortisone 可的松; hydrocortisone 氢化可的松
-coxib	昔布或考昔,环氧合酶-2抑制剂	celecoxib 塞来昔布; etoricoxib 依托考昔
-crine	克林,吖啶类衍生物,抗肿瘤药	tacrine 他克林; amsacrine 安吖啶
-criptine	隐亭,多巴胺受体激动剂	bromocriptine 溴隐亭; epicriptine 表隐亭
-cur(on)ium	库铵,非去极化型肌松药	vecuronium bromide 维库溴铵; atracurium 阿曲库铵
-cycline	环素,四环素衍生物,抗生素	tetracycline 四环素; minocyclime 米诺环素
-dapsone	苯砜,苯砜类衍生物,抗麻风病药	dapsone 氨苯砜; acedapsone 醋氨苯砜
-dil	地尔,血管扩张药	minoxidil 米诺地尔; alprostadil 前列地尔
-dilol	地洛,同 -olol 洛尔,普萘洛尔类药	carvedilol 卡维地洛; dramedilol 屈美地洛
-dipine	地平,硝苯地平衍生物,抗高血压药	nifedipine 硝苯地平; nitrendipine 尼群地平

常用药名词干	中文译名及定义	举例
-dopa（dopa-）	多巴，多巴胺受体激动剂	levodopa 左旋多巴；carbidopa 卡比多巴
-dralazine	屈嗪，肼屈嗪衍生物，抗高血压药	hydralazine 肼屈嗪；cadralazine 卡屈嗪
-drine	君，麻黄碱衍生物，拟交感神经药	ephedrine 麻黄碱；midodrine 米多君
-dronate（-dronic）	膦酸盐，钙代谢调节药	alendronate 阿仑膦酸；zoledronic acid 唑来膦酸
-entan	生坦，内皮素受体拮抗剂	bosentan 波生坦；ambrisentan 安立生坦
-ergo-	麦角，麦角生物碱衍生物	ergometrine 麦角新碱；nicergoline 尼麦角林
-eridine	利定，哌替啶衍生物，镇痛药	meperidine 哌替啶；anileridine 阿尼利定
estr-（-estr-）	雌，雌激素衍生物，雌激素类药	estradiol 雌二醇；nilestriol 尼尔雌醇
-etanide	他尼，吡咯他尼衍生物，利尿药	bumetanide 布美他尼；piretanide 吡咯他尼
-exine	克新，溴己新衍生物，祛痰药	bromhexine 溴己新
-ezolid	唑胺，噁唑烷酮类衍生物，抗菌药	linezolid 利奈唑胺；eperezolid 依哌唑胺
-faxine	法辛，同 -oxetine 西汀，SNRI 类抗抑郁药	venlafaxine 文拉法辛；desvenlafaxine 去甲文拉法辛
-fenac	芬酸，异丁芬酸类衍生物	diclofenac 双氯芬酸；aceclofenac 醋氯芬酸
-fenacin	那辛或那新，选择性 M_3 受体拮抗剂	solifenacin 索利那新；darifenacin 达非那新
-fenone	帕酮或非农，普罗帕酮类抗心律失常药	propafenone 普罗帕酮；alprafenone 阿普非农

常用药名词干	中文译名及定义	举例
-fentanil	芬太尼,芬太尼衍生物,阿片类镇痛药	fentanyl 芬太尼;sufentanil 舒芬太尼
-fiban	非班,纤维蛋白原受体拮抗剂,抗血小板药	tirofiban 替罗非班;lamifiban 拉米非班
-fibrate	贝特,氯贝丁酸衍生物,调节血脂药	clofibrate 氯贝丁酯;fenofibrate 非诺贝特
-floxacin (-floxacin)	沙星或氟沙星,氟喹诺酮类衍生物,喹诺酮类抗生素	norfloxacin 诺氟沙星;ciprofloxacin 环丙沙星
-flurane	氟烷,烷烃类吸入麻醉药	enflurane 恩氟烷;isoflurane 异氟烷
-formin	福明,双胍类降糖药	metformin 二甲双胍;phenformin 苯乙双胍
-fovir	福韦,膦酸类衍生物,抗病毒药	adefovir 阿德福韦;tenofovir 替诺福韦
-frine (-fline)	福林或弗林,苯乙基类衍生物,拟交感神经药	dimefline 二甲弗林;dipivefrine 地匹福林
-fungin	芬净,抗真菌药	caspofungin 卡泊芬净;micafungin 米卡芬净
-fylline (-phylline)	茶碱,甲基黄嘌呤类衍生物,平喘药	aminophylline 氨茶碱;doxofylline 多索茶碱
-gab(a)-	加巴,GABA 类似物,抗癫痫药	gabapentin 加巴喷丁;pregabalin 普瑞巴林
gado-	钆,含钆造影剂	gadopentetic acid 钆喷酸;gadodiamide 钆双胺
-gatran	加群,阿加曲班型凝血酶抑制剂	dabigatran 达比加群
-gest- (-gester-)	孕,孕甾结构,孕激素类药	megestrol 甲地孕酮;dydrogesterone 地屈孕酮
-gesterone	孕酮,黄体酮类衍生物,孕激素类药	progesterone 黄体酮;dydrogesterone 地屈孕酮
-giline	吉兰,单胺氧化酶抑制剂	selegiline 司来吉兰;rasagiline 雷沙吉兰

常用药名词干	中文译名及定义	举例
gli-	格列,磺酰脲类降糖药	glibenclamide 格列本脲; gliclazide 格列齐特
-glinide	格列奈,胰岛素促分泌剂,降糖药	nateglinide 那格列胺; repaglinide 瑞格列奈
-gliptin	格列汀,DPP-4 抑制剂,降糖药	sitagliptin 西格列汀; vildagliptin 维格列汀
-glitazone	格列酮,噻唑烷二酮类降糖药	rosiglitazone 罗格列酮; troglitazone 曲格列酮
-glumide	谷胺,抗溃疡药	proglumide 丙谷胺
-grastim	格司亭,粒细胞集落刺激因子,免疫调节药	filgrastim 非格司亭; lenograstim 来格司亭
-grel(-grel-)	格雷,血小板凝集抑制剂	clopidogrel 氯吡格雷; sarpogrelate 沙格雷酯
-icam(-xicam)	昔康,烯醇酸类/伊索昔康衍生物,非甾体抗炎药	isoxicam 伊索昔康; lornoxicam 氯诺昔康
-ifene(xifene)	芬或昔芬,氯米芬及他莫昔芬衍生物,抗雌激素类药	clomifene 氯米芬; tamoxifen 他莫昔芬
-imex	美司或美克,免疫增加剂	ubenimex 乌苯美司; forfenimex 福酚美克
-imibe	麦布,胆固醇酰基转移酶抑制剂	ezetimibe 依折麦布; hybutim 海博麦布
-imod	莫德,免疫调节药	pidotimod 匹多莫德; iguratimod 艾拉莫德
-imus	莫司,雷帕霉素衍生物,免疫抑制药	tacrolimus 他克莫司; sirolimus 西罗莫司
-kacin	卡星,卡那霉素衍生物,氨基糖苷类抗生素	amikacin 阿米卡星; butikacin 布替卡星
-lol(-olol)	洛尔,普萘洛尔衍生物,β 受体拮抗剂	propranolol 普萘洛尔; arotinolol 阿罗洛尔
-lukast	鲁司特,白三烯受体拮抗剂,平喘药	montelukast 孟鲁司特; zafirlukast 扎鲁司特

常用药名词干	中文译名及定义	举例
-lutamide	鲁胺或他胺,氟他胺类抗雄激素类药	flutamide 氟他胺; bicalutamide 比卡鲁胺
-mab	单抗,单克隆抗体	cetuximab 西妥昔单抗; abciximab 阿昔单抗
-mantadine	金刚,金刚烷胺衍生物	amantadine 金刚烷胺; rimantadine 金刚乙胺
-mestane	美坦,芳香化酶抑制剂	exemestane 依西美坦; formestane 福美坦
-met(h)asone	米松,可的松衍生物,糖皮质激素类药	betamethasone 倍他米松; flumetasone 氟米松
-metacin	美辛,解热镇痛药	indometacin 吲哚美辛
-micin	米星,小单孢菌属抗生素	netilmicin 奈替米星; isepamicin 异帕米星
mito-	米托,mitosis 有丝分裂,抗肿瘤药	mitoxantrone 米托蒽醌; mitomycin 丝裂霉素
-monam	南或莫南,单环内酰胺类抗生素	aztreonam 氨曲南
-mustine	莫司汀,氯乙胺类烷化剂,抗肿瘤药	estramustine 雌莫司汀; nimustine 尼莫司汀
-mycin	霉素,抗生素	streptomycin 链霉素; tobramycin 妥布霉素
-nafine	萘芬,萘类衍生物,抗真菌药	terbinafine 特比萘芬; butenafine 布替萘芬
nal-	纳,去甲吗啡类衍生物,阿片受体激动/拮抗剂	naloxone 纳洛酮; naltrexone 纳曲酮
-navir	那韦,HIV 蛋白酶抑制剂,抗病毒药	saquinavir 沙奎那韦; indinavir 茚地那韦
-nercept	那西普,肿瘤坏死因子 α 抑制药	etanercept 依那西普; lenercept 来那西普
nic-(nik-)	尼或尼可,烟酸或烟醇衍生物	nicotine 尼古丁; nicotinamide 烟酰胺

常用药名词干	中文译名及定义	举例
-nicline	尼克兰或克林,N 受体激动剂	varenicline 伐尼克兰; altinicline 阿替克林
-nidazole	硝唑,硝基咪唑类衍生物,抗 菌药	metronidazole 甲硝唑; tinidazole 替硝唑
-nidine	乐定或尼定,可乐定衍生物	clonidine 可乐定; brimonidine 溴莫尼定
-onide	奈德,缩醛类衍生物,外用皮质 激素类药	halcinonide 哈西奈德; fluocinonide 氟轻松
-orph-	啡,吗啡烷类衍生物	hydromorphone 氢吗啡酮; butorphanol 布托啡诺
-orphan-	啡烷,吗啡烷类衍生物	butorphanol 布托啡诺; dextromethorphan 右美沙芬
-orphine	诺啡,吗啡烷类衍生物	apomorphine 阿扑吗啡; buprenorphine 丁丙诺啡
-oxepin(e)	塞平,氧杂䓬类抗抑郁药	doxepin 多塞平
-oxetine	西汀,氟西汀衍生物,抗抑郁药	fluoxetine 氟西汀; paroxetine 帕罗西汀
-ozolomide	唑胺,咪唑甲酰胺类烷化剂	temozolomide 替莫唑胺; mitozolomide 米托唑胺
-pamide	帕胺,磺胺苯甲酸类衍生物,利 尿药	indapamide 吲达帕胺; alipamide 阿利帕胺
-pamil	帕米,维拉帕米衍生物,钙通道 阻滞药	verapamil 维拉帕米; anipami1 阿尼帕米
-parin	肝素,肝素衍生物,抗凝血药	heparin 肝素; enoxaparin 依诺肝素
-penem	培南,碳青霉烯类抗生素	imipenem 亚胺培南; meropenem 美罗培南
-peridol	哌利多或哌啶醇,氟哌啶醇衍 生物,抗精神病药	haloperidol 氟哌啶醇; droperidol 氟哌利多
-peridone	哌酮或立酮,利培酮类抗精神 病药	risperidone 利培酮; paliperidone 帕利哌酮

常用药名词干	中文译名及定义	举例
-pezil	哌齐,乙酰胆碱酯酶抑制剂,抗老年痴呆药	donepezil 多奈哌齐
-pidem	吡坦,唑吡坦类镇静催眠药	zolpidem 唑吡坦; alpidem 阿吡坦
-piprazole	哌唑,苯基哌嗪类衍生物,抗精神病药	aripiprazole 阿立哌唑; dapiprazole 达哌唑
-pitant	匹坦,神经激肽受体拮抗剂,止吐药	aprepitant 阿瑞匹坦
-planin	拉宁,放线菌属抗生素	teicoplanin 替考拉宁; actaplanin 阿克拉宁
-plase(-teplase)	普酶或替普酶,组织型纤溶酶原激活物	alteplase 阿替普酶; duteplase 度替普酶
-platin	铂,铂类抗肿瘤药	carboplatin 卡铂; cisplatin 顺铂
-poetin(-poietin)	泊汀,促红细胞生成素,抗贫血药	erythropoietin 促红细胞生成素;darbepoetin 达依泊汀
-poside	泊苷,鬼臼毒素糖苷类衍生物,抗肿瘤药	etoposide 依托泊苷; teniposide 替尼泊苷
-pramine	帕明,丙米嗪衍生物,抗抑郁药	clomipramine 氯米帕明; trimipramine 曲米帕明
-prazole	拉唑,质子泵抑制剂,抗消化性溃疡药	omeprazole 奥美拉唑; pantoprazole 泮托拉唑
pred(ni)-	泼尼,泼尼松衍生物,糖皮质激素类药	prednisone 泼尼松; prednisolone 泼尼松龙
-pressin	加压素,垂体后叶加压素衍生物,抗利尿药	lypressin 赖氨加压素; desmopressin 去氨加压素
-p(i)ride	必利,舒必利衍生物	tiapride 硫必利; mosapride 莫沙必利
-pril	普利,ACEI 类抗高血压药	captopril 卡托普利; fosinopril 福辛普利
-prim	普林,甲氧苄啶衍生物,抗菌药	trimethoprim 甲氧苄啶

常用药名词干	中文译名及定义	举例
-pristone	司酮,孕激素受体拮抗剂,抗孕激素类药	mifepristone 米非司酮;
-profen	洛芬,异丁芬酸类衍生物,抗炎镇痛药	ibuprofen 布洛芬; loxoprofen 洛索洛芬
-prost	前列,前列腺素类衍生物,抗血小板药	alprostadil 前列地尔; beraprost 贝前列素
-racetam	西坦或拉西坦,吡拉西坦衍生物,促智药	piracetam 吡拉西坦; aniracetam 茴拉西坦
-relin	瑞林,促性腺激素释放激素激动剂,抗肿瘤药	leuprorelin 亮丙瑞林; alarelin 丙氨瑞林
-retin	维A,视黄醇衍生物,皮肤科用药	tretinoin 维A酸; acitretin 阿维A
rifa-	利福,利福霉素衍生物,抗结核药	rifampicin 利福平; rifapentine 利福喷汀
-rinone	力农,氨力农衍生物,抗心力衰竭药	amrinone 氨力农; milrinone 米力农
-rizine	利嗪,二苯基哌嗪类衍生物	cetirizine 西替利嗪; flunarizine 氟桂利嗪
-rodine	罗定,哌替啶衍生物,尿路解痉药	alphaprodine 阿法罗定; tolterodine 托特罗定
-rubicin	柔比星,柔红霉素衍生物,抗生素	daunorubicin 柔红霉素; doxorubicin 多柔比星
sal-(-sal-,-sal)	沙或柳或水杨,水杨酸衍生物	salbutamol 沙丁胺醇; diflunisal 二氟尼柳
-salazine	沙拉秦,柳氮磺吡啶衍生物,5-ASA类药	sulfasalazine 柳氮磺吡啶; mesalazine 美沙拉秦
-sartan	沙坦,血管紧张素Ⅱ受体拮抗剂,抗高血压药	losartan 氯沙坦; valsartan 缬沙坦
-semide	塞米,呋塞米衍生物,利尿药	furosemide 呋塞米; torasemide 托拉塞米

常用药名词干	中文译名及定义	举例
-serpine	舍平,萝芙木生物碱类衍生物,抗高血压药	reserpine 利血平; deserpidine 地舍平
-setron	司琼,5-HT$_3$受体拮抗剂,止吐药	ondansetron 昂丹司琼; tropisetron 托烷司琼
-siban	西班,缩宫素受体拮抗剂	atosiban 阿托西班
-spirone	螺酮或环酮,丁螺环酮衍生物,抗焦虑药	buspirone 丁螺环酮; tandospirone 坦度螺酮
-sporin	孢菌素,环孢素类抗生素,免疫抑制药	ciclosporin 环孢素
-stat	司他,酶抑制剂	orlistat 奥利司他; febuxostat 非布司他
-statin	他汀或他丁,酶抑制剂	cilastatin 西司他丁; ulinastatin 乌司他丁
-steride	雄胺,酶抑制剂	finasteride 非那雄胺; episteride 爱普列特
-stigmine	斯的明,毒扁豆碱衍生物,拟胆碱药	physostigmine 毒扁豆碱; neostigmine 新斯的明
-sulfan	舒凡,甲磺酸酯类衍生物,抗肿瘤药	busulfan 白消安; ritrosulfan 利曲舒凡
-t(h)ixene	噻吨,噻吨类衍生物,抗精神病药	chlorprothixene 氯普噻吨; flupentixol 氟哌噻吨
-tadine	他定,三环类衍生物,组胺 H$_1$受体拮抗剂	loratadine 氯雷他定; cyproheptadine 赛庚啶
-taxel	他赛,紫杉醇衍生物,抗肿瘤药	paclitaxel 紫杉醇; docetaxel 多西他赛
-tecan	替康,喜树碱衍生物,抗肿瘤药	irinotecan 伊立替康; topotecan 托泊替康
-terol	特罗,苯乙胺类衍生物,支气管扩张药	clenbuterol 克仑特罗; bambuterol 班布特罗
-terone	特龙或睾酮,甾体酮类衍生物,雄激素类药	testosterone 睾酮; abiraterone 阿比特龙

常用药名词干	中文译名及定义	举例
-thiazide（-thazine）	噻嗪,噻嗪类衍生物,利尿药	hydrochlorothiazide 氢氯噻嗪
-thiouracil	硫氧嘧啶,抗甲状腺药	propylthiouracil 丙硫氧嘧啶; thiamazole 甲巯咪唑
-thromycin	红霉素,红霉素衍生物,大环内酯类抗生素	erythromycin 红霉素; azithromycin 阿奇霉素
-tiazem	硫草,地尔硫草衍生物,钙通道阻滞药	diltiazem 地尔硫草
-tidine	替丁,西咪替丁衍生物,组胺 H_2 受体拮抗剂	cimetidine 西咪替丁; ranitidine 雷尼替丁
-tinib	替尼,酪氨酸激酶抑制剂	imatinib 伊马替尼; icotinib 埃克替尼
-tocin	缩宫素,宫素类衍生物,催产药	oxytocin 缩宫素; carbetocin 卡贝缩宫素
-toin	妥因,乙内酰脲类衍生物,抗癫痫药	phenytoin 苯妥英; nitrofurantoin 呋喃妥因
-trexate	曲沙,叶酸衍生物,抗肿瘤药	methotrexate 甲氨蝶呤; edatrexate 依达曲沙
-trexed	曲塞,胸苷酸合成酶抑制剂,抗肿瘤药	pemetrexed 培美曲塞; raltitrexed 雷替曲塞
-tricin	曲星,多烯类抗生素	mepartricin 美帕曲星; amphotericin B 两性霉素 B
-triptan	普坦或曲普坦,5-HT$_1$ 受体激动剂,抗偏头痛药	sumatriptan 舒马普坦; rizatriptan 利扎曲普坦
-triptyline	替林,三环类衍生物,抗抑郁药	amitriptyline 阿米替林; nortriptyline 去甲替林
-troban	曲班,血栓素 A_2 受体拮抗剂,抗凝血药	argatroban 阿加曲班; daltroban 达曲班
trop-	托品,阿托品衍生物,抗胆碱药	atropine 阿托品; tropicamide 托吡卡胺

常用药名词干	中文译名及定义	举例
-tropin	促……激素	corticotropin 促肾上腺皮质激素; menotropin 尿促性素
-trozole	曲唑,三氮唑类衍生物,抗肿瘤药	letrozole 来曲唑; anastrozole 阿那曲唑
-uracil	尿嘧啶,尿嘧啶衍生物	fluorouracil 氟尿嘧啶; propylthiouracil 丙硫氧嘧啶
-vastatin	伐他汀,洛伐他汀衍生物,调节血脂药	simvastatin 辛伐他汀; atorvastatin 阿托伐他汀
-verine	维林,罂粟碱衍生物,解痉药	papaverine 罂粟碱; drotaverine 屈他维林
vin-	长春,长春碱衍生物,抗肿瘤药	vincristine 长春新碱; vinpoeetine 长春西汀
-vudine	夫定,齐多夫定衍生物,抗病毒药	zidovudine 齐多夫定; lamivudine 拉米夫定
-xaban	沙班,Xa 因子抑制剂,抗凝血药	apixaban 阿哌沙班; rivaroxaban 利伐沙班
-ximab	昔单抗,鼠/人嵌合单克隆抗体	infliximab 英夫利昔单抗; abciximab 阿昔单抗
-zepine	西平,二苯并氮杂䓬类衍生物	carbamazepine 卡马西平; pirenzepine 哌仑西平
-zolamide	唑胺或佐胺,碳酸酐酶抑制剂	acetazolamide 乙酰唑胺; brinzolamide 布林佐胺
-zomib	佐米,蛋白酶体抑制剂,抗肿瘤药	bortezomib 硼替佐米; carfilzomib 卡非佐米
-zumab	珠单抗,人源化单克隆抗体	trastuzumab 曲妥珠单抗; bevacizumab 贝伐珠单抗

附录 2　美国 FDA 妊娠期用药安全性分级

美国 FDA 根据药物对妊娠期危险性高低将妊娠期用药分为 A、B、C、D 和 X 共 5 级,具体如下。

A 级：在设对照组的药物研究中，在妊娠前 3 个月未见到药物对胎儿产生危害的迹象（并且也没有在其后 6 个月具有危害性的证据），该类药物对胎儿的影响甚微。

B 级：在动物研究中（并未进行孕妇的对照研究），未见到药物对胎儿的不良影响。或在动物繁殖性研究中发现药物有不良反应，但这些不良反应并未在设对照的、妊娠前 3 个月的妇女中得到证实（也没有在其后 6 个月具有危害性的证据）。

C 级：动物研究证明药物对胎儿有危害性（致畸或胚胎死亡等），或尚无设对照的妊娠期妇女研究，或尚未对妊娠期妇女及动物进行研究。本类药物只有在权衡对妊娠期妇女的益处大于对胎儿的危害之后，方可使用。

D 级：有明确证据显示，药物对人类胎儿有危害性，但尽管如此，妊娠期妇女用药后绝对有益（例如用该药物来挽救妊娠期妇女的生命，或治疗用其他较安全的药物无效的严重疾病）。

X 级：对动物和人类的药物研究或人类用药的经验表明，药物对胎儿有危害，而且妊娠期妇女应用这类药物无益，因此禁用于妊娠或可能怀孕的妇女。

分级越高并不意味着药物毒性越大，妊娠期用药安全性分级是根据药物对胚胎繁殖与发育的不良影响以及对妊娠期妇女的益处权衡利弊后制定的。因此，对于妊娠期分级为 D 级药物和 X 级药物，以及部分 C 级药物，药物的毒性或许相同，但由于用药对妊娠期妇女的益处有所不同，因此被分为不同的妊娠级别。

无妊娠期用药安全性分级的药物并不意味着对妊娠期妇女是绝对安全的，应参阅完整药物信息中相关部分。例如，大部分外用药物都没有妊娠期用药安全性分级，因为一般情况下，只有微量的外用药物可以经皮吸收入体内。但是，如果长期、大面积使用外用药物，体内的药物含量会增加。

附录 3　Hale 博士哺乳期用药安全性分级

L1 最安全（safest）

许多哺乳期妇女服药后没有观察到对婴儿的不良反应会增加。在哺乳期妇女的对照研究中没有证实对婴儿有危险，可能对喂哺婴儿的危害甚微；或者该药物在婴儿不能口服吸收利用。

L2 较安全（safer）

在有限数量的对哺乳期妇女用药研究中，没有证据显示药物不良反应增加和 / 或哺乳期妇女使用该种药物有危险性的证据很少。

L3 中等安全（moderately safe）

没有在哺乳期妇女进行对照研究,但喂哺婴儿出现不良反应的危害性可能存在;或者对照研究仅显示有很轻微的非致命性的药物不良反应。本类药物只有在权衡对婴儿的利大于弊后方可应用。没有发表相关数据的新药自动划分至该等级,不管其安全与否。

L4 可能危险（possibly hazardous）

有关于喂哺婴儿或母乳制品危害性的明确证据。但哺乳期妇女用药后的益处大于对婴儿的危害,例如哺乳期妇女处在危及生命或严重疾病的情况下,而其他较安全的药物不能使用或无效。

L5 禁忌（contraindicated）

对哺乳期妇女的研究已证实对婴儿有明显的危害或者该药物对婴儿产生明显危害的风险较高。在哺乳期妇女应用这类药物显然是无益的。本类药物禁用于哺乳期妇女。

需要说明的是:

1. 该分级系统是著名的临床药理学家 Thomas W. Hale 博士首先提出并在世界范围广泛被接受和应用。

2. 哺乳用药"L"分级中的"L"为 lactation（哺乳）的首字母大写。

3. 该分级系统作为一般情况时用药参考,不具备法律效力,具体应用时以药品说明书为准。

4. 本书具体药物的哺乳等级查询主要来自 *Hale's Medications and Mothers' Milk 2023:A Manual of Lactational Pharmacology*。此外,还检索了《妊娠期及哺乳期合理用药》(第7版)和 Medscape、Micromedex、Rxlist 等专业数据库,但此类权威数据库对于哺乳期安全性评价以文字描述为主。

药理分类索引

一、抗微生物药

(一) 青霉素类抗生素

青霉素(287)、苯唑西林(63)、氯唑西林(236)、氨苄西林(35)、阿莫西林(13)、羧苄西林(325)、哌拉西林(270)、阿洛西林(11)

(二) 头孢菌素类抗生素

(1) 第一代：头孢氨苄(347)、头孢拉定(350)、头孢唑林(354)、头孢噻吩(352)

(2) 第二代：头孢呋辛(348)、头孢克洛(349)、头孢西丁(353)

(3) 第三代：头孢噻肟(352)、头孢哌酮(351)、头孢克肟(349)、头孢曲松(351)、头孢米诺(350)、头孢他啶(353)、头孢地嗪(348)

(4) 第四代：头孢吡肟(347)

(三) 碳青霉烯类抗生素

亚胺培南(385)、美罗培南(241)、厄他培南(115)、法罗培南(123)

(四) β-内酰胺酶抑制剂

舒巴坦(315)、克拉维酸(191)

(五) 单环 β-内酰胺类抗生素

氨曲南(40)

(六) 氨基糖苷类抗生素

链霉素(213)、卡那霉素(183)、庆大霉素(288)、妥布霉素(360)、依替米星(395)、阿米卡星(11)、新霉素(380)

(七) 大环内酯类抗生素

红霉素(158)、罗红霉素(221)、阿奇霉素(17)、克拉霉素(190)、乙酰螺旋霉素(402)、西罗莫司(370)

(八) 四环素类抗生素

四环素(324)、金霉素(175)、多西环素(113)、米诺环素(251)、替加环素(339)

(九) 酰胺醇类抗生素

氯霉素(231)、甲砜霉素(171)

（十）林可酰胺类抗生素

克林霉素(191)、林可霉素(215)

（十一）糖肽类及环脂肽类抗生素

万古霉素(362)、替考拉宁(339)、达托霉素(90)

（十二）喹诺酮类抗生素

诺氟沙星(263)、环丙沙星(160)、左氧氟沙星(415)、莫西沙星(253)

（十三）磺胺类合成抗菌药及甲氧苄啶

磺胺嘧啶(163)、磺胺甲噁唑(163)、甲氧苄啶(173)、柳氮磺吡啶(219)

（十四）硝基呋喃类抗生素

呋喃唑酮(133)、呋喃西林(132)

（十五）硝基咪唑类抗生素

甲硝唑(173)、替硝唑(343)、奥硝唑(49)

（十六）噁唑烷酮类抗生素

利奈唑胺(208)、康替唑胺(187)

（十七）其他抗菌药类抗生素

多黏菌素 B(109)、磷霉素(215)、夫西地酸(131)

（十八）植物来源抗感染药

小檗碱(379)

（十九）抗结核药

异烟肼(404)、利福平(206)、乙胺丁醇(399)、吡嗪酰胺(69)

（二十）抗麻风病药

氨苯砜(34)、沙利度胺(311)

（二十一）抗真菌药

酮康唑(345)、克霉唑(193)、氟康唑(138)、伊曲康唑(389)、伏立康唑(134)、两性霉素 B(213)、卡泊芬净(179)、阿莫罗芬(13)、氟胞嘧啶(135)、特比萘芬(333)、制霉素(412)、联苯苄唑(212)、布替萘芬(79)、氯喹那多(230)、泊沙康唑(75)、环吡酮胺(160)

（二十二）抗病毒药

利巴韦林(205)、更昔洛韦(154)、泛昔洛韦(124)、拉米夫定(197)、阿德福韦(4)、恩替卡韦(118)、替比夫定(336)、奥司他韦(48)、金刚烷胺(175)、去羟肌苷(296)、齐多夫定(283)、膦甲酸(216)、达拉他韦(88)、恩曲他滨(117)、利托那韦(210)、莫诺拉韦(252)、奈玛特韦(257)、索磷布韦(328)、替诺福韦(342)、阿昔洛韦(24)、更昔洛韦(154)

二、抗寄生虫药

氯喹(230)、伯氨喹(75)、乙胺嘧啶(399)、甲硝唑(173)、吡喹酮(67)、阿苯达唑(1)、左旋咪唑(415)

三、麻醉药及其辅助药

(一) 全身麻醉药

恩氟烷(115)、异氟烷(404)、地氟烷(95)、丙泊酚(70)、氯胺酮(226)、咪达唑仑(246)、依托咪酯(397)、艾司氯胺酮(29)

(二) 局部麻醉药

布比卡因(76)、利多卡因(205)、可卡因(189)

(三) 麻醉辅助药

阿曲库铵(18)、维库溴铵(364)、罗库溴铵(221)、巴氯芬(51)、丹曲林(90)、东莨菪碱(104)

四、镇痛、解热镇痛抗炎、抗风湿、抗痛风药

(一) 麻醉性镇痛药

吗啡(237)、哌替啶(271)、芬太尼(129)、丁丙诺啡(103)、喷他佐辛(274)、羟考酮(285)、地佐辛(100)、布托啡诺(80)、普瑞巴林(282)、加巴喷丁(169)、可待因(188)、曲马多(291)、布桂嗪(77)、罗通定(222)、阿芬太尼(7)、辣椒碱(198)、美沙酮(242)、舒芬太尼(316)、纳布啡(255)

(二) 解热镇痛抗炎、抗风湿药

阿司匹林(19)、对乙酰氨基酚(107)、贝诺酯(56)、二氟尼柳(119)、醋氯芬酸(85)、双氯芬酸(319)、吲哚美辛(406)、萘普生(258)、酮洛芬(346)、洛索洛芬(224)、普拉洛芬(279)、吡罗昔康(68)、美洛昔康(241)、依托度酸(396)、酮咯酸(344)、塞来昔布(306)、依托考昔(396)、帕瑞昔布(268)、尼美舒利(260)、安替比林(33)、双醋瑞因(318)、芬布芬(128)、氟比洛芬(136)、布洛芬(78)、奥沙拉秦(47)、艾拉莫德(27)

(三) 抗痛风药

别嘌醇(70)、苯溴马隆(62)、秋水仙碱(289)、丙磺舒(71)、非布司他(125)

五、神经系统用药

(一) 抗帕金森病药

阿扑吗啡(16)、溴隐亭(383)、金刚烷胺(175)、左旋多巴(414)、卡比多巴(178)、

溴隐亭(383)、恩他卡朋(118)、苯海索(61)、普拉克索(278)、司来吉兰(323)、雷沙吉兰(204)

(二) 抗重症肌无力药

新斯的明(381)

(三) 抗癫痫药

卡马西平(181)、丙戊酸钠(73)、乙琥胺(400)、拉莫三嗪(198)、托吡酯(355)、扑米酮(277)、加巴喷丁(169)、拉考沙胺(196)

(四) 抗脑血管病药及脑血管扩张药

尼莫地平(261)、丁苯酞(103)、桂哌齐特(156)、尼麦角林(260)、舒马普坦(317)、长春西汀(82)、己酮可可碱(168)、氟桂利嗪(137)

(五) 中枢神经兴奋药

咖啡因(177)、二甲弗林(120)、尼可刹米(259)、贝美格(55)、哌甲酯(269)、伐尼克兰(122)、胞磷胆碱(54)、茴拉西坦(164)、奥拉西坦(43)、吡拉西坦(67)

(六) 抗老年痴呆药

二氢麦角碱(121)、倍他司汀(59)、石杉碱甲(315)、多奈哌齐(109)、加兰他敏(169)、他克林(329)、甘露特钠(148)、美金刚(240)

(七) 脑保护药

依达拉奉(390)

(八) 抗眩晕药

桂利嗪(156)、倍他司汀(59)、地芬尼多(94)

六、治疗精神障碍药

(一) 抗精神病药

氯丙嗪(228)、奋乃静(130)、三氟拉嗪(308)、舒必利(316)、氟哌啶醇(140)、氟哌利多(140)、五氟利多(368)、氟哌噻吨(141)、氯普噻吨(233)、喹硫平(194)、阿立哌唑(9)、奥氮平(42)、利培酮(209)、氯氮平(228)、氯哌噻吨(233)、帕利哌酮(266)

(二) 抗抑郁药

丙米嗪(72)、氯米帕明(232)、多塞平(111)、阿米替林(12)、吗氯贝胺(238)、西酞普兰(373)、氟伏沙明(137)、帕罗西汀(266)、氟西汀(144)、曲唑酮(294)、舍曲林(312)、度洛西汀(106)、文拉法辛(366)、安非他酮(31)、米氮平(248)、托莫西汀(358)

(三) 抗焦虑药

丁螺环酮(104)、坦度螺酮(331)

(四) 镇静催眠抗惊厥药

三唑仑(309)、阿普唑仑(16)、艾司唑仑(30)、氯硝西泮(235)、劳拉西泮(202)、地西泮(99)、氯氮平(228)、司可巴比妥(322)、苯巴比妥(59)、水合氯醛(321)、佐匹克隆(416)、唑吡坦(417)、瑞马唑仑(303)、右美托咪定(408)、苯妥英钠(62)、氯氮䓬(229)

七、心血管系统用药

(一) 抗心绞痛药

地尔硫䓬(93)、硝酸甘油(378)、单硝酸异山梨酯(91)、曲美他嗪(292)

(二) 抗心律失常药

胺碘酮(41)、美西律(244)、普罗帕酮(281)、腺苷(375)、奎尼丁(194)

(三) 抗心力衰竭药

地高辛(95)、毒毛花苷 K(105)、去乙酰毛花苷(298)、米力农(250)、氨力农(38)、人脑利钠肽(300)、托伐普坦(356)、伊伐布雷定(387)、左西孟旦(414)

(四) 抗高血压药

氨氯地平(39)、阿罗洛尔(10)、阿替洛尔(21)、贝那普利(56)、倍他洛尔(58)、比索洛尔(65)、波生坦(74)、卡托普利(185)、卡维地洛(186)、可乐定(190)、氯噻酮(234)、氯沙坦(234)、多沙唑嗪(111)、依那普利(392)、福辛普利(146)、肼屈嗪(176)、厄贝沙坦(114)、拉贝洛尔(196)、赖诺普利(201)、米诺地尔(250)、硝苯地平(377)、培哚普利(272)、哌唑嗪(271)、普萘洛尔(281)、雷米普利(203)、利血平(211)、硝普钠(377)、特拉唑嗪(334)、曲美他嗪(292)、乌拉地尔(367)、缬沙坦(379)、维拉帕米(365)、美托洛尔(244)、阿齐沙坦(17)、奥美沙坦(46)、坎地沙坦(186)、替米沙坦(341)、艾司洛尔(29)、非洛地平(126)

(五) 抗休克血管活性药

肾上腺素(313)、多巴胺(107)、多巴酚丁胺(108)、米多君(248)、去甲肾上腺素(296)、酚妥拉明(130)

(六) 调节血脂药及抗动脉粥样硬化药

阿托伐他汀(22)、阿昔莫司(24)、氯贝丁酯(226)、依折麦布(398)、非诺贝特(127)、氟伐他汀(136)、吉非罗齐(166)、普罗布考(280)、瑞舒伐他汀(303)、辛伐他汀(380)、苯扎贝特(63)、硫酸软骨素(217)、考来烯胺(188)、海博麦布(158)、依洛尤单抗(391)

(七) 血管保护药

地奥司明(92)、前列地尔(284)、七叶皂苷钠(283)

（六）肝胆疾病辅助用药

双环醇(319)、联苯双酯(212)、葡醛内酯(278)、水飞蓟素(320)、硫普罗宁(216)

（七）利胆药

熊去氧胆酸(382)、腺苷蛋氨酸(375)

（八）治疗炎症性肠病药

巴柳氮(50)、美沙拉秦(242)

（九）其他

乌司他丁(368)、奥利司他(44)

十、泌尿系统用药

（一）利尿药

阿米洛利(12)、布美他尼(79)、黄酮哌酯(162)、呋塞米(133)、氢氯噻嗪(288)、吲达帕胺(405)、螺内酯(223)、氨苯蝶啶(34)、托拉塞米(357)

（二）治疗良性前列腺增生用药

非那雄胺(126)、坦索罗辛(332)

（三）治疗尿频和尿失禁用药

去氨加压素(295)、索利那新(327)、托特罗定(359)、米拉贝隆(249)

（四）治疗勃起功能障碍药

西地那非(369)、伐地那非(122)、他达拉非(329)

十一、血液系统用药

（一）抗贫血药

利可君(207)、罗沙司他(222)、人促红素(300)

（二）抗血小板药

贝前列素(56)、西洛他唑(371)、氯吡格雷(227)、噻氯匹定(306)、替罗非班(340)、替格瑞洛(337)、吲哚布芬(405)

（三）升血小板药

阿伐曲泊帕(5)

（四）促凝血药

氨基己酸(36)、氨甲苯酸(37)、氨甲环酸(37)、肾上腺色腙(313)、凝血酶(263)、酚磺乙胺(129)、血凝酶(384)

（五）抗凝血药及溶栓药

阿替普酶(21)、阿加曲班(8)、达比加群(86)、双嘧达莫(320)、依诺肝素(393)、肝素(149)、瑞替普酶(304)、利伐沙班(206)、尿激酶(262)、华法林(159)、巴曲酶(51)、阿哌沙班(15)、艾多沙班(26)、比伐芦定(64)、磺达肝癸钠(164)

(六) 血容量扩充药

右旋糖酐(409)

(七) 促白细胞增生药

腺嘌呤(376)、小檗胺(378)、非格司亭(125)、来格司亭(199)

十二、激素及影响内分泌药

(一) 垂体激素及其有关药物

绒促性素(301)、奥曲肽(46)、生长抑素(314)、生长激素(314)、曲普瑞林(293)、尿促性素(262)、亮丙瑞林(214)

(二) 肾上腺皮质激素类药

倍氯米松(57)、布地奈德(77)、可的松(189)、卤米松(219)、氢化可的松(287)、甲泼尼龙(172)、泼尼松龙(277)、泼尼松(276)、曲安奈德(290)、地塞米松(98)、倍他米松(58)

(三) 胰岛素及降糖药

(1)胰岛素:胰岛素(398)

(2)降糖药(除胰岛素外):二甲双胍(120)、阿卡波糖(8)、伏格列波糖(134)、格列本脲(150)、格列齐特(153)、格列美脲(152)、格列吡嗪(151)、格列喹酮(152)、那格列奈(255)、瑞格列奈(302)、吡格列酮(66)、罗格列酮(220)、西格列汀(369)、阿格列汀(7)、利格列汀(207)、沙格列汀(310)、维格列汀(364)、达格列净(86)、恩格列净(116)、卡格列净(181)、艾塞那肽(28)、利拉鲁肽(208)、司美格鲁肽(323)、度拉糖肽(105)

(3)其他治疗糖尿病用药:依帕司他(393)

(四) 甲状腺激素及抗甲状腺药

卡比马唑(178)、丙硫氧嘧啶(72)、甲巯咪唑(172)、左甲状腺素(413)

(五) 雄激素类药及抗雄激素类药

达那唑(89)、度他雄胺(106)、爱普列特(30)、睾酮(149)

(六) 雌激素类药及抗雌激素类药、孕激素类药及抗孕激素类药

地屈孕酮(97)、米非司酮(249)、黄体酮(162)、尼尔雌醇(259)、烯丙雌醇(375)、雌二醇(84)、炔雌醇(298)、炔诺酮(299)、己烯雌酚(168)、地诺孕素(96)、替勃龙(336)

(七) 钙代谢调节药及抗骨质疏松药

依替膦酸(394)、唑来膦酸(417)、阿仑膦酸(10)、阿法骨化醇(5)、降钙素(174)、骨

化三醇(155)、地舒单抗(98)、帕立骨化醇(265)、特立帕肽(335)、西那卡塞(372)

十三、抗变态反应药

赛庚啶(307)、茶苯海明(81)、非索非那定(128)、阿伐斯汀(5)、氮䓬斯汀(92)、西替利嗪(373)、氯苯那敏(227)、苯海拉明(61)、氯雷他定(231)、咪唑斯汀(247)、异丙嗪(403)、安他唑啉(32)、特非那定(334)

十四、免疫系统用药

(一) 钙调磷酸酶抑制药

环孢素(159)、他克莫司(330)

(二) 肿瘤坏死因子 α 抑制药

英利昔单抗、阿达木单抗(3)、依那西普(392)

(三) 白介素抑制药

巴利昔单抗(50)、司库奇尤单抗(322)、托珠单抗(360)

(四) 其他免疫抑制药

硫唑嘌呤(218)、吗替麦考酚酯(238)、来氟米特(199)、西罗莫司(370)、巴瑞替尼(52)、贝利尤单抗(55)、泰它西普(331)、依库珠单抗(390)

(五) 免疫调节药

胸腺法新(382)、匹多莫德(275)、乌苯美司(367)、左旋咪唑(415)

十五、抗肿瘤药

(一) 烷化剂

氮芥(91)、环磷酰胺(161)、苯丁酸氮芥(60)、雌莫司汀(84)、白消安(52)、美法仑(240)、卡莫司汀(183)、替莫唑胺(341)、苯达莫司汀(60)

(二) 抗代谢药

阿糖胞苷(20)、氟尿嘧啶(139)、甲氨蝶呤(170)、羟基脲(285)、替加氟(338)、达卡巴嗪(87)、吉西他滨(167)、卡莫氟(182)、卡培他滨(184)、米托蒽醌(252)、硼替佐米(275)、培美曲塞(273)、雷替曲塞(204)、巯嘌呤(289)、阿扎胞苷(25)

(三) 铂类抗肿瘤药

卡铂(180)、顺铂(321)、奥沙利铂(47)、奈达铂(257)

(四) 抗肿瘤抗生素

博来霉素(76)、放线菌素 D(124)、柔红霉素(301)、多柔比星(110)、表柔比星(69)、伊达比星(386)

（五）植物来源抗肿瘤药

紫杉醇(412)、多西他赛(113)、长春新碱(83)、伊立替康(387)、替尼泊苷(342)、依托泊苷(395)、秋水仙碱(289)、托泊替康(355)、长春瑞滨(82)、艾立布林(28)

（六）激素类抗肿瘤药

氨鲁米特(39)、氟他胺(142)、他莫昔芬(330)、氯米芬(232)、托瑞米芬(358)、阿那曲唑(14)、比卡鲁胺(64)、来曲唑(200)、依西美坦(397)、戈舍瑞林(150)、阿比特龙(2)、阿帕他胺(14)、恩扎鲁胺(119)、氟维司群(143)、瑞维鲁胺(305)

（七）分子靶向抗肿瘤药

曲妥珠单抗(294)、利妥昔单抗(211)、西妥昔单抗(374)、贝伐珠单抗(54)、厄洛替尼(114)、吉非替尼(167)、伊马替尼(388)、达沙替尼(89)、氟马替尼(138)、阿法替尼(6)、阿来替尼(9)、阿帕替尼(15)、阿昔替尼(25)、阿扎胞苷(25)、地西他滨(100)、埃克替尼(26)、安罗替尼(32)、奥布替尼(42)、奥拉帕利(43)、奥希替尼(48)、吡咯替尼(68)、达雷妥尤单抗(88)、多纳非尼(108)、恩美曲妥珠单抗(116)、帕妥珠单抗(268)、维迪西妥单抗(363)、呋喹替尼(131)、氟唑帕利(144)、卡非佐米(180)、伊沙佐米(389)、克唑替尼(193)、仑伐替尼(220)、洛拉替尼(223)、阿替利珠单抗(20)、纳武利尤单抗(256)、帕博利珠单抗(265)、卡瑞利珠单抗(185)、特瑞普利单抗(335)、替雷利珠单抗(340)、信迪利单抗(381)、帕米帕利(267)、哌柏西利(269)、培唑帕尼(273)、曲美替尼(292)、赛沃替尼(308)、舒尼替尼(318)、索凡替尼(326)、索拉非尼(327)、托法替布(356)、维奈克拉(366)、伊布替尼(386)、泽布替尼(411)、伊匹木单抗(388)、达拉非尼(87)、尼拉帕利(259)

（八）抗肿瘤辅助用药

氨磷汀(38)、门冬酰胺酶(245)、乌苯美司(367)

（九）其他

安吖啶(33)、来那度胺(200)、沙利度胺(311)

十六、维生素、氨基酸、矿物质类及调节水、电解质及酸碱平衡用药

腺苷钴胺(376)、呋喃硫胺(132)、谷氨酰胺(154)、硫辛酸(218)、司维拉姆(324)、碳酸镧(332)、左卡尼汀(413)、辅酶 Q_{10}(146)、甲钴胺(171)

十七、解毒药

乙酰胺(401)、亚叶酸钙(385)、去铁胺(297)、谷胱甘肽(155)、青霉胺(286)、氟马西尼(139)、纳洛酮(256)、碘解磷定(101)、鱼精蛋白(409)、右雷佐生(407)

十八、诊断用药

钆喷酸(148)、碘普罗胺(102)、碘海醇(101)、西甲硅油(370)、碘克沙醇(102)

十九、皮肤科用药

(一) 抗感染药

环吡酮胺(160)、氯己定(229)

(二) 角质溶解药

阿达帕林(4)、地蒽酚(93)

(三) 肾上腺皮质激素类药

氟轻松(142)

(四) 其他

阿维 A(23)、卡泊三醇(179)、克罗米通(192)、维 A 酸(362)、维胺酯(363)、三乙醇胺(309)、鱼石脂(410)、阿布昔替尼(2)、玻璃酸钠(74)、克立硼罗(191)

二十、眼科用药

(一) 治疗青光眼用药

乙酰唑胺(402)、溴莫尼定(383)、布林佐胺(78)、地匹福林(97)、毛果芸香碱(239)

(二) 其他

氨碘肽(36)、卡巴胆碱(177)、吡诺克辛(69)、托吡卡胺(354)、羟苯磺酸钙(284)、糜蛋白酶(247)、康柏西普(187)

二十一、肌肉-骨骼系统用药

氨基葡萄糖(37)、A 型肉毒毒素(1)、美索巴莫(243)、诺西纳生(264)、舒更葡糖(317)、替扎尼定(344)、氯唑沙宗(235)、乙哌立松(400)

二十二、妇产科用药

(一) 子宫收缩药

地诺前列酮(96)、麦角新碱(239)、垂体后叶素(83)、缩宫素(326)、卡前列素(184)

(二) 其他

环吡酮胺(160)、依沙吖啶(394)、普罗雌烯(280)、阿托西班(23)、利托君(210)

英文药名索引

H

halometasone　219

haloperidol　140

hemocoagulase　384

heparin　149

human brain natriuretic peptide　300

human erythropoietin　300

huperzine A　315

hybutimibe　158

hydralazine　176

hydrochlorothiazide　288

hydrocortisone　287

hydrotalcite　225

hydroxycarbamide　285

I

ibrutinib　386

ibuprofen　78

ichthammol　410

icotinib　26

idarubicin　386

iguratimod　27

imatinib　388

imipenem　385

imipramine　72

indacaterol　406

indapamide　405

indobufen　405

indometacin　406

infliximab　407

insulin　398

iodixanol　102

iohexol　101

ipromide　102

ipilimumab　388

ipratropium bromide　403

irbesartan　114

irinotecan　387

isoflurane　404

isoniazid　404

isosorbide mononitrate　91

itraconazole　389

ivabradine　387

ixazomib　389

K

kanamycin　183

ketamine　226

ketoconazole　345

ketoprofen　346

ketorolac　344

ketotifen　346

L

labetalol　196

lacosamide　196

lactitol　197

lamivudine　197

lamotrigine　198

lansoprazole　202

lanthanum carbonate　332

leflunomide　199

lenalidomide　200

lenograstim　199

lenvatinib　220

letrozole　200

leucogen　207

Z